JN441161

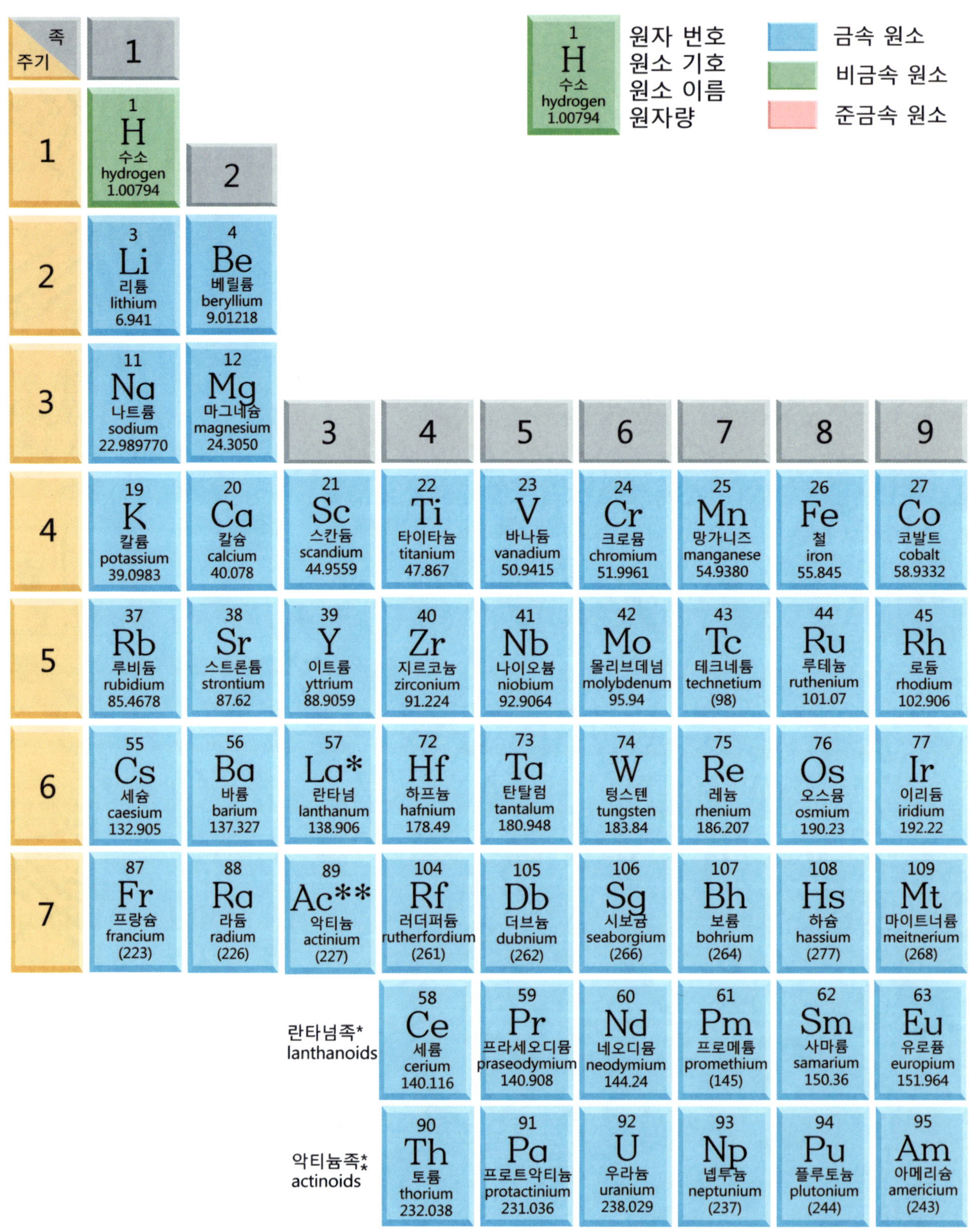

족
주기
1
H
원자 번호
원소 기호
원소 이름
원자량
1 H 수소 hydrogen 1.00794
금속 원소
비금속 원소
준금속 원소
2
3 Li 리튬 lithium 6.941
4 Be 베릴륨 beryllium 9.01218
3
11 Na 나트륨 sodium 22.989770
12 Mg 마그네슘 magnesium 24.3050
3
4
5
6
7
8
9
4
19 K 칼륨 potassium 39.0983
20 Ca 칼슘 calcium 40.078
21 Sc 스칸듐 scandium 44.9559
22 Ti 타이타늄 titanium 47.867
23 V 바나듐 vanadium 50.9415
24 Cr 크로뮴 chromium 51.9961
25 Mn 망가니즈 manganese 54.9380
26 Fe 철 iron 55.845
27 Co 코발트 cobalt 58.9332
5
37 Rb 루비듐 rubidium 85.4678
38 Sr 스트론튬 strontium 87.62
39 Y 이트륨 yttrium 88.9059
40 Zr 지르코늄 zirconium 91.224
41 Nb 나이오븀 niobium 92.9064
42 Mo 몰리브데넘 molybdenum 95.94
43 Tc 테크네튬 technetium (98)
44 Ru 루테늄 ruthenium 101.07
45 Rh 로듐 rhodium 102.906
6
55 Cs 세슘 caesium 132.905
56 Ba 바륨 barium 137.327
57 La* 란타넘 lanthanum 138.906
72 Hf 하프늄 hafnium 178.49
73 Ta 탄탈럼 tantalum 180.948
74 W 텅스텐 tungsten 183.84
75 Re 레늄 rhenium 186.207
76 Os 오스뮴 osmium 190.23
77 Ir 이리듐 iridium 192.22
7
87 Fr 프랑슘 francium (223)
88 Ra 라듐 radium (226)
89 Ac** 악티늄 actinium (227)
104 Rf 러더포듐 rutherfordium (261)
105 Db 더브늄 dubnium (262)
106 Sg 시보귬 seaborgium (266)
107 Bh 보륨 bohrium (264)
108 Hs 하슘 hassium (277)
109 Mt 마이트너륨 meitnerium (268)
란타넘족*
lanthanoids
58 Ce 세륨 cerium 140.116
59 Pr 프라세오디뮴 praseodymium 140.908
60 Nd 네오디뮴 neodymium 144.24
61 Pm 프로메튬 promethium (145)
62 Sm 사마륨 samarium 150.36
63 Eu 유로퓸 europium 151.964
악티늄족**
actinoids
90 Th 토륨 thorium 232.038
91 Pa 프로트악티늄 protactinium 231.036
92 U 우라늄 uranium 238.029
93 Np 넵투늄 neptunium (237)
94 Pu 플루토늄 plutonium (244)
95 Am 아메리슘 americium (243)

10	11	12	13	14	15	16	17	18	족 / 주기
								2 He 헬륨 helium 4.00260	1
			5 B 붕소 boron 10.811	6 C 탄소 carbon 12.011	7 N 질소 nitrogen 14.0067	8 O 산소 oxygen 15.9994	9 F 플루오린 fluorine 18.9984	10 Ne 네온 neon 20.1797	2
			13 Al 알루미늄 aluminium 26.9815	14 Si 규소 silicon 28.0855	15 P 인 phosphorus 30.9738	16 S 황 sulfur 32.066	17 Cl 염소 chlorine 35.453	18 Ar 아르곤 argon 39.948	3
28 Ni 니켈 nickel 58.6934	29 Cu 구리 copper 63.546	30 Zn 아연 zinc 65.409	31 Ga 갈륨 gallium 69.723	32 Ge 저마늄 germanium 72.64	33 As 비소 arsenic 74.9216	34 Se 셀레늄 selenium 78.96	35 Br 브로민 bromine 79.904	36 Kr 크립톤 krypton 83.798	4
46 Pd 팔라듐 palladium 106.42	47 Ag 은 silver 107.868	48 Cd 카드뮴 cadmium 112.411	49 In 인듐 indium 114.818	50 Sn 주석 tin 118.710	51 Sb 안티모니 antimony 121.760	52 Te 텔루륨 tellurium 127.60	53 I 아이오딘 iodine 126.904	54 Xe 제논 xenon 131.293	5
78 Pt 백금 platinum 195.078	79 Au 금 gold 196.967	80 Hg 수은 mercury 200.59	81 Tl 탈륨 thallium 204.383	82 Pb 납 lead 207.2	83 Bi 비스무트 bismuth 208.980	84 Po 폴로늄 polonium (209)	85 At 아스타틴 astatine (210)	86 Rn 라돈 radon (222)	6
110 Ds 다름슈타튬 darmstadtium (281)	111 Rg 뢴트게늄 roentgenium (272)								

64 Gd 가돌리늄 gadolinium 157.25	65 Tb 터븀 terbium 158.925	66 Dy 디스프로슘 dysprosium 162.50	67 Ho 홀뮴 holmium 164.930	68 Er 어븀 erbium 167.26	69 Tm 툴륨 thulium 168.934	70 Yb 이터븀 ytterbium 173.04	71 Lu 루테튬 lutetium 174.967
96 Cm 퀴륨 curium (247)	97 Bk 버클륨 berkelium (247)	98 Cf 캘리포늄 californium (251)	99 Es 아인슈타이늄 einsteinium (252)	100 Fm 페르뮴 fermium (257)	101 Md 멘델레븀 mendelevium (258)	102 No 노벨륨 nobelium (259)	103 Lr 로렌슘 lawrencium (262)

11th edition

방사선계측학

Radiation Detection & Measurement

방사선계측학연구회

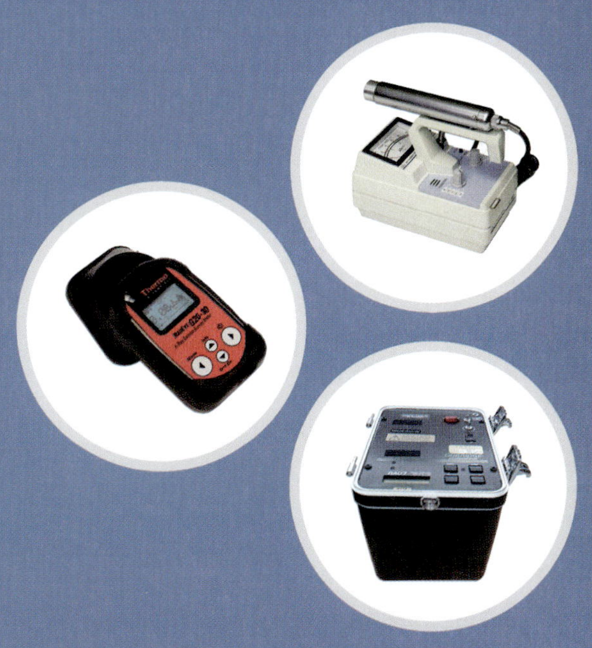

청구문화사

제11차 개정판을 내면서

방사선은 현대사회에서 널리 사용되며, 그 적용 범위는 의학에서 산업에 이르기까지 매우 다양합니다. 이에 따라 "방사선계측학"의 중요성도 더욱 부각되고 있습니다. 따라서 방사선계측학 분야에서 연구와 강의를 토대로 얻어진 지식과 경험을 바탕으로 방사선계측학의 이론서를 집필하여 출간하였으나, 지속적인 수정 및 보완이 필요하다고 생각하였습니다.

이에 개정판은 전국대학 방사선(학)과에서 방사선계측학을 강의하는 교수들로 결성된 방사선계측학연구회의 의견을 적극 반영하여 방사선사 국가시험 학습목표 및 출제기준에 맞추었으며, 11판을 준비하면서 부족한 부분은 추가하고, 불필요한 부분은 제거하는 등 노력을 기울였으나 충분치는 않으리라 생각되어 걱정이 됩니다. 앞으로도 계속하여 충실한 내용으로 보완해 나갈 것을 다짐해봅니다.

이번 개정판의 특징은 방사선사 면허 및 방사성동위원소취급자 일반면허 시험 준비에 도움이 되도록 노력하였으며, 또한 우리 실정에 맞도록 용어로 수정하였고, 방사선검출기의 종류와 원리 등에 대한 그림과 사진을 최신 자료로 보강하여 학생들이 보다 쉽게 이해할 수 있도록 하였으며, 오·탈자 등의 오류들도 잡았습니다. 아울러, 최근 방사선량 계측에서 사용이 확대되고 있는 광자극발광선량계(OSLD)에 대한 내용을 추가 보완하였습니다.

본 교재는 방사선계측학의 이론과 실제를 폭넓게 다루며, 이 분야에 입문하려는 학생들과 전문가들에게 모두 유익한 자료가 될 것입니다. 개정판에서는 최신 기술과 연구 결과를 반영하여, 이전 판보다 더욱 완전하고 실질적인 내용을 제공하고자 했습니다.

개정판을 준비할 때 마다 최선의 노력을 다하고자 하였으나 정리를 끝내고 나면 늘 부족한 마음이 앞섭니다. 끝으로 짧지 않은 기간 동안 바쁘신 와중에도 개정작업에 수고하신 집필진들에게 깊이 감사드리며, 출판을 맡아 수고하신 청구문화사 이상태 사장님과 임직원들에게도 다시 한 번 깊은 감사를 드립니다.

2024년 8월

저자 일동

개정판을 내면서

7년여 전에 저자들은 그 동안의 연구와 대학교육 일선에서의 경험을 토대로 방사선학과 학생들과 보건의료기술 및 방사선 관련기술의 향상에 중요한 책무를 수행하고 있는 분들에게 적합한 「방사선계측학」책을 편찬하기로 결정하고 여러 차례에 걸쳐 내용을 숙의하고 검토하여 이 책을 펴내게 되었다. 그러나 열정과 의욕만 앞서 보잘 것 없는 이 책을 출간해 놓고 보니 다시 읽어보면 볼수록 부족한 내용들이 눈덩이처럼 불어나 저자들의 마음이 늘 무겁고 부끄러웠다. 그 동안 이 책을 애용해 주신 여러분에게 조금이나마 보답하는 길이 무엇인가 고민하던 중에 주위의 질책과 격려에 힘입어 다시금 용기를 내어 개정판을 발간하게 되었다.

이번 개정판의 특징을 들자면 학생들의 강의 중심으로 짜여져 있고 여백에 요점을 기입할 수 있도록 배려하였다. 특히 일반적 학습목표와 구체적 학습목표를 각 단원 앞에 명시하여 주요부분을 강조함으로서 학습정리에 도움이 되도록 하였다. 또한 각 장의 내용 중에 필요한 경우 수식에 따른 예제와 풀이를 제시하여 학생들의 학습이해에 도움이 되도록 하였다. 책의 구성에서는 방사선, 물질과의 상호작용, 검출기의 종류와 원리 그리고 전리조 부분을 새롭게 보강하였고, 계측기의 교정과 측정치의 통계를 뒷장으로 바꾸어 놓음으로서 통계적 개념을 보다 손쉽게 이해할 수 있게 하였다. 또한 에너지스펙트럼의 측정과 최근 관심의 대상이 되고 있는 라돈측정에 관한 내용도 추가하였다. 그리고 중성자검출기, 방사화학 및 전자회로편은 과감히 내용을 함축하여 간결하게 정리하고자 하였다. 그러나 공동집필에 따른 어려움과 「방사선계측학」이라는 학문 자체의 특수성으로 인해 어느 정도나 부끄러움이 덜어졌는지 걱정이 앞선다. 아직도 미비한 채 남겨진 부분들은 앞으로도 계속하여 새롭고 충실한 내용으로 보완해 나아갈 것을 다짐하면서 선배 제현의 충고와 조언을 고대한다.

개정판이라고는 하지만 아직도 많이 부족한 이 책이「방사선계측학」의 기초과정을 공부하는 학생과 방사선기술업무를 담당하는 분들에게 유용하게 활용되기를 바라는 마음 간절하다. 끝으로 유난히도 길고 무더운 여름에 이 책의 발간을 위하여 땀흘려 수고하신 靑丘文化社 李相泰 사장님과 직원 여러분께 다시 한번 감사의 뜻을 전하는 바이다.

2005년 2월

저자 일동

초판의 머리말

방사선은 의학, 이공학, 농학 뿐만 아니라 산업용 등 사용영역이 매우 넓고 그 이용가치도 높아 산업의 발달과 더불어 사용빈도가 증가하고 있다. 따라서 인류에 대한 방사선의 공헌은 지대하며 아울러 방사선에 의한 장해 또한 간과해서는 안된다.

"방사선 기술은 측정으로 시작해서 측정으로 끝난다"는 말이 있다. 방사선을 유효 적절하게 이용하면서 장해를 방지하기 위해서는 방사선을 정확하게 계측하여야 하며 이에 따른 연구와 교육이 다양하고 철저하게 이루어져야 한다.

그러나 아직까지 방사선 계측분야의 교재가 그다지 많지 않아 의학분야나 각종 원자력관련 업무, 방사성동위원소의 취급, 비파괴검사업무 등 방사선을 다루는 기술인이나 이 분야의 학문을 전공하는 학생들에게 어려움이 많았다. 이러한 실정을 감안하여 여러 종류의 다양한 문헌을 참고하고 그 동안의 강의경험을 토대로 책을 편찬하기 위한 계획을 세워서 본 저서를 출간하게 되었다.

가능한 대로 전문분야의 용어를 우리말로 바꾸려고 노력하였으며, 추후에라도 새로운 이론이나 기술 및 용어가 나오면 수정·보완할 것을 약속드린다. 좋은책을 만들고자 나름대로 노력은 하였으나 아직도 부족한 점이 많을 것으로 생각되므로 여러분의 충고와 조언을 항상 고맙게 받고자 한다.

이 한권의 책이 방사선측정기술의 발전에 조그만한 밑거름이 되기를 바란다.

끝으로 국가적인 경제불황으로 매우 어려운 여건 속에서도 선뜻 이 책의 출판을 맡아주신 青丘文化社 李相泰 사장님과 원고정리와 편집하느라 힘쓴 직원 여러분께 깊은 감사를 드린다.

1998. 2
저자 일동

목 차

Chapter 3. 방사선 검출기 종류와 원리

Chapter 4. 전리함

Chapter 5. 비례계수관

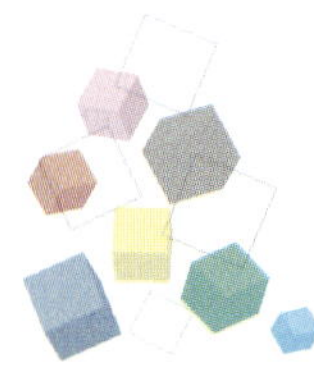

Chapter 6. GM계수관

Chapter 7. 반도체 검출기

Chapter 8. 신틸레이션 검출기

Chapter 9. 열형광선량계

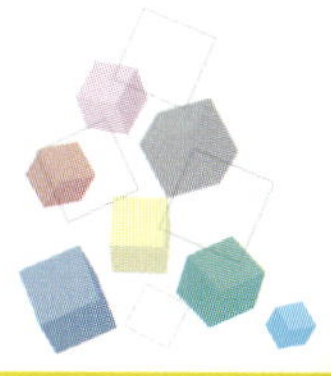

Chapter 10. 형광유리선량계

Chapter 11. 기타 방사선 검출기

Chapter 12. 방사선관리용 측정기

Chapter 13. 중성자 검출기

Chapter 14. 방사선 계측기의 교정

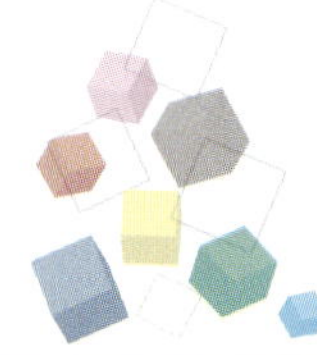

Radiation Detection & Measurement

Chapter 1
방사선(Radiation)

학습목표

● **일반적 학습목표**

· 각종 방사선 종류에 대한 발생원과 특성 그리고 물질과의 상호작용 현상을 이해한다.

● **구체적 학습목표**

· 각종 방사선에 대한 발생원 및 그 특성을 이해한다.
· 하전입자가 매질 내를 지나갈 경우의 저지능과 에너지 손실을 이해한다.
· 중하전입자의 Bragg 곡선을 이해한다.
· 전자선의 충돌저지능과 제동복사에 의한 저지능을 이해한다.
· 체렌코프 효과에 의한 빛의 방출을 이해한다.
· 광자와 물질과의 상호작용 현상의 종류를 이해한다.
· 광전효과, 컴프턴 산란, 전자쌍생성 현상을 이해한다.
· 광자와 물질과의 상호작용계수에 대하여 이해한다.
· 중성자의 탄성산란과 비탄성산란을 이해한다.
· 중성자의 흡수 핵반응을 이해한다.
· 중성자 방사화에 의해 생성된 핵종의 방사능을 구한다.

1. 방사선의 종류와 발생원

1) 전리방사선의 종류

방사선은 전리방사선(ionizing radiation)과 비전리방사선(non-ionizing radiation)으로 구분할 수 있으며 전리방사선을 방사선(radiation)이라고 말한다. 전리방사선이란 통상적으로 충돌에 의하여 물질을 이온화시킬 수 있는 능력을 지닌 전자기파, 하전입자, 중성입자 등을 의미한다. 물질마다 이온화에너지가 다르므로 전리방사선의 에너지 하한을 정하기는 힘들다(공기의 평균 이온화에너지는 33.97 [eV]). 그러나 일반적으로 방사선 검출 및 계측의 대상이 되는 것은 중성자를 제외하면 대개 10 [eV] ~ 20 [MeV] 범위의 에너지를 갖는다. 그리고 전리방사선은 그 본질에 따라서

① 질량과 전하를 가지는 것(하전입자)
② 질량은 있으나 전하가 없는 것(중성자)
③ 질량과 전하가 모두 없는 것(전자기파 즉, 광자)으로 구분할 수 있다.

또 전리방사선을 발생원의 관점에서 나누어 보면

① 방사성동위원소에서 자발적으로 방출되는 것(알파입자, 베타입자, 감마선, 자발핵분열편, 중성자 등)
② 가속기에서 만들어지는 것(중이온, 전자선, 엑스선)
③ 원자로에서 생성되는 것(중성자, 핵분열편)
④ 우주선(cosmic ray) 등이다.

2) 방사선의 본질과 발생원

(1) 알파입자와 베타입자

알파입자의 본질은 +2가로 이온화된 헬륨의 원자핵 즉, ${}^{4}\mathrm{He}^{2+}$이며, β^-는 전자(e^-), β^+는 양전자(e^+)이며, 알파입자와 베타입자는 모두 방사성동위원소의 핵붕괴에서 방출되는 것을 말한다.

(2) 가속 하전입자

입자가속기로 하전입자를 가속시켜 방사선으로 사용하는 것을 말한다. 가속기를 사용하면 방사성동위원소를 사용하는 것보다 대량의 선속을 얻을 수 있으며, 취급이 간단하고 원리적으로는 모든 이온을 가속시킬 수 있다.

베타입자와 전자선의 본질은 모두 전자이지만 방사성동위원소에서 핵의 붕괴로 방출되는 것을 베타입자라 하고, 가속기에서 가속된 전자는 전자선이라 한다. 마찬가지로 $^{4}He^{2+}$이 핵의 붕괴에서 방출될 때는 알파입자라 하고, 가속기로 가속시킨 것은 가속된 $^{4}He^{2+}$ 이온이라고 한다.

(3) 핵분열편

핵분열편은 U(Uranium)이나 Pu(Plutonium) 등의 핵분열성 물질이 핵분열하여 2개로 쪼개져서 방출되는 핵으로서, 핵분열에서 생성되는 핵은 가벼운 것은 질량수가 85 ~ 104, 무거운 것은 130 ~ 149의 범위의 것으로서 고속의 중이온이다. 핵분열편은 자발핵분열이나 중성자에 의한 유도핵분열에서 생성된다.

(4) 엑스선과 감마선

엑스선이나 감마선은 파장이 매우 짧은 전자기파이며, 광자로서의 입자성을 갖는다. 엑스선은 연속 엑스선 또는 특성 엑스선의 형태로 원자적 규모에서 방출되는 것을 의미하고, 핵의 붕괴에서 방출되는 것을 감마선이라고 한다.

최근 입자 가속기의 발달로 엑스선의 파장범위가 감마선의 파장보다 짧은 경우도 있어 엑스선과 감마선의 파장범위가 중복되므로 파장에 따라 엑스선과 감마선을 구분하는 것은 바람직하지 않으며, 발생원에 따라 구분해야 한다. 가속기에서 생성되는 엑스선은 고속의 하전입자를 표적에 충돌시켜 제동복사선의 형태로 얻거나 방사광(synchrotron radiation)처럼 고속전자를 저장링(storage ring)에서 연속적으로 회전시켜 얻을 수도 있다.

(5) 중성자

중성자는 핵을 구성하는 기본입자의 하나로 질량은 양성자와 거의 비슷하고 전하를 갖지 않는 중성의 입자이다. 중성자가 원자핵에 존재할 때는 안정하지만 핵 바깥으로 나오면

$$n \rightarrow p + e^{-} + \overline{\nu}$$

에 따라 β^{-} 붕괴를 하여 양성자로 변하며, 이때 반감기는 약 11분이다.

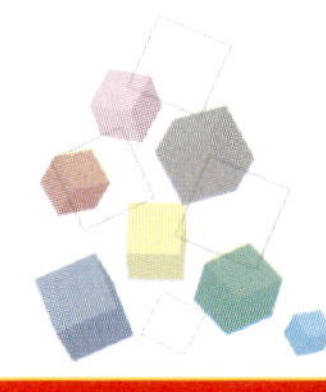

중성자는 그 에너지 범위에 따라 구분하는데 에너지의 한계가 명확하지는 않지만 다음과 같이 구분하면,

① 0.025 [eV](속도로 환산하면 2,200 [m/s]) 부근의 중성자를 열중성자라고 하는데 이것은 중성자가 실온(약 20 ℃)에서 열평형상태에 있을 때의 열운동에너지에 해당한다.

② 0.5 [eV] ~ 500 [keV] 범위의 것을 열외중성자(1 [keV] ~ 500 [keV]의 에너지를 중속중성자, 1 [keV] 이하를 저속중성자)이다.

③ 500 [keV] 이상의 중성자를 속중성자라고 한다.

표 1-1 각종 방사선과 그 특성

입자의 종류			기호	전하 (전자전하)	질량 (전자질량)	평균수명 [s]
광자	자외선			0	0	
	감마선		γ	0	0	
	엑스선		X	0	0	
중성미자			ν	0	0	안정
경입자	전자 (β^-입자)		e^-, β^-	−1	1	안정
	양전자 (β^+입자)		e^+, β^+	+1	1	안정
	μ중간자		$\mu^\pm$	±1	206.77	2.212×10^{-6}
중간자	π중간자	하전 중성	$\pi^\pm$ π^0	±1 0	273.18 264.20	2.55×10^{-8} 1.9×10^{-16}
	K중간자	하전 중성	$K^\pm$ K^0	±1 0	966.6 974.2	1.224×10^{-8} 1.00×10^{-10} 6.1×10^{-8}
핵자	양성자 중성자		p n	+1 0	1,836.12 1,838.65	안정 1.04×10^{3}
중양자			d	+1	3,670	안정
삼중양자			t	+1	5,497	10^{9}
알파입자			α	+2	7,294	안정
핵분열편(가벼운 것)				~20	양성자의 95배 정도	
핵분열편(무거운 것)				~22	양성자의 135배 정도	

중성자는 대부분 원자로에서 핵연료의 핵분열에서 생성된 것을 주로 사용하는데 원자로에서는 대량의 중성자 선속을 얻을 수 있기 때문이다. 그리고 Am(Americium), Pu(Plutonium) 등 초우라늄 원자의 자발핵분열이나 방사성동위원소로부터의 알파입자를 이용한(α, n) 핵반응 또는 가속기에서의 핵반응을 통해 중성자를 생성할 수도 있다.

표 1-1은 이상에서 살펴본 각종 방사선에 대한 그 특성을 나타내었다.

2. 방사선과 물질과의 상호작용

방사선이 매질을 통과하면 매질을 구성하는 원자 또는 분자와의 상호작용을 통하여 매질의 원자와 분자를 이온화 또는 여기시키고, 핵반응을 일으키며, 방사선 자체는 이러한 상호작용을 통하여 산란되거나 매질에 흡수되면서 에너지와 강도가 줄어든다.

1) 중하전입자와 물질과의 상호작용

알파입자나 가속된 양자선, 중양자선, 핵분열편 등의 중하전입자는 (+)의 전하를 가지므로, 매질 내에 입사하면 매질 원자의 원자핵 및 궤도전자와의 쿨롱력을 통해 상호작용을 한다. 입사 중하전입자와 원자핵과의 상호작용으로 어니스트 러더퍼드(Ernest Rutherford)의 알파입자 산란실험에서와 같은 입사입자의 산란을 생각할 수 있지만 그 확률은 매우 적다. 또 매질 원자의 질량이 입사 입자의 질량보다 크거나 K궤도 전자의 결합력이 큰 경우에는 입사입자가 매질원자를 이온화시키거나 여기시키기 힘들기 때문에 입사 하전입자가 감속되어 전자기파를 방출하는 제동복사가 일어날 수도 있다.

그러나 대부분의 경우 중하전입자가 매질에 입사하면 매질 원자의 궤도전자와의 쿨롱력으로 인하여 매질 원자의 궤도전자를 여기시키거나 궤도전자를 원자로부터 완전히 떼어내어 이온화시킨다. 이 과정에서 입사 하전입자는 에너지를 손실하게 된다. 하전입자와 전자와의 한번의 충돌로 손실되는 에너지가 적으므로 입사 하전입자는 이러한 충돌을 계속하면서 그 에너지를 완전히 잃어버릴 때까지 매질 내를 진행하고, 에너지를 완전히 잃어버리면 매질 내에 정지하게 된다. 이때 입사 하전입자는 질량이 크기 때문에 전자와의 충돌에 의해 그 방향이 거의 휘지 않고 모든 방향에서 충돌이 동일한 확률로 일어나므로 거의 직선으로 진행한다.

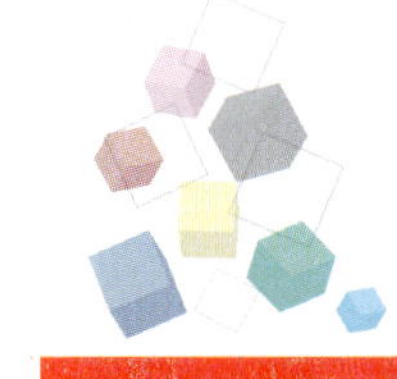

이와 같은 하전입자와 물질과의 상호작용에서 입사 하전입자가 매질 내를 진행하면서 단위길이당의 잃어버린 에너지 손실률을 저지능이라 하며 입사 하전입자가 매질 내에서 그 에너지를 완전히 잃어버리고 정지할 때까지 이동한 거리를 그 매질 내에서의 비정(range)이라고 한다.

(1) 저지능

하전입자가 매질을 통과하면서 매질의 단위길이 dx당 잃어버린 에너지 dE를 에너지 손실률 또는 저지능(stopping power)이라 한다. 즉, 저지능 S는

$$S = -\frac{dE}{dx} \tag{1-1}$$

로 정의한다. 중하전입자에 대한 물질의 저지능은 충돌시 각각의 물질원자가 중하전입자로부터 받은 에너지의 합과 같으며 이론적인 저지능의 계산에서는 물질원자마다 다른 모든 궤도전자의 여기에너지를 고려해야 한다. 개개의 물질원자에 대하여 평균이온화에너지 I를 도입하고 이론적인 계산에 의하여 여기와 이온화에 의한 저지능을

$$-\frac{dE}{dx} = \frac{4\pi e^4 z^2}{m_0 v^2} N Z \left[\ln \frac{2m_0 v^2}{I} - \ln\left(1 - \frac{v^2}{c^2}\right) - \frac{v^2}{c^2} \right] \tag{1-2}$$

로 나타낼 수 있으며, 이것을 베테 공식(Bethe formula)이라고 한다. 여기서 e는 전자의 전기량, m_0는 전자의 정지질량, z는 중하전입자의 전하량, Z는 흡수체 매질의 원자번호이며, v는 입사입자의 속도, N은 매질의 단위체적당의 원자수이다. 그리고 I는 매질원자의 평균 여기에너지로써 실험적으로 결정되지만 $Z > 12$인 경우에 근사적으로

$$I[\text{eV}] = \left(9.76 + \frac{58.8}{Z^{1.19}}\right) Z \tag{1-3}$$

로 나타낼 수 있는 것으로 알려져 있다. 표 1-2에 몇 가지 원소와 물질에 대한 평균 여기에너지를 나열하였다.

식 (1-2)에서 중괄호내의 항은 입사입자의 에너지에 따라 서서히 변하므로 입사입자의 속도가 크지 않아 상대론적 효과를 고려하지 않아도 되는 경우에는 중괄호 안의 첫 번째 항이 중요한 역할을 하며, 물질의 저지능은 대략적으로 $1/v^2$에 따라 변하게 된다. 저지능은 입사 하전입자의 질량에는 무관하고, 그 입자가 갖는 전하의 제곱에 비례하고 속도의 제곱에 반비례한다. 이것은 동일한 전하를 갖는 입자(예를 들면 모두 (+1)의 전하를 갖는 양성자, 중양자, 삼중양자)는 속도가 같으면 물질의 저지능이 같다.

◤ 표 1-2 원소와 물질의 평균 여기에너지

원소	평균 여기에너지 [eV]	물질	평균 여기에너지 [eV]
C	78	공기	86.8
N	85	물	65.1
O	89	이산화탄소	85.9
Al	160	아크릴	65.6
Fe	281	메탄	44.6
Cu	321	근육	66.2
Au	771	NaI	433.0

한편, 저지능을 매질의 밀도로 나눈 값, 즉

$$S_m = \frac{S}{\rho} = -\frac{1}{\rho}\frac{dE}{dx} \tag{1-4}$$

를 질량저지능이라고 한다. $e^2/m_oc^2 = r_e = 2.818\times10^{-15}$ [m]로서 고전적인 전자의 반지름이며, $\beta = v/c$를 사용하여 저지능을 나타내면

$$S = 4\pi r_e^2 \frac{mc^2}{\beta^2} z^2 NZ \left[\ln\frac{2m_0c^2}{I}\beta^2 - \ln(1-\beta^2) - \beta^2\right] \tag{1-5}$$

로 쓸 수 있으며, $4\pi r_e^2 = 10^{-28}\,[m^2]$, $m_oc^2 = 0.511\,[MeV]$를 대입하여 저지능을 MeV/m의 단위로 나타내면 다음과 같다.

$$S = \frac{5.11\times10^{-29}}{\beta^2} z^2 NZ \left[\ln\left(\frac{1.022\times10^6}{I(eV)}\beta^2\right) - \ln(1-\beta^2) - \beta^2\right] \tag{1-6}$$

여기서 $\beta^2 = 1 - \left(\frac{mc^2}{T+mc^2}\right)^2$로 계산하는 것이 편리하다(단, T는 운동에너지, m은 입사하전입자의 정지질량).

(2) 에너지 손실

하전입자가 매질을 통과할 때 매질의 깊이에 따른 저지능은 대략적으로 그림 1-1과 같이 나타낼 수 있으며, 이것을 Bragg 곡선이라고 한다. 저지능이 식 (1-2)에 따라 변하다가 정지할 무렵 근처에 와서는 급격히 감소하게 되는데, 이것은 하전입자가 전자

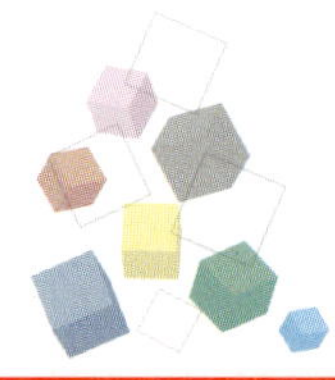

를 포획하여 중성 원자가 되기 때문이며, 이와 같이 하전입자의 에너지가 낮은 영역에서는 식 (1-2)의 베테(Bethe) 공식이 잘 맞지 않는 것으로 알려져 있다.

또한 개개의 하전입자와 매질과의 상호작용이 임의적(random)이기 때문에 단일에너지의 하전입자라 하더라도 흡수체 매질을 통과한 후의 에너지는 다소간의 요동이 생기며 이것을 에너지 요동(energy straggling)이라고 한다.

(3) 비정

하전입자가 매질 내로 입사하여 매질원자와 상호작용을 하면서 에너지를 손실해 가다가 에너지를 완전히 잃어버리면 정지하게 되는데 이때까지 입사입자가 이동한 거리를 비정(range)이라고 한다. 공기 중으로 입사하는 하전입자와 같은 경우에는 안개상자와 같은 방사선 검출기를 통해 하전입자의 비적(track)을 직접 관찰할 수 있지만, 일반적으로는 매질 내에서 직접 검출기를 두고 하전입자를 측정할 수 없다.

그리고 하전입자와 물질과의 상호작용은 주로 에너지 손실을 가져오기 때문에 일정 두께의 매질을 통과할 때까지는 입사 입자의 수가 줄지 않고, 통과하는 입자의 에너지가 감소된다. 그러다가 어느 일정 두께(비정) 이상에서는 통과하는 입자수가 0이 될 것이다. 따라서 매질의 두께를 변화시키면서 통과하는 하전입자의 수를 측정하고 하전입자가 통과할 수 없는 두께로부터 비정을 측정하는 것이 효율적이다.

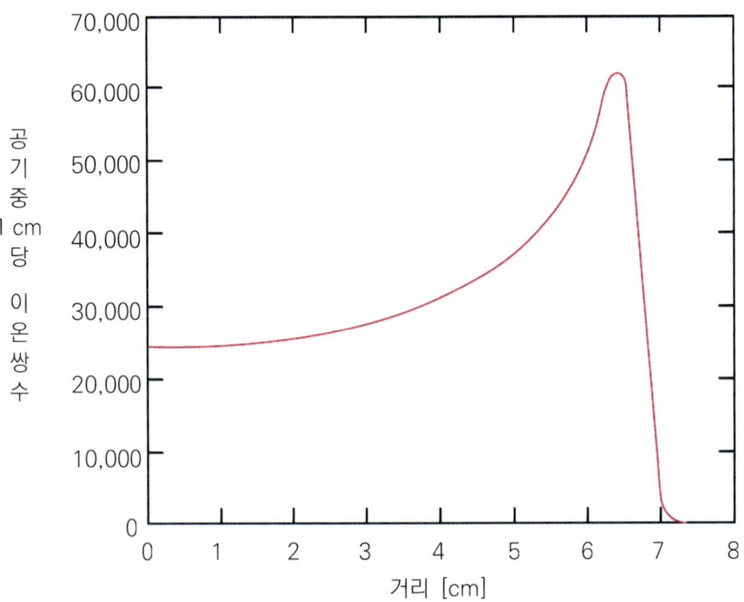

그림 1-1 RaC 알파선의 공기중 비정과 비전리(Bragg 곡선)

그림 1-2와 같이 매질의 두께를 변화시키면서 흡수체를 통과하는 입사 하전입자의 수를 측정하고 그 결과를 나타내면 그림 1-3과 같다. 비정은 그림 1-3에서와 같이 통과하는 입자의 수가 처음의 1/2이 되는 매질의 두께로 정의하는 평균비정과 입사입자의 투과곡선의 직선부위를 외삽하여 정의하는 외삽비정으로 구분할 수 있으며, 일반적으로 제시되는 비정의 값은 평균비정이다. 그리고 비정 R과 저지능 S(E)는 식 (1-1)로부터

$$R = \int_0^R dx = \int_E^0 -\frac{dE}{S(E)} \tag{1-7}$$

의 관계를 갖는다. 비정은 매질내에서의 하전입자의 이동거리로써 일반적으로는 단위를 m로 사용하지만 비정에 밀도를 곱하여 kg/m^2를 주로 사용하는데 이는 비정을 kg/m^2로 나타내면 물질의 상태(기체, 액체, 고체; 예 수증기, 물, 얼음)와 무관하기 때문이다.

한편, 하전입자의 초기의 운동에너지가 동일하더라도 에너지 요동 등에 의하여 흡수체 매질 내에서의 입자 개개의 비정이 통계적으로 요동을 하며, 이것을 비정 요동(range straggling)이라고 한다. 양성자나 알파입자의 경우 비정 요동은 평균비정의 수 % 정도인 것으로 알려져 있다.

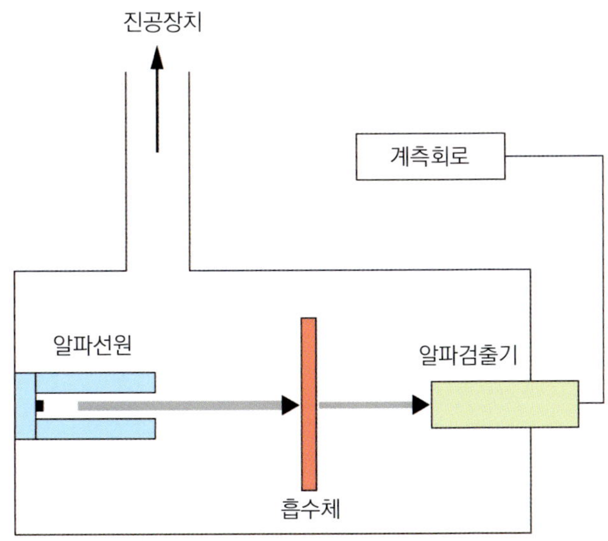

그림 1-2 **알파입자의 비정 측정을 위한 실험장치**

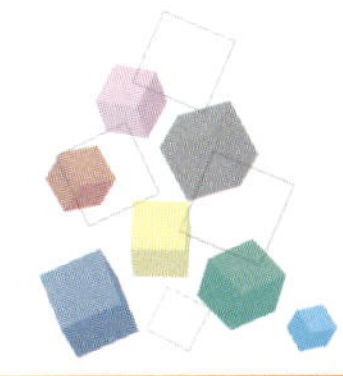

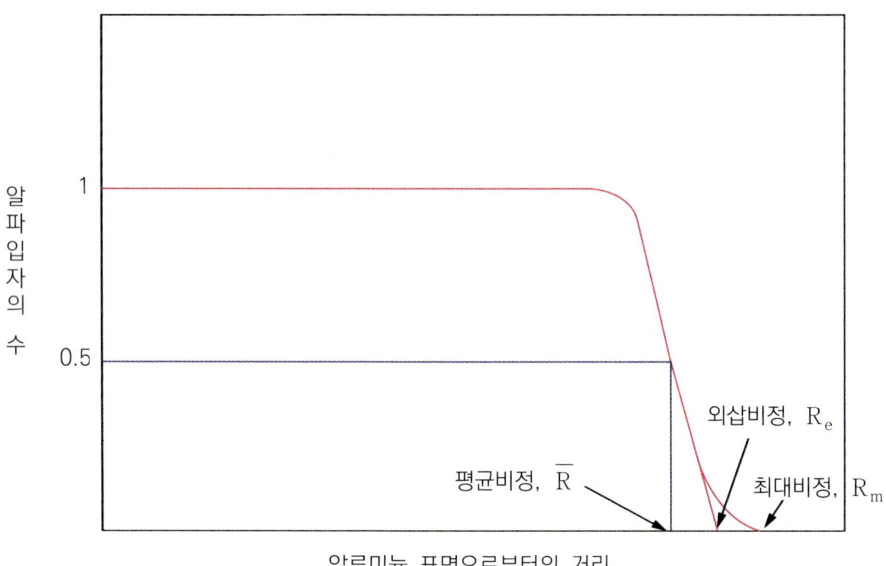

그림 1-3 **알루미늄을 통과하는 알파입자의 수와 비정**

그림 1-4는 알루미늄에서의 알파입자의 비정이며, 이와 같은 그림을 비정-에너지 관계라고 한다.

한편, 공기(15 [℃], 760 [mmHg]) 중에서의 알파입자의 평균비정 $\overline{R}$과 에너지 E [MeV]는

$$\begin{aligned} \overline{R}[mm] &= e^{1.61\sqrt{E}} \quad (1 \le E \le 4\,[MeV]) \\ \overline{R}[mm] &= (0.05E + 2.85)E^{1.5} \quad (4 \le E \le 15\,[MeV]) \end{aligned} \tag{1-8}$$

으로 나타낼 수 있는 것으로 알려져 있다.

그리고 한 매질 내에서의 하전입자의 비정을 알면 Bragg-Kleeman 규칙을 사용하여 다른 매질 내에서의 중하전입자의 비정을 계산할 수도 있다. 즉, 두 매질의 비정과 밀도, 원자량을 각각 R_1과 R_2, ρ_1과 ρ_2, A_1과 A_2라고 하면

$$\frac{R_1}{R_2} = \frac{\rho_2}{\rho_1}\sqrt{\frac{A_1}{A_2}} \tag{1-9}$$

으로 나타낼 수 있으며, 이로부터 두 번째 매질에서의 중하전입자의 비정을 계산할 수 있다.

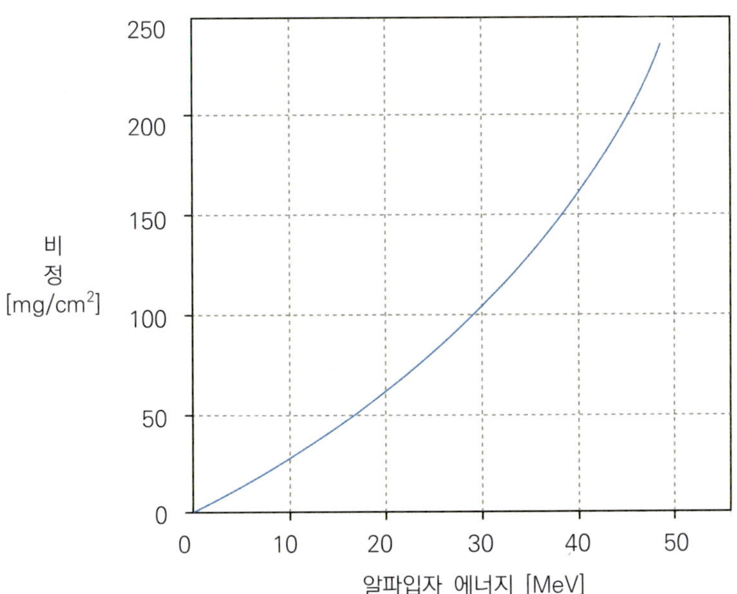

그림 1-4 알루미늄에서 알파입자의 비정

(4) 핵반응

중하전입자와 물질과의 상호작용의 하나로 중하전입자에 의한 핵반응을 생각할 수 있다. 하전입자가 물질원자와 핵반응을 일으키기 위해서는 표적 원자핵의 쿨롱 장벽을 넘어 들어가서 표적에 흡수됨으로써 복합핵을 만들어야 한다. 핵의 쿨롱 장벽의 크기는 $Z_1Z_2e^2/r_{12}$(Z_1은 입사입자의 전하 Z_2는 표적핵의 전하, r_{12}는 두 입자 사이의 거리)로 주어지고, 이 장벽을 넘기 위해서는 전하와 질량이 큰 하전입자일수록 높은 에너지를 필요로 한다. 또한 핵반응의 붕괴에너지(Q값)가 (-)인 흡열반응 시에는 필요한 에너지를 하전입자의 운동에너지로 보충해야 한다. 즉, 입사입자의 에너지가 임계에너지보다 커야 하며, 이러한 조건이 만족될 때 복합핵이 형성되고 핵반응이 일어난다.

2) 전자와 물질과의 상호작용

전자는 하전입자이지만 (-)의 전기를 띠고 있고 질량이 매우 적기 때문에 중하전입자와 물질과의 상호작용과는 매우 다르며, 특히 비교적 작은 에너지에서도 속도가 커져 상대론적 효과가 쉽게 나타난다. 또한 가속기로 가속한 전자는 단일에너지를 가질 수 있지만 방사성동위원소로부터 방출되는 β^-(또는 β^+) 입자는 연속적인 에너지 분포를 가지므로 가속전자와 또 다른 양상을 보인다.

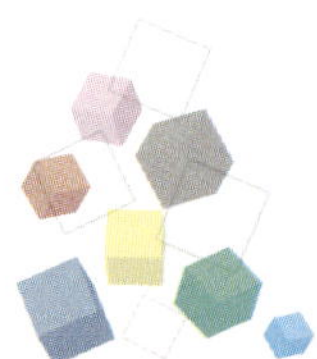

전자와 물질과의 상호작용도 중하전입자와 유사하지만 전자의 저지능은 매질 원자의 여기나 이온화에 의한 에너지 손실과 함께 전자기파를 방출하는 제동복사에 의한 에너지 손실을 반드시 고려해야 한다. 중하전입자의 경우는 질량이 커서 제동복사를 무시할 수 있지만 전자의 경우에는 제동에 의한 에너지 손실을 무시할 수 없기 때문이다.

한편, 양전자(β^+)는 방사성동위원소의 β^+ 붕괴에서 방출될 수 있고, 가속기에서 가속시킬 수도 있으며, 핵반응이나 전자쌍생성에서도 생성된다. 양전자가 매질 내의 전자와 만나면 쌍소멸하여 전자의 정지질량 에너지에 해당하는 0.511 [MeV]의 두 개의 광자를 방출하며, 운동량 보존을 위해 두개의 광자는 서로 180°의 각도로 방출된다.

(1) 저지능

전자와 물질과의 상호작용에서 전자의 저지능은 매질 원자의 여기나 이온화에 의한 에너지 손실과 함께 전자기파를 방출하는 제동복사에 의한 에너지 손실을 무시할 수 없다. 따라서 전자의 총저지능 S는 충돌에 의해 생기는 여기와 이온화에 의한 S_c와 제동복사에 의한 S_r의 합으로 주어진다. 즉,

$$S = S_c + S_r \tag{1-10}$$

충돌에 의한 원자의 여기와 이온화에 의한 전자의 에너지 손실률은 앞에서와 같이 이론적 계산에 의해 베테(Bethe) 공식으로

$$S_c = \left(-\frac{dE}{dx}\right)_c = \frac{2\pi e^4}{m_0 v^2} NZ \left[\ln\frac{m_0 v^2 E}{2I^2\gamma^2} - (\ln 2)(2\gamma - \gamma^2) + \gamma^2 + \frac{1}{8}(1-\gamma)^2\right] \tag{1-11}$$

로 쓸 수 있다. 여기서 E는 전자의 에너지이며, $\gamma = \sqrt{1-\beta^2}$이며, 나머지 기호는 중하전입자와 물질과의 상호작용에서와 같다. 또한 제동복사에 의한 전자의 에너지 손실은

$$S_r = \left(-\frac{dE}{dx}\right)_r = \frac{NEZ(Z+1)e^4}{137 m_0^2 c^4}\left(4\ln\frac{2E}{m_0 c^2} - \frac{4}{3}\right) \tag{1-12}$$

으로 표현될 수 있다. 식에서 알 수 있듯이 전자의 에너지가 클수록, 흡수체 매질의 원자번호가 클수록 제동복사에 의한 에너지 손실이 커지는 것을 알 수 있다. 그리고 중하전입자와 마찬가지로 저지능을 밀도로 나눈 값 즉, S/ρ를 질량저지능으로 사용한다.

한편 충돌에 의한 저지능 S_c와 제동복사에 의한 저지능 S_r은

$$\frac{S_r}{S_c} \cong \frac{EZ}{800} \tag{1-13}$$

로 나타낼 수 있으며, 여기서 E의 단위는 MeV이다. 따라서 일반적으로 취급대상이 되는 수 [MeV] 이하의 전자에 대해서는 원자번호가 큰 경우를 제외하면 제동복사에 의한 저지능의 비율이 비교적 적다.

(2) 비정

중하전입자는 물질원자와의 충돌 후에도 그 경로가 거의 직선이 되지만 전자는 질량이 적기 때문에 그 경로가 매우 꼬불꼬불하게 된다. 비록 단일에너지의 전자라 할지라도 궤도전자와 질량이 같기 때문에 한번의 충돌로 경로의 편향이 많이 일어나 에너지를 많이 잃으며, 때로는 원자핵에 의해 그 경로가 급격히 편향되므로 매질 내에서의 전자의 경로는 불규칙적으로 꼬불꼬불하게 된다.

어떤 경우는 매질 내를 진행하던 전자가 그 경로가 편기되어 되돌아오는 경우도 생기는데 이를 후방산란이라고 한다. 따라서 전자에 대해서는 비정의 개념이 중하전입자의 경우보다 덜 명확하다.

방사성동위원소에서 방출되는 β^-는 연속적인 에너지 분포를 갖는 반면에 인위적인 가속전자는 대부분 단일에너지를 가지므로 β^+입자와 가속전자의 흡수곡선이 다르게 나타나고, 비정도 다르게 정의된다.

방사성동위원소로부터 방출되는 β^-입자의 비정은 알파입자의 경우와 마찬가지로 그림 1-2와 같은 장치를 사용하여 측정한 β^-입자의 흡수곡선으로부터 구할 수 있다. 베타입자를 측정하는 경우에는 환경방사능에 의한 자연방사선(background)이 존재하므로 측정시 자연방사선에 해당하는 값이 될 때를 흡수가 0인 것으로 간주할 수 있다.

먼저 흡수체 매질의 두께에 따른 β^-입자의 흡수를 측정한 후 β^-입자의 흡수곡선은 자연방사선에 해당하는 강도에 해당하는 값이 될 때까지 지속적으로 감소한다. 방사성동위원소에서 방출되는 β^-입자의 비정은 흡수곡선의 값이 자연방사선에 해당하는 값이 될 때의 흡수체 두께로 한다.

반면에 단일에너지를 갖는 전자선은 그림 1-5에 나타낸 것과 같이 자연방사선에 해당하는 영역에서 평탄한 부분이 나타나며, 이 경우에는 자연방사선의 값을 연장한 직선과 흡수곡선의 직선부분을 연장한 선이 만나는 점에 해당하는 흡수체의 두께를 비정으로 정한다. 자연방사선은 전자선이 흡수체와 상호작용하면서 발생된 투과력이 강한 엑스선이 발생시킨 전자들이다. 전자의 저지능은 동일한 에너지의 중하전입자의 저지능보다 훨씬 적기 때문에 비정은 훨씬 길다.

한편 0.3 ~ 30 [MeV] 에너지 범위의 전자에 대해 비정과 에너지 관계를 다음과 같은 반실험공식(semiempirical formula)으로 나타낼 수 있다.

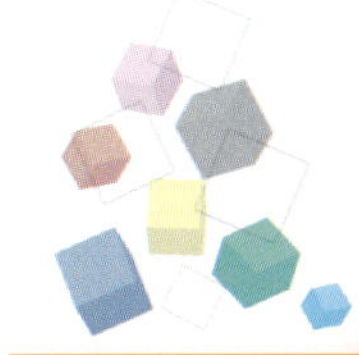

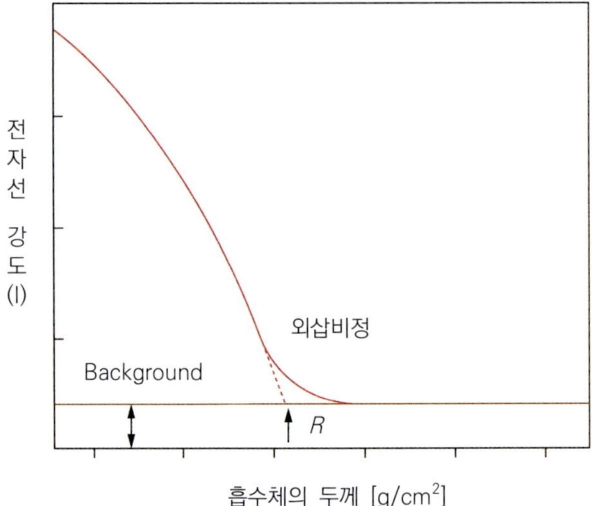

그림 1-5 단일에너지 전자선의 감약과 외삽비정

$$R(kg/m^2) = a_1\left[\frac{\ln[1+a_2(\gamma-1)]}{a_2} - \frac{a_3(\gamma-1)}{1+a_4(\gamma-1)^{a_5}}\right] \tag{1-14}$$

단, 식에서의 상수는 원자번호를 Z, 질량수를 A, 전자의 속도를 v라 할 때 다음과 같이 주어진다.

$$a_1 = \frac{2.335A}{Z^{1.209}}, \qquad a_2 = 1.78\times10^{-4}Z$$

$$a_3 = 0.9891 - 3.01\times10^{-4}Z, \qquad a_4 = 1.468 - 1.180\times10^{-2}Z$$

$$a_5 = \frac{1.232}{Z^{0.109}}$$

$$r = \frac{1}{\sqrt{1-(\frac{v}{c})^2}} = \frac{1}{\sqrt{1-\beta^2}}$$

(3) 체렌코프 효과

체렌코프 효과(Cerenkov effect)란 매질 내에서의 입자의 속도가 동일 매질 내에서의 빛의 속도보다 큰 경우 하전입자가 매질 내를 움직일 때 그 경로를 따라 빛이 발생하는 현상을 말한다. 즉, 굴절율이 n인 매질 내에서의 빛의 속도는 c/n이므로 매질

내에서의 하전입자의 속도 v가

$$v > \frac{c}{n} \tag{1-15}$$

일 때 체렌코프 효과가 나타난다. 체렌코프 효과는 중하전입자와 전자 모두에서 나타날 수 있지만 전자는 질량이 적으므로 그 효과가 쉽게 관측된다.

즉, 물에서의 체렌코프 효과를 생각해 보면, 물의 굴절율은 약 1.33이므로 체렌코프 효과가 나타나기 위한 입자의 속도는 $v > c/1.33$이고, 이것을 에너지로 환산하면 전자의 경우 약 260 [keV], 양성자는 485 [MeV], 알파입자는 1,926 [MeV]에 해당한다.

따라서 전자의 경우는 쉽게 체렌코프 효과가 관측됨을 알 수 있다. 체렌코프 효과에서 방출되는 빛은 그림 1-6과 같이 입자의 경로를 따라 각도 θ의 원추를 형성하면서 등방적으로 방출되는데, 방출 각도 θ와 입자의 속도와는

$$\cos\theta = \frac{c}{vn} \tag{1-16}$$

의 관계를 갖는다. 체렌코프 효과에서 방출되는 빛을 관측하기 위해서는 매질이 투명하여야 한다.

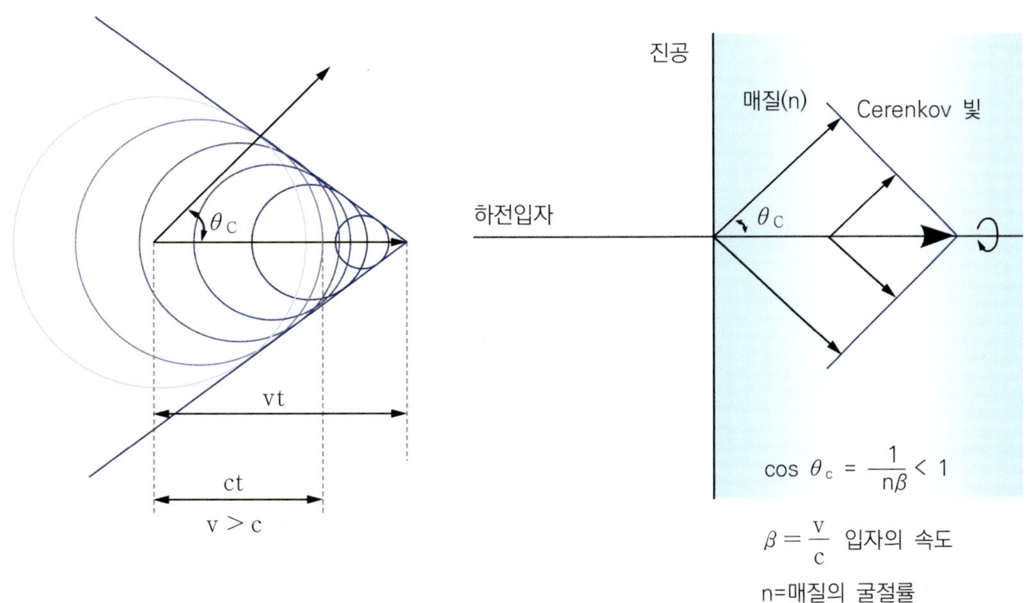

그림 1-6 **체렌코프 효과에 의한 빛의 방출**

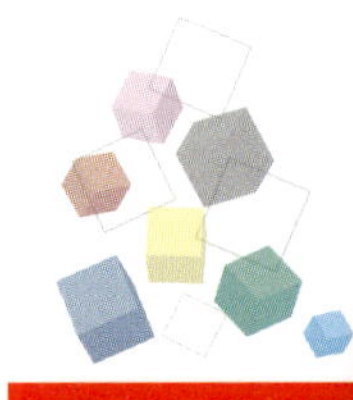

3) 광자와 물질과의 상호작용

엑스선이나 감마선과 같은 광자가 매질에 입사하면 중하전입자나 전자와는 매우 다른 상호작용을 한다. 즉 하전입자는 매질을 통과하면서 매질 원자와의 상호작용으로 원자를 이온화 또는 여기시키고, 입사입자 자체는 에너지를 잃어버리고 에너지가 완전히 소실되면 정지하게 된다. 반면에 광자가 매질에 입사하면 에너지의 손실보다는 입사 광자 자체가 입사 선속에서 소멸되는 상호작용을 일으킨다.

광자와 물질과의 상호작용은 매우 다양한데, 광전효과, 컴프턴 산란, 전자쌍생성, 레일리산란(Rayleigh scattering), 톰슨산란(Thomson scattering), 핵광전효과(nuclear photo-electric effect), 핵공명산란(nuclear resonance scattering), 광핵반응(photo-nuclear reaction) 등 많은 종류의 상호작용이 가능하다.

그러나 일반적인 관심 대상의 광자는 약 10 [MeV] 이하이고 이 영역의 광자선에 대해서는 광전효과, 컴프턴 산란, 전자쌍생성의 3가지 상호작용의 확률이 높으며, 나머지 상호작용의 확률은 무시할 수 있을 정도로 작다.

따라서 광자와 물질과의 상호작용 가운데 광자가 매질 원자에 완전히 흡수되는 광전효과, 매질 내 전자에 의해 산란되는 컴프턴 산란, 매질의 원자핵과의 상호작용으로 전자와 양전자를 생성하는 전자쌍생성 및 원자핵에 흡수되어 일어나는 광핵반응 등에 대해 알아본다.

(1) 광전효과

광전효과(photoelectric effect)는 광자와 원자의 상호작용으로 그림 1-7과 같이 원자에 입사한 광자는 궤도전자를 원자로부터 떼어내어 원자를 이온화시켜 자유전자를 방출하며, 입사한 광자 자신은 사라지는데 이것을 광전효과라 하고 이때 방출되는 전자를 광전자(photoelectron)라 한다.

원자의 궤도전자는 결합에너지에 의해 원자에 속박되어 있으므로 광전효과에 의해 전자를 방출하기 위해서는 전자의 결합에너지(E_b)보다 큰 에너지를 갖는 광자가 입사하여야 하며, 입사한 광자의 에너지를 $h\nu$라 할 때 광전효과로 방출되는 광전자의 에너지(E_e)는 광자의 에너지와 전자를 원자로부터 떼어내는데 필요한 결합에너지와의 차이로 주어지므로

$$E_e = h\nu - E_b \tag{1-17}$$

의 관계가 성립한다. 한편, 광전효과가 일어날 확률 즉, 광전효과의 단면적(τ)은 광자의 전체 에너지 영역에서 하나의 식으로 표현할 수 있는 해석적인 표현식은 없으며,

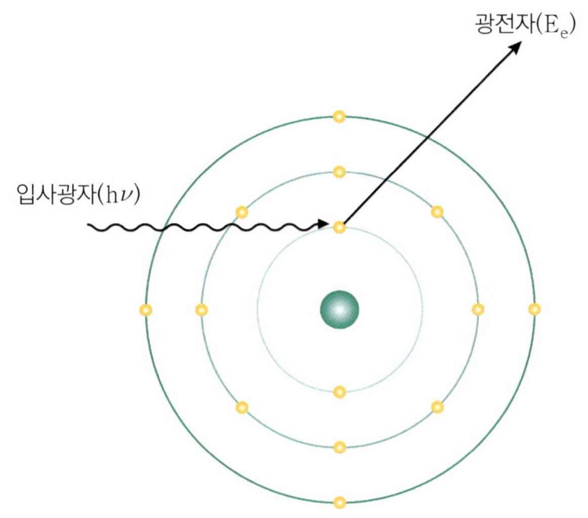

그림 1-7 **광전효과**

근사적으로 다음과 같이 나타낼 수 있다.

$$\tau \propto \frac{Z^n}{(h\nu)^{3.5}} \tag{1-18}$$

여기서 Z는 물질의 원자번호이고 $h\nu$는 입사 광자의 에너지이며, 지수 n은 4와 5사이의 값을 갖는다.

위의 식에서 알 수 있는 바와 같이 광전효과는 흡수체 매질의 원자번호의 4 내지 5 제곱에 비례하는데, 납과 같이 원자번호가 큰 물질이 엑스선이나 감마선과 같은 광자의 차폐체로 사용되는 것도 이러한 이유이다. 또한 광전효과 단면적은 입사 광자의 에너지의 3.5제곱에 반비례하므로 광자의 에너지가 낮을 때 특히 중요한 상호작용이 된다.

광전자는 K궤도의 전자가 방출될 확률이 높다. 이와 같은 광전효과의 결과, 각 내의 빈자리에는 다른 각으로부터 전자의 보충이 이루어질 때 특성 엑스선 또는 Auger 전자가 방출된다. 그리고 자유전자는 에너지와 운동량보존을 만족할 수 없으므로 광전효과가 일어날 수 없다.

(2) 컴프턴 산란

컴프턴 산란(Compton scattering)은 그림 1-8과 같이 매질 내의 자유전자와 입사광자가 상호작용하여 입사광자 에너지 일부를 전자에게 전달함과 동시에 광자 자체가 산란되는 현상이다.

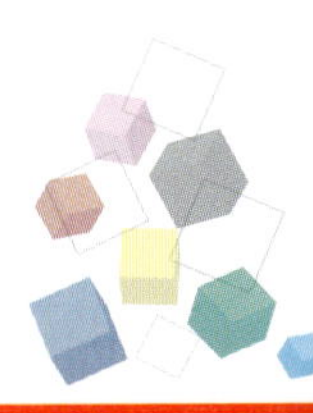

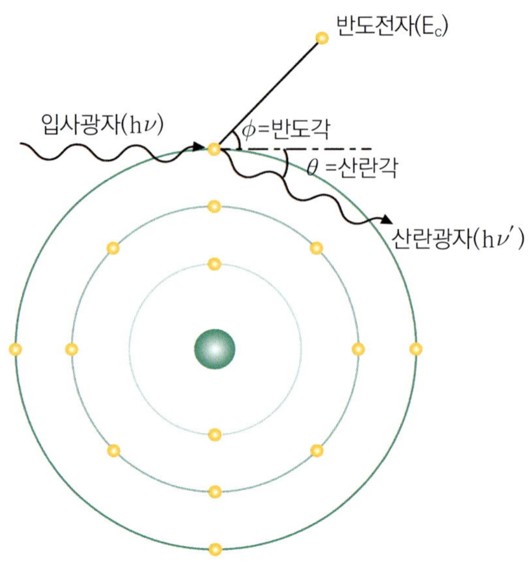

그림 1-8 **컴프턴 산란**

에너지 $h\nu$의 광자가 입사하여 산란광자의 에너지 $h\nu'$가 되어 θ의 각도로 산란되고, 반도전자(recoil electron)는 ϕ의 각도로 산란된다고 할 때, 전자의 정지질량을 m_0, 산란 후의 전자의 속도를 v라 할 때 컴프턴 산란의 전과 후의 운동량이 보존되며, 전자에 대해서는 상대론적 효과를 고려하면 운동량의 수평성분과 수직성분은 각각

$$\frac{h\nu}{c}=\frac{h\nu'}{c}\cos\theta+\frac{m_0}{\sqrt{1-\frac{v^2}{c^2}}}v\ \cos\phi \tag{1-19}$$

$$0=-\frac{h\nu'}{c}\sin\theta+\frac{m_0}{\sqrt{1-\frac{v^2}{c^2}}}v\ \sin\phi \tag{1-20}$$

로 쓸 수 있다. 또 산란 전과 후의 에너지가 보존되어야 하므로

$$h\nu=h\nu'+\frac{m_0}{\sqrt{1-\frac{v^2}{c^2}}}c^2-m_0c^2 \tag{1-21}$$

로 쓸 수 있다. 따라서 식 (1-19), (1-20), (1-21)을 정리하여 계산하면 산란된 광자의 에너지는

$$h\nu' = \frac{h\nu}{1+\alpha(1-\cos\theta)} \tag{1-22}$$

로 표현되고, 반도전자의 운동에너지는

$$E_c = h\nu - h\nu' = h\nu\frac{\alpha(1-\cos\theta)}{1+\alpha(1-\cos\theta)} \tag{1-23}$$

로 표현된다. 여기서 $\alpha \equiv h\nu/m_0c^2$이며 m_0c^2=0.511 [MeV]로 전자의 정지질량에너지이다.

식 (1-23)에서 반도전자의 에너지는 $\theta=0$으로부터 $\theta=\pi$까지 연속적으로 분포하게 되는데, $\theta=0$이면 $E_c=0$, $h\nu=h\nu'$가 된다. 즉 입사 광자는 컴프턴 산란을 일으키지 않는 것이고, $\theta=\pi$이면, $E_c = h\nu\frac{2\alpha}{1+2\alpha}$, $h\nu' = \frac{h\nu}{1+2\alpha}$가 되는데 이것은 반도전자에 최대의 에너지가 전달되는 것이다.

또 식 (1-22)로부터 계산하면 산란 광자의 파장은

$$\lambda' = \lambda_0 + \frac{h}{m_0c}(1-\cos\theta) \tag{1-24}$$

로 표현된다.

한편, 컴프턴 산란의 단면적 σ는

$$\sigma \propto Z \cdot f(h\nu) \tag{1-25}$$

로 주어지며, $f(h\nu)$는 광자의 에너지에 의존하는 함수이다. 컴프턴 산란은 입사광자의 에너지와 산란 물질의 원자번호 Z가 클수록 잘 일어난다.

한편, 컴프턴 산란에서 산란된 광자의 각도분포는 양자역학적으로 계산되어 클라인-니시나의 공식(Klein-Nishina formula)으로 알려져 있으며, 다음과 같다.

$$\frac{d\sigma}{d\Omega} = Zr_e^2\left(\frac{1}{1+\alpha(1-\cos\theta)}\right)\left(\frac{1+\cos^2\theta}{2}\right)\left(1+\frac{\alpha^2(1-\cos\theta)^2}{(1+\cos^2\theta)[1+\alpha(1-\cos\theta)]}\right) \tag{1-26}$$

여기서 $\alpha = h\nu/m_0c^2$이며, r_e는 고전적인 전자의 반경이다.

그림 1-9는 식 (1-26)의 관계를 나타낸 것으로서 광자의 에너지가 높을수록 전방향으로의 산란 확률이 높음을 알 수 있다.

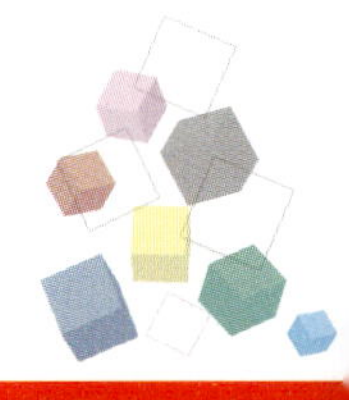

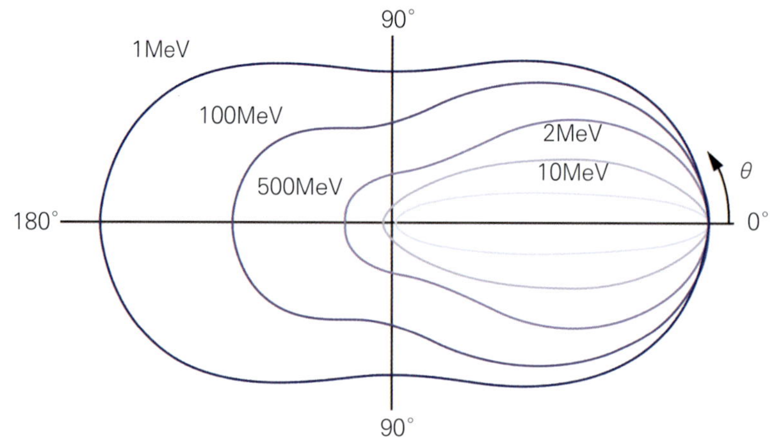

그림 1-9 **컴프턴 산란된 광자의 각도 분포**

(3) 전자쌍생성

전자쌍생성(pair production)은 그림 1-10과 같이 입사 광자가 물질을 구성하는 원자핵의 쿨롱장 내에서 상호작용하여 광자 자체가 소멸하고 전자와 양전자의 한 쌍이 생성되는 현상이다.

입사 광자가 전자와 양전자를 생성하기 위해서는 적어도 전자의 정지질량에너지(m_0c^2=0.511 [MeV])의 2배인 1.022 [MeV] 이상의 에너지가 필요하다.

물론 이 경우에 원자핵은 반도(recoil)되지만 원자핵의 질량이 이 에너지에 비해 크기 때문에 그 운동에너지는 매우 적어 무시할 수 있다.

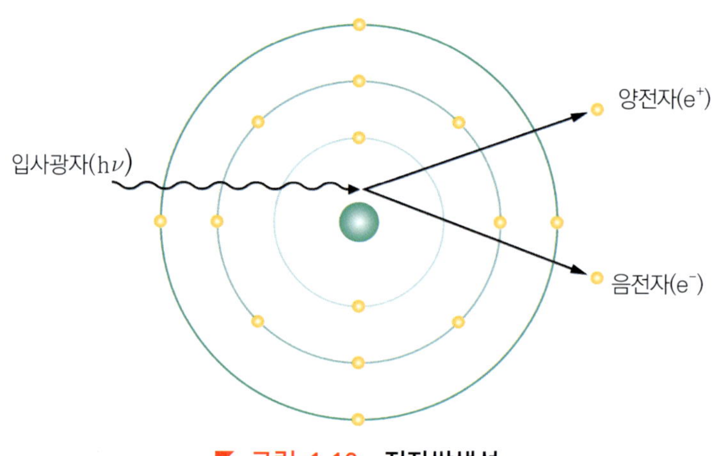

그림 1-10 **전자쌍생성**

전자쌍생성이 일어나는 경우 입사광자의 에너지에서 전자와 양전자의 정지질량에너지를 제한 나머지 에너지를 전자와 양전자가 나누어 가지므로 전자쌍생성에 의해 생성된 전자와 양전자의 운동에너지를 각각 E_e^-, E_e^+라 하면 다음과 같이

$$E_e^- + E_e^+ = h\nu - 2m_0c^2 \tag{1-27}$$

가 되므로 입사광자의 에너지가 클수록 생성된 전자와 양전자의 운동에너지가 커지게 된다. 이때 생성된 양전자는 매질을 통과하면서 자신의 에너지를 모두 잃게 되면 인접한 자유전자와 결합하여 소멸하고 다시 0.511 [MeV]의 광자 두개를 발생시킨다.

한편 전자쌍생성이 일어날 단면적 k는

$$k \propto Z^2 \cdot f(h\nu, Z) \tag{1-28}$$

이며 $f(h\nu, Z)$는 광자의 에너지와 물질의 원자번호에 의존하는 함수로서 광자의 에너지가 증가함에 따라 증가하는 함수이다. 따라서 전자쌍생성은 물질의 원자번호의 제곱에 비례하고 광자의 에너지가 증가함에 따라 증가한다.

(4) 광핵반응

에너지가 매우 큰 엑스선이나 감마선이 원자핵에 흡수되어 일어나는 핵반응을 광핵반응(photonuclear reaction)이라고 한다. 광핵반응은 입사 광자선의 에너지가 충분히 커서 원자핵의 여기에너지에 달할 때 일어나는데, 원자핵에 입사한 광자가 원자핵을 여기시키고, 여기된 원자핵은 중성자나 양성자를 방출하여 (γ, n) 또는 (γ, p) 등의 핵반응을 일으키는 것이다.

광자는 질량이 없으므로 광핵반응은 모두 흡열반응이며, 따라서 입사광자는 각각의 핵반응에 대한 임계에너지보다 에너지가 커야 광핵반응이 가능하다. 이 임계에너지는 대부분의 핵종에 대해 약 10 [MeV] 전후이고, 광핵반응의 단면적은 광자에너지와 함께 증가하여 15 ~ 20 [MeV]에서 최대가 된 후 그 이상에서는 낮아지는 경향을 보인다. 광핵반응은 중성자 발생원으로서 사용되기도 한다.

(5) 광자의 상호작용계수

매질에 의한 광자의 감소는 이상에서 살펴본 바와 같이 광전효과, 컴프턴 산란, 전자쌍생성의 상호작용에 의한 것이므로 선흡수계수 μ는 위에서 논의한 세 가지 과정에 대한 단면적의 합으로서 표현할 수 있다.

$$\mu = \frac{\rho N_A}{A}(\tau + \sigma + k) \tag{1-29}$$

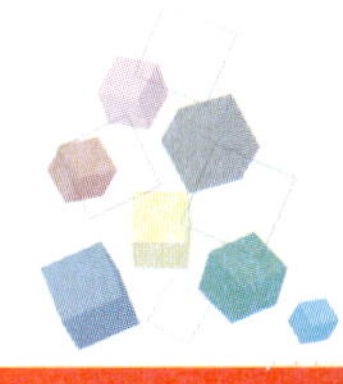

여기서 ρ와 A는 각각 물질의 밀도와 원자량, N_A는 아보가드로 수이며, 선흡수계수는 물질의 종류와 광자의 에너지의 함수이다. 그림 1-11은 물에 있어서 광자에너지의 범위에 따라 광전효과와 컴프턴 산란, 전자쌍생성에 대한 전 흡수계수에 대한 각 흡수계수의 기여를 비율로 나타낸 것이다. 따라서 에너지가 낮을 때는 광전효과가 크고, 에너지가 커질수록 컴프턴 산란에 의한 흡수계수가 크며, 에너지가 더 커지면 전자쌍생성에 따른 흡수계수의 비율이 증가한다.

한편, 선흡수계수 μ를 매질의 밀도로 나눈 값을 질량흡수계수라 한다. 질량흡수계수는 매질의 종류와 광자의 에너지에 따라 변하며, 매질에서의 광자의 흡수를 계산하는데 매우 중요한 값이다.

그림 1-12는 납의 질량흡수계수와 이들 구성하는 각 성분을 나타낸 것이다. 광자의 에너지가 적을 때는 광전효과가 크고 에너지가 클 때는 전자쌍생성이 우세함을 볼 수 있다.

한편, 단일 원소에 대한 질량흡수계수는 이론적 계산에 의해 구해지며, 화합물이나 혼합물의 경우는 단일원소의 질량흡수계수로부터 구할 수 있다.

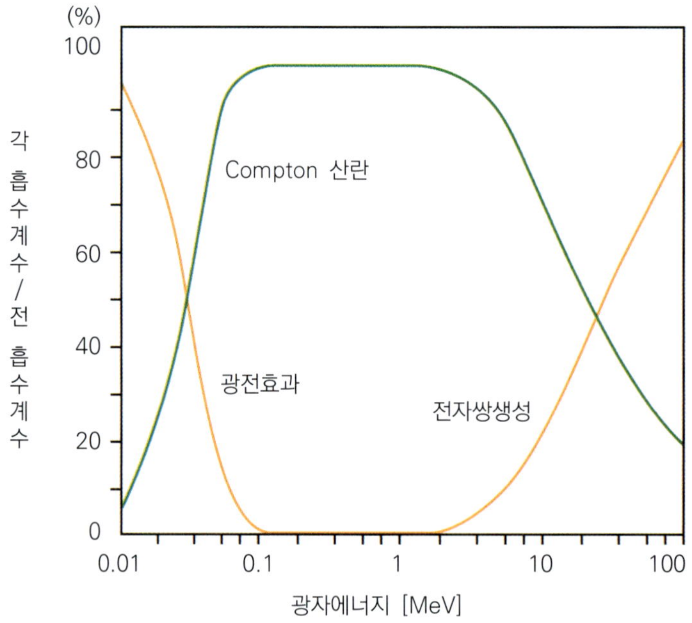

그림 1-11 광자와 물질과의 상호작용

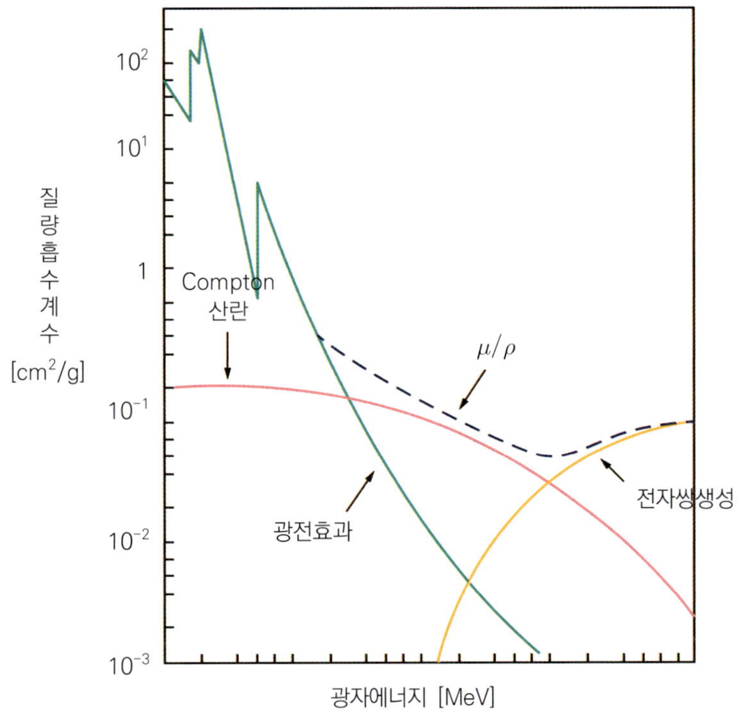

그림 1-12 **납의 질량흡수계수**

화합물의 경우 그 물질을 구성하는 각 원소들의 질량흡수계수를 μ_i, i 번째 원소의 원자량과 그 수를 각각 A_i, n_i라 할 때 화합물의 질량흡수계수 μ_c는

$$\mu_c = \sum \frac{n_i A_i}{M_c} \mu_i \tag{1-30}$$

로부터 구할 수 있는데, 여기서 M_c은 화합물의 분자량이다. 그리고 혼합물의 경우도 이와 같은 방법으로 구할 수 있다.

광자는 물질과의 상호작용에 의하여 강도가 줄어듦과 동시에 에너지도 감소하게 되는데 물질과의 상호작용에 의해 광자가 매질에 전달하는 에너지는 질량-에너지흡수계수를 이용하여 계산할 수 있다. 단위면적당 광자의 수, 즉 광자 유량을 Φ, 광자의 에너지를 E_γ, 질량-에너지흡수계수를 μ_{en}/ρ라 하면 매질에 흡수되는 에너지는

$$E_{absorbed} = \Phi E_\gamma \frac{\mu_{en}}{\rho} \tag{1-31}$$

로 계산할 수 있다.

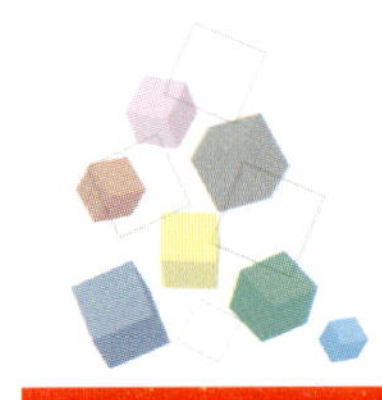

4) 중성자와 물질과의 상호작용

중성자는 전기를 띠지 않은 중성의 입자이므로 매질을 통과할 때 매질을 구성하는 원자핵들과 상호작용을 하며, 광자와 같이 원자를 직접 이온화시키지 않는다. 원자핵은 원자에 비해 매우 적기 때문에 중성자와 원자핵과의 상호작용의 확률은 매우 적으며, 중성자는 전기를 띠고 있지 않기 때문에 원자핵과 쿨롱력에 의한 상호작용을 하지 않고, 원자핵에 의한 산란, 원자핵에 의한 흡수핵반응 그리고 중성자 에너지가 매우 큰 경우에는 표적핵이 깨어지는 파쇄(spallation)가 일어난다.

중성자는 자발핵분열 핵종이나 방사성동위원소로부터 $(\alpha,\ n)$ 핵반응을 이용하는 것 등 방사성동위원소로부터 얻을 수 있다. 그러나 대부분 중성자 선속이 큰 경우에는 원자로에서 중성자를 얻는다. 그리고 가속기를 이용한 여러 가지 핵반응으로부터 중성자를 얻을 수 있는데 특히 핵반응의 종류에 따라서는 단일에너지의 중성자를 얻는 것도 가능하다.

(1) 중성자의 산란

① 탄성 산란

중성자에 의해 (n, n) 핵반응이 일어나는 경우를 탄성산란이라고 한다. 즉 입사 중성자가 원자핵에 일정한 운동에너지만을 부여하고 입사각도와 다른 방향으로 산란되어 나가는 경우이다.

그림 1-13과 같이 중성자와 표적핵이 산란하여 표적핵이 θ의 각도로 튕겨 나가고, 중성자가 산란되는 경우 반도핵(recoil nucleus)의 운동에너지 E_X는

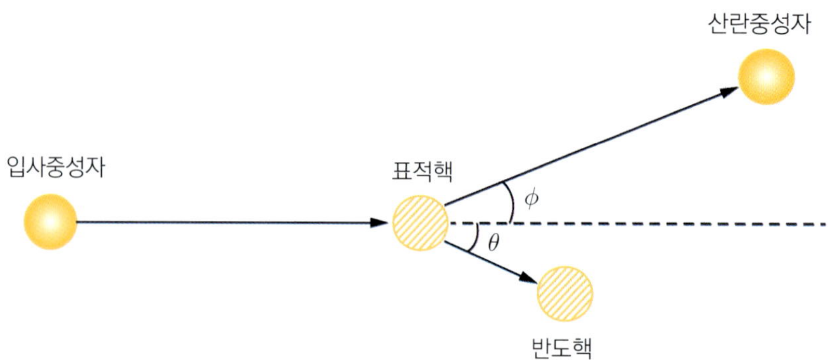

그림 1-13 중성자의 탄성산란

$$E_X = E_n \frac{4M_X m_n}{(M_X + m_n)^2} \cos^2\theta \quad (1\text{-}32)$$

로 주어진다. 여기서 M_X는 표적핵의 질량, m_n은 중성자의 질량, E_n은 입사중성자의 운동에너지이다.

정지상태의 양성자와 중성자가 탄성 충돌하는 경우에는 양성자와 중성자의 질량이 거의 비슷하므로 만약 $\theta = 0$으로 탄성산란하게 되면 정지상태의 양성자가 중성자의 에너지를 모두 가지고 앞으로 나아가고, 입사한 중성자는 정지하게 되는데, 이것은 속중성자의 에너지를 낮추는데 매우 효율적인 방법이다.

② 비탄성 산란

중성자가 표적핵에 흡수되어 운동에너지가 충돌 전과 후에 동일하지 않고 흡수된 핵으로부터 다시 튀어나오는 즉, (n, n') 핵반응을 비탄성산란이라고 한다. 이때 표적핵은 여기상태가 되어 비교적 짧은 시간 내에 감마선을 방출하고 안정된 핵으로 되돌아간다. 대부분의 경우(n, n') 핵반응은 어떤 최소값 이상의 에너지(임계에너지)에서만 핵반응이 가능한 임계핵반응(threshold reaction)이며, 임계에너지는 일반적으로 수 [MeV] 이상이다.

(2) 중성자 흡수 핵반응

중성자는 전기를 띠지 않으므로 원자핵과 쿨롱력에 의한 상호작용을 하지 않으므로 대부분의 원자핵에서 쉽게 흡수되어 (n, p), (n, α), $(n, fission)$, (n, γ)와 같은 핵반응에 의해 표적핵에 쉽게 흡수되며, 이러한 핵반응을 중성자 흡수핵반응이라고 하고 특히 중성자를 흡수한 후 감마선을 방출하는 (n, γ) 핵반응을 중성자(neutron capture)포획반응이라고 한다.

① (n, γ) 핵반응

(n, γ) 핵반응은 중성자 흡수 핵반응의 가장 대표적인 경우로서 표적핵에 의해 입사중성자가 흡수되고 중성자를 흡수한 표적핵은 질량수가 1이 많은 새로운 복합핵이 되어 감마선을 방출한다. (n, γ) 핵반응은 대부분의 경우 임계에너지 없이 일어나며, 열중성자 영역에서 중성자 포획반응의 단면적 σ_c는 중성자 속도에 반비례하여 변화한다. 즉,

$$\sigma_c \propto \frac{1}{v} \quad (1\text{-}33)$$

로 쓸 수 있으며, 이것을 브라이트-위그너의 공식(Breit-Wigner formula)이라고 한

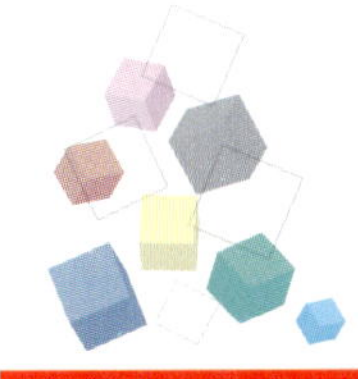

다. 그리고 열외중성자 영역에서는 단면적이 급격한 변화를 일으켜 공명 흡수영역을 갖는 것이 보통이다. 예를 들어 인듐(In)에 대한 중성자에 의한 핵반응 단면적을 보면 열중성자 영역에서 1/v를 따르다가 열외 중성자영역에서 공명을 나타냄을 알 수 있다.

카드뮴(Cd)도 중성자 흡수핵반응에서 매우 중요한 물질이다. 카드뮴의 경우에도 중성자 흡수단면적이 열중성자영역에서는 단면적이 매우 크고 1/v를 따르며, 중성자 에너지가 0.144 [eV] 이상에서 급격히 줄어듦을 알 수 있다. 따라서 수 [μm] 두께의 카드뮴으로도 열중성자를 흡수하여 거의 완전히 차폐하고 0.144 [eV] 이상 에너지의 중성자는 거의 통과한다. 카드뮴은 열중성자에 대한 포획단면적이 $\sigma_{th} = 2{,}440$ [barn]으로서 매우 클 뿐만 아니라 포획에 의해 생성되는 ^{116}Cd이 안정된 동위원소이므로 열중성자의 차폐체로 사용되며 또한 열중성자와 열외중성자를 분리하는 재료로서 매우 유용하다.

② 핵분열

우라늄이나 플루토늄과 같이 무거운 핵에 중성자가 입사하면 감마선방출과 함께 핵이 2개 또는 그 이상으로 분열하는 핵분열 반응을 일으킬 수 있다.

(3) 중성자 방사화분석

중성자 흡수 핵반응에 의해 생성된 핵이 방사성핵종인 경우 즉, 중성자에 의한 방사성핵종의 생성을 중성자 방사화(neutron activation)라고 한다. 중성자 방사화는 방사성동위원소의 생산, 시료내의 극미량 원소의 정량분석, 중성자 검출 등을 이해하는데 매우 중요하다.

한 가지 핵종이 중성자 방사화에 의해 생성되는 경우를 생각하자. 중성자의 선속밀도가 ϕ [개/m^2·s]이고 시간 t 동안 중성자를 조사하였을 때, 단위체적당 표적핵의 수가 n, 중성자 방사화단면적이 σ이면 방사화에 의해 단위시간당 생성되는 핵의 수는 $N = \phi\sigma n$이다. 생성된 핵이 방사성 핵종이므로 생성과 동시에 붕괴를 하므로 생성된 핵종의 붕괴상수를 λ라 하면 단위시간당의 붕괴하는 핵의 수는 $-\lambda N$이 될 것이다. 따라서 순수하게 방사화에 의해 단위 시간당 생성되는 방사성 핵의 개수는

$$\frac{dN}{dt} = \phi\sigma n - \lambda N \tag{1-34}$$

으로 주어진다. 이 식을 적분하여 그 해를 구하여 생성된 핵종의 방사능을 구하면

$$A = \lambda N = \phi\sigma n(1 - e^{-\lambda t}) \tag{1-35}$$

와 같다. 이 식은 시간 t 동안 중성자를 조사하였을 때 조사가 끝나는 시점에서의 생성된 핵종의 방사능이며, $A_0 = \phi\sigma n$을 포화방사능이라고 한다. 여기서 표적물질의 원자량을 M, 질

량을 W, 표적물질의 반감기를 T, 표적핵의 자연존재비를 α라고 하면, 식 (1-35)는

$$A = \phi\sigma \frac{W}{M} N_A \alpha (1 - e^{-\lambda t}) = \phi\sigma \frac{W}{M} N_A \alpha \left[1 - \left(\frac{1}{2}\right)^{\frac{t}{T}}\right] \quad (1\text{-}36)$$

로 다시 쓸 수 있다. 여기서 $(1-e^{-\lambda t})$를 포화계수라고 부르고 있으며, 그림 1-14는 중성자의 충격시간에 따른 포화계수로서 t/T = 1, 2, 3, 4…에 대한 $(1-e^{-\lambda t})$는 50, 75, 87.5, 93.75%를 나타낸다. 그리고 표 1-3에 몇 가지 중요한 원소의 열중성자에 대한 방사화단면적을 나열하였다.

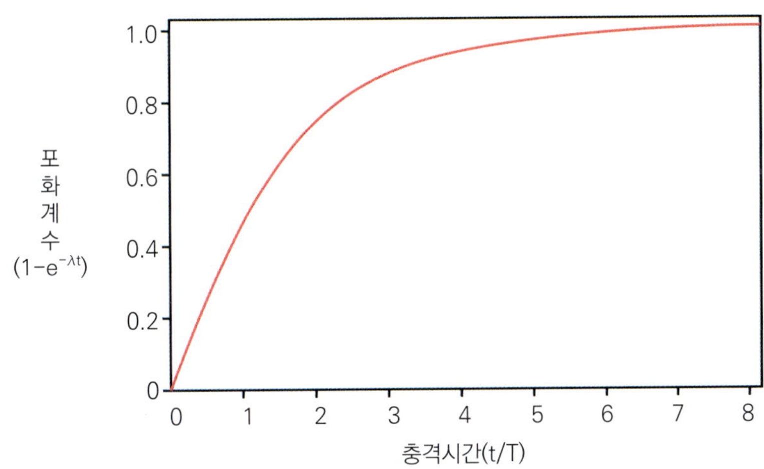

그림 1-14 충격시간에 따른 포화계수

표 1-3 방사화 분석에 사용하는 핵반응과 열중성자에 대한 (n, γ) 핵반응 단면적

원소	자연존재비(%)	단면적(barn)	생성핵종	생성핵종의 반감기
Cobalt	^{59}Co(100)	16.9	^{60m}Co	10.4 m
		20.2	^{60}Co	5.26 y
Copper	^{63}Cu(69.1)	4.4	^{64}Cu	12.87 h
	^{65}Cu(30.9)	1.8	^{66}Cu	5.14 m
Silver	^{107}Ag(51.35)	45.0	^{108}Ag	2.3 m
	^{109}Ag(48.65)	3.2	^{110m}Ag	253 d
Indium	^{113}In(4.23)	56.0	^{114m}In	49 d
		2.0	^{114}In	72 s
	^{115}In(95.77)	160.0	^{116m}In	54.12 m
		42.0	^{116}In	14.1 s
Gold	^{197}Au(100)	98.5	^{198}Au	2.295 d

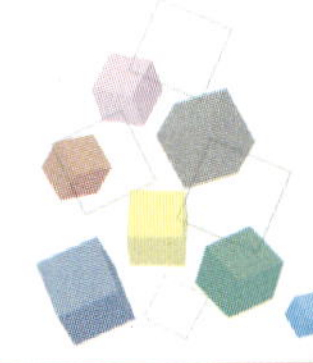

Radiation Detection & Measurement

Chapter 2
방사선의 양과 단위 (Radiation Quantity & Unit)

학습목표

● **일반적 학습목표**

· 방사선계측에 관련이 있는 단위계에 대하여 이해한다.

● **구체적 학습목표**

· 방사선계측에 관계되는 국제단위계들의 변천과정을 이해한다.
· 방사선 단위의 양적 표현의 기본적인 본질을 이해한다.
· 방사선 방어목적 단위의 의미를 이해한다.
· 방사선장의 단위를 이해한다.
· 방사선과 상호작용의 단위를 이해한다.
· 방사선 단위의 변환관계를 이해한다.

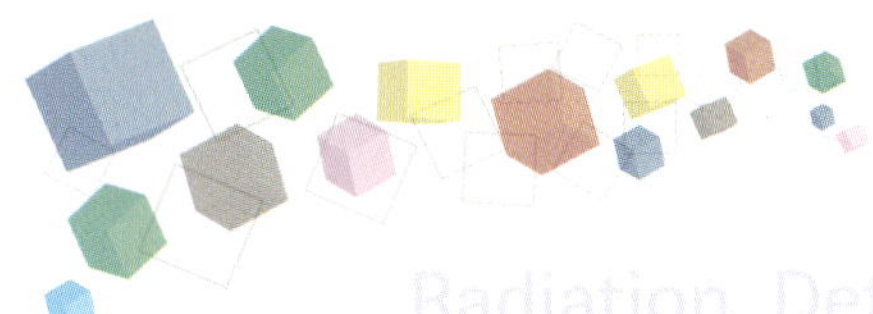

1. 국제단위계의 특성

과학 분야에 보편적으로 사용할 기준으로 국제단위계(Système International ; SI)가 만들어졌다. 이 SI 단위계는 길이, 질량, 시간, 전류, 열역학적 온도, 물질의 양, 광도의 7가지 기본량이 있고 각각은 기본단위를 갖는다. 각 기본량의 단위는 길이는 미터[m], 질량은 킬로그램[kg], 시간은 초[s], 전류는 암페어[A], 온도는 캘빈[K], 물질의 양은 몰[mol], 그리고 광도는 칸델라[cd]이다. 이러한 기본량으로부터 유도된 물리량을 유도량이라고 한다.

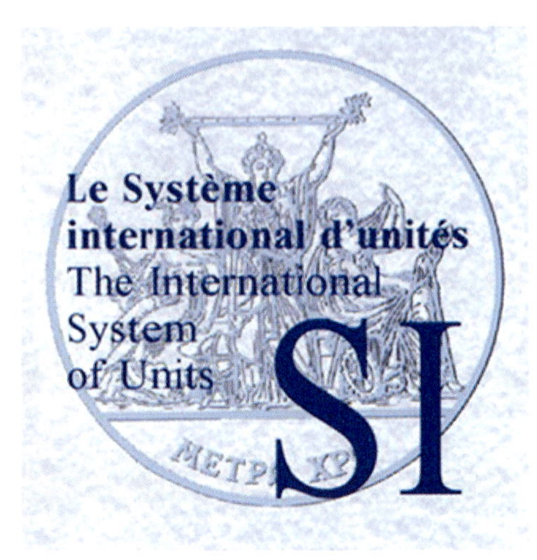

▼ 그림 2-1 SI 단위계

기본량 중에서 길이[m], 질량[kg], 시간[s]으로 표현된 단위계를 MKS 단위계라 하고, 길이를 센티미터[cm], 질량을 그램[g], 시간을 초[s]로 표현된 단위계는 CGS 단위계라 한다. 모든 물리량은 하나의 단위계로 통일해서 나타낸다. 최근에는 MKS 단위계를 많이 사용한다. 영국에서는 길이는 피트[ft], 질량은 파운드[lb], 시간은 초[s]의 단위계를 사용한다.

역사적으로 단위체계들은 여러 변화 과정을 거쳤지만 이러한 단위체계가 갖추어야 할 요소들은 다음과 같다.

(1) 단위는 편리해야 한다.

길이의 단위는 미터[m]나 피트[ft], 인치[in], 옹스트롬[Å:10^{-10} m] 등 다양하다. 실생활에서는 인치[in]를 많이 사용하나 과학에서는 SI 단위계를 사용하고 최근 실생활에서도 SI 단위를 사용한다. 예를 들면 면적의 단위를 평으로 사용하던 것을 제곱미터[m^2]로 나타낸다. 옹스트롬은 원자구조를 다룰 때 많이 사용되며, 물리량은 수치와 단위로 이루어진다. 수치는 십진법을 이용하면 편리하므로 단위도 SI 단위계를 사용하는 것이 편리하다.

(2) 단위체계는 일관성이 있어야 한다.

일반적으로 물리량들은 상호관련성이 있어 방정식으로 표현이 된다. 이런 경우 방정식은 좌변과 우변의 물리량의 단위들이 같은 결과가 되어야 방정식이 물리적인 의미가 있다. 어떤 현상에 의해 완성된 방정식이 맞는지는 방정식의 좌변과 우변의 물리량이 같음을 확인하면 된다.

예를 들면 물리량에서 속도 v는 시간 t에 대한 이동한 직선거리 s의 비로 정의되는 물리량이다.

$$v = \frac{s}{t} \qquad \text{단위 : m/s}$$

가속도 a는 시간의 변화에 대한 속도의 변화량의 값이다.

$$a = \frac{\Delta v}{\Delta t} \qquad \text{단위 : m/s}^2$$

만약 이동한 거리 s의 식이

$$s = \frac{1}{2}at$$

로 표현되었을 때 양변의 단위를 확인해보자.

이동한 직선거리 s는 m이고 at는 $\frac{\mathrm{m}}{\mathrm{s}^2}\mathrm{s} = \frac{\mathrm{m}}{\mathrm{s}}$ 이므로 좌변과 우변의 단위가 다르므로 위의 식은 잘못 표현된 식이 된다.

이런 경우에 정확한 표현은

$$s = \frac{1}{2}at^2$$

이다. 우변 at^2의 단위는 $\frac{\mathrm{m}}{\mathrm{s}^2}\mathrm{s}^2 = \mathrm{m}$ 이므로 좌변과 우변의 단위가 같다. 이론식이나 실험식의 방정식이 올바르게 표현되었는가는 방정식의 양변의 단위를 확인해보면 물리량으로 이루어진 식이 정확하게 표현되어 있는지를 확인 할 수 있다.

단위는 기본단위 앞에 십진법을 이용해서 나타내면 편리하다. 기본단위 앞에 10의 거듭제곱으로 정의된 기호로 표시한 것을 SI 접두어라 한다

속도의 정의 식으로부터

거리 = 속도 × 시간

의 방정식을 생각해 보자. 거리를 [m], 속도를 [m/s], 시간을 [s]의 단위로 표기할 때에는 이 방정식을 그대로 쓸 수 있지만 거리를 미터[m], 속도를 킬로미터[km]/시간[h], 시간을 초[s]의 단위로 쓸 때에는 수치 계산에 있어서 단위 앞에 붙어있는 SI 접

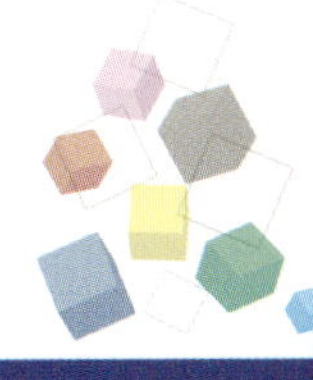

두어를 십진수로 표현해야 한다. 주어진 단위로 거리=속도×시간을 표현해보면 거리는 단위가 [m]이고 속도는 [km/h]이므로 속도×시간의 단위는

$$\frac{\text{km}}{\text{h}} \times \text{s} = \frac{1{,}000\text{m}}{3{,}600\text{s}} \times \text{s} = \frac{1{,}000}{3{,}600}\text{m}$$

가 되어서 단위의 일관성에서 볼 때 SI 접두어의 수치계산에서 $\frac{1{,}000}{3{,}600}$ 을 곱해 주어야 한다. 1시간[h]은 60분[min]이고, 1분[min]은 60초[s]다. 이러한 과정을 단위 환산이라고 한다.

예를 들어보자 실생활에서 허리둘레는 인치[in]단위를 많이 사용한다. SI 단위로 바꾸어보자. 1 in는 2.54 cm이다.

$$10\ \text{in} = 10\ \text{in} \times \frac{2.54\text{cm}}{\text{in}} = 25.4\text{cm}$$

이고 SI 접두어를 이용하면

$$25.4\text{cm} = 25.4\text{cm} \times \frac{10^{-2}\text{m}}{1\text{cm}} = 0.254\text{m}$$

가 된다.

국제단위계는 일곱 개의 기본단위, 두 개의 보조단위 및 이들로 조합된 유도단위의 세 종류로 구분된다. 유도단위 중 열아홉 개에 대하여는 특수명칭이 주어져 있다.

SI 단위
- 기본단위 - m, kg, s, A, K, cd, mol
- 보조단위 - rad, sr
- 유도단위 - Hz, N, Pa, J, W, C, V, F, Ω, S, Wb, T, H, ℃, lm, lx, Bq, Gy, Sv 및 복합명칭으로 표시되는 SI 유도단위

기본단위는 다음과 같이 일곱 개의 측정량에 근거를 두고 있다.

길이, 질량, 시간, 전류, 온도, 광도, 물질의 양

이들 측정량은 모든 측정량의 기본이 된다고는 할 수 없다. 그러나 측정체계를 수립하기 위해서는 몇 개의 측정단위를 토대로 이루어져야 하며, 국제단위계는 실현성, 안정성, 정밀성, 일관성 등을 고려하여 위와 같이 일곱 개의 물리량에 토대를 두고 있다. 국제단위계 SI의 장점을 요약하면 다음과 같다.

① SI 단위는 측정량마다 단 한 개씩의 단위를 갖는다.

즉 길이는 [m], 질량은 [kg], 시간은 [s] 등이다. 따라서 유도측정량은 그에 해당하

는 물리방정식으로부터 얻을 수 있다. 예를 들면 속도 = 거리/시간이므로 속도의 단위는 [m/s]이다.

② SI 단위는 고유하므로 혼동을 피할 수 있다.

예를 들어 비SI 단위에서 b가 압력의 단위인 [bar]인지 넓이의 단위인 [barn]인지와 같은 혼동의 우려가 없다. 그러나 동일기호가 동일 측정량을 의미하는 것은 아니다. V가 전위차나 기전력의 단위가 될 수 있다. 단, 한 측정량은 단 한 개의 단위기호를 가질 뿐이다.

③ SI 단위는 십의 거듭제곱의 접두어를 사용한다.

십진법을 사용하여 측정값이 표기되므로 십진수는 측정값의 광범위한 영역을 손쉽게 다룰 수 있다. 따라서 유효 숫자와 십진수의 접두기호로 표기법이 간단해진다.

④ SI 단위는 일관성이 있는 단위체계이다.

앞서 말한 바와 같이 물리방정식에서 특별한 인자가 필요 없이 그대로 측정단위들 간의 관계를 알 수가 있으므로 매우 편리하다.

2. 국제단위계의 기본단위 정의

국제단위계는 고도의 정밀도를 가지고 있는데 이는 근본적으로 일곱 개의 SI 기본단위에 근거를 두고 있다. 그러므로 기본단위들은 가급적 정확하게 정의되어야 하며 또한 물리적 실현이 용이하여야 한다. 역사적으로 이 단위들의 정의는 계속 진화하여 왔으나 항상 정밀도가 향상되는 방향으로 변화되었다. 길이의 단위인 미터는 원래 적도에서 북극까지의 자오선의 1,000만분의 1로 정의되어 미터원기가 만들어졌으나 Kr원자의 특정한 파장을 갖는 빛으로 대치되었다.

그러나 현재에는 다시 빛의 속도로 길이가 정의되어서, 빛이 1 s 동안에 진행하는 거리를 정확히 299,792,458 m로 확정하였다. 그러므로 진공 중에서의 빛의 속도는 정확히 $c = 3 \times 10^8$ [m/s]이다.

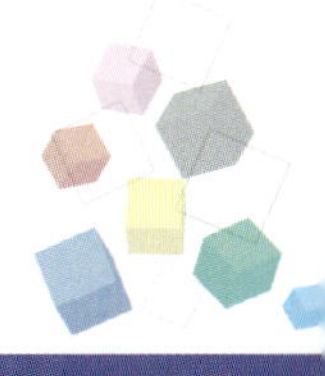

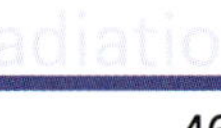

1) 길이단위(미터; m)

국제도량형총회(general conference of weights and measurements)는 1899년에 미터의 정의를 273.16 K의 일정한 온도와 1 bar 압력의 상태에서 백금(platinum)과 이리듐(iridium) 두 막대 사이의 거리로 정하였다. 1960년에 미터에 대한 정의는 진공 상태에서 krypton-86이 진동하는 파장의 1,650,763.73배로 변경하였다. 현재 국제도량형국 국제비교 데이터베이스(BIPM KCDB)에 의하면 길이 표준단위의 1 m는 빛이 진공에서 1/299,792,458 초 동안 진행한 거리이다.

2) 질량단위(킬로그램; kg)

질량의 단위인 킬로그램은 백금과 이리듐 합금으로 만든 국제킬로그램 원기를 사용하였으나 2019년부터 플랑크상수를 적용하여 재정의된 내용을 적용한다. 플랑크 상수를 J · s단위로 나타낼 때 J · s는 $kg \cdot m^2 \cdot s^{-1}$과 같은 단위가 되며, 미터와 초는 불변의 상수로 이미 재정의된 사항이므로 이에 질량인 킬로그램도 불변의 상수로 재정의 되었다.

3) 시간단위(초; s)

세슘(^{133}Cs) 원자의 바닥상태에 있는 두 개의 초미세 준위 사이의 전이에 해당하는 복사선의 9,192,631,770 주기에 대한 지속시간이 1초이다[제13차 국제도량형총회(1967) 결의사항 제1항].

4) 전류단위(암페어; A)

전류의 단위인 암페어는 무시할 정도로 작은 단면적과 무한대의 길이를 가진 두 개의 서로 평행한 직선 도체가 진공 중에서 1 m 떨어져 있을 때 전류를 통하여 상호작용하는 힘에 따라 정의하였으나, 직선 도체에 대한 애매한 표현의 사용으로 혼란을 야기하고 실현이 어렵다는 이유로 2019년부터 기본 전하를 이용하여 재정의된 정의를 적용한다. 기본 전하 e는 $1.602176634 \times 10^{-19}$ C이며 C은 A · s와 같은 단위이므로 자연스럽게 암페어 A가 정의된다.

5) 열역학적 온도단위(켈빈; K)

열역학적 온도의 단위는 물의 삼중점에서 열역학적 온도의 1/273.16을 1 K으로 정의하였으나 특정 물질에 의존한 불안정성을 이유로 2019년부터 볼츠만 상수를 이용하여 재정의된 정의를 적용한다. 볼츠만 상수는 1.380649×10^{-23} $J \cdot K^{-1}$으로서 그 단위인 $J \cdot K^{-1}$은 $kg \cdot m^2 \cdot s^{-2} \cdot K^{-1}$과 같은 단위가 되어 K의 정의로 연결된다.

6) 물질량의 단위(몰; mol)

물질량의 단위인 몰은 탄소(^{12}C) 0.012 kg에 포함되어 있는 원자수 만큼 많은 기본구성체를 포함하는 어떤 체계의 물질량으로 정의하였으나 탄소의 질량을 바탕으로 정의한 몰은 킬로그램 원기 질량의 변화와 함께 변동성이 발생됨을 고려하여 아보가드로수를 이용하여 재정의된 정의를 2019년부터 적용한다.

7) 광도단위(칸델라; cd)

주파수 540×10^{12} Hz의 단색광을 방출하는 광원의 복사도가 매 스테라디안당 1/683 W일 때의 광도가 1칸델라(cd)이다[제16차 국제도량형총회(1979) 결의사항 제3항]. 이들 SI 기본단위를 정리하면 표 2-1과 같다.

표 2-1 국제단위계의 기본단위

측 정 량	측정단위		기 호
길이(length)	미터	meter	m
질량(mass)	킬로그램	kilogram	kg
시간(time)	초	second	s
전류(electric current)	암페어	Ampere	A
열역학적 온도(thermodynamic temperature)	켈빈	Kelvin	K
물질량(amount of substance)	몰	mole	mol
광도(luminous intensity)	칸델라	candela	cd

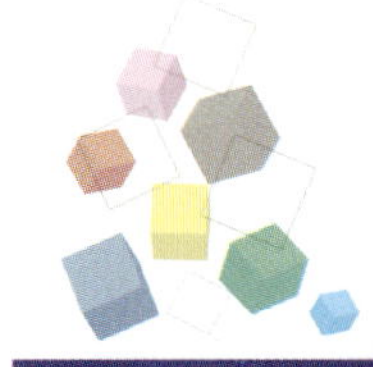

8) SI 보조 단위

여기에는 평면각의 SI 단위인 라디안과 입체각의 SI 단위인 스테라디안의 두 가지가 있다(표 2-2)[제11차 국제도량형총회(1960) 결의사항 제12항].

이 단위들은 차원이 없는 파생단위이며 이후에 보조 단위 분류에 대한 구분의 필요성이 낮아지면서 1995년에 보조 단위의 구분을 삭제하고 기존의 두 보조단위는 유도단위 22개로 포함되게 되었다.

(1) **radian[rad]** : 평면각을 표기하는 SI 보조단위, 한 원의 원둘레에서 그 원의 반지름과 같은 길이의 호를 자르는 두 반지름 사이의 평면각이 1 rad이다.

(2) **steradian[sr]** : 입체각을 표기하는 SI 보조단위, 반지름의 제곱과 같은 넓이를 갖는 구면상의 구면넓이를 중심에서 바라보는 것이 입체각이다.

표 2-2 SI 보조단위

측정량	명 칭	기 호
평면각	라디안	rad
입체각	스테라디안	sr

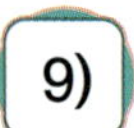

9) SI 단위 이외 특수단위

SI 단위 이외의 어떤 단위들은 특수분야에서 유용하므로 이를 인정할 필요가 있다. 왜냐하면 그 값을 SI로 나타내려면 실험적으로 결정해야 하므로 정확한 환산값을 알 수 없기 때문이다(표 2-3).

표 2-3 국제단위와 병용되는 단위로서 SI 단위와의 환산관계를 실험적으로 결정해야 하는 단위

명 칭	기 호	정 의
전자볼트	eV	(가)
원자질량단위	u	(나)

(가) 진공 중에서 1볼트의 전위차를 전자가 통과할 때 얻는 운동에너지를 1전자볼트라고 한다. 대략 1 eV=1.60219×10^{-19} J = 1.60219×10^{-12} erg

(나) ^{12}C 원자질량의 1/12을 1원자질량단위라 한다. 대략 1 u=1.66057×10^{-27} kg

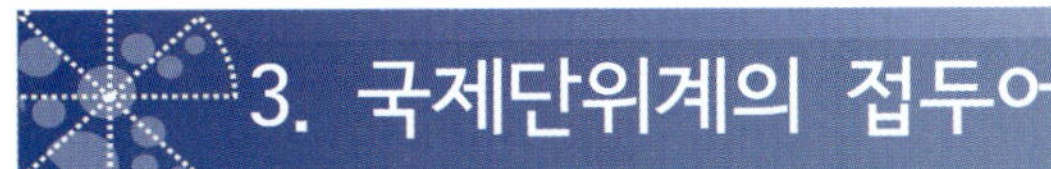

3. 국제단위계의 접두어

우리가 측정하는 물리량은 우주의 크기에서 아주 작은 원자핵의 크기까지 광범위하다. 그 측정량을 숫자로 표시할 때 편리성을 위해서 국제단위계에서는 십의 거듭제곱을 나타내는 접두어를 단위 앞에 표시하여 사용한다. 예를 들면 SI 접두어 킬로(k)는 $10^3 = 1{,}000$을 의미한다. 그러므로 1 [km]=1,000 [m]가 된다. 길이의 단위인 [m]에만 국한시킬 필요는 없다. 질량에 적용할 때에는 1 [kg]=1,000 [g], 동력에 적용할 때에는 1 [kW]=1,000 [W] 등으로 어떤 SI 단위에서나 공통으로 사용할 수 있다. 십진수를 나타내는 SI 접두어는 국제적으로 인준되어 있으며 표 2-4와 같다.

표 2-4 SI의 접두어

10^n	접두어	기 호	배 수
10^{24}	요타(yotta)	Y	자
10^{21}	제타(zetta)	Z	십해
10^{18}	엑사(exa)	E	백경
10^{15}	페타(peta)	P	천조
10^{12}	테라(tera)	T	조
10^{9}	기가(giga)	G	십억
10^{6}	메가(mega)	M	백만
10^{3}	킬로(kilo)	k	천
10^{2}	헥토(hecto)	h	백
10^{1}	데카(deka)	da	십
10^{0}			일
10^{-1}	데시(deci)	d	십분의 일
10^{-2}	센티(centi)	c	백분의 일
10^{-3}	밀리(milli)	m	천분의 일
10^{-6}	마이크로(micro)	μ	백만분의 일
10^{-9}	나노(nano)	n	십억분의 일
10^{-12}	피코(pico)	p	일조분의 일
10^{-15}	펨토(femto)	f	천조분의 일
10^{-18}	아토(atto)	a	백경분의 일
10^{-21}	젭토(zepto)	z	십해분자의 일
10^{-24}	욕토(yocto)	y	일자분자의 일

*$(10^{-n} = \frac{1}{10^n})$

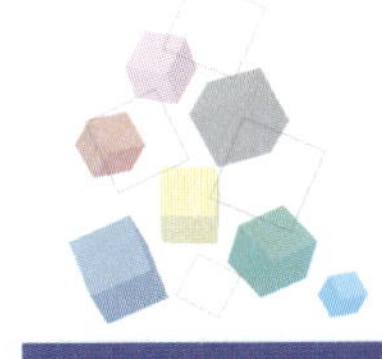

표 2-5 특수명칭을 가진 SI 유도단위

측정량	명 칭		기 호	다른 SI 단위로 표기법	SI 기본단위에 의한 표기법
주파수, 진동수	헤르쯔	Hertz	Hz		s^{-1}
힘	뉴턴	Newton	N		$m \cdot kg \cdot s^{-2}$
압력, 기압, 변형력	파스칼	Pascal	Pa	N/m^2	$m^{-1} \cdot kg \cdot s^{-2}$
에너지, 일, 열량	주울	Joule	J	$N \cdot m$	$m^2 \cdot kg \cdot s^{-2}$
일률, 전력	와트	Watt	W	J/s	$m^2 \cdot kg \cdot s^{-3}$
전기량, 대전량	쿨롱	Coulomb	C		$s \cdot A$
전위, 전압, 기전력	볼트	Volt	V	W/A	$m^2 \cdot kg \cdot s^{-3} \cdot A^{-1}$
전기용량	패럿	Farad	F	C/V	$m^{-2} \cdot kg^{-1} \cdot s^4 \cdot A^2$
전기저항	오옴	Ohm	Ω	V/A	$m^2 \cdot kg \cdot s^{-3} \cdot A^{-2}$
전기전도도	지멘스	Siemens	S	A/V	$m^{-2} \cdot kg^{-1} \cdot s^3 \cdot A^2$
자기력선속	웨버	Weber	Wb	$V \cdot s$	$m^2 \cdot kg \cdot s^{-2} \cdot A^{-1}$
자기력선속밀도	테슬라	Tesla	T	Wb/m^2	$kg \cdot s^{-2} \cdot A^{-1}$
인덕턴스	헨리	Henry	H	Wb/A	$m^2 \cdot kg \cdot s^{-2} \cdot A^{-2}$
섭씨온도	섭씨도	Degree Celsius	℃		K
광선속	루우멘	Lumen	lm		$cd \cdot sr$
조명도	럭스	Lux	lx	lm/m^2	$m^{-2} \cdot cd \cdot sr$
방사능	베크렐	Becquerel	Bq		s^{-1}
흡수선량	그레이	Gray	Gy	J/kg	$m^2 \cdot s^{-2}$
등가선량	시버트	Sievert	Sv	J/kg	$m^2 \cdot s^{-2}$

4. 방사선량과 관련된 단위

1) 조사선량(exposure dose; X)

조사선량은 질량이 dm인 공기의 체적내에서 엑스선 또는 감마선으로 인해 방출된 2차전자에 의해 공기중에서 생성된 이온쌍 중 양전하 또는 음전하가 공기 중에서 정지했을 때 그 중 어느 한 쪽 부호의 전체 전하 dQ를 dm으로 나눈 값, 즉

$$X = \frac{dQ}{dm} \tag{2-1}$$

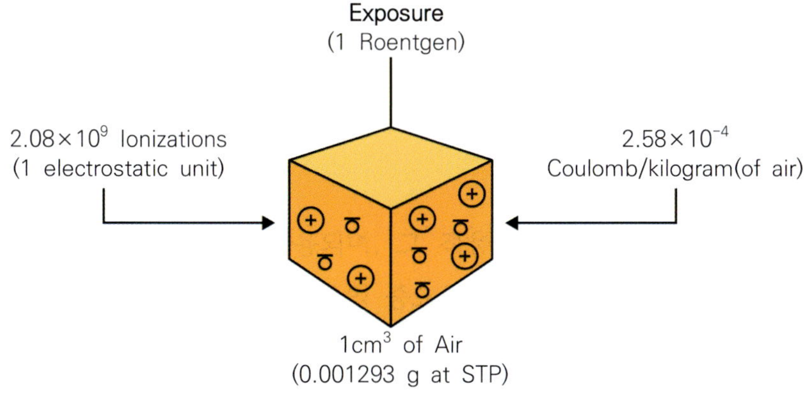

그림 2-2 **조사선량**

STP : (standard temperature and pressure)

이고, 단위는 $C \cdot kg^{-1}$이다. 여기서 dm은 일정부피내에 매질의 질량이며 dQ는 dm의 질량을 지닌 부피의 공기중에서 광자에 의해 생성된 모든 전자들이 그 공기 중에서 완전히 흡수되었을 때 양(+) 또는 음(-) 전하 중 어느 한쪽의 전하량의 총합을 말한다.

그러나 위의 정의는 다음과 같은 조건을 만족하여야 한다.

① 조사선량은 엑스선이나 감마선 같은 광자에만 적용된다.
② 조사선량의 중간 매질은 공기로 정의한다.
③ 공기의 이온화 현상에 의해 측정되어진다.
④ 공기 중에서 생성된 모든 전자는 일정 부피의 공기 중에서 완전히 흡수되어야 한다.

위와 같은 조건을 만족하는 광자의 에너지는 대체로 3 [MeV] 미만인 것이 실험적으로 밝혀졌다.

조사선량의 특수단위로는 Roentgen(R)이 있으며 국제단위로는 C/kg으로 표시한다.

1 [R]이란 표준상태(0℃, 760 mmHg)의 건조한 공기 1 [cm^3](0.001293 g)에서 생성된 1 esu의 한쪽 부호 전하량에 해당되는 엑스선이나 감마선의 조사선량을 말한다.

$1\ [R] = 2.58 \times 10^{-4}\ [C \cdot kg^{-1}]$으로 쓸 수 있다.

2) 조사선량률(exposure dose rate; $\dot{X}$)

조사선량률은 시간 dt 사이에 발생한 조사선량의 변화 dX를 dt로 나눈 값. 즉,

$$\dot{X} = \frac{dX}{dt} \qquad (2\text{-}2)$$

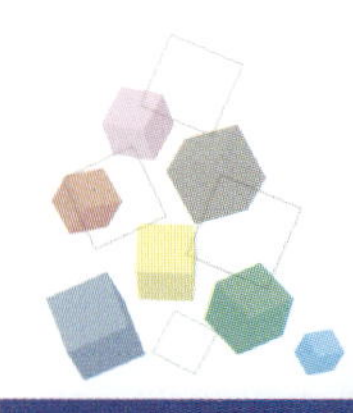

이고, 단위는 $C \cdot kg^{-1} \cdot s^{-1}$ 또는 $R \cdot s^{-1}$ 이다.

조사선량률은 방사선장의 강도를 나타내는 척도로 사용되기 때문에 주로 감마선이나 엑스선에 대하여 사용된다.

3) 흡수선량(absorbed dose; D)

방사선과 물질과의 상호작용의 정량적 평가수단으로 사용되는 말이며, 조사된 물질의 단위질량당 흡수된 에너지로 정의된다. 즉,

$$D = \frac{dE}{dm} \tag{2-3}$$

이고, 여기서 dE는 조사된 물질의 질량 dm에 흡수된 방사선의 평균에너지이다.

흡수선량의 기본단위는 $J \cdot kg^{-1}$이고 조사대상물은 임의의 모든 물질이며, SI 단위로는 Gy(Gray)를 사용하고 1 [Gy] = 1 [$J \cdot kg^{-1}$]이다. 재래식 단위는 rad(radiation absorbed dose)가 사용되었고 1 [rad]는 100 [erg/g]으로 정의되며, 1 [Gy]는 100 [rad]와 같다.

흡수선량은 직접 및 간접전리방사선이 포함되고 모든 매질에 적용될 수 있으며 매질에 흡수된 에너지의 양을 측정하기 때문에 조사선량보다 사용범위가 넓다.

흡수선량의 단위로는 1975년 국제도량형총회에서 그레이(Gy)를 국제단위로 채택하였으며 $J \cdot kg^{-1}$으로 표시되는 유도단위와 함께 사용할 수 있다. 또한 1978년 국제도량형총회에서 라드(rad)의 단위를 국제단위와 함께 잠정적으로 사용할 수 있도록 허용하였다.

4) 흡수선량률(absorbed dose rate; $\dot{D}$)

흡수선량률은 시간 dt내의 흡수선량의 증가 dD를 dt로 나눈 값이다.

$$\dot{D} = \frac{dD}{dt} \tag{2-4}$$

단위는 $Gy \cdot s^{-1}$, $Gy \cdot min^{-1}$, $Gy \cdot hr^{-1}$, rad/s, rad/min, mGy/hr 등이 쓰인다.

5) 커마(kerma; K)

커마는 질량 dm인 물질내에서 비하전 이온화 입자에 의해서 생성된 모든 하전 전

리화 입자의 최초의 운동에너지의 총합 dE_{tr}을 dm으로 나눈 값. 즉,

$$K = \frac{dE_{tr}}{dm} \tag{2-5}$$

이고, 단위는 $J \cdot kg^{-1}$이다.

Kerma 단위에 대한 SI 단위는 Gy가 있고 1 [Gy] = 1 [$J \cdot kg^{-1}$]이며 rad로 표시하면 1 [rad] = 10^{-2} [$J \cdot kg^{-1}$]이다.

6) 커마율(kerma rate; $\dot{K}$)

커마율은 시간 dt내의 커마의 변화 dK를 dt로 나눈 값. 즉

$$\dot{K} = \frac{dK}{dt} \tag{2-6}$$

이고, 단위는 $J \cdot kg^{-1} \cdot s^{-1}$이다.

SI 단위를 사용하면 1 [$Gy \cdot s^{-1}$] = 1 [$J \cdot kg^{-1} \cdot s^{-1}$]이며 rad 단위로는 1 [$rad \cdot s^{-1}$] = 10^{-2} [$J \cdot kg^{-1} \cdot s^{-1}$]가 된다.

7) 쎄마(cema; C)

1993년 ICRU에서 cema에 대한 단위를 만들었다. 하전입자에 관해서 사용하며, 단위는 Kerma와 같은 Gy, $J \cdot kg^{-1}$이다.

쎄마율($\dot{C}$)의 단위는 $J \cdot kg^{-1} \cdot s^{-1}$, 특수명은 $Gy \cdot s^{-1}$이다.

8) 방사능(radioactivity; A)

방사능이란 방사성핵종의 원자핵 상태변화를 포함하는 에너지방출에 의한 자발적 핵변환을 설명하는데 사용되는 용어이며, 붕괴율 즉 매초당 붕괴수로 정의된다. 즉

$$A = -\frac{dN}{dt} \tag{2-7}$$

여기서 N은 방사성 원자핵의 수이며, t는 경과시간이다.

방사능의 국제단위로는 퀴리(Ci)와 베크렐(Bq)이 사용된다. 퀴리 단위는 라듐(^{226}Ra)

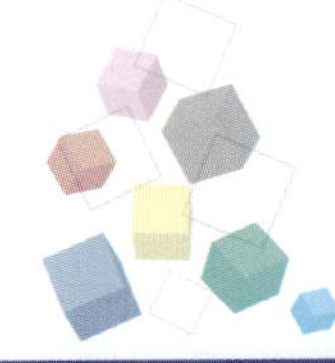

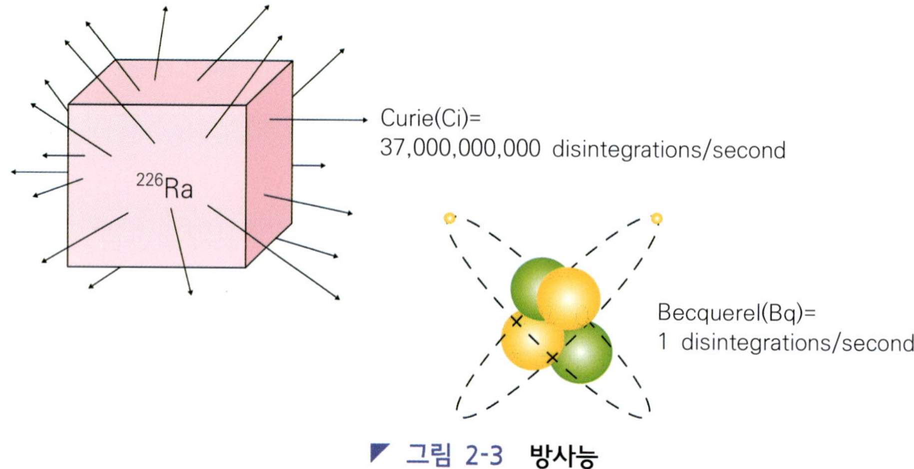

그림 2-3 **방사능**

원소 1 [g]의 방사능에 해당되는 붕괴율 즉 3.7×10^{10} [붕괴수/s]로서 정의되어지며, 방사능에서 널리 사용되고 있는 단위이다.

그러나 1975년 국제도량형총회에서 베크렐(Becquerel)을 국제단위로 채택하였으며 퀴리는 잠정적으로 국제단위와 함께 사용하도록 하였다.

1베크렐은 매초당 1붕괴수로 정의되며 퀴리와의 관계는 1 [Bq]=2.703×10^{-11} [Ci]로 된다.

$$1\ [\mathrm{Ci}] = 3.7\times10^{10}\ [\mathrm{s^{-1}}] = 3.7\times10^{10}\ [\mathrm{Bq}]$$

9) 붕괴상수(decay constant ; λ)

붕괴상수 λ는 한 주어진 핵종이 시간 dt 사이에 어떤 에너지 상태로부터 자발적인 핵붕괴를 일으킬 확률 dP를 dt로 나눈 값. 즉,

$$\lambda = \frac{dP}{dt} \tag{2-8}$$

이고, 단위는 s^{-1}이다.

10) 공기커마율상수(air kerma constant; Γ_δ)

$\Gamma_\delta = \ell^2 K_\delta / A$로 표시되고 δ(keV)보다 큰 광자에너지에 의한 공기커마율(K_δ)로서 방사

능 A의 점선원에서의 거리가 ℓ일 때이다. 단위는 $m^2 \cdot J \cdot kg^{-1}$이며, SI 단위로서 Gy와 Bq를 사용하면 $[m^2 \cdot J \cdot kg^{-1} \cdot Bq^{-1} \cdot s^{-1}] = [m^2 \cdot Gy \cdot Bq^{-1} \cdot s^{-1}]$가 된다.

Γ_δ에서 특수단위인 Ci 및 rad를 사용하면 $[rad \cdot m^2 \cdot Ci^{-1} \cdot s^{-1}] = (10^{-12}/3.7)\ [m^2 \cdot J \cdot kg^{-1} \cdot Bq^{-1} \cdot s^{-1}]$이다.

5. 방사선 방어목적의 단위

1) 선량당량(dose equivalent; H)

인체 외의 대상물에 대한 방사선영향을 평가하는 데는 흡수선량의 개념으로도 무난하나 피폭대상물이 인체일 경우에는 적절하지 않다. 왜냐하면 동일한 양의 흡수선량을 피폭 받더라도 조사되는 방사선의 종류와 에너지에 따라 인체에 대한 방사선의 영향이 다르게 나타나기 때문이다.

흡수선량의 조직내 분포특성은 피폭받은 방사선의 종류 및 에너지특성(방사선의 선질)에 따라 달라진다. 그러므로 인체에 대한 방사선방어 목적에는 흡수선량은 적합하지 않으며 여기에 해당 방사선의 선질, 인체내에서의 분포특성 등의 인자가 고려되어야 한다. 이들 인자들이 고려된 것을 선량당량(H) 이라고 한다.

$$\begin{aligned} H &= D \cdot Q \cdot N (\text{1965년 ICRP 9}) \\ &= D \cdot Q (\text{1977년 ICRP 26} \rightarrow \text{N의 폐지}) \end{aligned} \qquad (2\text{-}9)$$

여기서 H : 선량당량[Sv], D : 흡수선량[Gy], Q : 선질계수
N : 수정(분포)인자(ICRP에서 외부선원일 때 1로 기준)이며 SI 단위와의 관계는 $1\ [Sv] = 1\ [J \cdot kg^{-1}] = 100\ [rem]$이 된다.

즉, 동일한 양의 흡수선량[Gy]을 인체에 조사시 각 장기나 조직의 상대적인 보건상의 위험도는 달라진다. 이것은 방사선의 종류 및 에너지 특성(선질) 등에 따라서 장해 정도가 다르기 때문이다. 이때 생물학적 효과가 같도록 보정하는 인자를 선질계수(Q)라 한다.

선질계수는 ICRP에서 물에 있어서의 충돌저지능(collision stopping power, L_∞)의 함수로 정의하였고 그 값은 표 2-6, 표 2-7과 같다.

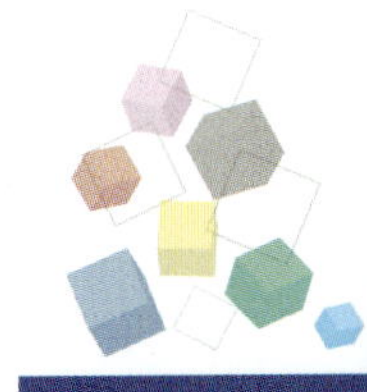

표 2-6 LET의 함수로서의 선질계수

L_{∞} in water [keV/μm]	Q
3.5 이하	1
7	2
23	5
53	10
175 이상	20

표 2-7 LET 분포가 불분명한 방사선에 대한 선질계수의 근사값

방　사　선	Q
엑스선, 감마선, 베타입자	1
에너지를 알 수 없는 중성자, 양성자 또는 정지질량이 1amu 이하인 단일하전입자	10
에너지를 알 수 없는 알파입자 또는 다중하전입자	20

선질계수는 방사선의 비정에 따른 LET의 크기에 따라서 결정된다. 즉 LET가 크면 Q값도 크나 LET가 175 이상이 되면 포화상태(Q=20)가 된다.

2) 등가선량(Equivalent dose ; H_T)

등가선량은 조직이나 장기(T)의 평균흡수선량(D_{TR})에 방사선하중계수(W_R)를 가중한 값이며

$$H_T = D_{TR} \cdot W_R \text{(등가선량)}$$
$$H_T = \sum_R D_{TR} \cdot W_R \text{(총등가선량)} \quad (2\text{-}10)$$

으로 단위는 Sv이다. 신체의 특정장기나 조직(생식선, 장기)에 대해서 사용한다.

방사선하중계수(radiation weighting factor; W_R)는 방사선의 종류에 따른 장해정도(결정적 영향)의 차를 보정하는 계수이며, W_R은 중성자를 에너지별로 보다 더 세분화하였다(표 2-8).

등가선량과 선량당량의 비교는 표 2-10과 같다.

▼ 표 2-8 방사선하중계수(W_R)와 선질계수(Q)

방사선 종류 및 에너지 범위	ICRP 60 (방사선하중계수)
광자	1
전자 및 뮤온, 전 에너지 범위[4)]	1
중성자, 에너지 <10 keV	5
10 keV~100 keV	10
100 keV~2 MeV	20
2 MeV~20 MeV	10
>20 MeV	5
양자, 반도양자 제외, 에너지>2 MeV	5
알파입자, 핵분열 파편 및 무거운 원자핵	20

1) 엑스선, 감마선 및 전자
2) 중성자, 양성자 그리고 에너지를 모르며 정지질량이 1 amu보다 큰 단일하전입자
3) 알파입자와 에너지를 모르는 다중하전입자(및 전하를 모르는 하전입자)

▼ 표 2-9 ICRP 103 방사선하중계수

방사선 유형	방사선가중치[1)]
광자[2)]	1
전자[2)] 또는 뮤온[2)]	1
양성자 및 하전파이온[3)]	2
알파 입자, 핵분열파편, 중이온	20
중성자	중성자 에너지의 연속 함수

1) 모든 값은 인체에 입사하는 방사선 또는 체내 방사성핵종에서 방사되는 방사선에 관련된다.
2) 광자, 전자, 뮤온은 LET값이 10 [keV/㎛] 미만인 저LET방사선이다.
3) 전자 273개의 질량(양성자질량의 1/7)에 해당하며 고에너지의 양성자와 대기와의 핵반응으로 생성되며, 항공승무원이나 승객의 피폭에 기여한다.

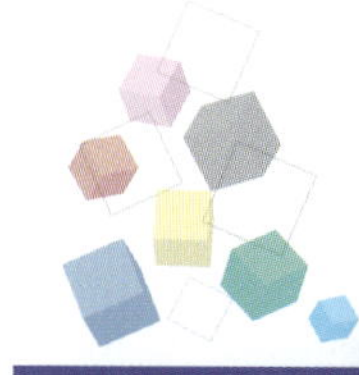

▼ 표 2-10 등가선량과 선량당량의 비교표

등 가 선 량	선 량 당 량
Equivalent Dose(Sv, rem) · ICRP 60 제안 $H_T = D_{TR} \cdot W_R$ $H_T = \sum_R D_{TR} \cdot W_R$ $W_R \equiv \bar{Q}$ · 유효선량 : ICRP $E = \sum_T H_T \cdot W_T$ $= \sum_T W_T \cdot \sum_T D_{TR} \cdot W_R$: 같은 등가선량이라도 피폭조직의 확률적 영향을 고려하여 조직하중치 W_T을 도입 · 방사선의 선질과 조직과 확률적 장해(효과)를 고려하여 이론적으로 유도	Dose Equivalent(Sv, rem) · ICRU 제안, ICRP 26 채택 – ICRU 19, 25, 39, 43, 47 · $H = D \cdot Q$ $\equiv D \cdot \bar{Q}$ $\bar{Q} = (1/D)\int_0^\infty Q(L)D(L)dL$ · 실용선량당량(operational dose equivalent quantity) : ICRU – 환경모니터링량 $H^*(d)$: 주변선량당량 $H'(d)$: 방향선량당량 – 개인모니터링량 $Hp(d)$: 개인선량당량 · 방사선방어의 이론적 유효선량을 실무적으로 측정하기 위하여 도입 – 물리적 검출기, 선량계의 교정후 측정가능 – (단일)점(point)값

주 1 : 조직등가선량 및 선량당량은 원칙적으로 같은 의미를 갖고 있음. 단지 ICRP는 ICRU의 유효선질계수($\bar{Q}$)를 방사선하중계수(W_R)로 개명

주 2 : 실제로 ICRP, ICRU 두 위원회는 비록 그 기본정의의 배경이 같더라도 두 용어명칭의 상이함으로 인하여 오는 불필요한 혼동과 괴리를 없애기 위한 협의를 진행하고 있음. 이러한 관점에서 볼 때 등가선량 또는 유효선량은 ICRP가 방사선방어를 위하여 사용하고 있는 이론적, 원칙적인 개념이며, 선량당량은 이를 ICRP가 방사선량 측정 실무에 적용하기 위하여 도입된 실용적 개념인 셈이나 앞으로 두 위원회의 합의에 의하여 용어가 통일이 될 수 있음.

3) 확률적 영향에 의한 위험계수와 하중계수

(1) Risk 계수(R_T)

Risk계수는 확률적 영향이 발생할 가능성 정도를 표시하는 값이며 저선량 및 저선량률 준위에서도 위험도와 등가선량간에 비례관계가 성립한다. 이때의 비례계수 즉, 단위선량당의 위험도를 Risk 계수라 하며

$$R_T = \frac{P_T}{H_T}$$

$$P_T = R_T \cdot H_T \tag{2-11}$$

이다. 여기서

R_T : 조직 T의 risk계수[Sv^{-1}]
P_T : 조직 T의 확률적 영향발생 확률(위험도)
H_T : 조직 T의 등가선량[Sv]이다.

(2) 조직하중계수(W_T)

조직하중계수는 전신조직에 대한 risk 계수의 총합과 어떤 특정한 조직의 risk 계수의 비를 말하며

$$W_T = \frac{R_T}{\sum_T R_T} \tag{2-12}$$

이고, 여기서

W_T : 조직 T의 하중계수
R_T : 특정조직 T의 risk 계수
$\sum_T R_T$: 전신조직 T의 risk 계수이다.

표 2-11 위험계수와 하중인자(W_T)

조직	위험계수 [Sv^{-1}]	위험계수 [rem^{-1}]	하중인자(W_T)	영향
생식선	4×10^{-3}	4×10^{-5}	0.25	후세에 유전적 영향
유방	2.5×10^{-3}	2.5×10^{-5}	0.15	유방암의 발생
적색골수	2×10^{-3}	2×10^{-5}	0.12	백혈병의 발생
폐	2×10^{-3}	2×10^{-5}	0.12	폐암의 발생
갑상선	5×10^{-4}	5×10^{-6}	0.03	갑상선암의 발생
골표면	5×10^{-4}	5×10^{-6}	0.03	골암의 발생
기타조직	5×10^{-3}	5×10^{-5}	0.30	악성종양의 발생
합 계	1.65×10^{-2}	1.65×10^{-4}	1.00	

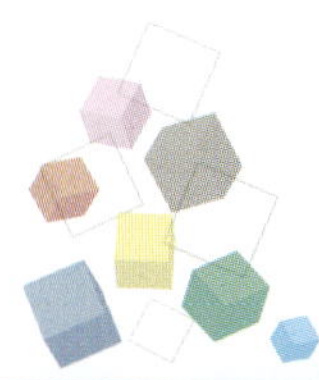

◤ 표 2-12 조직하중계수(W_T)

조직 또는 기관	조직하중계수(W_T)	
	2007년 권고(ICRP 103)	1990년 권고(ICRP 60)
생식선	0.08	0.20
적색골수	0.12	0.12
결장	0.12	0.12
폐	0.12	0.12
위	0.12	0.12
방광	0.04	0.05
유방	0.12	0.05
간장	0.04	0.05
식도	0.04	0.05
갑상샘	0.04	0.05
피부	0.01	0.01
골표면	0.01	0.01
나머지 조직	0.12	0.05

1) 나머지 조직 중 신장 및 부신, 뇌, 대장상부, 소장, 근육, 췌장, 비장, 흉선 및 기타 분류 가능한 장기를 말하며 또한 열거한 기타 장기 중의 하나가 W_T가 밝혀진 다른 장기의 최대허용선량 이상으로 피폭될 경우에는 동장기의 W_T 값으로 0.025, 나머지 장기에 대하여는 0.025를 적용한다.

4) 유효선량(E)

일정한 등가선량의 피폭에 대해서도 서로 다른 장기나 조직이 받는 보건상 위해는 그 방사선 장해의 정도 차이 및 치료가능성의 차이로 인하여 각각 달리 평가된다. 실제의 피폭에서 거의 모든 경우가 복수의 장기나 조직이 피폭 받기 때문에 그로 인한 전체적인 위험은 각 장기나 조직이 받는 등가선량과 그 장기(또는 조직)가 보건상 차지하는 비중이 동시에 고려평가 되어야 한다.

이러한 목적으로 각 장기의 등가선량에 해당 장기의 가중치를 가중한 합을 위험평가의 척도로 도입한 양이 유효선량이며 유효선량 E는

$$E = \sum_T W_T H_T \tag{2-13}$$

이다. 여기서

H_T : 어떤 조직 T가 받는 등가선량

W_T : 그 조직의 가중치이며, 단위는 Sv이다.

5) 집단등가선량(S)

받은 집단의 위해를 판단하는데 유용한 양으로서, 집단중의 등가선량 분포의 적분치이며 집단등가선량 S는

$$S = \int_0^{\infty} HP(H)dH \tag{2-14}$$

이다. 여기서

S : 집단등가선량으로 사람-시버트(man-Sv) 단위로 표시
P(H)dH : 등가선량이 H와 H+dH 사이에 있는 개인의 사람수이다.

6) 등가선량예탁(Hc)

장기간 계속된 피폭의 경우에서 특정집단의 장기나 조직에 대한 개인당 등가선량률을 H(t)라고 할 때 이의 무한시간 적분치를 등가선량예탁이라 한다.

$$H_C = \int_0^{\infty} H(t)dt \tag{2-15}$$

7) 예탁등가선량(H_{50})

방사성동위원소를 체내에 섭취하였을 경우에는 그것이 물리적 붕괴 또는 신진대사에 의해 배설되어 소멸될 때까지 내부피폭을 받게 된다. 시간 t_o에 섭취된 방사성동위원소로 인하여 그 후 50년간 어떤 조직이나 장기가 피폭 받게 될 총등가선량을 예탁등가선량이라고 부른다.

$$H_{50} = \int_{t_0}^{t_0+50} H(t)dt \tag{2-16}$$

8) 인체에서 방사선을 측정하는 경우의 위치와 변환 관계

(1) 1cm 등가선량 : H_{1cm}

인체의 유효선량과 전신피폭선량 측정의 기준점이 되며 ICRU구에 엑스선, 감마선

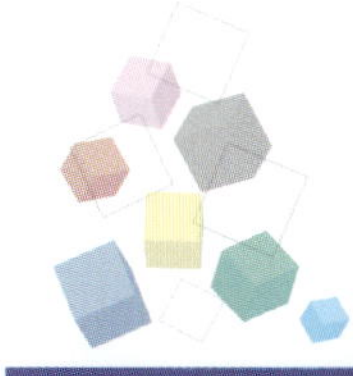

등을 조사할 때 입사면에서 1 [cm] 깊이에서의 등가선량을 말한다. 단, 에너지가 불분명한 경우 안전측면에서 다음 식에 의해 구할 수 있다.

$$H_{1cm}[mSv] = 조사선량[mR] \times 0.00873 \times 1.74 \quad (2\text{-}17)$$

(2) 3mm 등가선량 : H_{3mm}

눈의 수정체에 대한 등가선량이며 ICRU구에 엑스선, 감마선을 조사할 때 입사면에서 3 [mm] 깊이에서의 등가선량을 말한다. 단, 에너지가 불분명한 경우 안전측면에서 다음 식에 의해 구할 수 있다.

$$H_{3mm}[mSv] = 조사선량[mR] \times 0.00873 \times 1.67 \quad (2\text{-}18)$$

(3) 70μm 등가선량 : $H_{70\mu m}$

피부에 대한 등가선량과 눈, 피부를 제외한 체간부의 조직등가선량 측정시 기준점이며, ICRU구에 엑스선 및 감마선을 조사할 때 입사면에서 70 [μm] 깊이에 있어서의 등가선량을 말한다. 단, 에너지가 불분명한 경우 안전측면에서 다음 식에 의해 구할 수 있다.

$$H_{70\mu m}[mSv] = 조사선량[mR] \times 0.00873 \times 1.59 \quad (2\text{-}19)$$

6. 방사선 장의 단위

1) 입자수(particle number; N)

N은 방출, 전달 혹은 받은 입자의 수이다.

단위 : 없음

2) 방사에너지(radiant energy; R)

R은 방출, 전달 혹은 받은 입자의 에너지로서 정지질량 에너지를 제외한 것이다.

단위 : J

3) 입자선속(particle flux; $\dot{N}$)

$\dot{N}$는 dN을 dt로 나눈 몫이며, dN은 dt 시간 동안에 입자수의 증가량이다.

$$\dot{N} = \frac{dN}{dt} \qquad \text{단위 : } s^{-1} \qquad (2\text{-}20)$$

4) 에너지선속(energy flux; $\dot{R}$)

$\dot{R}$은 dR을 dt로 나눈 몫이고, dR은 dt시간 동안에 방사에너지의 증가량이다.

$$\dot{R} = \frac{dR}{dt} \qquad \text{단위 : W 또는 } J \cdot s^{-1} \qquad (2\text{-}21)$$

5) 입자플루엔스(particle fluence; Φ)

Φ는 dN을 da로 나눈 몫이며, dN은 단면적 크기가 da인 구체에 입사한 입자의 수이다.

$$\Phi = \frac{dN}{da} \qquad \text{단위 : } m^{-2} \qquad (2\text{-}22)$$

6) 입자플루엔스율(particle fluence rate; ϕ)

ϕ는 $d\Phi$를 dt로 나눈 몫이며, $d\Phi$는 dt시간 동안에 입자플루엔스의 증가량이다.

$$\phi = \frac{d\Phi}{dt} = \frac{d^2N}{da \cdot dt} \qquad \text{단위 : } m^{-2} \cdot s^{-1} \qquad (2\text{-}23)$$

7) 에너지플루엔스(energy fluence; Ψ)

Ψ는 dR을 da로 나눈 몫이며, dR은 단면적 크기가 da인 구체에 입사한 방사에너지이다.

$$\Psi = \frac{dR}{da} \qquad \text{단위 : } J \cdot m^{-2} \qquad (2\text{-}24)$$

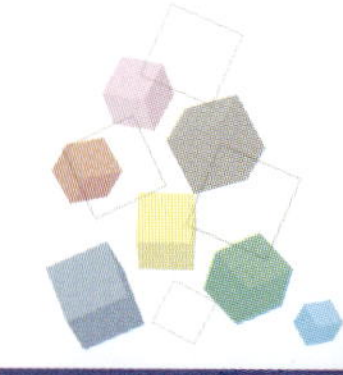

8) 에너지플루엔스율(energy fluence rate φ)

φ는 d$\varPsi$를 dt로 나눈 몫이며, d$\varPsi$는 시간 dt 동안에 에너지플루엔스의 증가량이다.

$$\psi = \frac{d\varPsi}{dt} = \frac{d^2R}{da \cdot dt} \qquad \text{단위 : } W \cdot m^{-2} \text{ 또는 } J \cdot m^{-2} \cdot s^{-1} \qquad (2\text{-}25)$$

9) 입자라디안스(particle radiance; P)

특정방향, 단위입체각 당의 입자속밀도이다.

$$P = \frac{d\varPhi}{d\varOmega} = \frac{d^2N}{da \cdot dt \cdot d\varOmega} \qquad \text{단위 : } m^{-2} \cdot s^{-1} \cdot Sr^{-1} \qquad (2\text{-}26)$$

10) 에너지라디안스(energy radiance; r)

어떤 입체각 내의 특정한 방향에 증가하고 있는 입자의 에너지플루엔스율에 대한 그 입체각의 비이다.

$$r = \frac{d\psi}{d\varOmega} = \frac{d^2R}{da \cdot dt \cdot d\varOmega} \qquad \text{단위 : } W \cdot m^{-2} \cdot Sr^{-1} \qquad (2\text{-}27)$$

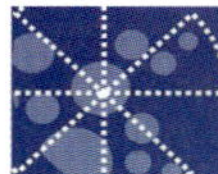

7. 방사선과 상호작용 계수

1) 단면적(cross section; σ)

어느 표적핵과 입사하는 하전입자나 비하전입자와 상호작용을 일으킬 수 있는 단면적 σ는 P를 Φ로 나눈 몫이며, 이때 P는 한 개의 표적핵자가 입사하는 입자플루엔스 Φ와 상호작용할 수 있는 확률이다.

$$\sigma = \frac{P}{\Phi}$$ 단위 : m^2 (2-28)

특수단위 : barn, b, $1[b] = 10^{-28}[m^2] = 10^{-24}[cm^2]$가 된다.

2) 질량감약계수(mass attenuation coefficient; $\frac{\mu}{\rho}$)

dN/N을 ρdl로 나눈 몫이며, dN/N은 입자들이 밀도가 ρ인 물질에서 dl만큼의 거리를 횡단하면서 상호작용을 한 입자들에 대한 분률(fraction)이다.

$$\frac{\mu}{\rho} = -\frac{1}{\rho N}\frac{dN}{dl}$$ 단위 : m^2kg^{-1} (2-29)

3) 질량에너지전이계수(mass energy transfer coefficient; $\frac{\mu_{tr}}{\rho}$)

dE_{tr}/EN을 ρdl로 나눈 몫이다. 이때 E는 정지질량에너지를 제외한 한 개 입자의 에너지이고, N은 입자수이며, dE_{tr}/EN은 밀도가 ρ인 물질에서 거리 dl만큼 횡단하면서 상호작용에 의하여 하전입자의 운동에너지로 전달된 입사입자에너지의 분률이다.

$$\frac{\mu_{tr}}{\rho} = -\frac{1}{\rho EN} \cdot \frac{dE_{tr}}{dl}$$ 단위 : m^2kg^{-1} (2-30)

4) 전질량저지능(total mass stopping power; $\frac{S}{\rho}$)

어느 물질의 하전입자에 대한 전질량저지능은 dE를 ρdl로 나눈 몫이고, 이때 dE는

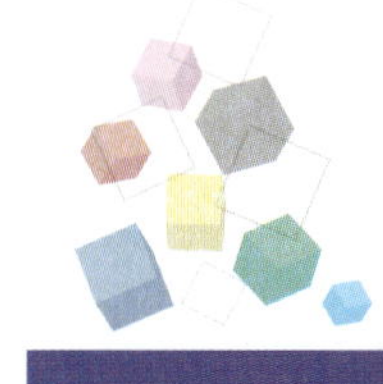

하전입자가 밀도 ρ인 물질내를 dl만큼 횡단하여 나가면서 잃은 에너지이다.

$$\frac{S}{\rho} = -\frac{1}{\rho}\frac{dE}{dl} \qquad \text{단위 : } J \cdot m^2 \cdot kg^{-1} \qquad (2\text{-}31)$$

5) 방사선화학적수율(radiation chemical yield; G(x))

ICRU가 1980년에 정의한 산물 X에 대한 방사선의 화학적수율 G(x)는 피폭 n(x)를 E로 나눈 몫이며, n(x)는 특정원소에 나누어진 평균에너지 E에 의하여 생산, 파괴 혹은 변화된 그 특정원소 x물질의 평균량이다.

$$G(X) = \frac{n(x)}{E} \qquad \text{단위 : } mol \cdot J^{-1} \qquad (2\text{-}32)$$

방사선에너지 100 [eV] 흡수당 생성되는 원자나 분자수로 G값이 클수록 방사선에 대한 감도가 좋다.

6) 일함수(work function; W)

W는 가스내에서 이온쌍 형성에 소비되는 에너지로 하전입자의 최초의 운동에너지 E가 가스 속에서 전부 소비될 때 형성되는 이온쌍의 평균수 N로 나눈 값. 즉,

$$W = \frac{E}{N} \qquad \text{단위 : } J,\ eV \qquad (2\text{-}33)$$

7) 선에너지부여(linear energy transfer; LET)

매질 중의 하전입자의 선에너지부여 L_Δ은 dx의 거리를 지나는 하전입자에 의해 국소적으로 주어지는 에너지가 특정한 값 Δ보다 작은 충돌에 의하는 평균에너지 손실 -dE를 dx로 나눈 몫이다.

$$L_\Delta = \left(-\frac{dE}{dx}\right)\Delta \qquad (2\text{-}34)$$

보통 Δ는 eV 단위로 표시된다. L_Δ은 제한된 선충돌 저지능이라고도 부른다. 따라서 선충돌 저지능$\left(-\frac{dE}{dx}\right)$col과 다음 식의 관계로 된다.

$$L_{\infty} = (-\frac{dE}{dx})\infty = (-\frac{dE}{dx})col \qquad \text{단위 : } Jm^{-1} \qquad (2\text{-}35)$$

잘 사용되는 단위는 eV/μm이다. 전리밀도가 높은 입자(알파선, 중성자선)는 전리밀도가 낮은 방사선(엑스선, 감마선)보다도 세포에 대한 효과는 크다.

선에너지부여는 LET라고 생략되는 경우도 있다. 간단히 LET라고 기록되어 있을 경우, 대개는 L_{∞}를 의미하고 있다.

8) 선에너지전이계수(linear energy transfer coefficient; μ_{tr})

에너지 E의 광자가 물질 속을 길이 dx 진행하여 물질과의 상호작용으로 -dE만큼 전자의 운동 에너지로 전이되었을 때 다음 식으로 표시되는 μ_{tr}을 말한다.

$$\mu_{tr} = -\frac{1}{NE}\frac{dE_{tr}}{dx} \qquad \text{단위 : } m^{-1} \qquad (2\text{-}36)$$

광전효과에 대해서는 입사광자의 에너지 hν의 일부는 전자를 원자핵의 속박으로부터 벗어나게 하기 위해 소비된다. 그 평균에너지를 δ라 하면, 광전효과에 의해 전자에 주어지는 운동에너지의 비율은 $1 - \frac{\delta}{h\nu}$이다.

마찬가지로 Compton 효과의 경우 반도전자의 평균 에너지를 Ee라 하면, 전자에 주어지는 운동 에너지의 비율은 $E_e/h\nu$이다.

전자쌍생성의 경우에는 양전자 및 음전자의 운동에너지로 되는 비율은 $1-\frac{2m_oc^2}{h\nu}$이다. 따라서 μ_{tr}은

$$\mu_{tr} \propto \tau(1-\frac{\delta}{h\nu}) + \sigma\frac{E_e}{h\nu} + k(1-\frac{2m_oc^2}{h\nu}) \qquad (2\text{-}37)$$

로 표시된다. τ, σ 및 κ는 각각 광전효과, 컴프턴효과 및 전자쌍생성에 의한 선감약계수를 나타낸다.

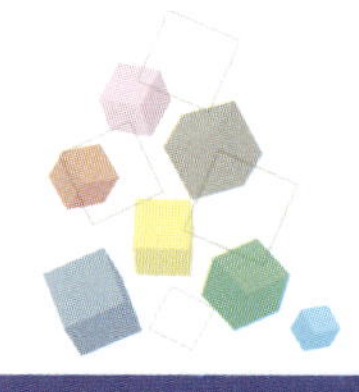

9) 선에너지흡수계수 (linear energy absorption coefficient ; μ_{en})

광자와 물질의 상호작용에 의해 생긴 2차전자의 운동 에너지 중 g의 비율만큼이 물질 중에서 제동방사선으로 상실되었을 때 선에너지전이계수 μ_{tr}와 (1-g)의 곱을 선에너지흡수계수라고 한다. 즉, 물질내에 입사한 광자가 그 물질속에서 단위 길이당 상호작용에 의해 최종적으로 전자의 운동에너지로 된 비율이다.

$$\mu_{en} = \mu_{tr}(1-g) \qquad \text{단위 : } m^{-1} \qquad (2\text{-}38)$$

Radiation Detection & Measurement

Chapter 3
방사선 검출기 종류와 원리
(Types and Principles of Radiation Detector)

학습목표

● **일반적 학습목표**

· 방사선계측기의 종류와 그 계측기에 사용되는 검출기의 구조, 원리 및 종류를 이해한다.
· 방사선량의 본질과 계측원리를 이해한다.

● **구체적 학습목표**

· 방사선 계측기의 종류를 나열하고, 기본적인 구조를 이해한다.
· 용도에 따른 방사선계측기 종류를 이해한다.
· 방사선 검출원리에 따른 검출기를 분류한다.
· 검출기의 검출원리와 구조를 이해한다.
· 기체전리에서 인가전압과 수집되는 이온쌍수의 관계에 대하여 이해한다.

1. 방사선 검출기의 종류

방사선의 검출에는 여러 가지 방법이 있지만 그 기본 원리는 방사선 조사에 의하여 물질의 원자와 분자가 전리와 여기되는 것에 의해 일어나는 현상을 직접 또는 간접적으로 이용하는 것이 많다. 따라서 검출기의 동작 구조에 의해 분류하고자 한다.

(1) 전기적인 검출기

① 기체전리를 이용한 검출기

- 전리함(자유공기전리함, 공동전리함, 콘덴서전리함)
- 비례계수관
- GM계수관

② 고체전리를 이용한 검출기

- 반도체 검출기, CdS 선량계

(2) 빛의 방출을 이용한 검출기

① 여기를 이용한 검출기

- 신틸레이션 검출기, 열형광선량계, 형광유리선량계

② 체렌코프(Cerenkov) 효과를 이용한 검출기

- 체렌코프 검출기

③ 엑조전자 방출을 이용한 검출기

- 열자극엑조전자 방출선량계(TSEED), 광자극엑조전자 방출선량계(OSEED)

(3) 비적을 이용한 검출기

① 전리현상에 의한 검출기

- 안개상자, 거품상자, 스파크함, 방전함

② 화학변화를 이용한 검출기

- 원자핵건판, 고체비적검출기

(4) 화학작용을 이용한 검출기

여기에서의 검출기는 비적을 이용한 검출기와 구분하고 개개의 방사선의 비적은 문제로 하지 않으며 그것이 거듭되어 생긴 거시적인 상태로서의 결과를 이용하는 것을 말한다.

① 감광작용을 이용한 검출기

· 사진유제(필름)

② 착색작용을 이용한 검출기

· 플라스틱 및 유리의 착색

③ 좁은 의미의 화학선량계로서의 검출기

· Fricke 선량계, Cerium 선량계 등

표 3-1 검출기의 종류

검출원리	물질특성	검출기 명칭	주요용도	비 고
전리작용	기체전리	전리함	엑스선, 감마선	선량(률)측정
		비례계수관	알파/베타/감마, 중성자	선량(률)측정
		GM계수관	베타/감마선	계수(율)측정
	고체전리	HPGe	엑스선, 감마선	에너지 분해능 탁월
		Si(Li), Ge(Li)	베타선, 감마선	저에너지 감마선 측정에 적합
		표면장벽형	알파선	표면 불감층이 얇음
		CdTe, HgI_2, GaAs	감마선	상온에서 냉각 필요하지 않음
여기작용	고체섬광	NaI(Tl), CsI(Tl)	감마선	감도 우수
		ZnS(Ag)	알파선	다결정 분말
		LiI(Eu)	중성자	$^{6}Li(n,\alpha)^{3}H$으로 알파선 계수
	액체섬광	액체섬광(LSC)	저에너지 베타선	^{3}H, ^{14}C 핵종의 측정에 적합
	열형광	TLD	선량측정	개인, 환경 선량 평가
화학작용	물리적 분해	철, 세륨 선량계	선량측정	대선량 측정에 적합
감광작용	필름감광	필름 배지	선량측정	개인 선량 평가
결함유발	비적생성	고체비적 (CR-39, LR115)	알파/중성자	환경문제 핵종(^{222}Rn), 속중성자

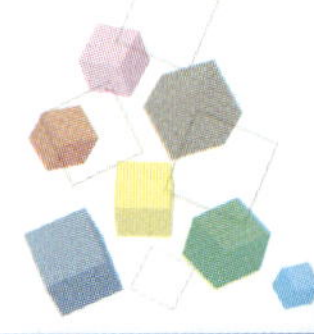

(5) 핵반응을 이용한 검출기

① 임계를 이용한 검출기

· 임계검출기

② 핵반응에 의한 전리방사선의 방출을 이용한 검출기

· BF_3계수관

(6) 발열현상을 이용한 검출기

① 열량계

2. 방사선 검출기의 기본원리

1) 기체전리를 이용한 검출기

(1) 기체의 전리와 이온쌍 수집

전리방사선이 기체 중을 통과하면 직접 또는 간접적으로 기체의 분자와 원자를 전리시켜 양이온과 전자의 이온쌍이 생성된다. 예를 들면 그림 3-1에 나타낸 것과 같이 양극과 음극을 설치하고, 이것에 전압 V를 인가하면 발생된 이온쌍이 수집된다.

이때 전극사이의 전압 V를 변화시키면서 수집되는 전자의 개수와의 관계를 조사해보면 그림 3-2와 같이 6개의 영역으로 구분할 수 있다. 즉, A는 재결합영역으로 전압이 낮기 때문에 이온이 각각의 전극에 도달하기 전에 재결합이 일어나 중성원자로 되어 충분히 수집할 수 없는 영역을 나타낸다.

다음 B는 전리함영역으로 A영역보다 인가전압이 높아 재결합 확률이 점차 줄어들어 생성된 모든 이온쌍을 수집하게 되는 포화상태가 된다. 따라서 이 영역에서는 입사방사선에 의해 생성된 1차전리 이온쌍수의 정확한 측정이 가능하기 때문에 전리함은 이 영역에서 사용되는 측정기이다. 더욱 전압을 높이면 평균자유행로 중에 얻어진 전자의 에너지가 기체의 전리전압보다 크게 되고, 결국은 기체분자를 전리할 수 있게 되어 이른바 2차 전리가 일어나는 증폭작용을 나타낸다. 그러나 2차 전자수는 1차 전자수에 비례한다.

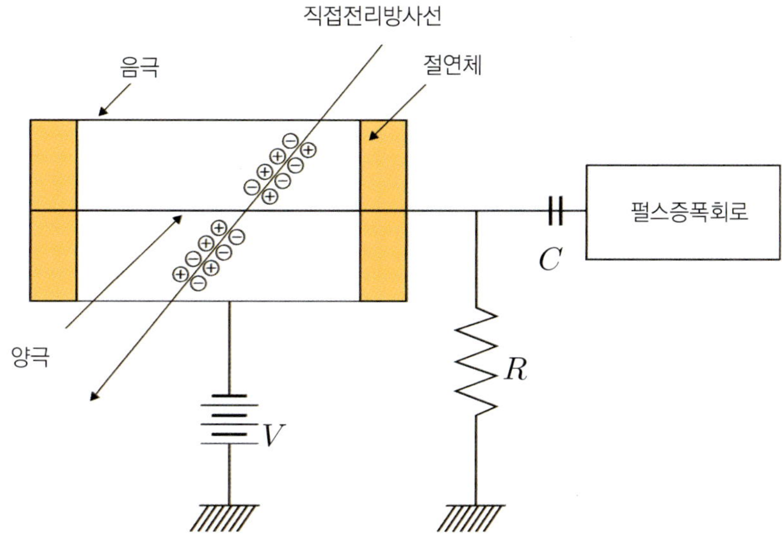

그림 3-1 **원통형 계수관의 모델**

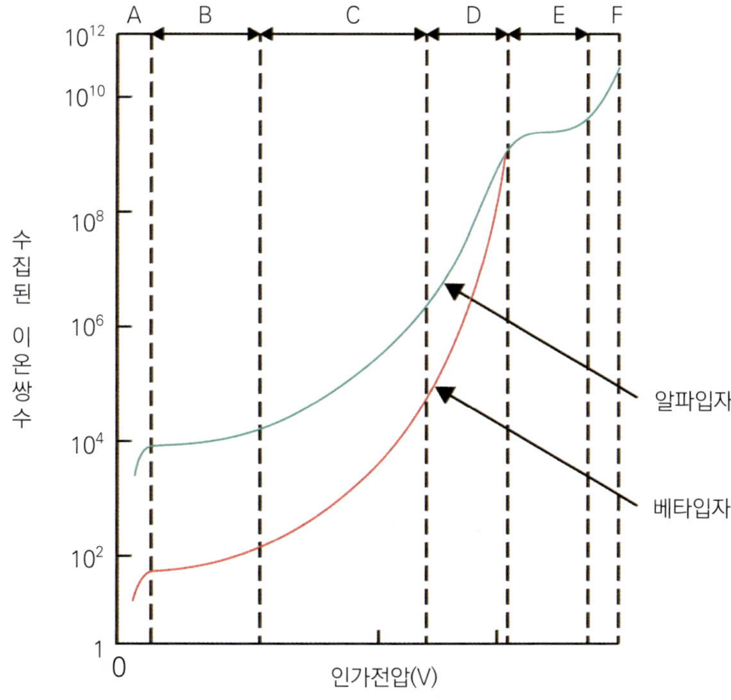

그림 3-2 **인가전압과 수집된 이온쌍 수와의 관계**

A : 재결합영역, B : 전리함영역, C : 비례계수영역,
D : 경계영역, E : GM계수영역, F : 연속방전영역

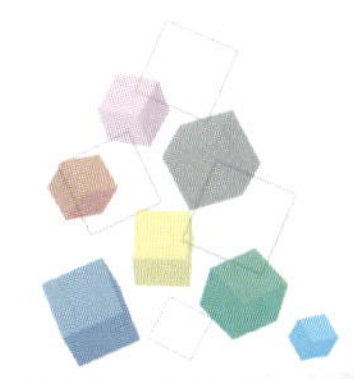

바꾸어 말하면 측정기의 검출부내에서 소비된 에너지에 비례한 전자수가 수집되어 동시에 비례한 펄스 높이가 얻어지는 C영역으로 비례계수영역이라 말한다. 비례계수관은 이 영역의 상태에서 사용되는 측정기이다.

비례계수영역 보다 더 전압을 높이면 증폭작용이 강하게 되는데 반하여 이 비례성을 잃게 되고(경계영역), 결국은 잃은 에너지의 크기와 관계없는 일정 높이의 펄스가 발생되는 E영역을 GM계수영역이라 부르고 알파, 베타선 등의 방사선 종류와 그 에너지에 관계없이 1개의 방사선의 입사에 의해 일정한 크기의 펄스 1개가 발생한다. 이 영역에서 사용하는 것이 GM계수관이다. 이것보다 더욱 전압을 높이면 지속방전이 일어나며, 이것을 연속(지속)방전영역이라 한다. 전리함영역과 비례계수영역에서는 에너지에 비례한 크기의 펄스가 얻어지기 때문에 알파선과 베타선의 에너지 측정이 가능하다. 한편 GM영역에서는 계수율이 높아 간단하게 방사선을 검출할 수 있다.

전리함에는 알파선의 검출과 그 에너지의 측정에 사용하는 펄스 전리함과 선량측정용 전리함이 있다. 특히 후자는 적산선량을 측정하는 것과 선량률을 측정하는 것으로 분류된다. 또 비례계수관과 GM계수관에서는 전리 가스를 흘리면서 사용하는 것이 있으며, 이 경우 gas flow counter라 부른다.

(2) 가스증폭

2차적인 전리가 한번 일어나면 점차 전리작용이 계속되어 급속히 이온쌍 수가 증가한다. 이 현상을 전자사태(electron avalanche)라 부른다. 이 과정에서 전리 또는 여기된 기체분자가 안정상태로 되돌아 갈 때 광자(자외선)를 방출한다. 그 광자는 전극 등에 조사되어 광전자를 방출하는 것이다. 그 확률은 $r(r \ll 1)$로 된다. 이때 1개의 전자가 양극에 도달할 때까지 n개의 2차전자를 발생시킨다. 이 n개의 전자가 방출하는 광전자의 수는 nr, 다시 이것이 전극에 도달할 때까지는 n^2r로 되어 결국 전자의 총수 M은

$$M = n + n^2r + n^3r^2 + \ldots + n^m r^{m-1} = \frac{n[1-(nr)^m]}{1-nr} \quad (3\text{-}1)$$

$m \gg 1$ 또는 $1 > nr > 0$의 경우에는

$$M = \frac{n}{1-nr} \quad (3\text{-}2)$$

다시 $nr \ll 1$로 되면

$$M = n \quad (3\text{-}3)$$

즉 빛에 의한 광전효과는 무시할 수 있고, 2차 전자수가 1차 전자수에 비례한다(비례계수영역). $nr \approx 1$에 있어서 M은 무한대로 된다(GM계수영역). 실제는 공간전하 등 때문에 방전은 무한으로 성장하지 않고 어떤 시점에서 정지한다.

2) 고체전리를 이용한 검출기

(1) 고체전리함

방사선이 고체 내를 통과하는 경우에도 고체 내의 전자와 충돌에 의해 에너지를 잃는다.

이때 전자는 이동 가능한 상태로 여기되고, 또한 전자를 잃어버린 정공(hole)도 발생된다. 이 정공은 외간상 양전하를 갖는 입자라 생각되고, 고체 내를 이동할 수 있다. 즉 이 전자-정공쌍을 이용하여 고체전리함을 얻을 수 있다.

다이아몬드, CdS, GaAs 등의 결정에 전극을 가하고, 방사선을 조사하면 전극간에 펄스전류가 발생된다. 이것들은 소형으로 저지능이 크기 때문에 고에너지 하전입자의 검출이 가능하고, 또 감마선에 대하여도 높은 검출효율을 얻을 수 있다. AgBr, CdTe, CZT(CdZnTe), ZnS, Si, Ge 등도 이와 같은 종류의 결정체 검출기로써 이용할 수 있다. 펄스 계측 이외 선량률 측정용으로 CdS(^{60}Co 감마선 1 [R/min]에 대하여 5×10^{-6} [A]의 감도)와 Si반도체를 이용한 선량률계가 제작되어 밀봉소선원 주변 등의 선량분포 측정에 이용되고 있다.

(2) 반도체 검출기

고체전리함과 반도체 검출기로 나누면 원리적으로는 차이가 없다. 일반적으로 Si과 Ge을 이용한 반도체 검출기에는 공핍층(depletion layer) 또는 I층(진성반도체층)이라 부르는 영역이 기체전리함의 전리용적부에 해당하고, 여기에 방사선을 조사하면 전자와 정공쌍이 생성된다.

따라서 이 캐리어를 각각 전극에 끌어 당겨 전하수집을 하는 것에 의해 방사선의 검출 뿐 만 아니라 방사선의 에너지 손실에 비례한 출력 펄스를 얻는 것이 가능하기 때문에 에너지 측정이 가능하다. 이때 Si, Ge의 에너지 갭은 각각 3.76 [eV], 2.96 [eV]로 적은 에너지에서 전자-정공쌍이 생기기 때문에 대단히 에너지 분해능이 좋은 측정이 가능하여 현재 각광을 받고 있다.

^{60}Co 감마선에 대하여 0.6 [keV](보통 2~3 [keV])의 반치폭(FWHM, full width at half maximum)을 갖는 반도체 검출기가 얻어진다. 또 반도체에서는 전하의 이동도가 크고, 크기도 작기 때문에 전하의 수집시간이 10^{-9}초 정도로 기체의 경우에 비해

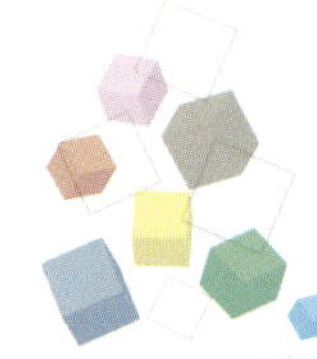

적고, 짧은 분해시간이 얻어진다.

반도체 검출기는 그 종류를 사용 분류에 의해(상호작용에서 비정을 고려한다. 그림 3-3 참조) 알파, 베타, 감마선의 검출과 에너지 측정이 가능한 것이 특징이다.

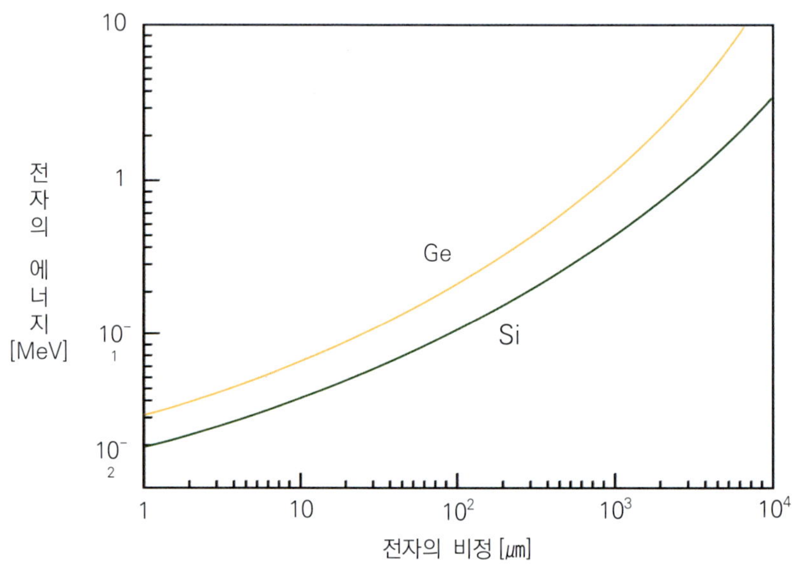

그림 3-3 Si, Ge에서의 전자의 비정

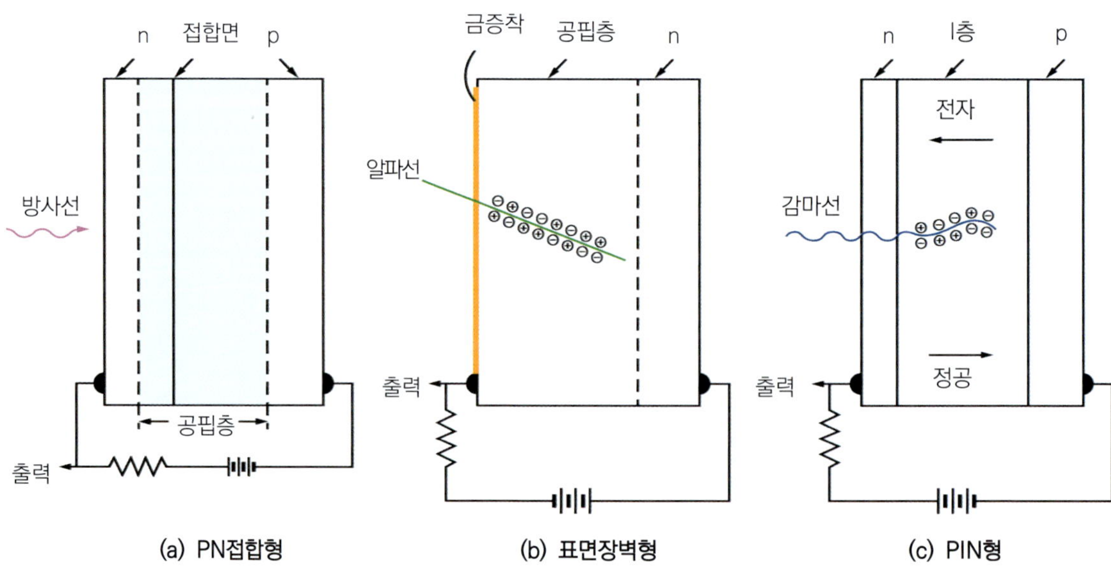

그림 3-4 반도체 검출기의 종류

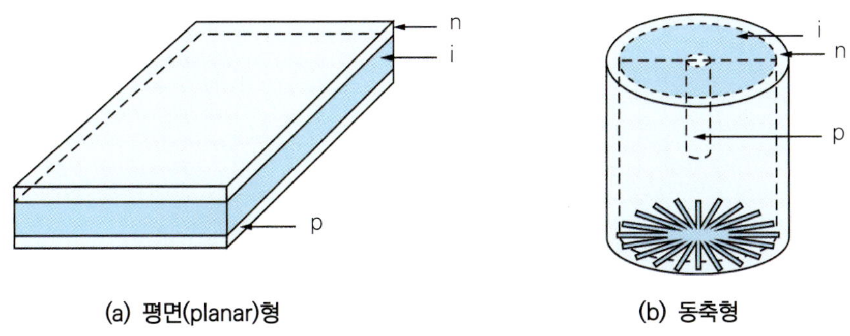

그림 3-5 Ge(Li)검출기의 종류

반도체 검출기는 PN접합형, 표면장벽형 그리고 Li 유동형(lithium drift형, PIN형이라 부른다. 이것에도 P층을 얇게 금증착한 표면장벽형도 있다) 등으로 분류된다(그림 3-4 참조). 역 bias전압은 PIN형에서는 전하수집을 위해서만 필요하지만 PN접합형의 경우에는 역방향전압에 의해서 공핍층이 형성된다.

감마선의 측정에서는 원자번호가 큰 Ge(PIN형)가 검출효율 및 i층이 크기 때문에 사용된다. PIN형은 그림 3-5에 나타낸 평면형(planar형)과 대형의 것을 얻을 수 있기 때문에 2 [MeV] 이상의 감마선 측정에 적합한 동축형으로 분류된다.

반도체 검출기는 분해시간이 짧은 이점을 갖고 있지만, 고LET 방사선에 의한 방사선 손상과 Ge검출기의 저온 보존(액체질소로 냉각)이 필요한 결점이 있기 때문에 사용에 앞서 충분한 주의가 필요하다.

3) 여기작용을 이용한 검출기

(1) 신틸레이션 검출기

형광체 또는 scintillator라 부르는 물질은 전리방사선이 통과하면 전리와 여기에 의해 주어진 에너지가 가시영역의 빛의 방출로 변환된다. 그러나 빛은 상당히 미약하기 때문에 광전면을 갖춘 광전자증배관으로 빛을 광전자로 변환하고 다시 그것을 전극사이에서 몇 단으로 증폭하여 큰 전기적 펄스로 바꾸어 방사선을 검출한다. 신틸레이터 내에서 방사선이 잃은 에너지로 방출되는 광전자의 수는 결국 전기적 펄스의 크기에 비례하기 때문에 에너지 측정이 가능하다.

신틸레이터에는 고체 외에 액체와 기체가 있으며 발광의 파장영역은 신틸레이터에 따라 다르기 때문에 파장에 잘 맞는 분광감도의 광전자증배관을 선택하여 사용할 필요가 있다.

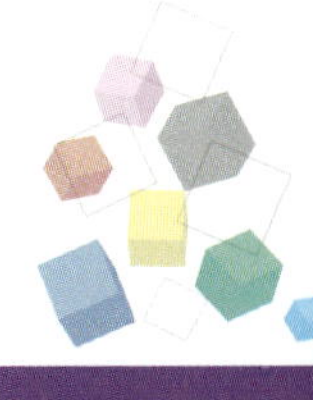

▼ 표 3-2 측정 가능한 방사선 종류와 신틸레이터

방사선의 종류	신틸레이터의 종류	비 고
α	· ZnS(Ag) 분말	· 광전자증배관 앞에 얇은 층으로 도포한다.
β	· 안트라센 단결정 · 스틸벤 단결정 · 플라스틱 · 액체	· 발광강도는 크지만 대형을 얻기가 어렵다. · 발광지속시간이 대단히 짧다. · 대용적의 검출기로 사용 가능하다. · 시료를 용액에 넣어 측정한다.
γ	· NaI(Tl) 단결정 · CsI(Tl) 단결정	· 발광강도가 높고, 대형을 얻을 수 있다. · 흡습성이 적지만 에너지의 흡수성이 크다.
n	· ZnS(Ag)를 분산시킨 플라스틱 · 플라스틱 · LiI(Eu)	· 고속중성자에 의한 플라스틱 중에 생긴 반도양자가 ZnS를 발광시킨다. · 중성자(반도양자)의 스펙트럼을 측정할 수 있다. · 열중성자에 의한 $^{6}Li(n, \alpha)^{3}H$ 반응을 이용한다.

신틸레이터는 검출효율, 발광효율, 발광의 감쇠시간 등의 특징이 있으며, 방사선 종류에 의한 신틸레이터의 사용분류를 표 3-2에 나타내었다. 특히 액체신틸레이터는 측정시료와 혼합하여 사용하기 때문에 ^{3}H, ^{14}C 등의 저에너지 베타선의 측정과 미약한 방사능을 갖는 시료의 측정에 유리하다.

(2) 열형광선량계

어떤 물질에 방사선을 조사하면 가전자대에 있는 전자는 여기되어 전도전자로 된다. 이들 전자의 일부는 전도대 보다 약간 낮은 에너지의 포획중심에 포획되어 준안전상태를 유지한다. 그러나 이 전자는 불안정하고 열적으로 여기되면 형광중심의 정공과 재결합하고, 이때 여분의 에너지를 빛으로 방출한다. 이것을 열형광(thermoluminescence)이라 한다.

열형광선량계(TLD)는 열처리를 시행한 LiF, CaF_2, Mg_2SiO_4, BeO, $CaSO_4$ 등에 방사선을 조사하고, 이것을 일정온도의 기울기로 가열하면 열형광을 방출한다. 여기에서 이 빛을 광전자증배관으로 측정할 수 있다.

이때 가열하는 온도와 방출되는 열형광량과의 관계 곡선을 발광곡선(glow curve)이라 하며, 이 곡선의 peak 아래의 면적, 또는 일정 가열온도까지 발생한 열형광의 총량은 각각의 물질에 흡수된 방사선량에 거의 비례하기 때문에 적산선량의 측정이 가능하다. 단, 형광유리선량계와의 차이는 한 번 가열하면 열형광의 발광은 없어지기 때문에 동일 시료로부터는 1회 판독하여 얻을 수밖에 없고, 그 대신에 annealing이라 부르는 열처리에 의해, TLD 소자를 반복사용할 수 있는 이점이 있다.

열형광 선량계는 여러 종류의 TLD 소자가 있으며, 형태는 분말, 유리에 봉입한 것과 teflon sheet에 혼합한 것 등이 있고, 선량범위도 100[μGy] 이상에서 10^3 [Gy]까지, 소자의 양과 물질의 선택에 의해 가능하며, 대단히 이용범위가 넓다. 그러나 조직의 흡수선량을 구할 경우에는 상호작용을 고려하여 실효원자번호가 인체 조직과 유사한 것을 선택할 필요가 있다.

(3) 형광유리선량계

은이온으로 활성화된 유리에 방사선을 조사하면 흡수된 선량에 비례하는 안정된 형광중심(발광중심)이 형성되고, 그 결과 이 유리에 자외선을 쬐면 오렌지색(등색)의 형광이 방출된다. 이 오렌지색의 빛을 필터를 이용하여 선택적으로 수집하여 광전자증배관에서 전기신호로 변환하여 기록할 수 있는 것이 형광유리선량계라고 한다.

형광유리선량계는 정보를 판독한 후에도 유리내의 방사선량에 관한 정보는 지워지지 않기 때문에 방사선의 축적선량을 언제나 판독하여 알 수 있는 장점을 갖고 있다. 그러나 사용상 주의할 점은 유리가 자외선에 노출되면 방사선에 조사시키지 않아도 형광이 발생하기 때문에 조사전의 선량을 측정하여 교정하여야 하며, 유리는 먼지나 사람의 지문과 같은 기름성분에 의한 오염에 주의하고, 유리세정을 통하여 청결을 유지함으로써 최대감도를 얻을 수 있다.

(4) 엑조전자선량계(EED)

전자방출 현상을 이용한 엑조전자선량계에는 열자극과 광자극인 TSEED와 OSEED의 2종류가 있다.

① 열자극엑조전자 방출선량계(TSEED)

TSEED(thermally stimulated exoelectron emmission dosimeter)는 특수한 소자에 방사선을 조사한 후 TLD와 마찬가지로 가열하면 엑조전자가 소자의 표면으로부터 방출된다.

이때의 전자수가 소자의 흡수선량에 비례하기 때문에 가열 장치에 붙는 특수한 GM계수관 또는 비례계수관으로서 동작시켜 전자수를 계측하던가(미량선량), 전리함으로서 동작시켜 측정(대선량)할 수도 있다.

열처리에 의해 방사선에 대한 소자가 갖고 있는 이력을 대부분 제거할 수 있기 때문에 수십 [nGy]의 측정(background 방사선과 우주선의 측정)으로부터, 10^3 [Gy] 이상의 선량측정이 가능하다. TLD 소자는 대부분 TSEED 소자로서의 성질을 갖고 있다.

② 광자극엑조전자 방출선량계(OSEED)

OSEED(optically stimulated exoelectron emmission dosimeter)는 빛으로 여

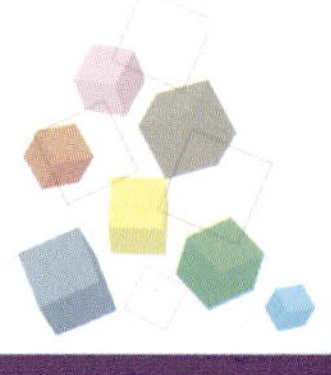

기시키는 것 이외에는 거의 TSEED와 동일하다.

4) Cerenkov 효과를 이용한 검출기

(1) Cerenkov 검출기

유전체에 하전입자가 통과하는 경우에 매질 분자에서 분극의 생성, 소멸이 생기고 이것에 따라서 빛이 방출된다.

방출되는 빛이 먼 곳까지 도착하기 위해서는 그 위상이 일치하지 않으면 안된다. 따라서 입자의 진행방향

$$\cos\theta = c/(n \cdot v) \quad (3\text{-}4)$$

으로 빛의 진행방향이 주어진다.

단, c는 진공 중에서의 광속, n은 매질의 굴절률, v는 입자의 속도이다. 따라서 $c/n < v$(물질중의 광속<하전입자의 속도)가 필요조건이다.

이 빛을 광전자증배관으로 받아서 측정에 이용하는 것이며, 일반적으로 고에너지 하전입자의 계측에 이용된다.

5) 비적을 이용한 검출기

(1) 안개상자(cloud chamber)

공기, 수증기, 아르곤 및 알코올과 같은 어떤 기체 중에 증기가 과포화의 상태에 존재하는 경우 하전입자가 통과하면 그의 통로를 따라서 전리에 의하여 생긴 이온을 핵으로 하여 안개방울이 성장하기 때문에 육안으로 방사선의 비적을 볼 수 있다.

안개상자는 단열 팽창에 의해 온도를 갑자기 내리면 과포화의 상태가 얻어지는 것을 이용한 단열 팽창형과 온도경사가 있는 경우에의 증기가 확산되면 과포화의 상태가 만들어지는 것을 이용한 확산형이 있다. 후자는 회복시간이 짧고, 연속적인 관측이 가능하다.

(2) 거품상자(bubble chamber)

밀폐된 용기 중에 이소부탄, 프로판 등의 액체를 넣고 충분히 높은 압력을 가하여 비등되지 않도록 하여 비등점보다 고온으로 유지한다. 다음으로 단열적으로 압력을 내리면 액체로 과열 상태가 되어 불안정 상태로 된다.

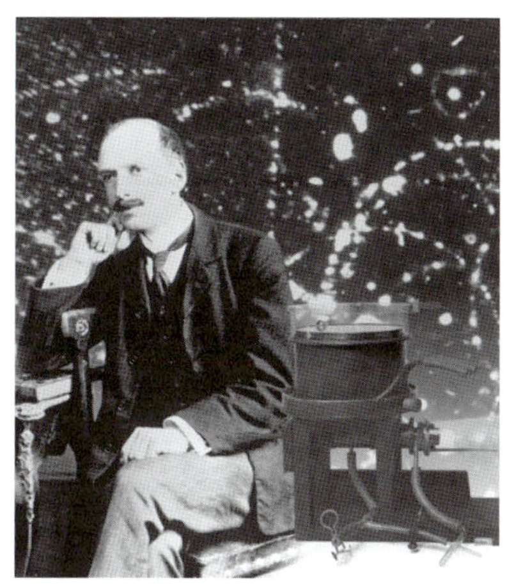
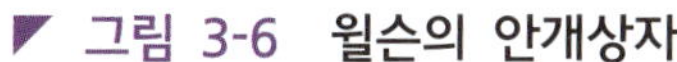

그림 3-6 윌슨의 안개상자

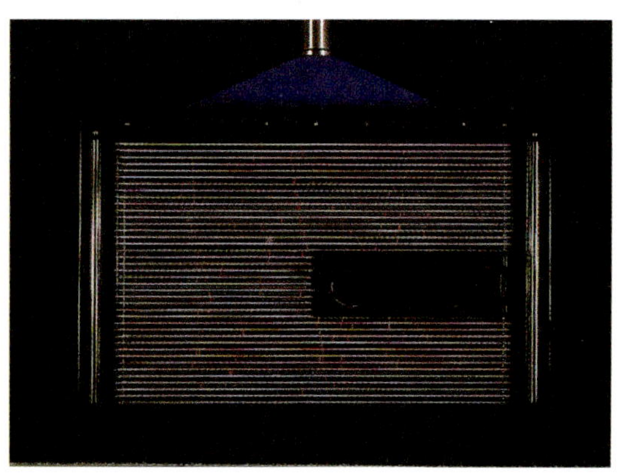

그림 3-7 스파크함

여기에 하전입자가 통과하면 통로에 따라 거품이 발생되기 시작하여 비적을 관측할 수 있다. 매우 대형이고 또한 고가인 장치이며, 실용적으로 초고에너지 입자선의 연구에 주로 사용되고 있다.

(3) 방전함(discharge chamber)

대향하는 두 면의 도전유리로 된 상자 내에 1기압의 Ne에 0.1 %의 Ar을 봉입하여 적당한 계수관을 사용하여 입자가 통과한 시점을 검출하고, 고전압 펄스를 인가하면 통로에 따라 방전이 생기고 비적을 관측할 수 있다.

(4) 스파크함(spark chamber)

간격 1 [mm] 전후의 평행금속판으로 방전함과 같은 모양에서 입자의 통과시점을 검출하고, 약 10 [kV], 1 [μs] 폭의 펄스전압을 인가하면 하전입자에 의해 이온쌍이 생기는 곳에 방전이 일어난다. 따라서 금속판을 몇 개 조로 겹치면 비적을 관측할 수 있다.

(5) 원자핵건판

사진유제층을 하전입자가 통과하면 유제를 이온화하면서 에너지는 잃는다. 유제층의 할로겐화은은 이 때문에 감광과 같은 상태로 되어 현상하면 현상은입자를 통로에 따라서 그 비적을 현미경으로 관측할 수 있다. 현상은입자의 나란한 상태, 유제중의 비정, 방사선의 종류와 그 에너지를 결정(비적 autoradiography)할 수 있다.

또 RI를 포함한 시료와 밀착시켜서 유제를 노출시켜 유제막 중의 현상은입자의 증가를 현미경으로 흑화상태를 기록하고 방사성물질의 분포를 조사(micro-autoradiography)할

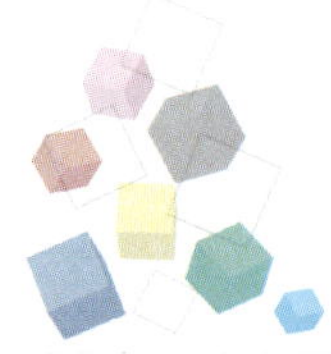

수 있다. 이것에 대하여 유제막의 현상은입자의 증가를 육안으로 흑화도를 기록하는 방법(macro-autoradiography)도 있다.

(6) 고체비적검출기(track-etch detector)

보통 etch pit법이라 말하며, 예를 들면 cellulose acetate막에 알파입자를 조사하고, 이것을 가성소다로 etching하면 방사선의 통로에 따라서 원형의 etch pit가 생겨 비적의 관측이 가능하다.

Polycarbonate와 cellulose도 검출막으로써 이용할 수 있다. 현재 양자의 비적도 얻을 수 있지만 중하전입자쪽이 검출하기 쉽다. 또 에너지 측정도 가능하다.

핵반응을 이용하여 중이온을 방출시키기 위해 radiator를 막과 밀착시켜서 사용하는 방법도 있으며, 특히 열중성자의 검출에 유효하다.

6) 화학작용을 이용한 검출기

(1) 필름

원자핵건판과 같은 모양의 필름이 방사선에 감광되어 흑화되는 것을 이용하여 선량의 측정에 이용할 수 있다. 일반적으로 에너지의존성, 방향의존성이 있으며, 또 흑화도와 선량간의 직선성이 좋지 못하지만 필름의 종류를 선택하고, 현상조건에 유의하고, 표준조사에 의한 보정을 시행하는 것에 의해 상당히 좋은 선량측정기이다. 특히 개인 피폭선량 측정과 고에너지 방사선의 선량분포 측정에 사용할 수 있다.

(2) 플라스틱 및 착색유리선량계

다이아몬드와 수정 같은 결정체 외에도 플라스틱 및 코발트유리에 대선량을 조사하면 착색이 일어난다.

따라서 이 착색의 정도를 비색계 또는 흑화도계로 측정하고, 선량평가를 할 수 있다. 특히 적색플라스틱의 착색(흑화)은 가속기로부터의 전자선의 대선량 측정에 이용되고 있다.

(3) 화학선량계

방사화학수율 G 또는 종래의 G값을 알고 있는 물질(용액)에 방사선을 조사하고, 반응생성물의 농도 q[mol/l]를 측정하면 수용액의 흡수선량 D를 구할 수 있다.

$$D = \frac{100 \cdot N \cdot q}{G}\left[\frac{eV}{l}\right] = 9.63 \times 10^{6}\frac{q}{G \cdot \rho}\,[Gy] \qquad (3\text{-}5)$$

여기에서 ρ는 수용액의 밀도이다.

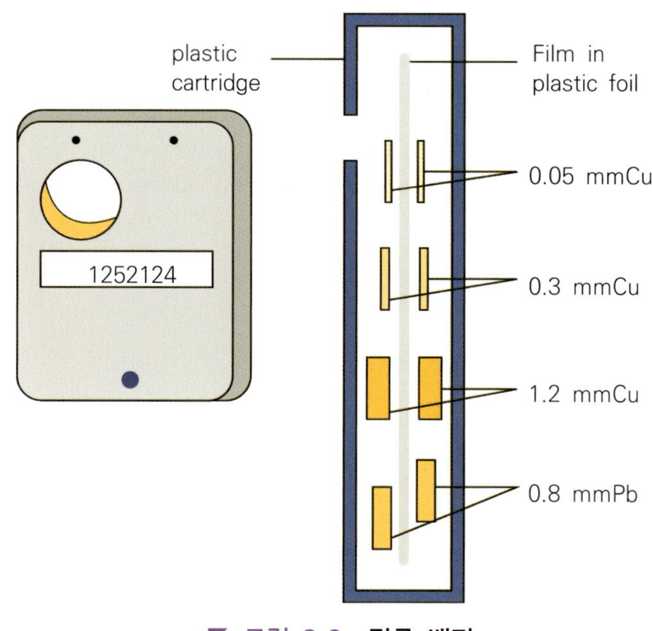

그림 3-8 **필름 배지**

화학선량계에는 여러 가지가 있지만 대표적인 것은 Fricke 선량계와 세륨선량계가 있다. 화학선량계는 그 G값이 방사선 종류와 그 물질에 의해서도 다소 변하지만 대선량(보통 10 [Gy] 이상)을 필요로 하고, 취급에서도 전리함 등에 비해 번거롭다. 한편 수용액선량계의 경우 거의 물과 같은 흡수선량으로 되므로 조직의 흡수선량의 측정에 유용하다.

또 G값이 불분명한 경우에도 재현성이 양호하므로 상대측정에 매우 좋은 측정수단이 된다.

7) 핵반응을 이용한 검출기

(1) 임계검출기(threshold detector)

핵반응 중에 흡열반응은 입사입자가 어떤 역치값 이상의 에너지로 되지 않으면 안된다. 또 어떤 에너지 값을 중심으로 강한 반응이 일어날 수도 있다(공명). 따라서 이것과 반응단면적의 관계를 이용하여 입사입자의 에너지를 결정하고, 어떤 특정에너지 이상의 입자의 플루엔스를 구하며, 여러 가지의 핵반응을 조합하여 에너지스펙트럼을 결정할 수 있다(표 3-3 참조).

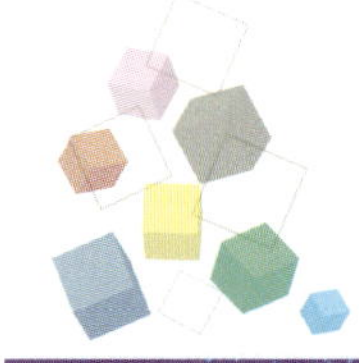

▼ 표 3-3 임계검출기의 장단점

장 점	단 점
· 에너지가 불분명한 중성자의 양과 에너지를 측정할 수 있다. · 충격 외에는 걱정 없이 사용이 간단하다. · 적산선량, 순간선량도 측정할 수 있다.	· 각 에너지를 측정할 금속을 구하기가 어렵다. · 미소선량은 측정할 수 없다.

(2) BF_3 계수관

방사선과 핵반응을 일으키기 쉬운 물질을 radiator로서 이용하여 이것으로부터 방출되는 2차 방사선을 검출하는 것에 의해 입사 1차 방사선을 쉽게 검출할 수 있다.

열중성자 검출용으로서 가장 널리 이용되고 있는 BF_3 계수관(비례계수관)은 Ar 중에 충전된 BF_3가스 중의 ^{10}B와 열중성자가 반응하여 $^{10}B(n, \alpha)^7Li$ 반응에 의해 생긴 알파입자를 검출하도록 되어 있다.

8) 온도 상승을 이용한 검출기

(1) 열량계(calorimeter)

물질에 방사선이 흡수되면 조금이나마 온도상승이 일어난다. 이것을 열전대와 서미스터를 이용하여 검출하고, 에너지 플루엔스의 절대측정을 할 수 있다. 일반적으로 흡수체는 엑스, 감마선에 대해서는 납, 전자선인 경우는 탄소나 알루미늄을 이용하며, 에너지플루엔스 측정이라던가, 국소적인 흡수선량의 측정에도 이용할 수 있다. 물 열량계가 흡수선량의 절대측정기로써 개발되어 있다.

Radiation Detection & Measurement

Chapter 4
전리함
(Ionization Chamber)

학습목표

● **일반적 학습목표**

· 조사선량의 계측원리 및 전리함의 원리에 대하여 이해하고, Bragg-Gray의 공동 이론을 이해한다.

● **구체적 학습목표**

· 조사선량의 측정 원리를 이해한다.
· 흡수선량의 측정원리를 이해한다.
· 조사선량 측정에 이용되는 검출기 종류를 이해한다.
· 조사선량 단위의 개념을 정의하고, 하전입자평형을 이해한다.
· 자유공기전리함과 공동전리함의 구조 및 측정원리를 이해한다.
· 조사선량 측정에서 기온과 기압의 영향에 따른 보정을 이해한다.
· 콘덴서 전리함의 구조와 측정원리를 이해한다.
· Bragg-Gray의 공동 이론을 이해한다.
· 외삽형전리함의 측정원리와 특성을 이해한다.
· 공동전리함에 의한 흡수선량 측정을 이해한다.

방사선계측의 목적에 조사선량과 흡수선량의 측정이 있다. 조사선량은 3 [MeV] 미만의 광자에너지에 대하여 광자와 공기의 전리작용을 이용하여 계측한다. 흡수선량은 모든 방사선과 에너지에 대하여 방사선이 물질에 부여하는 에너지에 대한 흡수에너지양으로부터 계산에 의해 구하고 있다.

흡수선량은 방사선의 생물학적 효과와 관계되기 때문에 방사선치료 영역에 있어서 많이 이용된다. 본 장에서는 광자에 대한 조사선량, 광자, 전자와 중성자선에 대한 흡수선량의 계측법에 대한 기초지식을 기술하고자 한다.

1. 조사선량(exposure)

Dose를 선량이라고 하고 dosimetry를 선량측정이라고 하는데, 이것은 방사선량에도 약물과 같은 치료효과가 있다는 것으로서 약의 1회분 복용단위를 dose라는 단위로 사용하는 것이다. 방사선량 단위를 국제적으로 통일하고 있는 ICRU는 지금까지 여러 차례 단위개정을 하였으며 최근에는 SI단위계의 사용을 권장하고 있다.

현재 많은 방사선량에 관한 단위가 정해져 있지만 일반적으로 측정에서 사용하고 있는 선량 단위는 흡수선량(absorbed dose)과 조사선량(exposure dose)이 있는데 여기에서는 이 두 가지 측정법의 기본원리와 각종 전리함 선량계를 중심으로 설명하고자 한다. 조사선량의 SI단위는 $C \cdot kg^{-1}$를 사용하며, 재래식 단위로는 R을 사용한다.

1) 조사선량 단위의 개념

조사선량을 SI 단위로 설명하면, 1 [$C \cdot kg^{-1}$]이란 "엑스선 또는 감마선 조사에 의하여 공기 1 [kg]당 발생된 입자선(2차전자)에 의해 생성된 이온쌍 중에서 + 또는 − 부호 한쪽 전체의 전기량이 1 쿨롱으로 되는 것을 조사선량"이라 말한다. 1 [$C \cdot kg^{-1}$]은 3,876 [R]이며, 또 1 [R]은 2.58×10^{-4} [$C \cdot kg^{-1}$]에 상당한다. cgs단위계에서는 공기 0.001293 [g] 당 1 [esu]에 해당한다. 여기서 전리기체로 공기를 이용하는 이유는 공기가 어느 지역에서나 조성이 비슷하고, 쉽게 얻을 수 있을 뿐만 아니라, 공기의 실효원자번호가 인체조직과 유사하기 때문이다.

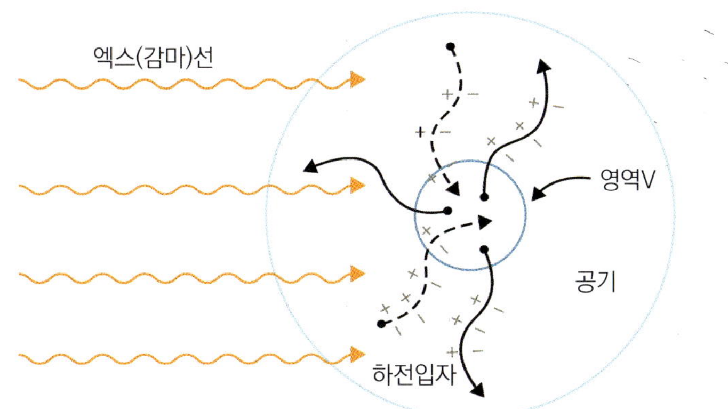

그림 4-1 조사선량 단위의 개념

여기에서 조사선량을 정의에 의하여 선량을 측정한다면 어떻게 하면 좋은 지를 생각해본다. 엑스선 또는 감마선이 물질에 대한 상호작용 과정은 엑스선 또는 감마선이 간접전리방사선이기 때문에 1차 과정에서 발생된 광전자나 반도전자와 같은 하전입자선이 전리에 따라 이온쌍이 생성된다. 정의에 따라 공기의 일정 질량(dm) 중에서 발생된 하전입자선이 형성한 이온쌍 수(dQ)를 수집하지 않으면 안 되는데, 그림 4-1과 같이 공기 중에 일정 질량영역 V를 정하면, 이 영역에서 발생된 하전입자(실선)의 비적에 따라 생성되는 이온쌍 수는 모두 수집하고, 이 영역 외의 공기로부터 발생된 하전입자(점선)가 생성한 이온쌍 수는 측정에서 제외하지 않으면 안된다. 따라서 이 영역에서 이온쌍 수를 선택하여 제외시키는 것은 불가능하다. 그러므로 하전입자평형에 의해서 이것을 해결할 수 있다.

2) 하전입자평형(charged particle equilibrium, CPE)

그림 4-2와 같이 어느 일정한 공기영역을 가정하고, A, B, C, …로 횡으로 배열한 후, 각 영역에서 발생하는 하전입자에너지를 한 줄의 선으로 표시하면 하나의 공기영역에서 발생된 하전입자가 생성한 이온쌍 수를 완전하게 수집하고, 다른 영역의 것은 제외할 필요가 있다. 여기서 C영역을 볼 때에는 본래의 a, b, c 부분을 전부 측정하지 않으면 안 되는데, b와 b', c와 c'는 같기 때문에, $a+b+c = a+b'+c'$가 되므로 결국 C영역 중의 이온쌍 수를 전부 수집하는 것은, C영역에서 출발한 하전입자선이 만든 이온쌍 수를 전부 수집하는 것과 같다.

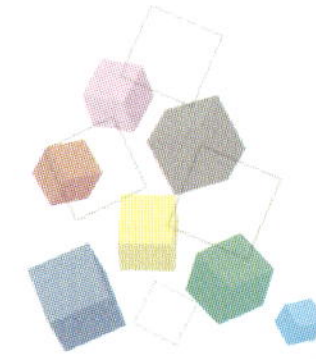

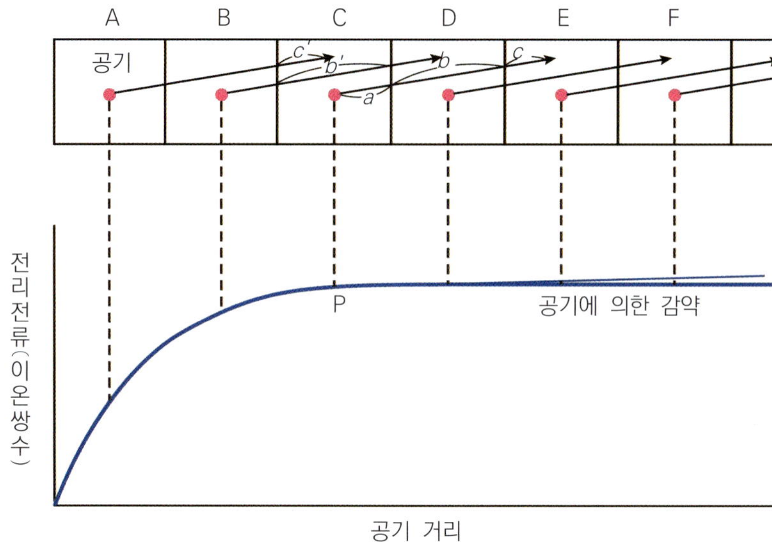

그림 4-2 하전입자평형의 개념

C영역 중의 측정이라면 전기적 계측이 가능하며 조사선량의 측정도 가능하다. 이와 같이 일정 영역 중에서 출발하는 하전입자에너지가 이 영역으로 들어오는 것으로 보상되는 상태를 하전입자평형이라 부른다. 또한 엑스선 또는 감마선에 대해서는 2차전자평형이라고도 부른다. 결국 조사선량의 측정은 하전입자평형 상태에서 가능하다. 그러나 엑스선 또는 감마선 에너지가 증가하면, 2차전자의 비정도 길어지므로, 하전입자평형이 성립되지 않아 조사선량의 측정이 불가능해진다. 따라서 조사선량 측정의 적정범위는 3 [MeV] 미만에서 수 [keV] 이상의 엑스선 또는 감마선 에너지로 제한된다.

3) 조사선량과 공기 커마의 관계

가장 초기에 정해진 R단위는 cgs단위계에 기초하여 만들어졌으며, [esu/cm^3]를 SI 단위계의 [$C \cdot kg^{-1}$]으로 환산할 수 있는데 그 환산계수는 2.58×10^{-4}이다. 그리고 ICRU는 R단위와 같게, 광자에 의한 장의 세기를 표시하는 단위로 공기 커마를 조사선량 단위 대신 사용하는 것을 제기하고 있다. 공기 커마는 대상 물질에 공기를 선택할 때의 커마이며, SI단위의 Gy [$J \cdot kg^{-1}$]를 사용한다.

커마는 $K = dE_{tr}/dm$로 정의하고, 여기에서 dE_{tr}은 질량 dm의 물질 중으로 비하전 전리입자에 의해 방출된 모든 하전입자가 갖고 있는 초기 운동에너지의 총합이다. 그래서 대상물질이 공기로 된 경우의 공기 커마와 조사선량의 개념을 구분하여 설명할 수 있다. 따라서 조사선량은 공기 1 [kg]당 방출된 하전입자가 만드는 이온쌍을 전기적으로 전부 수집하여 [$C \cdot kg^{-1}$]으로 나타낸 것이며, 한편 공기 커마는 공기 1 [kg]당 방출된 비하전입자의 초기 운동에너지의 총합을 [$J \cdot kg^{-1}$]으로 나타낸 것이다. 여기서 운동에너지 E [J]와 전기량 Q[C]의 관계는 다음 식과 같다.

$$E\,[J] = Q\,[C] \cdot W_{air}\,[J] / e\,[C]$$

여기서 e는 전자의 전기량이고, W_{air}는 공기 중에서 하나의 이온쌍을 만드는데 필요한 평균에너지이다. 즉 대상물질을 공기로 한정한 경우 W_{air}는 정수가 되므로 공기 커마와 조사선량은 W_{air}/e를 매개로써 개념적으로 동일하다고 생각할 수 있다. 그러나 좀 더 엄밀하게 생각하면 공기 커마의 경우는 하전입자의 전운동에너지의 총합이기 때문에 이 비하전입자가 진행 중에 저지엑스선 방출을 위해서 에너지를 소비하여도 그 에너지는 E 중에 포함되지만, 조사선량의 정의에서는 이와 같은 저지엑스선은 이온쌍 수의 생성에 기여하지 않고, 그 곳에서 벗어날 확률이 높아진다. 따라서 이 경우에는 전기량 Q속에 포함되지 않게 된다. 엄밀하게는 이 점에서 이들은 서로 다르다. 그러나 저지엑스선의 발생 확률은 하전입자 에너지와 물질의 원자번호에 비례하여 증가하기 때문에 낮은 원자번호의 공기를 대상물질로 하고, 3 [MeV] 미만의 광자에 한정된 조사선량의 경우에는 대부분 무시할 수 있다(양쪽의 차이는 ^{60}Co 감마선에서 0.4% 정도이다). 결국 이와 같은 특수한 조건 아래에서 조사선량에 대하여 공기커마를 사용할 수 있다는 의의를 발견할 수 있다.

4) 자유공기전리함(free air ionization chamber)

조사선량 X는 광자의 조사에 의하여 공기 중의 소용적 dv 중에 생기는 음이온의 전전하량 Q[C]와 그 소용적의 공기질량 dm[kg]의 비로 그 단위는 $C \cdot kg^{-1}$이다.

조사선량의 측정은 공기 중에 소용적 dv에 광자를 균일하게 조사함으로서 광자가 공기를 구성하는 원자의 궤도전자와 광전효과나 컴프턴 효과 등에 의한 상호작용의 결과 2차전자를 생성하고, 2차전자는 소용적중에서 에너지가 0이 될 때까지 공기를 구성하는 다른 원자의 궤도전자와 충돌하여 이온쌍을 만든다. 그리고 전자는 집전극에 모아 전하량을 계측하고 있다(그림 4-3).

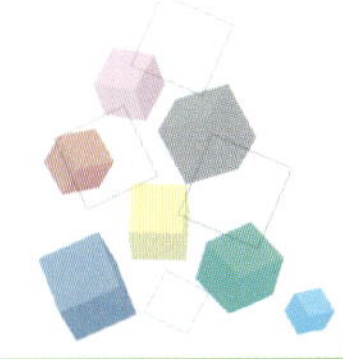

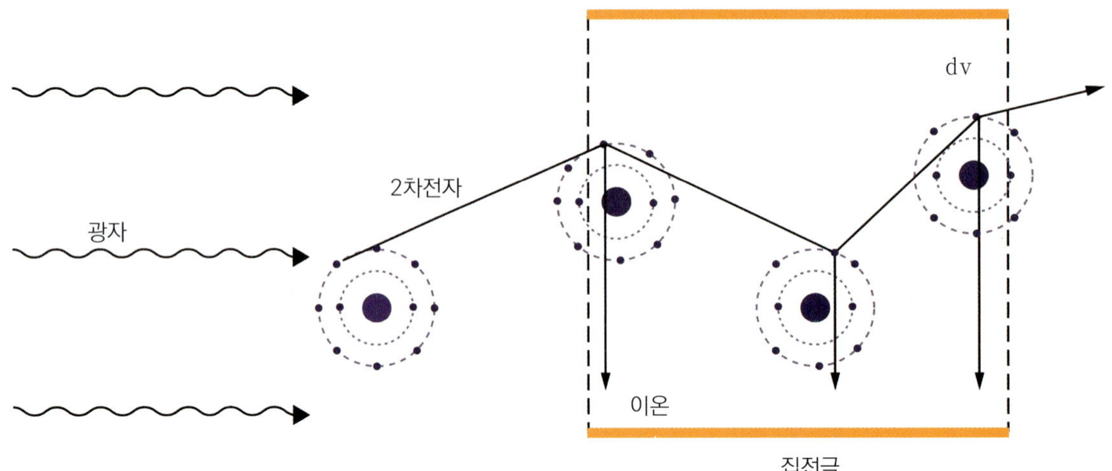

그림 4-3 조사선량의 정의에 기준한 선량측정법

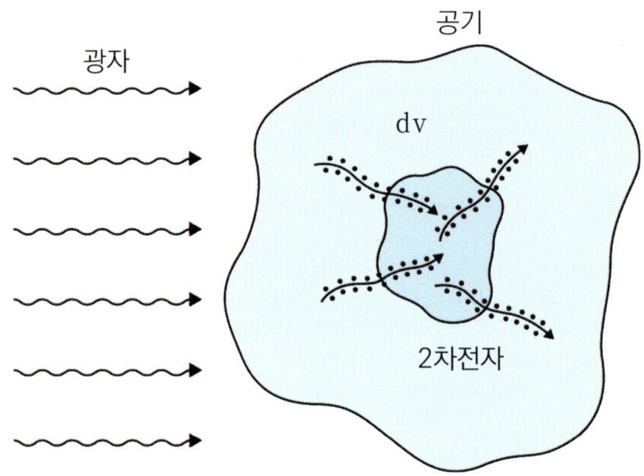

그림 4-4 2차전자에 의한 공기체적 dv의 안팎에서 만들어지는 이온쌍

그림 4-4는 소용적의 공기 dv에 광자에 의하여 균일하게 조사되고, dv 중에 만들러진 2차전자가 dv 외에서도 전리하고 있는 모양을 표시하고 있다. 그러나 조사선량의 측정에서는 dv의 외측에서 만들어지는 2차전자에 의한 전리량을 측정하지 않고, dv 내에서 만들어진 2차전자에 의하여 생기는 전리량 모두를 계측하지 않으면 안된다. 따라서 조사선량의 정의에 근거하여 선량측정을 할 수 있도록 만들어진 측정기가 자유공기전리함이다.

이 측정기는 조사선량을 절대치로서 계측하는 표준선량계이며, 일반적으로 조사선량 측정에 사용되는 지두형 전리함의 감도를 교정하기 위하여 사용되고 있다.

(1) 구 조

자유공기전리함(free air ionization chamber)은 조사선량을 측정하기 위한 절대측정기로 국가의 표준선량계(standard chamber)로써 사용되고 있다. 이것은 조사선량의 정의를 기초로 2차전자평형을 이용하여 전리를 일으키는 공기 질량과 거기에서 생긴 전리전하의 측정으로 구하는 것이며, 그 원리는 그림 4-5와 같다.

중금속으로 만들어진 엑스선 입사창과 출사창을 제외하고는 방사선은 차폐되며, 그 내부는 자유공기로 채워져 있다. 상부에 고압전극, 하부에 집전극과 보호전극을 배치하고, 고압전극에는 약 50~100 [V/cm]의 전계강도로, 대략 1~2 [kV]가 인가된다. 집전극은 전리전하 측정을 위해 전위계에 접속되고, 보호전극은 영전위로 유지된다. 그리고 각 전극 모두를 고절연재료로 외벽과 절연하고, 고압전극과 보호전극 사이에는 같은 간격으로 보호전선을 설치하여 각 선간을 분할 저항으로 연결하면 전계분포를 균일하게 할 수 있다.

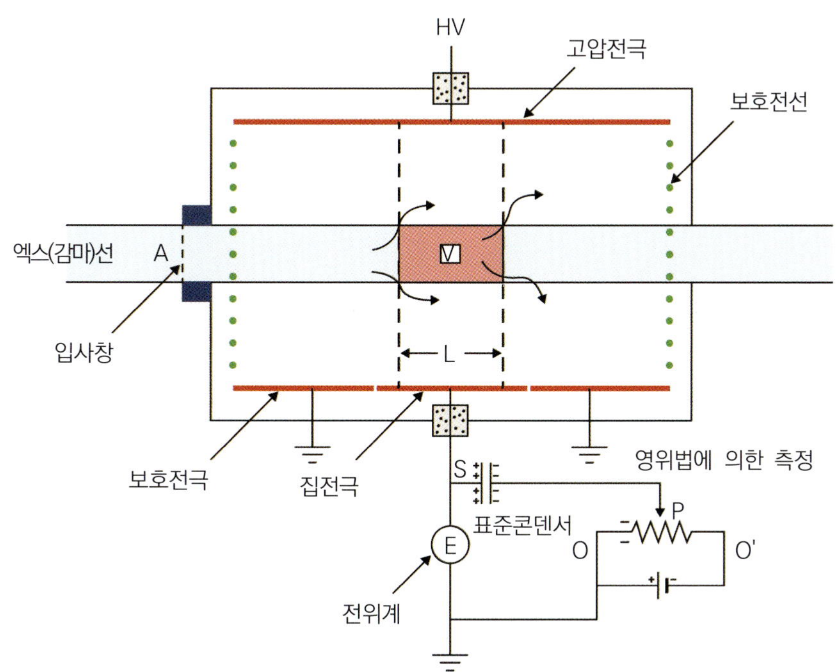

▼ 그림 4-5 **자유공기전리함의 측정원리**

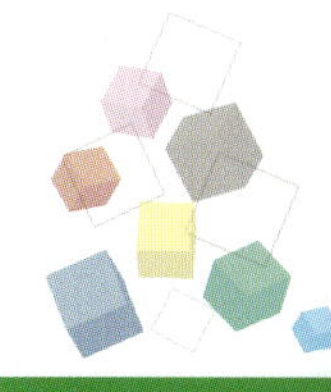

(2) 전리체적

이온쌍을 수집하기 위한 공기 영역은 공기 질량 대신에 체적을 구하는 것이 좋다. 실제로 하전입자평형인 것으로 그림 4-5의 영역 V이다. 즉 입사창에서 V까지의 엑스선 감약을 무시한다면, 체적 V에서의 전리량과 입사창의 단면적 A와 집전극의 길이 L에서 구할 수 있는 체적 A·L의 전리량은 같다. 그래서 체적 A·L을 유효전리체적이라고 부른다. 따라서 공간에 존재하는 전리체적은 A와 L의 길이를 계측함으로써 결정된다.

전리체적내의 이온쌍 수는 상하 양쪽 전극사이에 나타나는 전기력선을 따라 이동하고, 양이온은 고압전극에 음이온은 집전극에 각각 수집되며, 하나의 이온쌍은 1.6×10^{-19} [C]의 전기량을 운반한다. 이 경우 전리체적이 A·L로 표시되므로 이온쌍 수의 이동방향은 집전극에 대하여 수직이 되지 않으면 안된다. 즉 전기력선이 수직이 되어야 한다.

일반적으로 전극간의 전기력선은 그림 4-6(a)와 같이 외계의 영향에 의해 양단으로 왜곡된다. 집전극 단독의 경우에는 이와 같은 영향에 의해 전리체적이 명확하지 않지만, (b)의 그림과 같이 보호전극을 설치하고, 집전극의 전위를 항상 보호전극과 같게 영의전위로 유지하고 전기력선을 수직으로 유지하면, 전리체적은 A·L로 명확히 할 수 있다.

이것에는 그림 4-5와 같이 전리전하를 일단 표준콘덴서로 충전하고, 충전압을 언제나 전위계가 0이 되도록 감시하면서, OP사이의 전압에서 집전극 전위를 영의전위로 유지하는 것이 가능하다. 충전압은 OP사이의 전압을 계측하여 구한다. 이것을 영위법이라고 한다. 보호전극의 역할은 이 밖에도 하전입자평형을 유지하는 중요한 역할을 한다.

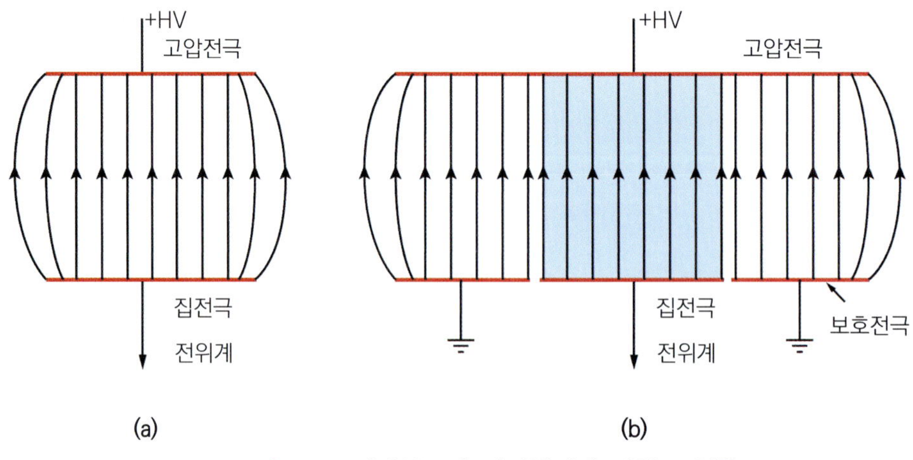

그림 4-6 전계분포가 전리체적에 미치는 영향

이것은 엑스선속의 방향만이 아니라 수직방향에 대해서도 필요하며, 전리체적에서 전극까지의 거리도 2차전자의 비정 이상으로 할 필요가 있다. 또 보호전극은 집전극의 고압누설전류를 감소시킬 수도 있다.

(3) 이온쌍의 수집

일반적으로 평행평판전극 사이의 한 지점 P에서 생성된 이온쌍은 그림 4-7과 같이 양전극으로 각각 반대부호의 q_1, q_2라는 유도전하를 생성한다. 전자의 전기량을 q라 하면 발생위치에 따라 다음과 같이 된다.

$$q_1 = \frac{b}{a+b}q \qquad q_2 = \frac{a}{a+b}q \tag{4-1}$$

이온쌍의 이동에 의해서 유도전하의 변화량은 $-q_1$과 $+q_2$이며, 전체의 이동전기량은 $q_1 + q_2 = q$가 되고, 한 개의 이온쌍은 발생위치에 관계없이 $q(1.6\times10^{-19}$ [C])의 전기량을 운반한다.

한편 고압전극의 인가전압이 낮을 경우 또는 조사선량률이 높고, 이온밀도가 높을 경우에는 전극에 도달하기까지 재결합을 일으키기 때문에 가스증폭을 일으키지 않을 정도의 포화전압을 인가하여 이온쌍을 완전히 수집할 필요가 있다(그림 4-8). 인가전압이 낮고 이온 재결합에 의해 전리전류가 낮아지기도 한다. 또 선량률이 높아짐에 따라 이온밀도가 증가하고, 재결합 확률이 높아지기 때문에 보다 극판간의 전압을 높여야 한다. 충분한 전압이 주어지면 이온쌍은 모두 수집되며 포화전류에 도달한다. 전리함에서는 언제나 포화전류의 상태로 측정하지 않으면 안된다.

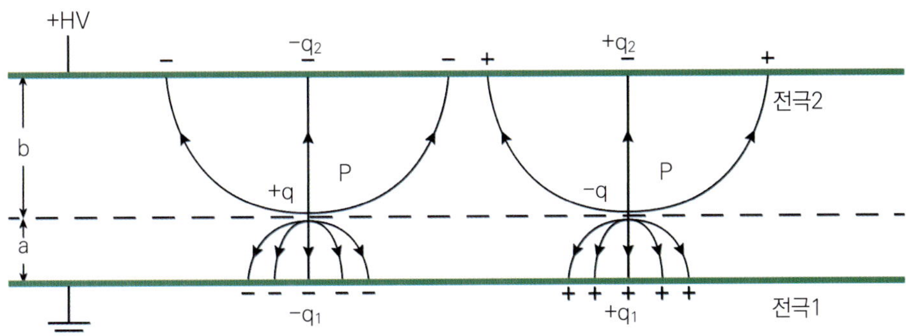

◤ 그림 4-7 이온쌍의 발생과 유도전하의 분포

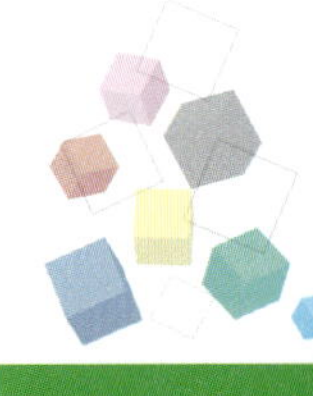

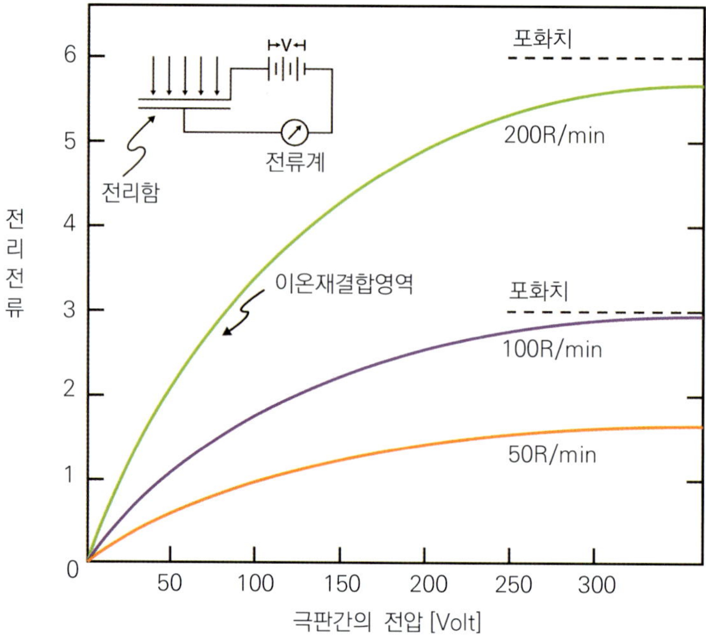

그림 4-8 전리함의 포화특성(전극전압과 전리전류의 관계)

(4) 조사선량의 산출

이상의 조건하에서 유효전리체적 A·L과 전기량 Q를 정확히 측정하였다면 보일 · 샤를의 법칙에 의해서 전리 공기의 기압과 온도를 보정하여 조사선량 X[C·kg^{-1}]를 다음 식에 의해 구할 수 있다.

$$X\,[\mathrm{C\cdot kg^{-1}}] = \frac{Q\,[\mathrm{C}]}{A\cdot L\,[\mathrm{m^3}]}\cdot\frac{1}{\rho\,[\mathrm{kg/m^3}]}\cdot\frac{T\,[\mathrm{K}]}{273.2}\cdot\frac{101.3}{(p-0.238p_1)\,[\mathrm{kPa}]} \qquad (4\text{-}2)$$

여기서 T는 전리함내의 공기의 절대온도, p는 측정시의 대기압, ρ는 표준상태의 공기의 밀도(1.293 [kg/m^3]), p_1은 대기중 수증기의 증기압이다.

습도에 대한 보정 p_1은 25 [℃], 상대습도 60 %의 경우, 0.4 % 정도이기 때문에, 보통은 무시하여도 문제는 없다. 그러나 보다 정확한 조사선량을 구하고자 할 경우에는 이온 재결합에 대하여 보정 및 엑스선 입사구로부터 전리체적까지의 공기에 의한 감약에 대하여 보정 등을 할 필요가 있다.

그림 4-9에 자유공기전리함의 구조를 나타내었으며, 선원에서 방출된 광자선속은 조리개에 의하여 좁은 선속으로 전리함에 입사하며, 좁은 선속은 한 쌍의 평형한 금속판

(전극)의 사이를 투과한다. 위쪽 금속판은 1매이지만, 아래쪽의 금속판은 3매로 나눠져 있으며, 이들의 사이에는 작은 공간이 만들어져 있다. 이것은 상하의 금속판간의 전계를 수직으로 하고, PQRS의 공기용적의 계측오차를 없애기 위한 것이다.

아래쪽 양측의 2개의 금속판은 접지로 되어 있고, 중앙의 금속판은 전하량 측정용의 전류계에 접속되어 있다. 위쪽의 금속판은 음극에 접속되어 있고, 아래쪽의 양극 측은 접지로 되어 있다. 광자와 공기의 상호작용의 결과, 2차전자에 의하여 만들어진 양이온은 위쪽의 금속판에, 음이온은 아래쪽의 금속판으로 이동하고, 전류계는 아래쪽 중앙의 금속판(집전극)에 도달한 음이온만을 전류로서 계측한다.

그림 4-9의 자유공기전리함에 있어서 ABCD내에서 만들어진 전리에 대하여 생각해 보면, 대부분의 전리는 PQRS에서 만들어지는 2차전자로부터 생긴다. 그러나 APSD면을 고려해 볼 때, 이 면의 좌측에서 만들어지는 2차전자는 ABCD 내의 전리로 이온쌍을 만드는 경우가 있으며, 또한 반대로 PQRS에서 만들어진 2차전자가 좌측으로 이동하여 ABCD의 외측에서 전리하여 이온대를 만드는 경우가 있다.

같은 상항이 PQRS에서 만들어진 2차전자가 좌측으로 이동하여 ABCD의 외측에서 전리로 이온쌍을 만드는 경우가 있다. 동일한 상황이 BQRC면에서도 고려된다.

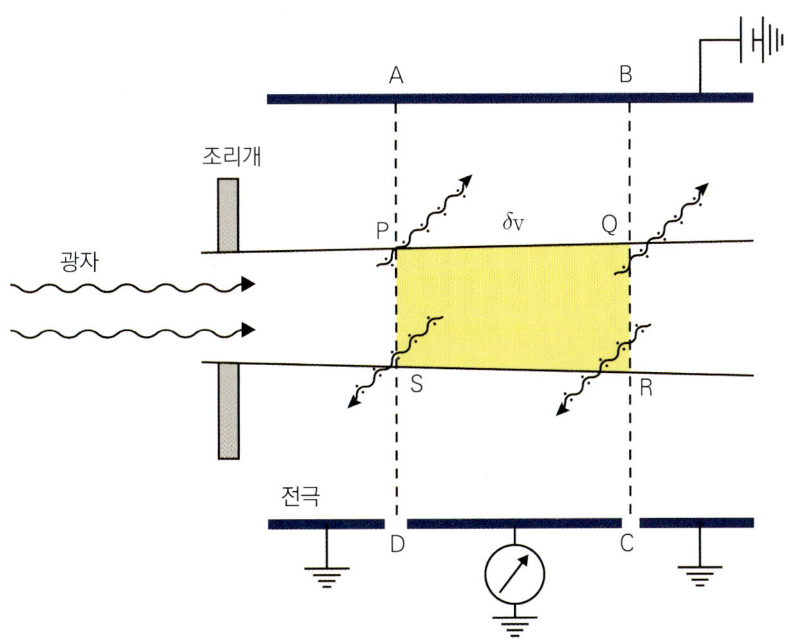

그림 4-9 자유공기전리함의 구조

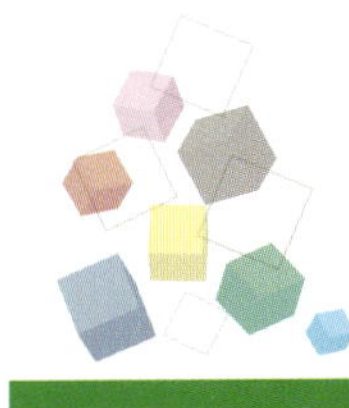

그리고 어느 시간 내에 있어서 PQRS의 계측 영역에서 생긴 2차전자가 PQRS 외에서 전리하는 량과 PQRS 외에서 생긴 2차전자가 PQRS 내에서 전리하는 량과의 사이에서 전리량을 제하면 0이 된다고 생각할 수 있다. 이런 상태를 2차전자평형이라고 한다. 그 결과 PQRS에서 생긴 2차전자에 의하여 생긴 모든 이온쌍 수 중에 음이온을 집전극에 모아 계측하고 있다. 이 음이온에 의한 전하량 Q[C]와 PQRS 내의 공기질량 m[kg]의 비가 조사선량 X[C·kg^{-1}]으로 된다.

PQRS의 공기는 외부와 통하고 있기 때문에 공기의 질량은 외부의 기압과 온도에 의하여 변화하기 때문에 표준상태(0 [℃], 101.3 [kPa])에 있어서 공기의 밀도를 ρ_0 [kg·m^{-3}], 온도 T [℃], 기압 P [kPa]에 있어서 공기의 밀도를 $\rho_{T,P}$ [kg·m^{-3}]라 하면, 이들의 관계는 보일·샤를의 법칙에 의하여 아래 식으로 나타낼 수 있다.

$$\rho_{T,P} = \rho_0 \left(\frac{P}{101.3}\right)\left(\frac{273}{273+T}\right) \qquad (4\text{-}3)$$

따라서 자유공기전리함에서 조사선량과 전리에 의해 생긴 음이온에 의한 전하량과 공기질량의 관계를 조사선량의 정의에 따라 다음 식으로 나타낼 수 있다.

$$X = [Q/(\rho_{T,P} \cdot v)] \qquad (4\text{-}4)$$

여기에서

X : 조사선량 [C·kg^{-1}]

Q : 집전극에 모아진 전하량 [C]

v : 자유공기전리함 계측 용적(PQRS) [m^3]

$\rho_{T,P}$: 온도 T[℃], 대기압 P[kPa]에 있어서 공기밀도[kg·m^{-3}] (0 [℃], 101.3 [kPa]에 있어서 1.293 [kg·m^{-3}])

5) 공동전리함(cavity ionization chamber)

자유공기전리함은 표준전리함이며 대형이기 때문에 일상의 측정에는 대단히 불편하다. 그래서 이것을 소형으로 하고 사용을 간편하게 하기 위해서 전리체적을 그대로 두고 하전입자평형을 유지하기 위해 엑스선 흡수가 공기와 등가인 물질로 밀도가 높은 고체로 치환하는 것이다. 이와 같은 밀도의 치환이 가능한 것은 Fano 정리에 의한 것인데 이것은 공기와 전체 조성이 같고 밀도만 다른 고체로 만들어진 공기등가벽을 가정한 것이다. 공기등가벽의 단위체적으로부터 발생하는 2차전자수는 밀도에 비례하여 많아지고, 한편 2차전자의 비정은 밀도에 반비례하므로 공기등가벽의 밀도가 달라도 공동내에 들어오는 2차전자 선속은 모두 같다. 이것은 공기와 조성이 같으면 그 밀도와 관계가 없으므로 그 벽은 고체이여도 좋게 된다. 이와 같은 원리로 만들어진 것을 공동전리함(cavity chamber)이라고 부른다.

벽의 내면에는 도전성을 갖게 하고 중심에는 가느다란 전극을 설치하고, 이온쌍을 수집한다. 그림 4-10과 같이 벽의 두께를 증가시키면 벽에서 발생하는 전자의 수도 증가하고, 전리함내에서 만들어지는 이온쌍 수도 증가하며 P점에서 최대치를 나타낸다. 이때의 벽두께를 평형두께라고 부르며 여기에서 하전입자의 평형이 거의 성립된다. 평형두께는 공기등가벽에서 2차전자의 비정과 거의 같다.

벽두께를 더욱 증가시키면 엑스선 흡수에 의해 전자의 발생량이 감소하고, 이온쌍 수도 감소한다. 이 경사를 그래프 상에서 벽두께 Q까지 외삽하여 벽에 의한 엑스선 흡수를 보정할 수 있고, 정확한 조사선량을 구할 수 있다.

평형두께는 엑스선 에너지가 증가함에 따라 전자의 비정도 증가하므로 두꺼워지며, ^{60}Co 감마선에서 약 4~5 [mm](밀도 1 [g/cm^3]), 4 [MV] 엑스선에서 약 1 [cm] 정도이다. 공동전리함에서는 반드시 평형두께의 벽이 필요하다.

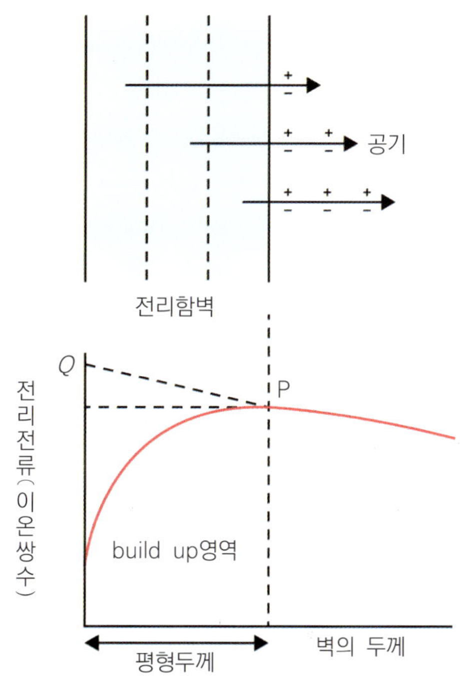

그림 4-10 공동전리함의 벽두께와 전리전류의 관계

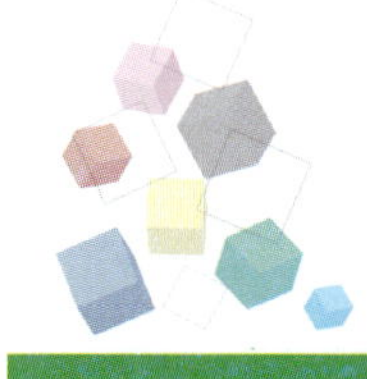

한편, 공기등가벽은 엑스선흡수와 같이 공기와 등가일 필요가 있고, 화학적 조성보다도 공기의 실효원자번호와 비슷한 재료인 것이 필요하다. 광전효과가 잘 나타나는 엑스선 영역에서는 다음 식으로 실효원자번호를 계산할 수 있다.

$$\overline{Z} = \sqrt[2.94]{a_1 Z_1^{2.94} + a_2 Z_2^{2.94} + a_3 Z_3^{2.94} \ldots} \tag{4-5}$$

여기서 a_1, a_2는 각각 Z_1, Z_2원소에 대하여 총전자수에 대한 비율이다. 공기의 $\overline{Z}_{air}$는 약 7.64이기 때문에 벽재료는 베클라이트(bakelite), 루사이트(lucite)에 탄소를 전도체로서 도포한 것이나 기타 흑연, 폴리스틸렌 등이 이용되고 있다.

그림 4-11과 같이 용적 dv의 작은 공기의 구가 큰 공기의 구의 중심에 있고, 이것은 광자에 의하여 균일하게 조사되고 있다고 하면 외측의 커다란 구의 반경은 광자와 공기와의 상호작용에 의하여 생긴 2차전자의 최대비정과 같다고 한다.

소용적 dv를 통과 하는 2차 전자수는 외측의 커다란 구보다 적고, 따라서 dv중에 생기는 이온쌍 수도 큰 구보다 적다. 그러나 어느 시간 내에 있어서 외측의 구에서 만들어지는 2차전자에 의하여 dv의 구내에서 생기는 이온쌍 수와 dv 내에서 만들어진 2차전자에 의하여 외측의 구로 생기는 이온쌍 수가 같게 될 때 2차전자평형이 성립되고 있다고 한다.

이때 광자의 조사에 의하여 소용적 dv의 구내에서 음이온의 총전하량 Q[C]이 계측되고, 소용적 dv에서의 공기의 질량 dm[kg]을 알고 있을 때 조사선량 X[C·kg^{-1}]를 알 수 있다.

그림 4-11에 있어서 외측 구의 공기층을 밀도가 큰 고체의 물질로 바꾸고, 이 공기층을 밀도가 큰 고체물질로 바꾸어도 원자수, 원자번호 그리고 광자와 상호작용에 의

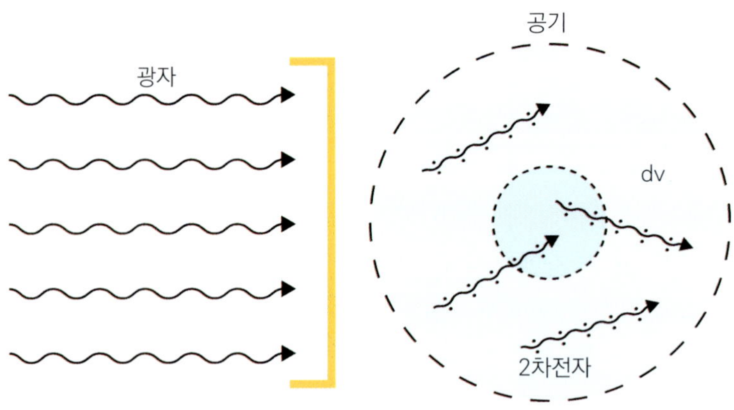

그림 4-11 공기등가벽 공동전리함의 원리

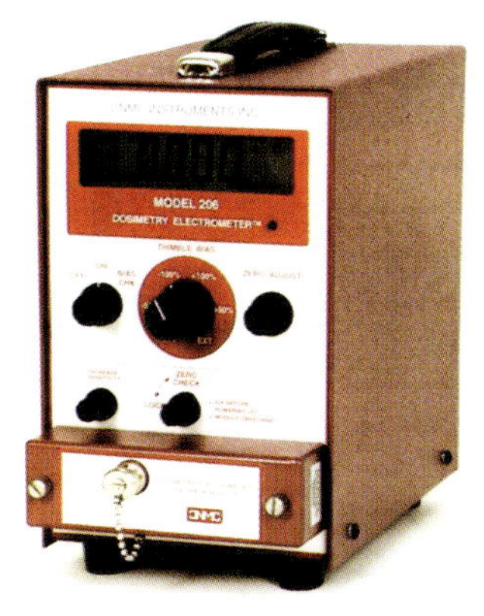

(a) 본체

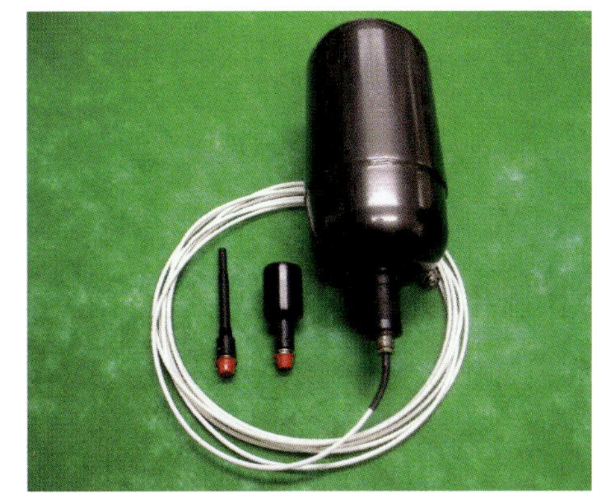
(b) 전리함의 종류

그림 4-12 공동전리함 선량계

하여 생기는 단위질량 당의 2차전자수가 공기층과 같다고 한다. 특히 공기층으로 바뀌는 이 고체물질(고체공기벽)에 의한 밀도효과(density effect)를 무시하고, 고체물질의 두께를 2차전자의 평균비정과 같다고 한다.

이와 같은 조건을 충족한 외측의 공기층에 대한 고체물질을 공기등가물질이라고 하고, 외벽이 이 공기등가물질로 되는 전리함을 공기등가벽 공동전리함이라 한다. 또한 이 전리함은 그 형상에서 지두형 공동전리함라고 부르고 있으며, 자유공기전리함으로 교정되어 조사선량 측정에 많이 사용되고 있는 선량계이다.

여기서 밀도효과라 함은 고밀도의 물질에 전자가 입사하면, 고밀도 물질의 원자간 거리가 기체상의 물질보다 짧기 때문에 전자의 전계에 의하여 원자에 분극현상이 생긴다. 그리고 전자의 비적 근처의 원자는 쿨롱력을 약하게 하고 전자의 에너지 손실을 감소시킨다. 이와 같이 밀도가 큰 물질 내에 전자선이 입사했을 때 질량충돌저지능이 감소하는 현상을 말한다.

(1) 에너지의존성(energy dependence)

자유공기전리함에 있어서 10 [keV] ~ 3 [MeV]까지의 광자에 대하여 광자에너지에 대한 감도변화는 생기지 않는다. 이것은 광자에 대한 에너지 특성이 없는 것을 의미하고, 그것은 W_{air}치가 전 광자에너지에 대하여 일정하기 때문이다. 그러나 지두형 공동전리함에서는 그림 4-11에 있어서 외측의 공기층을 고체물질인 공기등가벽으로 했기 때문에 에너지가 약한 입사광자가 이 벽에서 흡수되어 공동에 도달하는 2차전자수가 적게 된다. 따라서 전리함의 감도가 낮게 되어 광자에너지에 대하여 감도변화가 생기게 되는 것이다. 이것을 공동전리함의 에너지 특성이라고 한다.

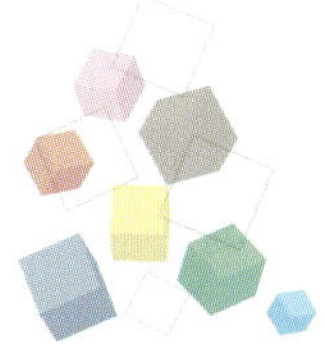

그림 4-13은 지두형 공동전리함에 광자가 균일하게 조사되고 있는 것을 표시하였다. 이 전리함벽은 공기등가물질로 만들어져 있고, 입사광자는 공기등가물질 중에서 광전효과나 컴프턴효과 등의 상호작용에 의하여 2차전자를 방출하여 이 2차전자는 공기 용적 내에서 공기를 구성하고 있는 원자의 궤도전자와의 상호작용에 의하여 이온쌍을 만든다.

이 전리함벽에서 만들어지는 2차전자수는 전리함벽의 두께에 의존하고, 이 벽두께가 2차전자의 최대비정과 같을 때, 최대의 이온쌍 수가 만들어져 이것에 의하여 최고의 감도를 갖는 지두형 공동전리함이 된다.

한편 공기등가벽이 너무 두꺼우면 입사광자는 공기등가벽에서 감약되어 2차전자가 적게 되어 전리함의 감도가 낮게 된다. 그리고 공기등가벽 두께가 이 벽에 의하여 만들어지는 2차전자의 최대비정과 같다고 했을 때, 전리함은 최대전리량이 얻어지고 최고의 감도가 되고, 입사광자의 에너지에 대하여 이상적인 공기등가벽 두께의 전리함이라 할 수 있다.

이와 같이 지두형 공동전리함은 측정하는 광자에너지에 대응하여 2차전자의 최대비정과 같은 벽두께로 될 수 있도록 공기등가벽 두께를 변화시켜 사용하지 않으면 안된다.

방사선치료에 사용될 수 있도록 하는 고에너지 광자의 경우 전리함의 벽두께와 2차전자의 최대비정을 같게 하기 위하여 아크릴로 만들어진 빌드업 캡을 지두형 공동전리함에 장착하여 사용한다. 그러나 진단영역의 저에너지에 대해서는 벽두께에 맞는 빌드업 캡을 하나하나 장착하여 측정하는 것은 불가능하다.

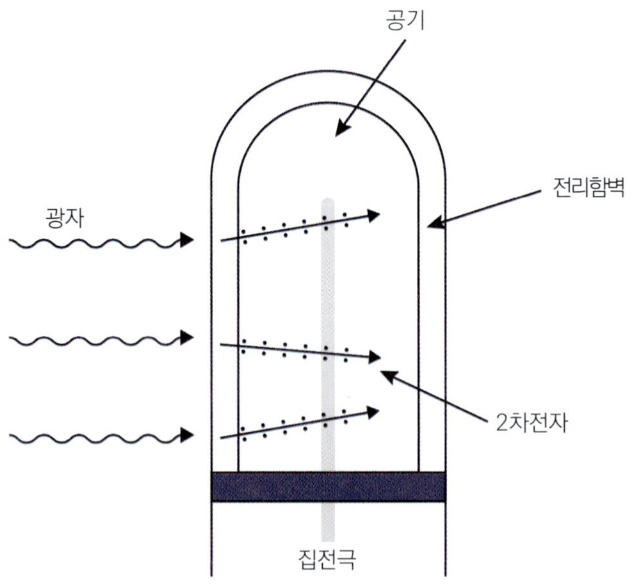

그림 4-13 **지두형 공동전리함**

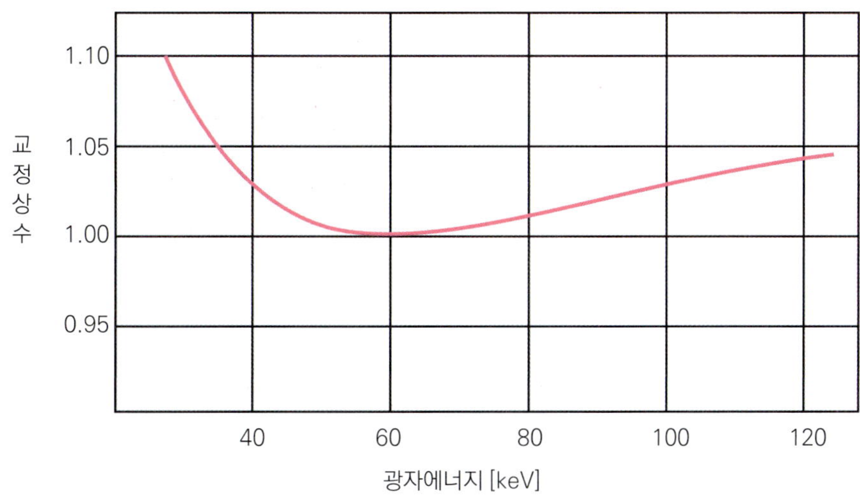

그림 4-14 **지두형 공동전리함의 에너지 특성**

이 때문에 입사 엑스선 에너지에 대해서는 교정상수를 사용하고 있다. 표준선량계인 자유공기전리함과 지두형 공동전리함과 동일 광자에너지로 동일 선량(률)을 조사하여 이때의 자유공기전리함의 지시치를 M_1, 지두형공동전리함의 지시치를 M_2로 했을 때, 광자에너지에 있어서의 지두형 공동전리함의 교정상수(calibration factor : N_0)는 다음 식으로 얻어진다. 또 이 교정상수의 역수를 감도(sensitivity)라 한다.

$$N_0 = M_1/M_2 \tag{4-6}$$

그림 4-14는 어떤 지두형 공동전리함에 있어서의 광자에너지 20~120 [keV]에 대한 교정상수를 표시한 것이며, 선량계측에 사용되는 각 지두형 공동전리함에는 이와 같은 교정상수는 구입 시에 첨부되어 있으며, 구입 후 정기적으로 자유공기전리함의 감도를 비교 교정을 하지 않으면 안된다.

그리고 어떤 광자에너지의 조사선량을 구하는 데는 먼저 그 광자 선속의 반가층으로부터 실효에너지를 구하고, 그 실효에너지에 대한 교정상수 N_0를 그림 4-14에 표시한 교정상수 곡선에서 구해야 한다. 그리고 동일한 실효에너지의 광자를 조사했을 때, 지두형 공동전리함의 지시치 M이 얻어지면, 이때의 조사선량 X는 아래 식으로 얻어진다.

$$X = M \cdot N_0 \text{ (단 } N_0 = M_1/M_2) \tag{4-7}$$

방사선치료에 사용될 수 있는 3 [MeV]까지의 고에너지 광자의 조사선량을 계측할 때에는 지두형 공동전리함의 벽두께에 대하여 2차전자평형의 조건이 충족될 수 있도록

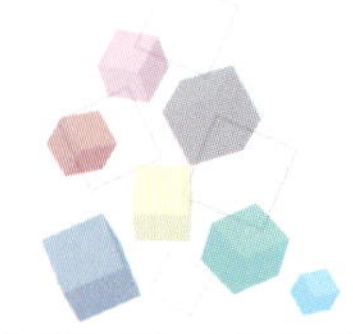

빌드업 캡이 장착되어 있으면, 광자에너지가 변하여도 ^{60}Co 감마선으로 교정된 ^{60}Co 교정상수 N_c가 사용된다.

이것은 2차전자평형이 충족되어 있으면 이 영역의 광자 에너지에 대한 지두형 공동전리함은 에너지 특성의 변동이 매우 적다.

이와 같이 방사선치료 영역의 고에너지 광자의 조사선량을 측정했을 때, 지두형 공동전리함의 지시치 M이 얻어지면 조사선량 X는 다음 식으로 얻어진다.

$$X = M \cdot N_c \qquad (4\text{-}8)$$

(2) 대기압과 기온의 보정(atmospheric correction)

전리함의 공동이 밀봉되어 있으면 장기간에 걸쳐 전리함을 사용함으로써 공동내의 공기를 구성하고 있는 원자가 2차전자의 전리에 의하여 파괴되어 선량계의 감도는 점차 내려간다.

이 현상을 없애기 위해 그림 4-15에 표시한 바와 같이 지두형 공동전리함에는 공기가 통하는 구멍이 있으며, 이 때문에 측정시의 대기조건(기온, 기압)의 변화에 따라 공동내의 공기질량(분자수)이 다르게 되므로 선량계에 감도차가 생긴다.

이것은 대기의 온도가 상승하면 공동내의 공기의 팽창에서 일정의 용적을 갖는 공동내의 공기질량이 적게 되어 선량계의 감도가 저하한다. 일반적으로 기압이 높게 되면 공동내의 공기질량이 크게 되어 선량계의 감도가 상승한다는 것을 의미한다.

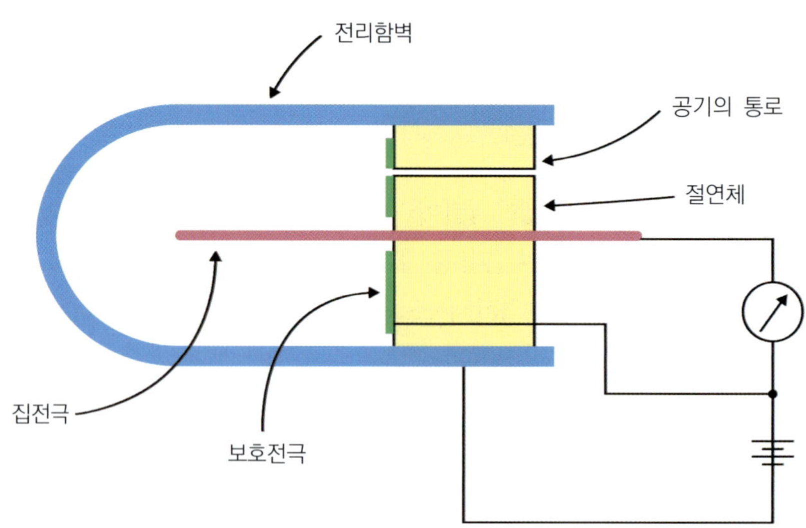

그림 4-15 **지두형 공동전리함의 구조**

이 대기조건의 변화에 따른 전리량(선량치)의 변화에 대한 보정은 Boyle-Charles의 법칙을 이용하며, 지두형 공동전리함을 자유공기전리함으로 교정했을 때의 기온을 T_1[℃], 기압을 P_1[kPa]로 하고, 차후에 이 지두형 공동전리함을 사용하여 계측할 때의 기온을 T_2[℃], 기압을 P_2[kPa]로 했을 때, 대기조건의 변화에 따르는 보정계수 k_{atmo}를 다음 식으로 표현한다.

$$k_{atmo} = \left(\frac{273 + T_2}{273 + T_1} \times \frac{P_1}{P_2} \right) \tag{4-9}$$

(3) 이온 재결합(ionic recombination)

광자를 지두형 공동전리함에 조사하면 전리함 벽에서 2차전자가 생겨 이것이 공동 내에서 공기를 구성하는 원자의 궤도전자와 충돌하여 이온쌍을 만들고, 전하량 Q가 생성된다. 그러나 실제에는 광자의 조사에 의하여 생성된 전하량 Q보다 적은 전하량 Q가 이 전리함의 전류계로 계측되고 있다.

이와 같이 전하량이 적게 되는 원인은 공동 내에서 2차전자에 의하여 전리된 이온쌍이 집전극이나 전리함벽에 이동하는 도중에 다른 이온쌍과 재결합하여 중성의 원자나 분자에 되돌아가는데 있다. 이 현상을 이온 재결합이라 하고 이것은 전리함의 집전극에 인가되는 인가전압이 낮을 때나 펄스방사선과 같이 매우 선량율이 높을 경우에 발생된다.

이온 재결합에 의한 측정오차를 줄이기 위해서는 인가전압을 높이는 방법이 일반적으로 행해지고 있으나 인가전압을 너무 높이게 되면 이온 수집영역이 전리함영역에서 비례영역으로 이동한다.

비례영역에서의 측정은 2차전자에 의하여 생성된 이온쌍이 전극으로 이동될 때 높은 운동에너지를 갖게 되어 전리이온이 공동의 공기를 구성하는 원자의 궤도전자와 충돌하여 다시 많은 이온쌍을 생성하게 되므로 2차전자평형이 성립되지 않으며 조사선량의 정의에 기준한 전리량을 측정할 수 없게 된다.

이 이온 재결합의 보정은 Boag의 이론식이 유명하며, ICRP Report 34에서도 보고되고 있다. 지금부터 이온 재결합에 의한 보정계산에 대하여 광자를 지두형 공동전리함을 사용하여 계측할 경우를 중심으로 설명한다.

이온재결합보정계수(ion recombination correction factor : k_{ion})의 역수를 이온수집효율(collection efficiency : f)이라 하고, 이온수집효율과 전하량과의 관계를 다음 식으로 표현한다.

$$f = Q_1/Q \tag{4-10}$$

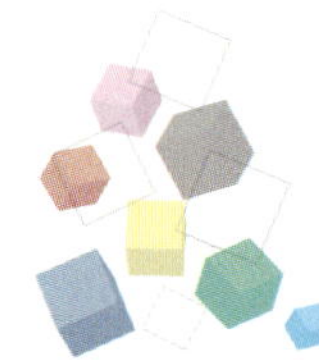

여기에서

Q : 조사선량의 정의에 바탕으로 만들어지는 전하량[C]

Q_1 : 전리함의 전류계에 의하여 계측되는 전하량[C]

① 인가전압이 변화하는 경우

동일한 조사선량(율)의 조사에서 전리함의 인가전압 V일 때에 전리함 지시치를 M_1, 인가전압 V/2일 때에 전리함 지시치를 M_2으로 했을 때, 전리함 지시치의 변화율 M_0의 관계를 다음 식으로 표현한다.

$$M_0 = (M_1 - M_2)/M_1 \tag{4-11}$$

그 결과 변화율 M_0가 0.05 이상이라면 인가전압을 약간 올려서 재차 지시치의 변화율을 측정하여야 한다. 또 이때에 이온수집효율 f를 다음 식으로 표현한다.

$$f \fallingdotseq (1 - M_0) \tag{4-12}$$

② 인가전압이 변화하지 않는 경우

ⓐ 선량율이 일정한 경우

^{60}Co 감마선과 같이 선량율이 일정한 광자에 대한 이온수집효율을 다음 식으로 표현한다.

$$f = \frac{1}{1 + \frac{1}{6}\varepsilon^2} \tag{4-13}$$

지두형 공동전리함에 대하여

$$\epsilon = k_1 \frac{[(r_1 - r_2)k_{cyl}]^2 \sqrt{q_1}}{p} \tag{4-14}$$

여기에서

k_1 : ≒ 30.0(광자의 경우)

r_1: 지두형 공동전리함 공동의 내경반경[cm]

r_2: 지두형 공동전리함 집전극의 반경[cm]

k_{cyl} : r_1과 r_2를 인자로 한 등가전극간격[cm](그림 4-16)

q_1 : 전리함에 매초 수집되고 있는 전리밀도[$esu \cdot cm^{-3} \cdot s^{-1}$]

$2.58 \times 10^{-4}[C \cdot kg^{-1}] = 1[esu \cdot cm^{-3}]$

p : 전극간 전압[V]

ⓑ 펄스 엑스선의 경우

1펄스당 1[cm^3]에 발생하는 전리밀도를 q_2로 하면, 이온수집효율 f의 관계를 다음 식으로 표현한다.

$$f = (1/u)\ln(1+u) \tag{4-15}$$

$$u = k_2 \cdot q_2 \cdot d^2/p \tag{4-16}$$

여기에서

$k_2 \fallingdotseq 1000$

q_2 : 펄스당 1 [cm^3]에 발생하는 전리밀도[$esu \cdot cm^{-3} \cdot pulse^{-1}$]

p : 인가전압[V]

d : 전극간격[cm]($d = (r_1 - r_2)k_{cyl}$)

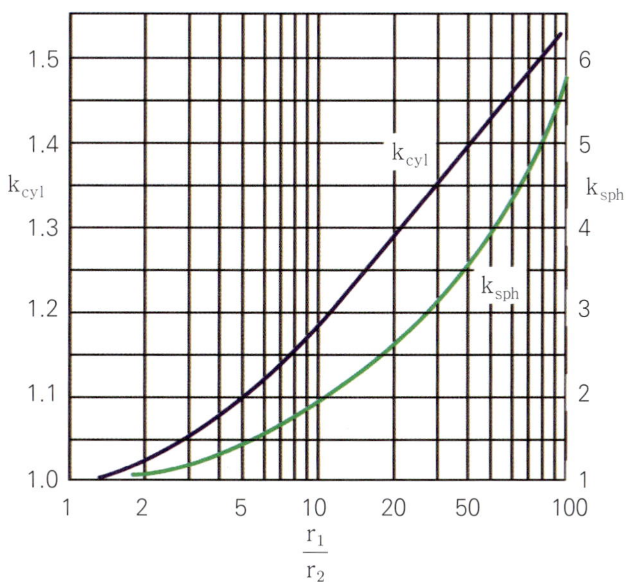

▼ 그림 4-16 등가전극간격(k_{cyl}) 곡선

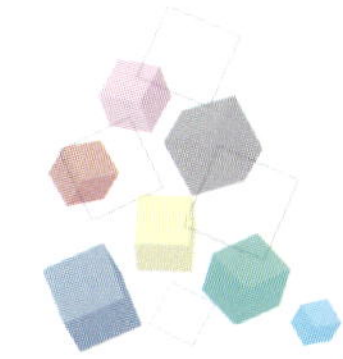

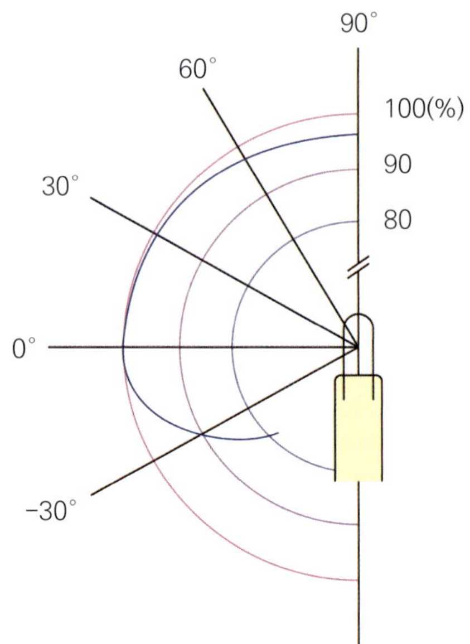

그림 4-17 지두형 공동전리함의 방향의존성

(4) 방향특성

그림 4-17에 지두형 공동전리함의 집전극에 대하여 직각으로 광자가 입사되었을 때 조사선량의 감도를 1.0으로 하여 광자의 각 입사각에 대한 전리함의 감도를 표시하고 있다. 특히 Stem 방향으로 광자가 입사할 때 선량계의 감도가 나쁘게 된다.

6) 콘덴서전리함

공동전리함의 한 종류로 적산선량을 측정하는데 사용하는 콘덴서전리함(condenser ionization chamber)이 있다. 공동전리함은 일종의 공기콘덴서라고 생각할 수 있기 때문에 여기에 외부에서 전하를 충전한 후 엑스선 조사를 하면 공동중에서 엑스선 조사에 의해 생성된 이온쌍으로부터 충전 전하는 소실된다. 이 소실 전기량을 측정하면 조사선량의 적산값을 알 수 있다.

표준상태에서의 공기 $v[m^3]$의 전리함에 있어서 $X[R]$의 조사에 의해 $Q[C]$의 전기량이 소실되면, 조사선량 X는 다음 식으로부터 구할 수 있다.

$$X = \frac{Q}{v \cdot \rho_{air}} \cdot \frac{1}{2.58 \times 10^{-4}} = 3 \times 10^3 \frac{Q}{v} [R] \tag{4-17}$$

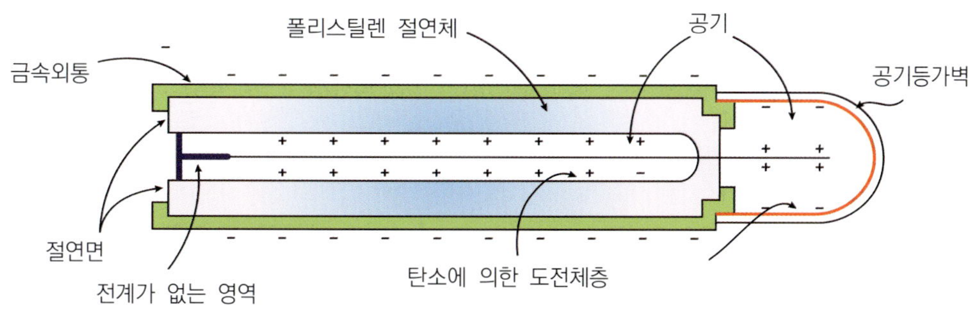

그림 4-18 콘덴서전리함의 단면

단, ρ_{air}는 표준상태에서의 공기밀도(1.293 [kg/m^3])이다.

그림 4-18은 대표적인 Victoreen회사의 콘덴서전리함이다. 이것은 우측의 전리함 부분과 좌측의 콘덴서 부분으로 되어 있고, 콘덴서 부분은 고절연체(폴리스틸렌)로 되어 있고, 가운데 부분의 내면에 도전성 피막을 도포하고, 집전극에 접속시킨다. 또 절연체의 외측은 금속외통으로 덮고, 전리함벽 안쪽의 전극과 접속되어 있기 때문에 절연체로 된 콘덴서를 형성한다. 이 부분은 전리함 부분에 비하여 폴리스틸렌의 유전율이 공기보다 크고, 표면적이 크기 때문에 정전용량이 크다. 이것에 엑스선을 조사하면 전리함 부분에서는 이온쌍의 생성에 의해 충전 전기량의 소실이 일어나지만 좌측은 금속외통으로 덮여 있고, 더구나 중앙의 빈 공간에는 전계가 없기 때문에 이온쌍의 수집은 이루어지지 않고 전리 용적으로는 작용하지 않는다. 따라서 전리함 내의 전리전하만이 측정된다.

(1) 전리함의 감도

전리용적 v[m^3], 전체의 정전용량 C[F]를 갖는 콘덴서전리함에 X[R]의 엑스선 조사를 했을 때, 발생된 이온쌍에 의한 전기량 Q는 식 (4-17)에 의해

$$Q = \frac{v \cdot X}{3 \times 10^3}[C] \qquad (4\text{-}18)$$

이 전기량에 의해 일어난 전리함 내의 전압강하는 $V = Q/C$를 인용하여 정리하면 $V = v \cdot X/(3 \times 10^3 \cdot C)$[V], 그리고 1[R]의 엑스선 조사에 의해 생긴 전압강하를 전리함의 감도 S[V/R]라 하면

$$S = \frac{v}{3 \times 10^3} \cdot \frac{1}{C}[V/R] \qquad (4\text{-}19)$$

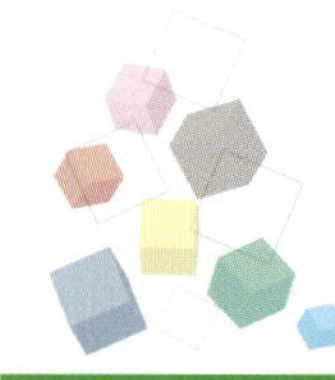

이것에 의해 콘덴서전리함의 감도를 높이기 위해서는 가능한 전리용적을 증가시키고, 정전용량을 감소시킬 필요가 있다. 실제 저선량의 측정에서는 감도를 증가시키기 위해서 그림 4-18의 콘덴서 부분을 제거하고, 전체를 전리용적으로 하는 경우가 있으며, 한 예로 개인피폭선량 측정에 이용하는 포켓전리함이 있다. 또 고선량의 측정에는 감도를 저하시키기 위해서는 그림 4-18과 같이 전리용적을 작게 하고, 병렬로 콘덴서 부분을 장착하여 전체의 정전용량을 증가시킨다.

(2) 전기량의 측정

일반적으로 전기량의 측정에 대해서는 $V = Q/C$로부터 엑스선 조사에 의한 소실전기량을 측정하는 대신에 전압강하 V를 측정하는 방법을 취한다. 충전전압 측정에는 전압계와 같은 임피던스가 낮은 계기로는 측정할 수 없기 때문에 Lauritsen형 전위계를 이용한다. 이것은 얇은 검전기의 일종으로 상당히 가느다란 백금사의 편위량을 눈금으로 하는 현미경으로 판독하는 방식이다. 따라서 측정시에는 전류는 전혀 흐르지 않기 때문에 충전전하의 소실도 없다. 그러나 전위계에는 상당한 정전용량이 있기 때문에 전리함을 접속했을 때, 측정계를 포함한 전체의 용량이 변한다.

전리함의 정전용량을 C, 전위계의 용량을 C_e로 하고, 전리함에서의 최초의 충전전압을 V_0, 엑스선 조사 후의 전압을 V라고 하면, 엑스선 조사에 의해 소실된 전기량 Q는

$$Q = C(V_0 - V) \tag{4-20}$$

한편 이 전리함을 V_0까지 충전시킨 상태에서 전위계로 접속할 때 관측되는 전위 V_f는

$$V_f = \frac{CV + C_e V_0}{C + C_e} \tag{4-21}$$

위의 두 식에 의해 V_f와 Q의 관계를 구하면

$$Q = (V_0 - V_f)(C + C_e) \tag{4-22}$$

따라서 $C + C_e$는 일정하기 때문에 $V_0 - V_f$, 즉 전위계에서의 전압강하분을 측정하면 V를 알지 못해도 전기량 Q를 구할 수 있다. Q를 측정하면 조사선량이 결정된다.

Lauritsen 검전기는 전리함 자체에 전위계를 장착한 일체형이며, 주로 개인피폭선량 측정용으로 사용되는 포켓 선량계가 이러한 종류의 측정기이다. Lauritsen 검전기의 구조는 그림 4-19와 같이 전리함 내에 절연물로 작은 전위계부가 설치되어 있다.

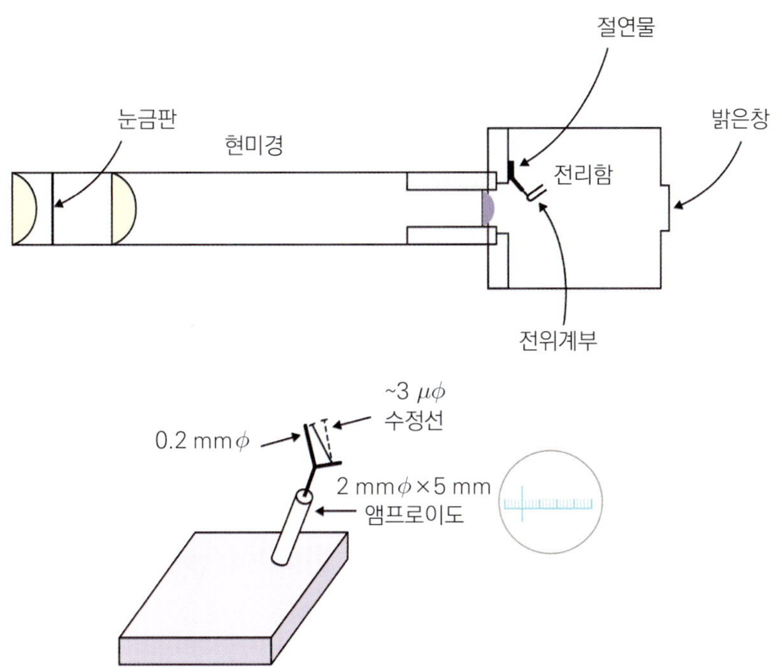

▼ 그림 4-19 **Lauritsen 검전기의 구조**

전위계는 반구형의 검전기로, 가동 부분은 직경 2~3 [μm](길이 1 [cm] 전후)의 수정사에 금도금을 한 매우 소형이며, 이 가동부분의 선단에 직각으로 작은 지침이 붙어 있어 이 이동을 배율 50배의 현미경으로 관측한다. 방사능 측정용의 것은 전리함의 아래에 창이 있고, 그 하부에 시료가대가 붙어 있으며, 창에는 필터를 붙여 놓았다.

Lauritsen 검전기형의 포켓 선량계는 전리함이 작고 현미경부와 하나로 되어 있는 만년필형이 있다. 보통 이 종류의 전위계의 충전전압은 최고 200 [V] 정도이며, 정전용량은 0.2 [pF] 정도로 매우 작다.

7) 전리전류 측정회로

공동전리함을 이용하여 조사선량을 측정하는 경우 그 전리전류는 $10^{-10} \sim 10^{-14}$ [A]로 매우 미소전류이다. 예를 들면 표준상태의 공기 1 [cm^3] 체적을 갖는 공동전리함에 1 [$R/_{min}$]의 엑스선을 조사하면 흐르는 전리전류는

$$2.58\times10^{-4}[C/kg\cdot min]\times1.293[kg/m^3]\times10^{-6}[m^3]\times\frac{1}{60[s/min]} \tag{4-23}$$
$$=5.6\times10^{-12}[A]$$

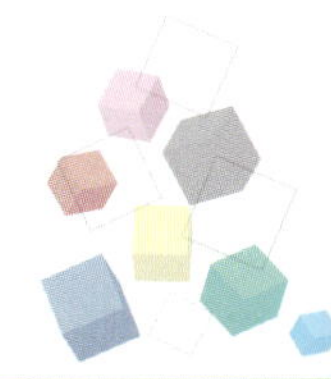

따라서 이것을 전기계기로 검출하기 위해서는 고절연과 고증폭률의 회로가 요구되고, 보통 직류증폭회로 또는 진동용량증폭회로가 사용된다.

(1) 직접결합 직류증폭기

식 (4-23)의 계산에서도 알 수 있듯이 공동전리함에서의 전리전류는 pA 정도의 미소전류이기 때문에 높은 직류증폭이 요구된다. 그림 4-20은 전치증폭기의 원리를 나타낸 것으로 이온수집 전원 E에 의해 전리전류 I는 고저항 R을 흐르므로 그 양단에는 전압강하가 생긴다. 이 전압은 고입력 임피던스를 지닌 FET에 의해 증폭된다.

여기서 $R = 10^{12}$ [Ω]으로 하고, 이것에 10^{-12} [A]의 전리전류 I가 흐른다면, 저항의 단자 전압은 1 [V]가 된다. FET의 입력 임피던스, 즉 GS 사이의 저항이 저항 R에 비하여 매우 높은 경우는 문제는 없지만 이것이 R의 값에 가깝거나 또는 작게 되는 경우에는 전리전류의 일부는 I_L로 되어 저항 R을 분류하기 때문에 가장 빠른 R의 단자 전압은 올바른 값을 나타내지 못하게 된다. 따라서 전치증폭기의 입력 임피던스는 저항 R에 비하여 매우 높게 하지 않으면 안된다.

FET은 보통 10^{16} [Ω] 정도의 높은 입력 임피던스를 갖고 있지만 먼지가 부착되거나 습도가 높은 환경에 두면 급격히 임피던스가 저하되기 때문에 점선으로 지정된 부분은 특히 먼지를 제거하고 습도를 낮게 하지 않으면 안된다. 이를 위해 일반적으로는 공동전리함 probe는 항상 건조기 내에 보관하는 것이 좋다.

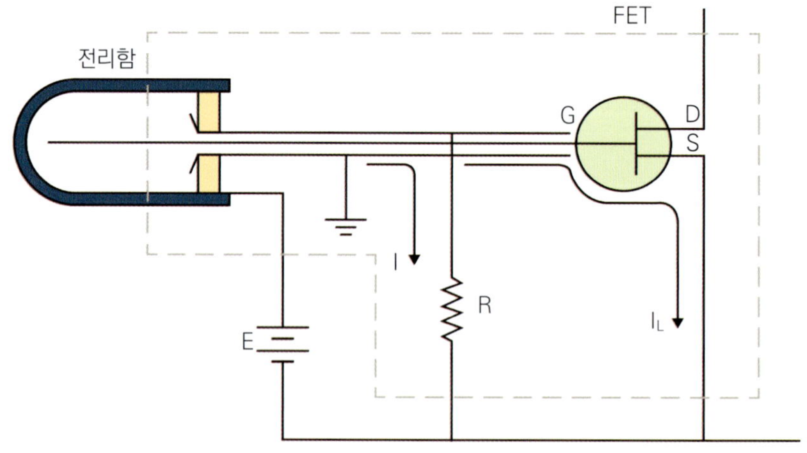

그림 4-20 **전치증폭기의 원리**

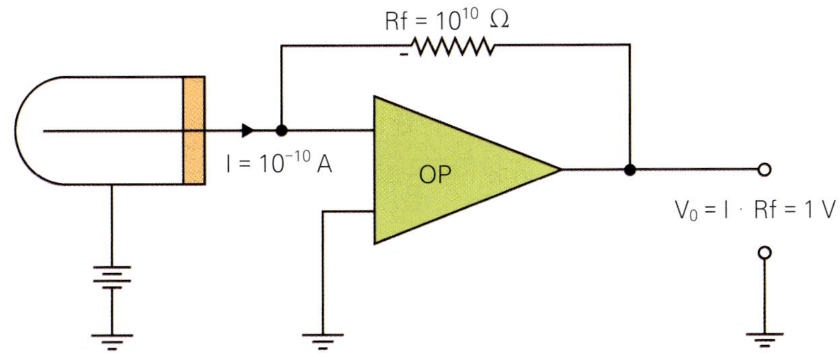

그림 4-21 OP 앰프에 의한 직류증폭원리

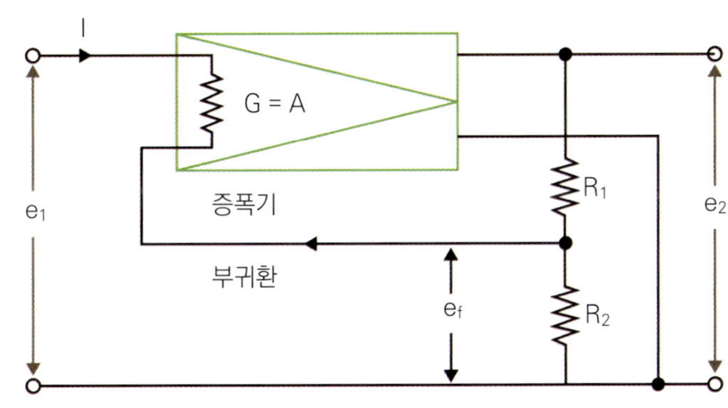

그림 4-22 부귀환증폭기의 원리

이상은 증폭원리를 설명한 것이지만 실제에서는 그림 4-21에 나타낸 것과 같이 OP 앰프로 손쉽게 증폭할 수 있다. 물론 OP앰프에 있어서도 입력 임피던스는 매우 높은 종류를 선택할 필요가 있다. OP앰프는 이상증폭기라고도 부르며 일반적으로 입력 임피던스는 매우 높고, 입력단전위는 거의 접지전위를 유지하기 때문에 영전위 측정을 필요로 하는 전리전류 측정에 매우 적합하다.

한편 입력과 출력의 직선관계를 중요하게 하는 계측회로 등에 직류증폭기를 이용하는 경우에는 부귀환회로가 자주 이용된다. 그림 4-22는 부귀환 증폭기의 원리를 나타낸 것으로 출력의 일부 또는 전부를 입력으로 되돌리는 것을 귀환이라고 하며, 특히 위상을 반전시켜 부의 형태로 되돌리는 것을 negative feedback이라고 말한다. 이제 출력전압을 e_2라고 하면 귀환전압 e_f는 $e_f = [R_2/(R_1+R_2)]e_2$가 되며, 이때의 저항비를 귀환율 β라고 한다. 계측회로에서는 $R_1 = 0$으로 하여 100 % 부귀환으로서 동작시키는 것이 많다. 증폭기의 증폭률을 G라고 하면 귀환을 포함한 회로 전체의 증폭률 A는

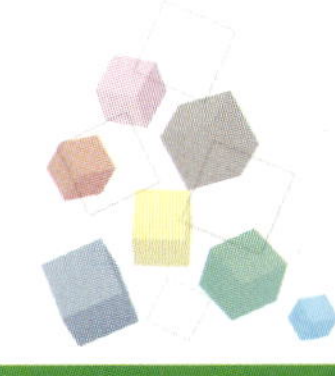

$$A = e_2/e_1 = G/(1+\beta G) \qquad (4\text{-}24)$$

β=1에서는 100 % 부귀환되어 A≒1이 되기 때문에 증폭되지 않지만 출력 임피던스는 낮기 때문에 메타를 충분히 동작시킬 수 있다. negative feedback 회로를 이용하면 다음과 같은 이점이 있다.

첫째, 증폭기의 증폭률 G가 변하여도 회로 전체의 증폭률은 그 변화량이 $1/(1+\beta G)$로 감소한다.
둘째, 입력 임피던스는 $(1+\beta G)$배로 증가하고, 미소전류의 증폭에 적합하다.
셋째, 입출력관계의 직선범위가 넓기 때문에 넓은 영역에서 측정이 가능하다.
넷째, 입력측의 시정수가 1+G배로 감소한다.

그림 4-23은 직접결합 직류증폭기의 한 예이다. 점선을 사이에 두고 좌우대칭이고, 차동증폭기로서 동작하는 동시에 출력과 저항 R의 하단이 접속되며, negative feedback 회로로 되어 있다.

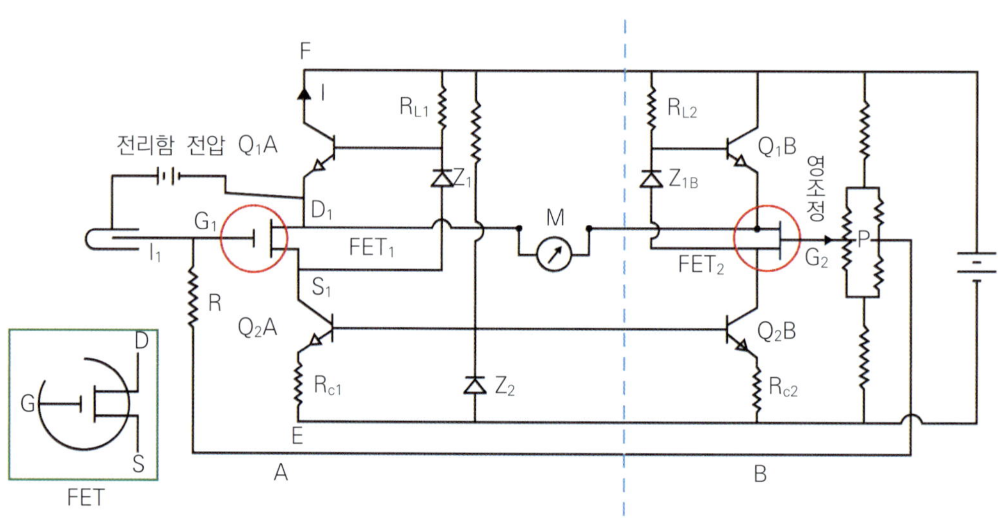

그림 4-23 FET 트랜지스터를 이용한 직류증폭회로

(2) 진동용량증폭기

직류증폭기의 결점은 드리프트(drift)가 제거되지 않고 증폭도를 너무 크게 한다는 것이다. 특히 영 드리프트(zero-drift)는 직류증폭으로는 완전히 제거되지 않는다. 그래서 고려한 것이 진동용량증폭기(vibrating reed amplifier)이며 그 기본은 그림 4-24에 나타내었다. 이것은 직류의 전리전류를 일단 교류로 변환하여 교류증폭을 하고, 다시 한번 직류로 정류하여 부귀환시켜 동시에 출력으로 나오게 하는 방법이다.

그림 4-24의 Q점에 들어갔던 직류전압은 콘덴서의 극판이 진동함에 따라 정전용량도 같은 주파수로 진동하고, V=Q/C에 의해 단자전압이 진동하여 교류가 된다. 극판의 진동에는 교류 자석이 이용되고, 진동수는 약 500 [Hz] 정도이다. 그래서 약 500 [Hz]의 교류전압으로 교류증폭 되지만 이 경우의 증폭도는 직류증폭보다는 훨씬 크다. 게다가 변환된 교류주파수에 증폭의 대역폭을 공진회로로 제한해 두면 잡음을 제거할 수 있다.

또 증폭도가 크기 때문에 미소선량의 측정이 가능한 반면, 진동콘덴서부의 치수가 크기 때문에 전리함에 접근시켜 probe 속에 넣는 것이 불가능한 결점이 있다.

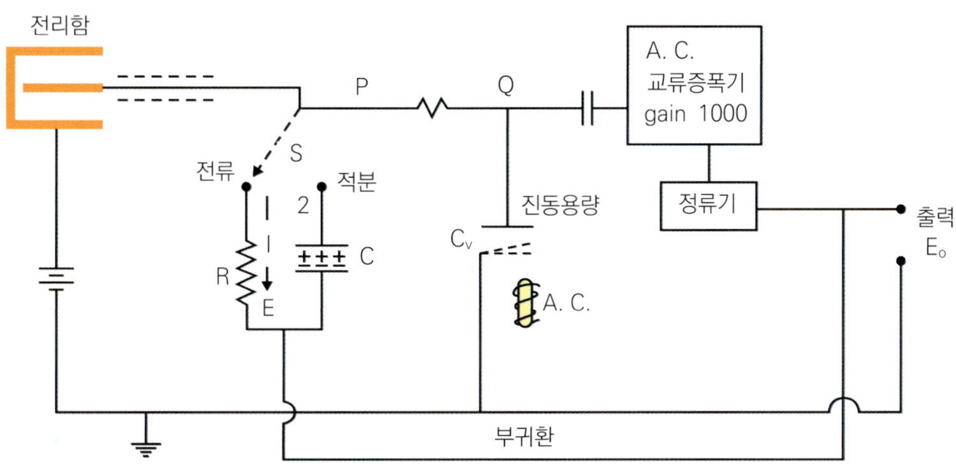

▶ 그림 4-24 진동용량증폭기의 기본회로

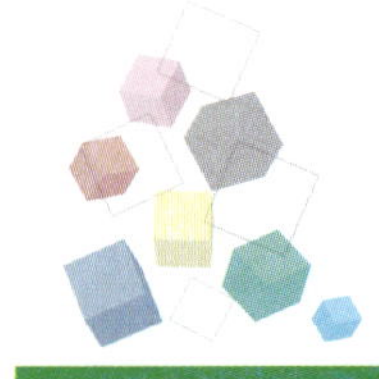

2. 흡수선량

흡수선량은 물질내의 단위질량당 흡수되는 방사선에너지를 나타내고, 그 단위는 Gy이다.

1) Bragg-Gray의 공동이론

흡수선량 측정의 기본 이론으로서 Bragg와 Gray에 의한 공동이론(cavity theory)이 있다. 그림 4-25와 같이 물질 중에 기체가 채워진 작은 공동이 있다고 가정하며, 이 공동의 크기는 물질 중에 공동을 삽입해도 2차전자의 수나 분포상태가 변화를 받지 않는 작은 공동이라야 한다. 따라서 공동을 통과한 모든 2차전자는 주위의 물질 중에서 생성된 것이라고 생각할 수 있다.

공동내 기체에서 생성된 이온쌍의 수를 J_g [이온쌍/kg], 기체내에서 한 쌍의 이온쌍을 만드는데 필요한 평균에너지를 W [J/이온쌍]로 하면, 공동 기체 1 [kg]당 주어진 에너지 E_g[Gy]는

$$E_g = J_g \cdot W \qquad (4\text{-}25)$$

그리고 공동이 없을 경우 그 중심부에서의 물질 중의 흡수에너지를 E_m[Gy]이라 하면, E_g와 E_m의 비율은 기체와 물질과의 질량저지능 비에 관계한다. 즉

$$\frac{E_m}{E_g} = \frac{S_m}{S_g} \qquad \frac{S_m}{S_g} = S_g^m \qquad (4\text{-}26)$$

S_g^m은 기체에 대한 물질의 질량저지능비(mass stopping power ratio)를 나타낸 것이다. 그래서 물질 1 [kg]당 흡수에너지 E_m은

$$E_m = J_g \cdot W \cdot S_g^m \qquad (4\text{-}27)$$

W 와 S_g^m은 측정조건이 정해진다면 정수가 되기 때문에 공동 기체내에서의 전리전류 J_g의 측정을 통해 물질 중의 흡수에너지를 측정할 수 있다. 일반적으로 W를 eV 단위로 환산하면, 1 [eV] = 1.6×10^{-19} [J]에 의해 J단위로 환산된다.

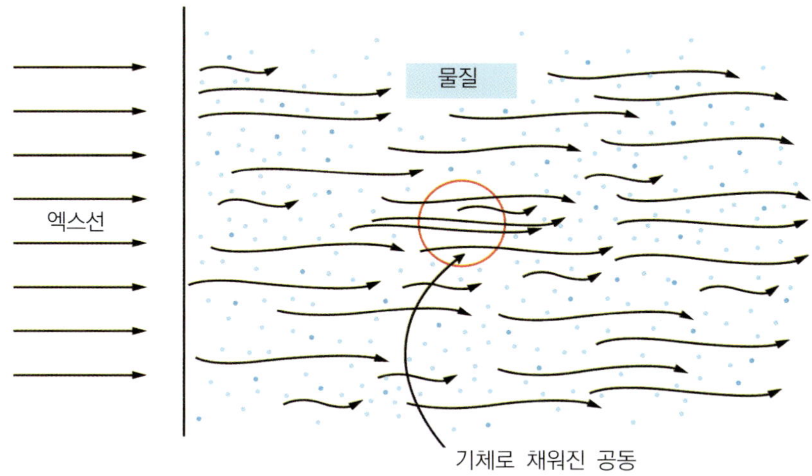

▼ 그림 4-25 **공동 이론에 의한 흡수선량 측정원리**

또 J_g[이온쌍/kg]는 하나의 이온쌍의 운반 전기량이 1.6×10^{-19} [C]이고, 1 [A] = 1 [C/s]이기 때문에, 전리전류의 측정에서 J_g를 구하는 것이 가능하다. 이와 같은 흡수선량측정법을 Bragg-Gray의 공동이론이라고 하고 엑스선 또는 감마선 뿐만 아니라 모든 방사선에 적용된다. 또 하전입자평형이 성립되지 않는 build up영역이나 뼈와 연부조직의 경계영역 등의 흡수선량도 이 방법으로 측정할 수 있다.

2) 외삽형 전리함

Bragg-Gray의 공동이론을 실현시킨 측정기가 외삽형 전리함(extrapolation chamber)이다. 공동 이론에 의하면 공동의 크기는 2차전자의 장을 산란시키지 않는 정도의 미세한 것이어야 하며, 이 조건을 실현시키기 위해서 공동체적을 영으로 해야 하지만 영으로는 전리전하의 측정이 불가능하다. 그래서 그림 4-26과 같이 평행평판형 전리함의 상하에 측정해야 할 팬톰을 두고, 전극간격을 여러 가지로 변화시킴에 따라 여러 종류의 전리체적으로 측정이 가능하다.

전극간격을 서서히 작게 했을 때의 단위질량당의 전리전류(J_g)를 그래프에 기록하면 전리체적의 크기는 대부분 일정치를 취하지만 작게 됨에 따라 변화를 받는다.

그러나 체적 영까지의 측정은 할 수 없기 때문에 실험 가능한 최소치까지 구하고 그 후는 그래프 상에서 외삽함에 따라 근사적으로 전리체적 영에서의 전리전류가 구해진다. 이 값은 앞서 기술한 공동 이론의 조건을 만족시킨 값이라고 생각하는 것이 가능하다.

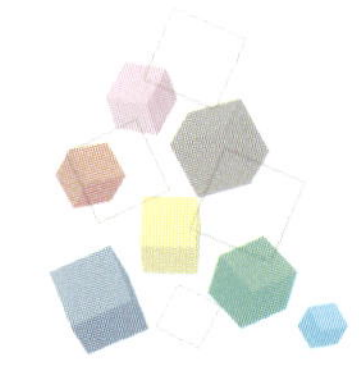

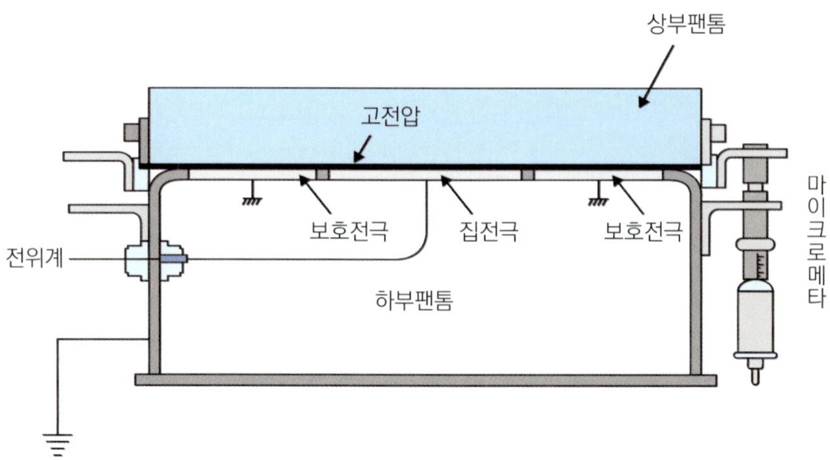

그림 4-26 **외삽형전리함의 원리**

전극간격을 변화시키는 대신에 전리체적을 일정하게 유지하고 내부의 기체압력을 변화시키는 방법도 이용된다.

외삽형전리함은 조직내 흡수선량의 측정 외에도 입사면의 벽을 매우 얇게 할 수 있기 때문에 표면흡수선량이나 다른 2종류의 물질의 경계면에서의 흡수선량 측정도 가능하다. 그렇지만 이 선량계는 실험실용으로 일상적인 선량측정에는 적합하지 않다.

3) 공동전리함에 의한 흡수선량 측정법

물질 중에 공동전리함을 삽입하여 얻어진 조사선량 또는 전리전하량으로부터 흡수선량 Gy(rad)로 계산에 의해 변환하는 방법이 자주 이용된다.

(1) R단위 적용범위 내에서의 측정

먼저 R단위가 적용되는 에너지영역(주로 3 [MeV] 미만)에서의 흡수선량 측정을 생각해 볼 수 있다.

즉 공기등가물질 중에 공기가 가득 찬 미소(微小)공동을 가정한다면 이 공동영역에서는 전자평형이 성립하고 있다고 할 수 있다. 이 공동을 광자에 의해 X[C·kg^{-1}] 조사했을 때의 공기의 흡수선량 D_{air}[Gy]를 계산하면, W_{air}[J]를 이용하여 다음 식으로 된다.

$$D_{air} = X\frac{W_{air}}{e} \qquad (4\text{-}28)$$

여기서 $W_{air} = 33.7[eV]$를 이용하여 공기에 X[R] 조사한 경우의 D_{air}를 계산하면

$$\begin{aligned} D_{air} &= 2.58 \times 10^{-4} X [C/kg] \times \frac{33.97[eV] \times 1.6 \times 10^{-19}[J/eV]}{1.6 \times 10^{-19}[C]} \\ &= 0.87 \times 10^{-2} X [Gy] = 0.87 \times X [rad] \end{aligned} \quad (4\text{-}29)$$

여기서 공기에 의한 흡수에너지로부터 물질 중에서의 흡수에너지로 변환할 필요가 있다. 이때 사용하는 조사선량계의 벽은 공기와 같은 등가의 재료로 만들고 평형두께로 되었을 때의 지시치를 M으로 한다. 조사선량계의 지시치 M에 대한 교정상수를 N_c라고 하면 $X = MN_c$가 된다.

표 4-1 인체 조직의 흡수선량 변환계수(f_{med}) [Gy/C·kg⁻¹]

광자에너지 [MeV]	$f_{med} \equiv 33.97 \frac{(\mu_{en}/\rho)_{med}}{(\mu_{en}/\rho)_{air}}$		
	물/공기	뼈/공기	근육/공기
0.010	35.52	137.9	36.03
0.015	34.63	154.6	35.68
0.020	34.32	164.8	35.68
0.030	33.85	171.0	35.45
0.040	34.20	161.3	35.80
0.050	34.75	139.5	36.07
0.060	35.25	113.4	36.19
0.080	36.30	74.40	36.58
0.10	36.93	56.48	36.93
0.15	37.47	40.90	37.24
0.20	37.90	38.13	37.51
0.30	37.63	36.54	37.28
0.40	37.63	36.15	37.16
0.50	37.63	36.03	37.28
0.60	37.63	36.03	37.28
0.80	37.59	35.84	37.24
1.0	37.59	35.91	37.24
1.5	37.55	35.84	37.32
2.0	37.63	35.88	37.16
3.0	37.47	36.15	37.16
4.0	37.32	36.23	36.93
5.0	37.16	36.38	36.77
6.0	37.39	36.97	36.97
8.0	37.24	37.24	36.77
10.0	36.42	37.39	36.19

air = 33.97 [eV]

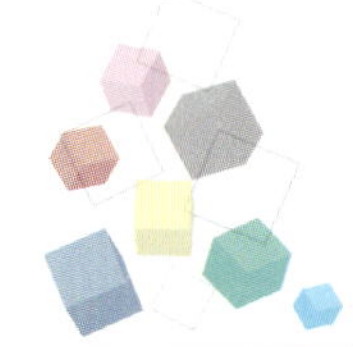

이때 공기와 물질이 동일 엑스선속에 놓여 있다면 흡수되는 에너지는 질량에너지 흡수계수(μ_{en}/ρ)에 비례한다. 따라서 물질에서의 흡수선량 D_{med}을 구하면

$$D_{med} = D_{air} \cdot \frac{(\mu_{en}/\rho)_{med}}{(\mu_{en}/\rho)_{air}} = 0.87MN_c \frac{(\mu_{en}/\rho)_{med}}{(\mu_{en}/\rho)_{air}} [rad] \quad (4\text{-}30)$$

물질 중에 공동전리함을 삽입한 부분의 체적분 만큼의 물질이 배제된 것이므로, 그 만큼의 엑스선흡수량이 감소하기 때문에 측정 중심점의 흡수에너지는 약간 크게 나타난다. 이와 같이 전리함과 물질을 치환함에 따라 방사선장의 산란에 대한 보정계수를 치환계수(replacement factor) P라고 한다. 또 대기압, 습도에 대한 보정계수를 k_1으로 하고, 이것들을 이용하여 보정하면 물질의 흡수선량은 다음식과 같다.

$$D_{med} = MN_c k_1 P \left[0.87 \frac{(\mu_{en}/\rho)_{med}}{(\mu_{en}/\rho)_{air}}\right] [rad] \quad (4\text{-}31)$$

여기서 $f_{med} = \left[0.87 \frac{(\mu_{en}/\rho)_{med}}{(\mu_{en}/\rho)_{air}}\right]$로 두면

$$D_{med} = MN_c k_1 P f_{med} [rad] \quad (4\text{-}32)$$

이 경우 f_{med}를 R-rad 변환계수라고 부르며, 이 값은 ICRU에 의해 중요한 물질에 대한 값이 주어진다. 이것들의 보정항 중에는 P는 보통 1이기 때문에 전리함 체적이 작은 경우는 무시해도 좋다.

$$f_{med} \equiv \left[33.97 \frac{\left(\frac{\mu_{en}}{\rho}\right)_{med}}{\left(\frac{\mu_{en}}{\rho}\right)_{air}}\right] \quad (4\text{-}33)$$

4) 3 MeV 미만의 광자

(1) 공기 중에서 흡수선량

에너지가 3 [MeV] 미만의 광자를 공기 중의 소용적 dv에 균일하게 조사하고, 이 소용적내 dv가 2차전자평형이 성립될 때, 공기 중의 소용적 dv에 있어서 측정된 조사선량 $X[C \cdot kg^{-1}]$로부터 공기 중의 흡수선량 $D_{air}[Gy]$를 계산할 수 있다.

이 방법은 조사선량의 광자가 소용적 dv내의 공기와 상호작용의 결과 몇 개의 이온쌍을 만들었는가, 그리고 이 이온쌍수에서 공기 중에 1개의 이온쌍을 만드는 데 필요한 평균전리 에너지를 곱하여 공기의 질량으로 나누어 공기 중에서의 흡수선량을 얻을 수 있다.

소용적 dv의 공기에 조사선량 $1[C \cdot kg^{-1}]$이 조사되었다고 하면, 이때 dv에 생기는 이온쌍수는 단위 [kg]당 $1[C]/1.6\times10^{-19}[C]$개가 된다(전자 1개의 전하량은 $1.6\times10^{-19}[C]$).

일반적으로 공기 중에서 1개의 이온쌍을 만드는데 필요한 평균전리에너지는 $W_{air} = 33.97[eV] = 33.97\times1.6\times10^{-19}[J]$ $(1[eV] = 1.6\times10^{-19}[J])$

따라서, $1[C \cdot kg^{-1}]$을 조사하였을 때 공기 중의 흡수선량은 기술한 바와 같이 이온쌍수와 W_{air}값의 곱이 되므로

$$D_{air} = \frac{1}{1.6\times10^{-19}}(33.97\times1.6\times10^{-19})[J \cdot kg^{-1}]$$
$$= 33.97[Jkg^{-1}] = 33.97[Gy]$$

이와 같이 공기 중의 조사선량에서 흡수선량을 구하는 계산치를 일반식으로 표현하면 다음 식과 같다.

$$D_{air} = X(W_{air}/e) \tag{4-34}$$

여기에서

D_{air} : 공기 중의 흡수선량[Gy]

X : 조사선량$[C \cdot kg^{-1}]$

$X = MN_0$(M : 전리함의 지시치, N_0 : 전리함의 교정상수)

방사선치료영역의 에너지

$X = MN_c$(N_c : 코발트 교정상수)

W_{air} : 공기 중에서 한쌍의 이온쌍을 만드는 데 필요한 평균전리에너지(33.97 [eV])

e : 전자 1개의 전하량(1.6×10^{-19} [C])

이때 ^{60}Co 감마선 에너지(1.25 [MeV]) 이하의 에너지를 갖는 광자는 제동방사가 생기는 비율이 매우 적으며, 공기 중의 흡수선량 D_{air}와 공기커마 K_{air}가 같아진다.

이와 같이 $1[C \cdot kg^{-1}]$의 조사선량이 공기 중의 어느 측정 지점에 조사되었을 때 공기 중의 같은 측정 지점에서의 흡수선량은 33.97 [Gy]가 되고, 조사선량이 $X[C \cdot kg^{-1}]$일 때, 같은 측정 지점에 있어서의 공기 중의 흡수선량 D_{air}[Gy]와의 관계는 다음 식으로 표현한다.

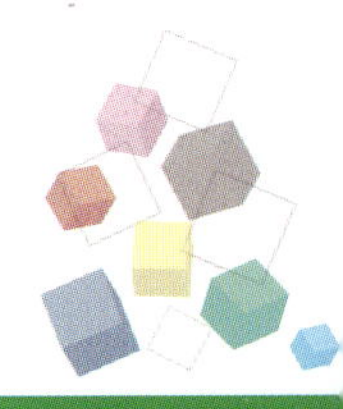

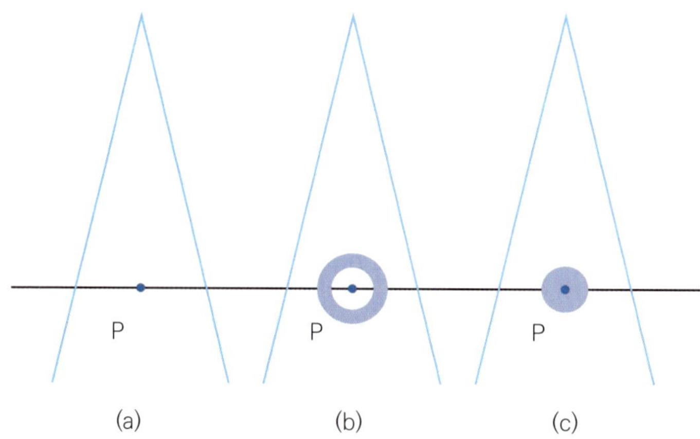

그림 4-27 **공기중에 있어서 조사선량 측정**

$$D_{air}[Gy] = 33.97 \cdot X[C \cdot kg^{-1}] \cdot A_{eq} \qquad (4\text{-}35)$$

여기서 4-35식에 표시된 A_{eq}에 대하여 설명한다.

조사선량 X는 그림 4-27(a)에 표시한 바와 같이 공동전리함이 없는 상태로 공중의 점 P에서의 값이다. 그러나 조사선량을 실제로 측정하는 경우는 공동전리함은 그림 4-27(b)와 같이 공중에 설치한다.

이때의 측정조건으로써 공동 내에서 2차전자평형이 성립되어 있다는 것이 필요하며, 이를 위해서는 광자에너지에 해당되는 전리함벽을 두껍게 한다든지 전리함에 build up cap을 장착하여 측정을 한다.

이때의 측정조건은 그림 4-27(c)에 표시되는 바와 같이 반경이 2차전자평형과 같은 구형의 조직등가물질을 점 P상에 설치하고, 점 P에서 조사량을 구하게 된다.

이 조건은 Johns에 의한 조직공중선량비(TAR)의 개념의 공기 중에서의 흡수선량과 동일한 것이다. 이때 그림 4-27의 a와 c의 점 P에서의 광자에너지 플루엔스의 비를 치환계수(displacement factor : A_{eq})로 정하고 4-35식에 가해져 있다.

이 A_{eq}는 엑스선 촬영영역의 광자에너지에서는 1.0, ^{60}Co 감마선으로 0.988이다.

(2) 물질 중에서 흡수선량

광자선속이 어떤 물질 내에 입사할 때, 물질내의 측정지점까지 광자의 감약이 없고, 측정지점에 있어서 2차전자평형이 성립된다면, 어떤 물질내의 측정지점에서의 흡수선량 D_{med}는 그 지점에서의 입사광자 선속의 에너지플루엔스 Ψ와 물질의 질량에너지흡수계수$(\mu_{en}/\rho)_{med}$의 곱으로 얻어지고 이들의 관계는 다음 식으로 표현한다.

$$D_{med} = \Psi \cdot (\mu_{en}/\rho)_{med} \tag{4-36}$$

또한 그림 4-28에서 표시한 바와 같이 어떤 용적의 물질과 공기가 동일한 기하학적 조건에서 물질과 공기의 중심이 되는 측정지점 P에 동일한 에너지플루엔스 Ψ의 광자가 조사되었다고 가정하였을 때 4-36식에서 동일한 기하학적 측정지점 P에서의 물질 중의 흡수선량 D_{med}와 공기 중의 흡수선량 D_{air}를 다음 식으로 표현한다.

$$D_{med} = \Psi \cdot (\mu_{en}/\rho)_{med} \tag{4-37}$$

$$D_{air} = \Psi \cdot (\mu_{en}/\rho)_{air} \tag{4-38}$$

4-37식과 4-38식에서

$$\frac{D_{med}}{D_{air}} = \frac{(\mu_{en}/\rho)_{med}}{(\mu_{en}/\rho)_{air}} = (\mu_{en}/\rho)^{med}_{air}$$

즉

$$D_{med} = D_{air} \cdot (\mu_{en}/\rho)^{med}_{air} \cdot A_m \tag{4-39}$$

여기에서

A_m : 치환계수

여기서 공기 중의 측정지점에서 조사선량 X [C·kg^{-1}]가 얻어졌다고 하면, 이 지점에서의 흡수선량은 4-35식에서 33.97·X [Gy]로 되므로, 4-39식은 다음 식과 같이 표시된다.

$$\begin{aligned} D_{med}[Gy] &= 33.97 \cdot X\,[C \cdot kg^{-1}] \cdot (\mu_{en}/\rho)^{med}_{air} \cdot A_m \\ &= 33.97 \cdot M \cdot N_0 \cdot (\mu_{en}/\rho)^{med}_{air} \cdot A_m \end{aligned} \tag{4-40}$$

공기에 대한 물, 뼈, 근육의 $33.97 \cdot (\mu_{en}/\rho)^{med}_{air}$ 값에 대하여 표 4-2에 나타내었다.

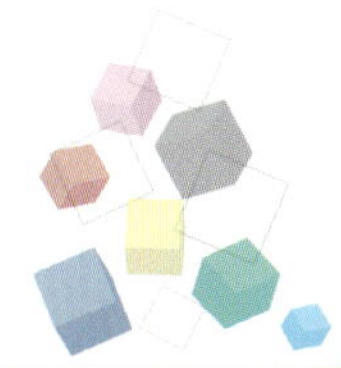

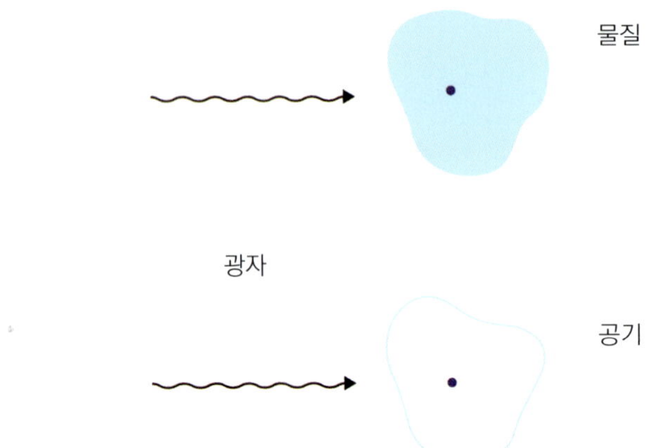

▼ 그림 4-28 동일한 기하학적 조건으로 조사되는 소용적의 물질과 공기

▼ 표 4-2 공기에 대한 물, 뼈, 근육의 $33.97 \cdot (\mu_{en}/\rho)^{med}_{air}$값

에너지 [MeV]	$33.97 \cdot (\mu_{en}/\rho)^{med}_{air}$		
	물/공기	뼈/공기	근육/공기
0.010	35.4	137	35.9
0.015	34.5	154	35.5
0.02	34.2	164	35.5
0.03	33.7	170	35.3
0.04	34.0	160	35.6
0.05	34.6	139	35.9
0.06	35.1	113	36.0
0.08	36.1	74.1	36.4
0.1	36.7	56.2	36.7
0.15	37.3	40.7	37.1
0.2	37.7	38.0	37.3
0.3	37.5	36.4	37.1
0.4	37.5	36.0	35.3
0.5	37.5	35.9	37.1
0.6	37.5	35.9	37.1
0.8	37.4	35.7	37.1
1.0	37.4	35.7	37.1
1.5	37.4	35.7	37.1
2.0	37.5	35.7	37.0
3.0	37.5	36.0	37.0

이외에 조사선량 X가 재래식 단위인 R으로 측정되는 경우, 흡수선량은 Gy로 표시되고, 이들의 관계를 다음 식으로 표현한다.

$$D_{med}[Gy] = 0.0087 \cdot X[R] \cdot (\mu_{en}/\rho)^{med}_{air} \cdot A_m$$

위의 식에서 $0.0087 \cdot (\mu_{en}/\rho)^{med}_{air}$는 조사선량에서 흡수선량으로의 변환계수(f값)(conversion factor in rads : f)라 정의한다.

5) 고에너지 광자 · 전자선

3 [MeV] 이상의 에너지를 갖는 광자, 또는 광자 이외의 전자선이나 중성자선 등의 전리방사선은 정의에 의하여 조사선량으로부터 흡수선량을 구할 수가 없다. 이들의 전리방사선은 Bragg-Gray 공동이론에 의해서 흡수선량 측정이 가능하게 된다. 지금부터 이 공동이론에 대하여 기술하고자 한다.

(1) Bragg-Gray의 공동이론

질량저지능 S/ρ는 2차전자와 같은 하전입자가 물질 중을 이동할 때, 물질의 단위면적 단위질량당 잃어버리는 에너지로 그 단위는 $J \cdot m^2 \cdot kg^{-1}$이다. 이때 물질 중을 이동하는 하전입자의 플루엔스를 Φ로 했을 때, 물질 중에서의 흡수선량 D는 질량저지능 (S/ρ)와 플루엔스 Φ를 곱한 값이 된다.

그림 4-29(a)에 나타낸 바와 같이 입자플루엔스 Φ로, 운동에너지 E의 하전입자가 어떤 물질(med)과 가스(gas)를 이동할 때, 이들이 물질의 경계면에서의 흡수선량 D는 다음 식으로 표현한다.

$$D_{med} = \Phi \cdot (S/\rho)_{med} \tag{4-41}$$

$$D_{gas} = \Phi \cdot (S/\rho)_{gas} \tag{4-42}$$

4-41식과 4-42식에서 이들 물질의 경계면에서의 흡수선량의 비를 다음 식으로 표시한다.

$$\frac{D_{med}}{D_{gas}} = \frac{(S/\rho)_{med}}{(S/\rho)_{gas}} = (S/\rho)^{med}_{gas} \tag{4-43}$$

위 식에서 $(S/\rho)_{med}/(S/\rho)_{gas}$를 물질과 가스의 질량저지능비(relative mass stopping power)라 한다.

Bragg W. H.와 Gray L.H.는 물질 내에 삽입한 전리함 내의 흡수선량에 대하여

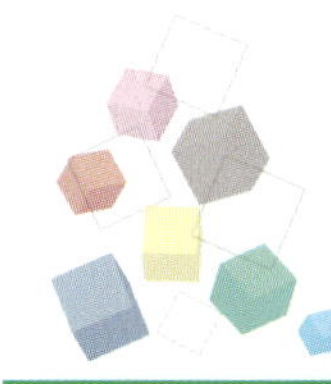

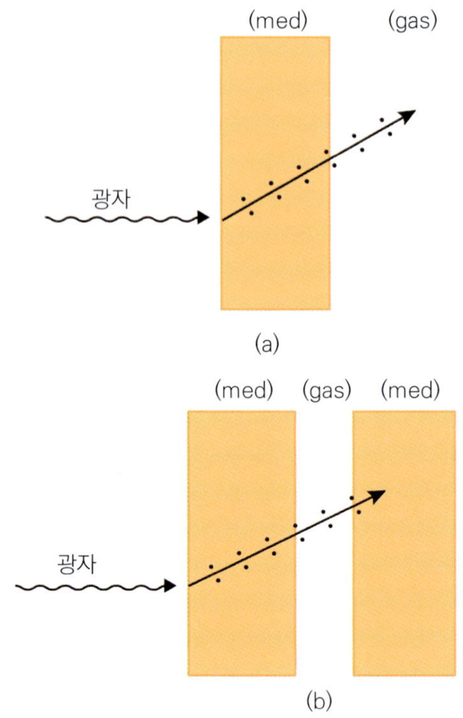

그림 4-29 **Bragg-Gray 공동이론 원리**

이 식을 응용하였다. 이 이론을 Bragg-Gray의 공동이론이라 한다.

이 이론은 그림 4-29(b)에 표시한 바와 같이 작은 두께의 가스 상태의 물질(gas) 즉 공동이 균일한 물질 내에 끼워진 상태로 광자에 의하여 균일하게 조사되고 있다면 다음의 필요조건을 충족시켜주고 있다고 한다.

① 공동은 2차전자의 플루엔스 또는 에너지플루엔스에 영향을 미치지 않을 정도로 작다. 그 결과 공동 중에서 생성되는 2차전자는 무시될 수 있다.
② 물질과 가스의 질량저지능비는 방사선에너지에 의하여 변화되지 않는다.
③ 2차전자는 물질 중에서 물질을 구성하는 원자의 궤도전자와 다수회 충돌하여 연속적으로 에너지를 잃어간다.

이 가정을 「Bragg-Gray의 조건」이라 한다.

그림 4-30에 나타낸 바와 같이 어떤 물질 내의 미소용적 내에 기체로 충만한 공동을 고려한다. 이 물질에 광자의 조사에 의하여 광자와 물질의 상호작용에 의하여 2차전자가 생성되고, 이 2차전자의 일부는 이 공동을 가로 질러, 공동 내에 기체를 구성

하는 원자의 궤도전자와 충돌하고 전리에 의하여 이온쌍을 생성한다.

이때 공동이 극히 적고 공동이 존재해 있어도 물질 내의 2차전자의 분포상태가 공동이 존재하지 않을 때와 동일하다고 가정할 때 공동 내에 생긴 전리량과 흡수선량과의 사이에 4-34식으로부터 아래 식이 성립된다.

$$D_{gas} = J_{gas} \cdot W_{gas}/e\,[J/kg] \quad (4\text{-}44)$$

4-43식과 4-44식에서

$$D_{med} = J_{gas} \cdot W_{gas}/e \cdot (S/\rho)^{med}_{gas} \quad (4\text{-}45)$$

여기에서

D_{med} : 2차전자가 물질의 단위질량당에 부여되는 에너지$[J \cdot kg^{-1}]$

J_{gas} : 공동을 가로지르는 2차전자에 의해 공동기체 내에서 생성되는 단위질량당의 전리량$[C \cdot kg^{-1}]$

W_{gas}/e : 2차전자가 공동내 기체 중에서 한개의 이온쌍을 만들기 위해 부여되는 에너지$[J \cdot e^{-1}]$

D_{gas} : 공동을 가로지르는 2차전자에 의해서 기체의 단위질량당에 부여되는 에너지$[J \cdot kg^{-1}]$

4-45식을 Bragg-Gray의 식이라 하고, 공동 기체의 단위질량당의 전하량 J_{gas}의 측정으로 물질 중의 흡수선량 D_{med}가 구해진다. 또한 4-45식에 있어서 기체가 공기의 경우 $W_{gas}/e = 33.97\,[eV]$이다.

공동의 체적을 $v[m^3]$, 수집되는 전하량을 Q[C]로 하면, 표준상태의 공기의 단위질량당의 전하량은 4-4식에 의해

$$J_{air} = \frac{Q\,[C]}{1.293\,[kg \cdot m^{-3}] \cdot v\,[m^3]} = 0.7734\frac{Q}{v}\,[C \cdot kg^{-1}] \quad (4\text{-}46)$$

4-45식에서 W_{air}값과 J_{air}값을 대입하면

$$D_{med} = 33.97\,[J/C] \cdot 0.7734\frac{Q}{v}(S/\rho)^{med}_{air} \quad (4\text{-}47)$$

$$= 26.18 \cdot \frac{Q}{v}(S/\rho)^{med}_{air}\,[Gy] \quad (4\text{-}48)$$

위의 식에서 공동 체적 v, 수집되는 전하량 Q, 물질과 공동의 공기 질량저지능비 $(S/\rho)^{med}_{air}$를 안다면 물질의 흡수선량 D_{med}를 구할 수 있다.

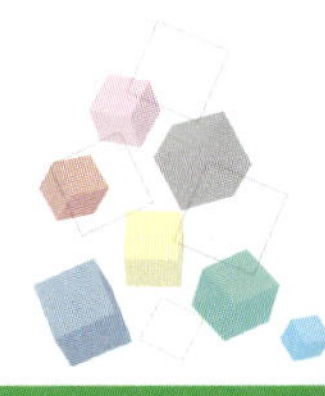

그러나 실제의 측정에 있어서 공동전리함으로부터 모아지는 전하량 Q_1은 이론적으로 얻어지는 전하량 Q보다 적다. 이것은 이온재결합이 존재하기 때문이며, 이온재결합 손실보정을 필요로 한다. 기타 공동전리함의 체적 v'는, 공동 내에 포함되는 가스의 체적 v보다 적다. 이것은 양극과 음극 간에서의 전력선의 체적과 가스의 체적이 같지 않고, 이 때문에 전리함의 교정상수를 필요로 한다.

(2) Spencer-Attix의 공동이론

Bragg-Gray의 조건으로 광자와 물질의 상호작용으로 생성된 2차전자는 물질 내에 물질을 구성하는 원자의 궤도전자와 다수회 충돌하여 연속적으로 그 에너지를 잃어가고 있음을 가정하였다. 이러한 것은 2차전자가 공동 내 충돌에 의하여 에너지를 소실하고 정지하는 것이다. 그러나 고에너지 광자와의 상호작용으로 생성한 고에너지의 2차전자는 이것이 공동 내에서 머물지 않고 공동 내를 통과하는데 충분한 에너지를 갖고 있다는 것을 예측할 수 있다.

이것은 전리함 벽으로부터 생성된 2차전자의 비정이 공동보다 크고, 공동을 초과하여 물질 내에서 에너지를 손실하기 때문에 Bragg-Gray의 조건에 모순이 되는 것이다. 이 때문에 Spencer-Attix는 광자에 의하여 생성하는 2차전자를 두개 그룹의 에너지로 나누었다. 이것은 광자에 의해 생성한 2차전자에 대하여 그 비정이 공동의 크기와 같은 정도의 에너지 Δ의 2차전자와 그 이상의 에너지의 2차전자이다. Δ보다 적은 2차 전자에너지는 그림 4-30에 있어서 공동 내에서 그 에너지를 모두 손실한다고 가정한다.

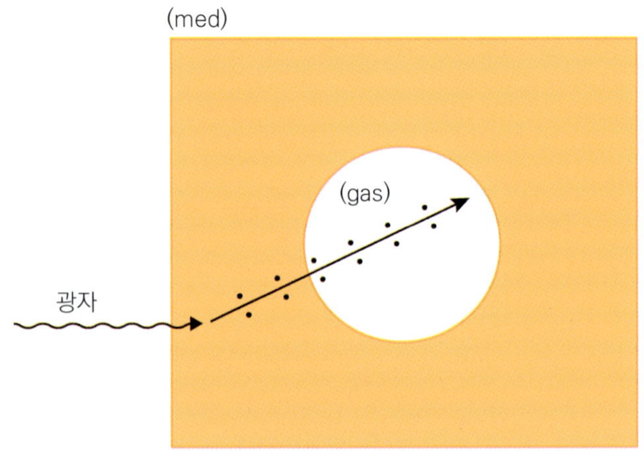

그림 4-30 **Bragg-Gray 공동이론의 조건을 만족하는 공동전리함의 원리**

Δ보다 큰 2차 전자에너지는 공동 내에서 그 에너지를 거의 손실하지 않고, 다시 물질 내에 들어가 깊이 입사함에 따라 에너지를 소실하고 Δ이하로 에너지가 감소하는 것이라 생각한다.

또한 공동 벽으로부터 공동 내에 방출되는 Δ의 에너지를 갖는 2차전자는 충돌하여 공동 내에 방출되는 2차전자와 평형상태로 되어 에너지 전이가 없다고 가정하고 있다.

이때에 Spencer-Attix의 공식을 다음 식으로 표현한다.

$$D_{med} = D_{gas} \cdot (\bar{L}/\rho)^{med}_{air} \qquad (4\text{-}49)$$

여기에서

$\bar{L}/\rho$: Δ 이하의 에너지를 갖는 2차전자의 제한평균질량충돌저지능

공동전리함에 대하여 Δ의 값은 10~20 [keV]에서 Spencer-Attix의 공식을 이용한 Bragg-Gray의 공동 이론식을 아래 식으로 표시한다.

$$D_{med} = J_{air} \cdot \frac{W_{air}}{e}(\bar{L}/\rho)^{med}_{air} \cdot A_2 \qquad (4\text{-}50)$$

여기에서

A_2 : 치환계수

표 4-3에 광자에너지를 인자로 한 물질과 공기의 제한평균질량충돌저지능비를 표시하였다.

표 4-3 물, 폴리스티렌, 아크릴에 대한 제한평균질량충돌저지능비

에너지 [MeV]	제한평균질량충돌저지능비 $(\bar{L}/\rho)^{med}_{air}$		
	물	폴리에틸렌	아크릴
2MV 엑스선	1.135	1.114	1.104
^{60}Co	1.134	1.113	1.103
4	1.131	1.108	1.099
6	1.127	1.103	1.093
8	1.121	1.097	1.088
10	1.117	1.094	1.085
15	1.106	1.083	1.074
20	1.096	1.074	1.065
25	1.093	1.071	1.062
35	1.084	1.062	1.053
45	1.071	1.048	1.041

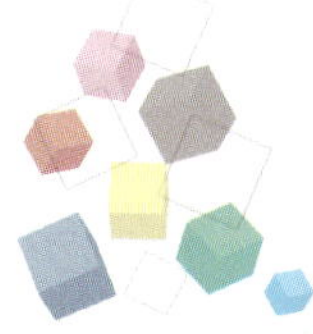

(3) 전리함의 체적

4-46식에 있어서 공동 내에 생성된 전하량 J_{air}는 공동 내의 공기체적 또는 공기질량에 직접 관계되기 때문에 특히 공동 내의 공기체적을 정확하게 알아야 한다는 것이 중요하다.

이 공기체적을 결정하는 방법은 ^{60}Co 감마선속에 대하여 공동 내에서 2차전자평형이 얻어질 수 있도록 벽이 두꺼운 것, 또는 build up cap을 장착시켜 공중에서 선량교정되어 있는 것으로 한다. 이때에 build up cap의 재질은 전리함벽과 같은 것으로 한다.

그림 4-27(b)에 있어서 전리함의 벽두께가 균일한 물질의 체적(그림 4-27(c))으로 바꾸어 놓았다고 하면, 이 체적의 중심에서 흡수선량 D_{med}를 4-34식, 4-39식에 의해 다음 식으로 표현한다.

$$D_{med} = M \cdot N_c \cdot \left(\frac{W_{air}}{e}\right)\left(\frac{\mu_{en}}{\rho}\right)_{air}^{med} \cdot A_m \qquad (4\text{-}51)$$

4-50식과 4-51식에 의해

$$\begin{aligned} J_{air} &= M \cdot N_c \cdot \left(\frac{A_m}{A_2}\right)\left[\left(\frac{\mu_{en}}{\rho}\right)_{air}^{med}\left(\frac{\bar{L}}{\rho}\right)_{med}^{air}\right] \\ &= M \cdot N_c \cdot A_c \cdot A_\alpha \end{aligned} \qquad (4\text{-}52)$$

그런데

$$A_c = A_m / A_2$$

$$A_\alpha = \left[\left(\frac{\mu_{en}}{\rho}\right)_{air}^{med}\left(\frac{\bar{L}}{\rho}\right)_{med}^{air}\right]$$

4-46식에서 $J_{air} = M/\rho_{air} \cdot v_c$

위 식과 4-52식에서 공동체적 v_c를 다음 식으로 표현한다.

$$v_c = \frac{1}{N_c \cdot \rho_{air} \cdot A_c \cdot A_\alpha} \qquad (4\text{-}53)$$

(4) Bragg-Gray 공동전리함을 이용한 흡수선량측정

지금부터 공기등가벽의 공동전리함을 사용하여 수중의 흡수선량을 측정할 때와 같이 공동전리함의 벽재료와 측정물질이 다른 경우, Bragg-Gray 공동이론을 바탕으로 그

흡수선량 측정에 대하여 기술하고자 한다.

① 광자선속

공동전리함이 어떤 물질 중에 삽입되어 선질 λ의 광자로 균일하게 조사되었을 때의 전하량을 4-46식에 의하여 다음 식으로 표시한다.

$$J_{air} = M_\lambda / \rho_{air} \cdot v_c$$

여기에서

M_λ : 에너지 λ의 광자의 조사에 의해 계측된 전하량[C]

ρ_{air} : 공기의 밀도(0℃, 1기압으로 1.293 [kg·m^{-3}])

v_c : 공동체적[m^3]

공동전리함의 공동의 중심지점에 있어서 흡수선량 D_{air}는 4-44식에 의해

$$D_{air} = J_{air} \cdot \left(\frac{W_{air}}{e}\right) = \frac{M_\lambda}{\rho_{air} \cdot v_c} \cdot \frac{W_{air}}{e}$$

위 식과 4-53식에 의해 다음 식이 얻어진다.

$$D_{air} = M_\lambda [N_c \cdot A_c \cdot A_\alpha] \cdot (W_{air}/e) \qquad (4\text{-}54)$$

공동전리함의 공동을 가로지르는 모든 2차전자가 전리함벽으로부터 방출될 경우, 그리고 공동이 벽재료에 의하여 바꾸어 놓여질 때(그림 4-27(c)), 점 P에서 흡수선량은 4-49식에 의하여 다음 식으로 표현한다.

$$D_{wl} = D_{air}\left[\left(\frac{\bar{L}}{\rho}\right)_{air}^{wl}\right]_\lambda \cdot A_1 \qquad (4\text{-}55)$$

여기에서 A_1 : 치환계수

물질 중의 흡수선량을 4-40식에 의해 다음 식으로 나타낸다.

$$D_{med} = D_{wl}\left[\left(\frac{\mu_{en}}{\rho}\right)_{wl}^{med}\right]_\lambda \cdot A_2 \qquad (4\text{-}56)$$

4-55식과 4-56식에 의하여

$$D_{med} = D_{air}\left[\left(\frac{\bar{L}}{\rho}\right)_{air}^{wl}\left(\frac{\mu_{en}}{\rho}\right)_{wl}^{med}\right]_\lambda \cdot A_\lambda \qquad (4\text{-}57)$$

여기에서 $A_\lambda = A_1 \cdot A_2$로 치환계수

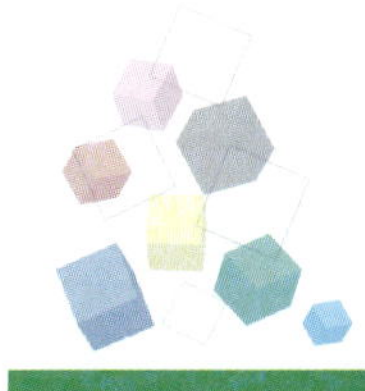

▼ 표 4-4 광자 에너지에 대한 C_λ값

방사선 에너지	C_λ치
^{137}Cs 감마선	37.1
^{60}Co 감마선	37.1
2 MV 엑스선	37.1
4	37.0
6	36.9
8	36.7
10	36.5
15	36.2
20	35.9
25	35.8
30	35.5

이때 물질과 전리함벽의 재질이 같은 것으로 한다면 4-57식은 아래 식으로 표현된다.

$$D_{med} = D_{air}\left[\left(\frac{\bar{L}}{\rho}\right)_{air}^{med}\right]_\lambda \cdot A_\lambda \qquad (4\text{-}58)$$

4-43식을 4-46식에 대입하면

$$\begin{aligned} D_{med} &= M_\lambda \cdot N_c[A_c \cdot A_\alpha]_{co}\left(\frac{w}{e}\right)\left[\left(\frac{\bar{L}}{\rho}\right)_{air}^{wl}\left(\frac{\mu_{en}}{\rho}\right)_{air}^{med}\right] \cdot A_\lambda \\ &= M_\lambda \cdot N_c \cdot C_\lambda \end{aligned} \qquad (4\text{-}59)$$

C_λ는 광자의 흡수선량변환계수로 표 4-4에 나타내었다.

② 전자선속

Build up cap을 장착하지 않는 공동전리함을 물질 내에 삽입시켜 측정지점에 있어서 평균에너지 E의 전자선속을 균일하게 조사하는 경우에 공동 내의 공기 단위질량당의 전하량을 4-46식에 의해 다음 식으로 표현한다.

$$J_{air,E} = M_E / \rho_{air} \cdot v_c \qquad (4\text{-}60)$$

공동 내의 흡수선량을 다음 식으로 표시한다.

$$D_{air} = J_{air \cdot E} \cdot \left(\frac{W_{air}}{e}\right) = \frac{M_E}{\rho_{air} \cdot v_c} \cdot \frac{W_{air}}{e} \qquad (4\text{-}61)$$

공동전리함의 체적을 4-53식에 의해 다음 식으로 표현한다.

$v_c = 1/(N_c \cdot \rho_{air} \cdot A_c \cdot A_\alpha)$를 4-50식에 대입하면

$$D_{air} = M_E [N_c \cdot A_c \cdot A_\alpha] \cdot (W_{air}/e) \quad (4\text{-}62)$$

Bragg-Gray 공동이론으로부터 흡수선량을 구하기 위하여 4-62식을 4-50식에 대입하면

$$\begin{aligned} D_{med} &= M_E \cdot \left(\frac{W_{air}}{e}\right) \cdot [N_c \cdot A_c \cdot A_\alpha] \cdot \left[\left(\frac{\bar{L}}{\rho}\right)^{med}_{air}\right]_E \cdot A_E \\ &= M_E \cdot N_c \cdot C_E \end{aligned} \quad (4\text{-}63)$$

C_E는 전자선의 흡수선량변환계수로 표 4-5에 나타내었다.

표 4-5 전자선 에너지에 대한 C_E값

교정깊이	평균 입사에너지 [MeV]	C_E치
0.5 cm	2	34.9
	3	34.3
	4	33.8
	5	33.2
	6	32.9
	7	32.6
	8	32.4
1.0 cm	5	33.8
	6	33.3
	7	33.0
	8	32.7
	9	32.5
	10	32.4
1.5 cm	10	32.6
	12	32.3
	14	32.0
	16	31.8
	18	31.7
	20	31.5

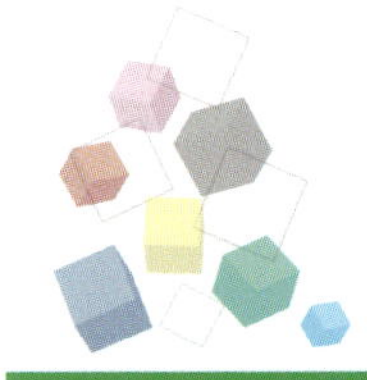

(5) 어떤 물질로부터 물에서의 흡수선량 변환

광자나 전자선에 대하여 물은 흡수선량을 측정할 때에 표준이 되는 물질이다. 지두형 공동전리함을 이용하여 수중의 흡수선량을 측정할 경우에 모세관현상에 의한 계측지점 위치의 오차나 전리함에 방수를 해야 하는 등의 번거로운 문제가 많다.

따라서 위치 재현성이 좋은 플라스틱 팬텀을 이용하여 흡수선량을 측정하고, 이것을 물의 흡수선량으로 변환하는 것이 잘 이루어지고 있기 때문에 이 계산방법에 대하여 기술하고자 한다.

① 광자선속

광자선속의 경우, 어떤 재질의 플라스틱 팬텀 중에서 측정된 흡수선량 D_{pla}로부터 수중의 흡수선량 D_{wat}로의 변환이 플라스틱 팬텀과 수중의 측정지점이 같고, 게다가 1차선이나 산란선과의 사이에 플루엔스나 스펙트럼이 같다는 이상적인 경우, 다음 식을 이용하여 계산을 할 수 있다.

$$D_{wat} = D_{pla}\left(\frac{\mu_{en}}{\rho}\right)_{pla}^{wat} \qquad (4\text{-}64)$$

여기에서

D_{wat} : 수중의 흡수선량[Gy]

D_{pla} : 플라스틱 팬텀 중의 흡수선량[Gy]

$(\mu_{en}/\rho)_{pla}^{wat}$: 물과 어떤 재질의 플라스틱 팬텀의 질량에너지흡수계수비에서 폴리스티렌과 아크릴에 대하여 표 4-6에 표시하였다.

표 4-6 폴리스티렌과 아크릴에 대한 질량에너지흡수계수비

광자선속 에너지	질량에너지 흡수계수비	
	물/폴리스티렌	물/아크릴
^{60}Co 감마선	1.036	1.031
2~6 MV 엑스선	1.036	1.031
8	1.038	1.032
10	1.039	1.033
15	1.049	1.040
20	1.054	1.041
25	1.058	1.043
35	1.068	1.049
45	1.096	1.064

▼ 표 4-7 폴리스티렌과 아크릴에 대한 스케링 계수

광자선속 에너지	질량에너지흡수계수비	
	폴리스티렌/물	아크릴/물
^{60}Co 감마선	0.99	0.88
2~8 MV 엑스선	0.99	0.88
10~35 MV 엑스선	1.00	0.88
40~50 MV 엑스선	1.01	0.89

다음으로 광자선속이 점선원으로부터 방출되어 컴프턴산란이 발생되고, 콜리메이터로부터 산란선이 없는 이상적인 상태를 고려한 경우, 플라스틱과 물 팬텀에 있어서 같은 선량이 된다. 그러나 팬텀 표면으로부터의 거리가 다르게 되므로 4-64식에서 다음의 보정항이 추가된다.

$$D_{wat} = D_{pla}(\mu_{en}/\rho)_{pal}^{wat}\left(\frac{SSD + d'}{SSD + d}\right)^2 \tag{4-65}$$

여기에서

d′: 플라스틱 팬텀의 표면으로부터 측정지점까지의 거리[cm]

d : 물 팬텀의 표면으로부터 측정지점까지의 거리[cm]

$$d = d'(\mu_{pla}/\mu_{wat})$$

^{60}Co 감마선으로부터 10 [MV] 엑스선까지의 광자에 대하여 (μ_{pla}/μ_{wat})는 폴리스티렌에서 1.01, 아크릴은 1.14이다. 또 그 역수인 스케링 계수(scaling factor : SF)를 표 4-7에 나타내었다.

다음으로 팬텀 중에서 산란되는 광자수가 각각의 팬텀 중에서 다르게 되기 때문에 TAR비에 의한 보정이 4-65식에 가해진다.

$$D_{wat} = D_{pla}(\mu_{en}/\rho)_{pal}^{wat}\left(\frac{SSD + d'}{SSD + d}\right)^2 \cdot \frac{TAR(rd', d)}{TAR(rd, d)} \tag{4-66}$$

TAR(rd′, d)/TAR(rd, d)는 부가산란보정(excess scatter correction : ESC)으로서 아크릴에 대하여 표 4-8에 나타내었다. 또 폴리스티렌의 전자구성은 물과 같은 모양이기 때문에 폴리스티렌의 부가산란보정을 1.0으로 한다.

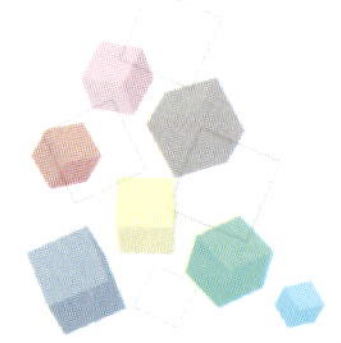

표 4-8 아크릴에 대한 부가산란보정계수

광자에너지	깊이 [cm]	조사야 [cm^2]		
		5×5	10×10	20×20
^{60}Co 감마선	0.5 5.0	0.997 0.986	0.996 0.987	0.995 0.989
2 MV 엑스선	0.4 5.0	0.998 0.984	0.994 0.982	0.997 0.989
4 MV 엑스선	1.0 5.0	0.998 0.994	0.997 0.993	0.998 0.993
6 MV 엑스선	1.5 5.0	0.999 0.994	0.998 0.994	0.998 0.996

표 4-9 평균 무제한충돌질량저지능비

	물/폴리스티렌	물/아크릴
$(S/\rho)^{wat}_{pla}$	1.030	1.033

② 전자선속

물과 플라스틱 팬텀의 최대선량깊이 d_{max}에 있어서 그 스펙트럼 분포와 전자 플루엔스가 같을 경우, 플라스틱 팬텀 중의 흡수선량으로부터 수중의 흡수선량 변환은 다음 식을 이용할 수 있다.

$$D_{wat} = D_{pla}(\bar{S}/\rho)^{wat}_{pla} \tag{4-67}$$

여기에서

$(\bar{S}/\rho)^{wat}_{pla}$: 물과 플라스틱 팬텀의 평균 무제한충돌질량저지능비, 이것은 0.1~50 [MeV]의 전자선에 대하여 일정하므로 폴리스티렌과 아크릴에 대하여 표 4-9에 나타내었다.

다음은 스펙트럼 분포가 같고 전자 플루엔스가 다른 경우, 플라스틱 팬텀 중의 흡수선량으로부터 수중의 흡수선량 변환을 다음 식으로 구할 수 있다.

$$D_{wat} = D_{pla}(\bar{S}/\rho)^{wat}_{pla}\varnothing^{wat}_{pla} \tag{4-68}$$

여기에서

$\emptyset_{pla}^{wat}$: 플라스틱 팬텀에서의 전자 플루엔스가 서로 다름에 의한 보정으로 평균 입사 에너지($\overline{E_o}$)가 5~16 [MeV]에서 폴리스티렌 팬텀에 대하여 표 4-10에 나타내었다.

표 4-10 최대선량 깊이에 있어서의 전자 플루엔스의 비

$\overline{E_o}$ [MeV]	$\emptyset_{pla}^{wat}$
5	1.039
7	1.033
10	1.025
13	1.017
16	1.009

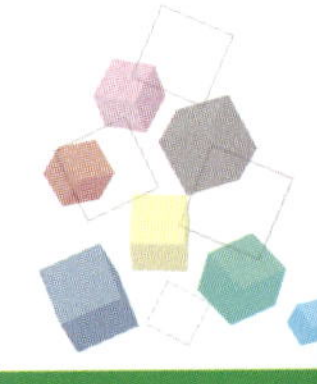

Radiation Detection & Measurement

Chapter 5
비례계수관
(Proportional Counter)

학습목표

● **일반적 학습목표**

· 비례계수관을 이용한 방사능 계측의 목적과 측정원리 및 계측기의 구조와 특성 등을 이해한다.

● **구체적 학습목표**

· 비례계수관을 이용한 방사능 검출의 원리를 이해한다.
· 비례계수관의 측정원리, 종류, 구조 그리고 특성을 이해한다.
· 비례계수관의 응용을 이해한다.

비례계수관은 가스충전 검출기의 한 유형으로 1940년대 후반에 도입되었다. 계수관에 인가하는 전압을 전리함의 전압보다 높게 하고 GM계수관의 전압보다 낮게 하면 가스증폭이 일어나서 입사에너지에 비례하는 출력펄스를 얻을 수 있다. 이와 같이 전리함과 GM계수관 사이의 영역에서 사용하는 검출기를 비례계수관이라 하며 입사에너지에 대한 비례성을 유지하며 비교적 큰 펄스를 얻을 수 있다.

비례계수관은 알파선 및 중성자 측정에 널리 이용되고, 특히 펄스방식의 베타선 측정에 편리하다. 이 경우 펄스전리함 보다 훨씬 감도가 좋으며 GM계수관 보다 분해시간이 짧기 때문에 보다 고계수율의 측정이 가능하다.

저에너지 전자의 에너지 측정시 비례계수관은 신틸레이션 검출기보다 양호한 분해능을 얻을 수 있고 또한 반도체 검출기나 신틸레이션 검출기보다 낮은 에너지 영역까지 측정할 수 있다. 비례계수관이 주로 사용되는 에너지 영역은 250 [eV]에서 100 [keV]이다.

1. 가스증폭(gas multiplication)

비례계수관의 증폭현상은 GM계수관의 경우와 비슷하나 증폭도에 차이가 있다. GM계수관의 가스증폭은 관내에 일정한 이온쌍이 생성될 때까지 계속되므로 1차전리수와는 무관하고 관의 형태나 동작조건에 영향을 받으며 1회 방전시 10^8~10^9 정도의 이온쌍을 생성한다. 비례계수관에서는 1회의 방전시 생성되는 이온쌍의 수는 관의 특성이나 동작조건 뿐만 아니라 1차전리와도 관계가 있으며 가스증폭도는 10^4~10^6 정도이다.

최초의 전리에 의해서 생성된 1차전자는 중성의 가스분자와 충돌하여 n개의 2차전자를 생성하고, 2차전자의 생성시 광자의 방사가 동반된다. 광자에 의한 광전효과에 의해서 3차전자가 발생될 확률을 $r(\ll 1)$라 하면, n개의 전자가 nr개의 광전자를 방출하고 각각의 광전자는 n배의 전자사태를 일으키기 때문에 2번째 전자사태는 n^2r개의 전자를 생성한다. 이와 같은 현상이 계속 반복되어 생성되는 전자의 총수 n은 3장에서 식 (3-1)과 같이 구할 수 있다. 그리고 nr의 크기는 인가전압에 좌우하며 $0 < nr < 1$일 경우 가스증폭률은 3장의 식 (3-2)와 같다.

가스증폭율 M은 계수관의 구조, 봉입가스의 종류, 가스의 압력 및 인가전압에 좌우되며 그림 5-2와 같이 인가전압의 증가에 따라 급격히 증가되므로 측정시 안정된 인가전압을 사용하여 M의 변동을 막아야 한다.

공급전압 변동에 대하여 M의 안정도를 증가시키기 위해서는 Ar이나 He 등의 순수한 가스에 다원자유기가스를 약간 첨가한다.

예를 들어 90% Ar+10% methane의 혼합가스(P-10 또는 PR가스)가 가장 일반화되어 사용되며 99% He+1% isobutane의 혼합가스(Q가스)도 자주 이용되고 있으며 다원자유기가스가 광자를 흡수하여 광전자 방출이 감소하기 때문에 M이 감소하여 안정화 작용을 한다.

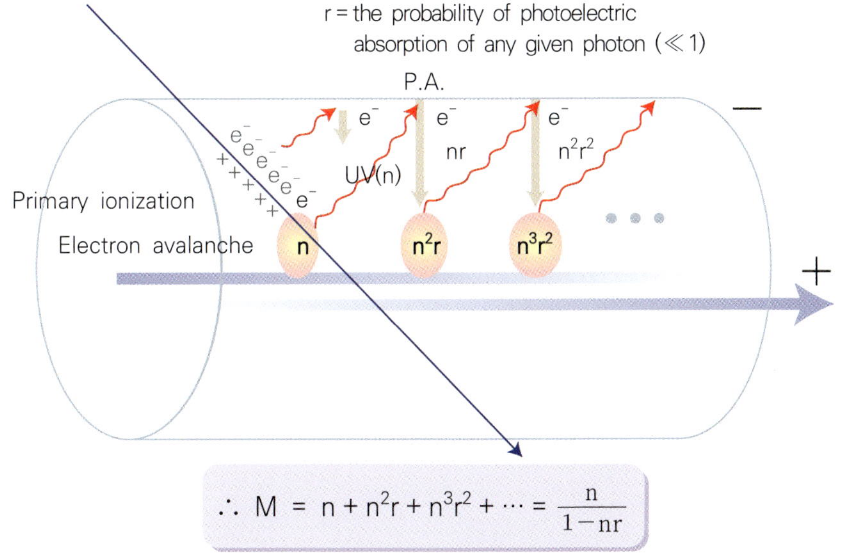

▼ 그림 5-1 가스증폭

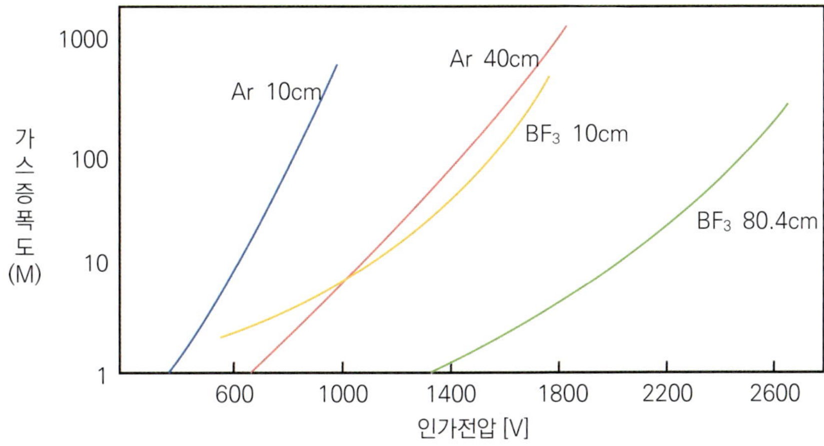

▼ 그림 5-2 가스증폭도 M과 인가전압

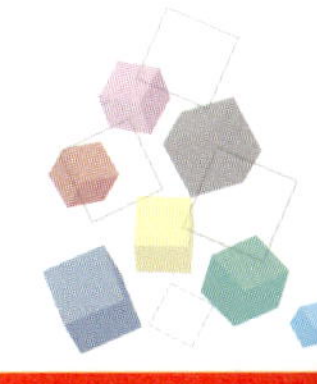

2. 펄스파형과 분해시간

비례계수관에서의 전자사태는 1차전리 발생위치에 국한하기 때문에 양이온 즉, 공간전하가 남는 것은 부분적이므로 공간전하는 무시해도 좋다. 따라서 분해시간도 매우 짧아 0.2~0.5 [μs] 정도로 할 수 있으나 전자회로를 고려할 때 1 [μs] 정도이다.

비례계수관의 증폭기에 입력되는 펄스의 크기는

$$V = \frac{M \cdot N_p \cdot e}{C} \qquad (5\text{-}1)$$

이다.

여기서 M은 가스증폭율, N_p는 1차 이온쌍 수, C는 측정회로의 정전용량이다. 이와 같이 출력펄스의 크기는 입사에너지에 비례하기 때문에 파고분석에 의해 에너지의 분석과 방사선의 종류 구별이 가능하다.

3. 비례계수관의 종류와 응용

비례계수관은 밀봉형과 flow형이 있으나 주로 flow형을 많이 사용한다.

1) 가스 flow 계수관

계수관 내에 계수가스를 연속적으로 흐르게 하고 시료를 계수관 내에 넣어 측정하는 구조이다.

관내에 시료를 놓고 계수가스를 빠르게 흘려 관내의 공기를 몰아낸 다음, 계수 중에는 가스의 소비를 적게 하기 위해 대기압 정도의 기압으로 천천히 흐르게 한다. P-10 가스나 Q가스가 널리 사용되는 양호한 계수가스이다.

그러나 알파입자 측정의 경우 비전리(比電離)가 크기 때문에 가스증폭율이 작아도 측정가능한 펄스 크기를 얻을 수 있기 때문에 Ar, He 등의 순수 가스나 전자 친화력이 작은 가스면 무엇이나 사용할 수 있다. 가스 flow계수관은 여러 가지 기하학적 구조의 것이 있으며 보통은 원통형이 아니다. 그림 5-3은 계수효율이 0.5인 반구형(半球型) 계수관이다. 반구는 입체각이 2π(steradian)이기 때문에 2π 가스 flow 계수관이라 한다. 집전극(양극)은 보통 직경 0.001~0.003 inch(0.025~0.075 [mm]) 정도의 가는 텅스텐이나 백금을 사용하고 끝이 원형으로 된 것이 많다.

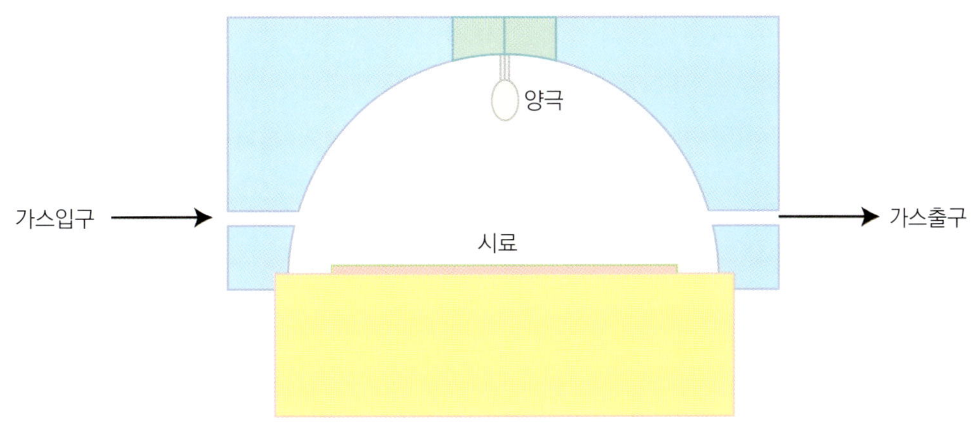

그림 5-3 2π(가스 flow형) 계수관의 구조

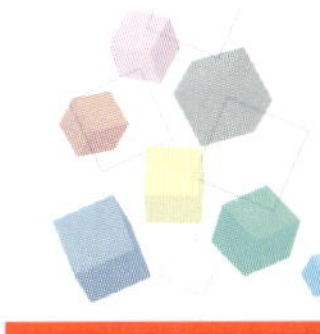

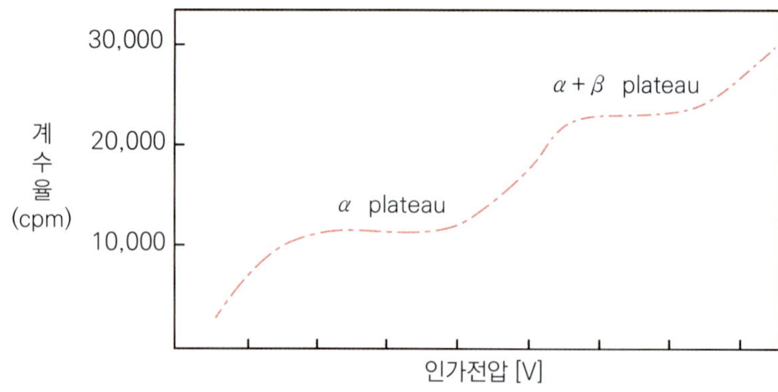

그림 5-4 **비례계수관의 계수율 특성**

GM계수관과 마찬가지로 비례계수관의 인가전압에 대한 계수율 특성에도 플래토우가 있다. 그러나 GM계수관과의 본질적인 차이는 그림 5-4와 같이 각종 입자의 1차전리에 충분한 차이가 있다면 입자의 종류에 따라 각각 별도의 플래토우가 나타나는 것이다.

알파선의 비전리가 베타선에 비하여 크기 때문에 알파선의 출력펄스가 베타선의 출력 펄스보다 크다. 그러므로 알파선은 베타선 보다 낮은 인가전압에서 전 입자가 판별 전압을 초과할 수 있는 펄스를 생성하는 영역이 얻어진다. 이 영역을 α플래토우라 하며 알파선을 계수하기 위한 최적 동작전압은 이 플래토우의 중앙이다.

인가전압이 α플래토우를 넘어서 증가하면 계수율은 다시 상승한다. 이것은 가스증폭도가 베타선을 계수할 수 있을 만큼 커졌을 때 일어난다. 이 천이영역을 지나면 $\alpha + \beta$플래토우에 달한다.

베타선의 에너지 분포는 넓기 때문에 이 플래토우는 α플래토우에 비해 길이가 짧고 큰 경사를 나타낸다. 따라서 알파선과 베타선을 방출하는 혼합선원은 인가전압을 각각의 플래토우 영역에 맞춤으로써 각각을 분리 측정할 수 있다.

알파선의 플래토우는 평탄한 반면 베타선의 플래토우는 기울기를 갖는 이유는 알파선은 단일에너지이지만 베타선은 연속에너지 스펙트럼을 지니기 때문이다.

2) 알파선의 측정

알파선은 비정이 매우 짧기 때문에 밀봉형 비례계수관의 입사창과 공기에 의한 에너지 손실을 피하기 위해 입사창이 없는 가스 flow형 계수관이 알파선 측정에 널리 사용된다. 가스 flow 계수관은 자연계수율이 낮기 때문에 대단히 미약한 알파선 방사능 측정도 가능하여 특히 보건물리분야에서 유용하게 사용하고 있다.

시료를 계수관 내부에 놓고 알파선 방사능의 측정을 할 경우, 기하학적 효율(G), 후방산란계수(f_b) 및 자기흡수계수(f_s)를 고려하여야 한다. 고유효율(ε), 다중계수(f_m) 및 선원과 계수관 사이의 흡수계수(f_w)는 1이라고 간주한다. 또한 분해시간이 짧으므로 분해시간의 보정은 100,000 cpm 이하의 계수율이면 무시할 수 있다.

3) 베타선 측정

베타선을 계수하는 경우 가스 flow 계수관은 비례영역이나 GM영역 모두에서 동작할 수 있다. 그러나 비례영역이 분해시간이 짧고 정확한 계수를 할 수 있기 때문에 일반적으로 비례영역에서 사용한다.

베타선을 계수할 때 후방산란이 중요하며 이러한 후방산란이나 자기흡수에 대한 보정의 불확실함을 배제하기 위해 설계된 것이 그림 5-5의 4π 계수관이다.

양분된 계수관의 중앙에 있는 얇은 막위에 선원을 두기 때문에 기하학적 효율의 값이 커진다. 4π 계수관의 측정정도는 오차가 0.5% 정도이며 이 측정기에 의한 베타선 절대측정시의 측정정도는 현재 존재하는 검출기 중에서 가장 우수하다.

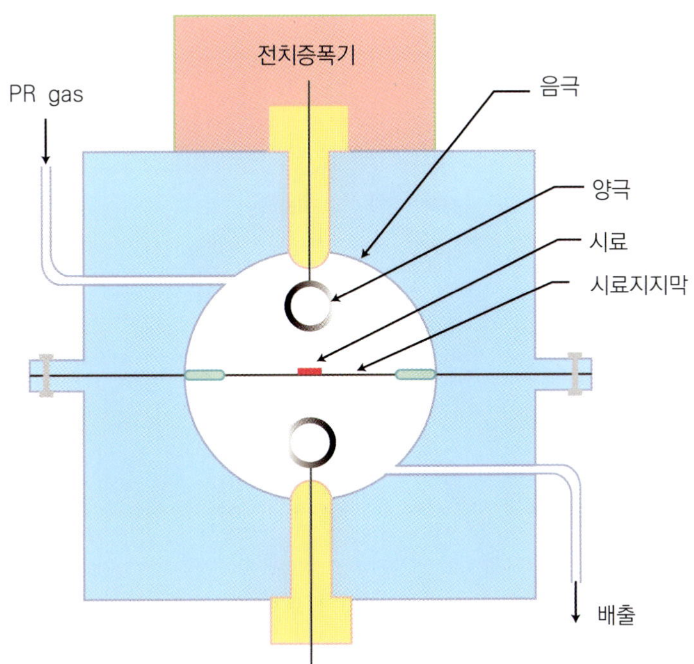

그림 5-5 4π (가스 flow) 계수관의 구조

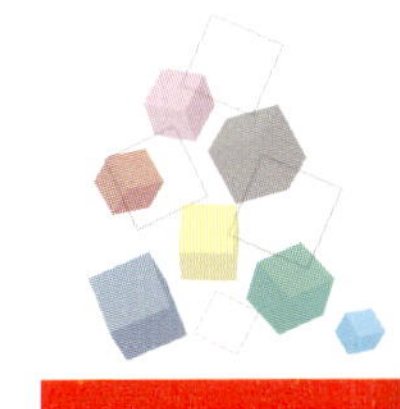

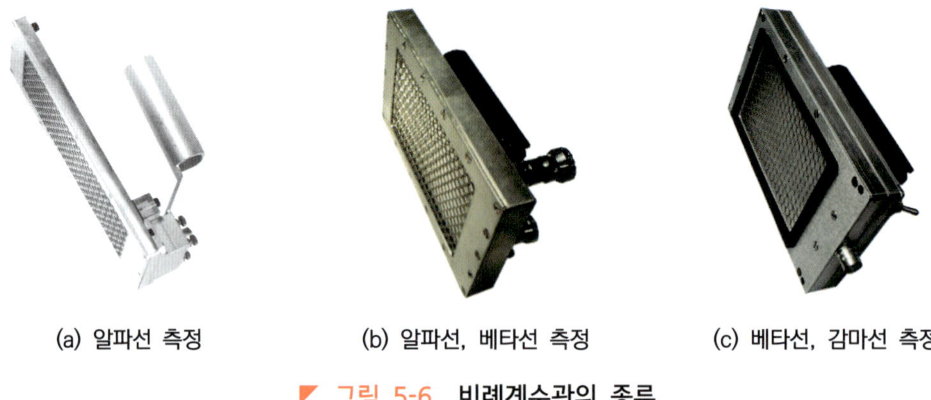

(a) 알파선 측정 (b) 알파선, 베타선 측정 (c) 베타선, 감마선 측정

그림 5-6 비례계수관의 종류

4) 중성자 측정

비례계수관의 중요한 용도 중 하나는 중성자 검출용이다. 중성자를 계수하기 위해서는 중성자가 일으키는 핵반응에 의해서 하전입자를 방출하는 물질(BF_3, ^3He)을 계수관 내에 채워 넣는다. 열중성자의 검출은 $^{10}B(n,\alpha)^7Li$ 반응을 이용하며 이때 방출되는 하전입자의 증폭을 이용하면 계측이 가능하다. 붕소를 계수관 내벽에 도포하거나 $^{10}BF_3$ 가스 형태로 계수관 내에 충전한다.

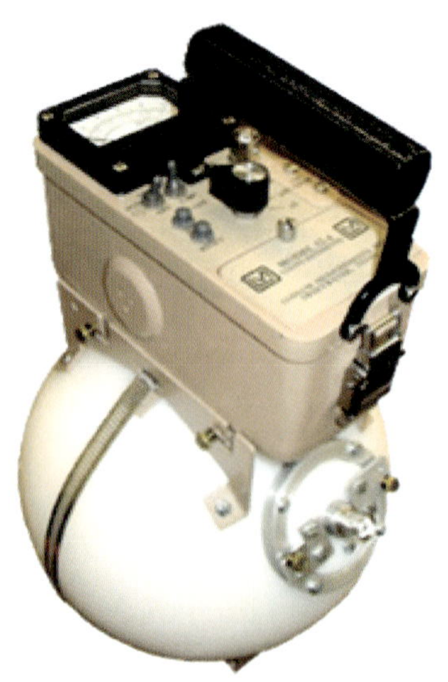

그림 5-7 BF_3계수관

Chapter 6
GM계수관 (Geiger Müller Counter, GM Tube)

학습목표

● **일반적 학습목표**

· GM계수관을 이용한 방사능 계측의 목적과 측정원리 및 계측기의 구조와 특성 등을 이해한다.

● **구체적 학습목표**

· GM계수관의 측정원리를 이해한다.
· GM계수관의 종류와 구조 그리고 특성을 이해한다.
· GM계수관을 이용한 방사능 검출의 원리를 이해한다.
· GM계수관의 검출효율을 이해한다.
· 방사능과 방사선의 관계를 이해한다.

GM계수관은 가장 오래된 방사선 검출기의 하나로서 1928년 Hans Wilhelm Geiger와 Walther Müller에 의해 만들어진 것으로서 감도가 높고, 여러 종류의 방사선 측정이 가능하며, 비교적 큰 출력펄스를 얻을 수 있으며 구조가 간단하고 조작도 쉽기 때문에 널리 사용되고 있다.

1. 동작원리 및 구조

GM계수관은 그림 6-1과 같이 여러 가지 형상이 있고, 그림 6-2와 같은 단창형(end window type, 端窓型) GM계수관이 가장 많이 사용되고 있다. GM계수관은 적당한 가스를 채운 용기에 양극과 음극의 2개의 전극으로 되어 있다.

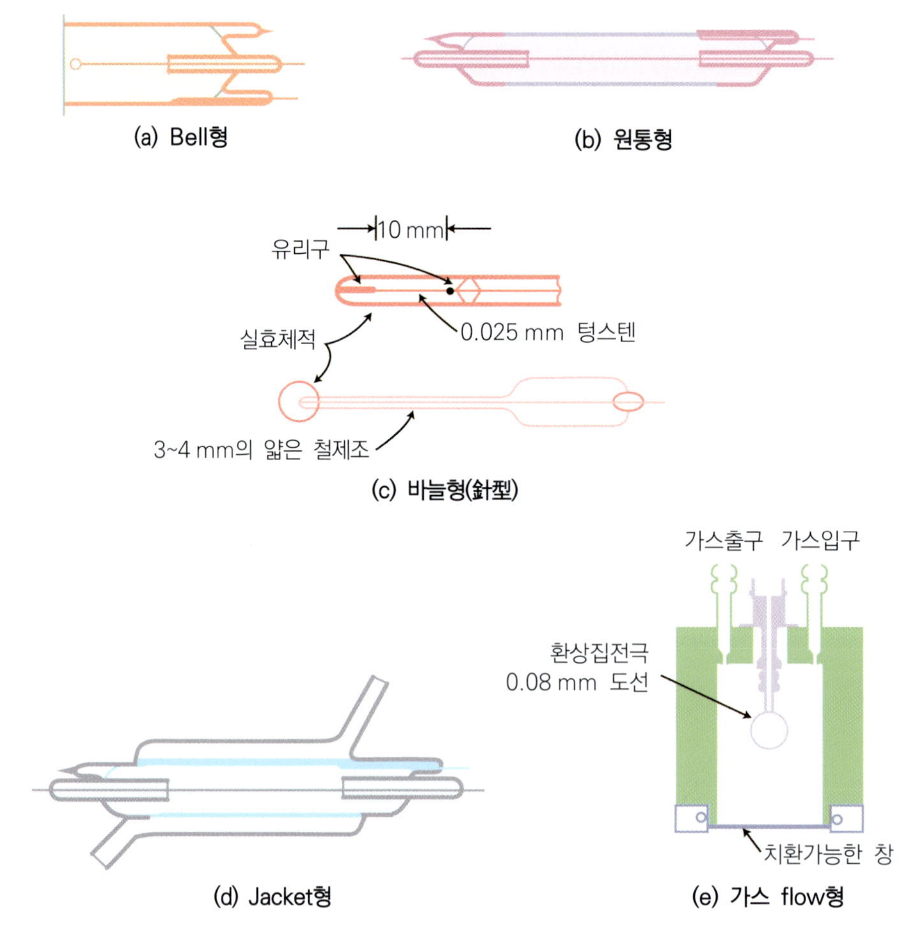

▼ 그림 6-1 GM계수관의 종류

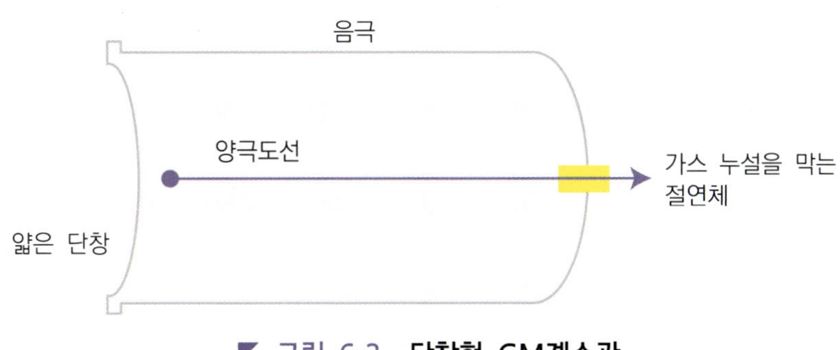

그림 6-2 **단창형 GM계수관**

그림 6-3 **GM계수관의 동작원리**

양극은 0.1 [mm] 정도의 가느다란 텅스텐(tungsten, W)으로 되어 있으며 심선의 양 끝을 절연체로 고정하여 사용하기도 하고, GM계수관이 원통형이면 한 끝만을 고정하고 다른 한 끝은 작은 원형으로 하여 양극으로 사용한다. 음극은 GM계수관의 벽이다.

관벽이 금속이면 직접 음극으로 사용하지만 관벽이 유리인 경우에는 벽의 내면에 전도성물질(탄소, C)을 도포하여 음극으로 한다. 음극에 사용하는 금속은 stainless steel, Ni, Ta 등의 높은 일함수를 갖는 물질이 좋다.

내부에 채우는 충전가스는 불활성가스인 He, Ne, Ar에 방전의 소거(quenching)를 목적으로 사용되는 ethanol, ethyl-formate, methane, isobutane 등의 유기가스나 할로겐가스를 소량 첨가한다.

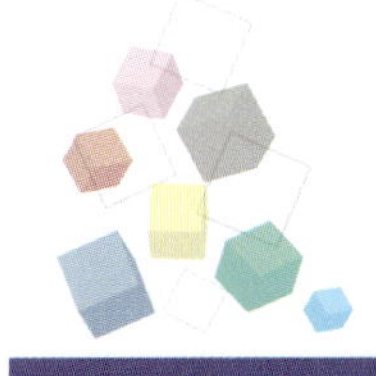

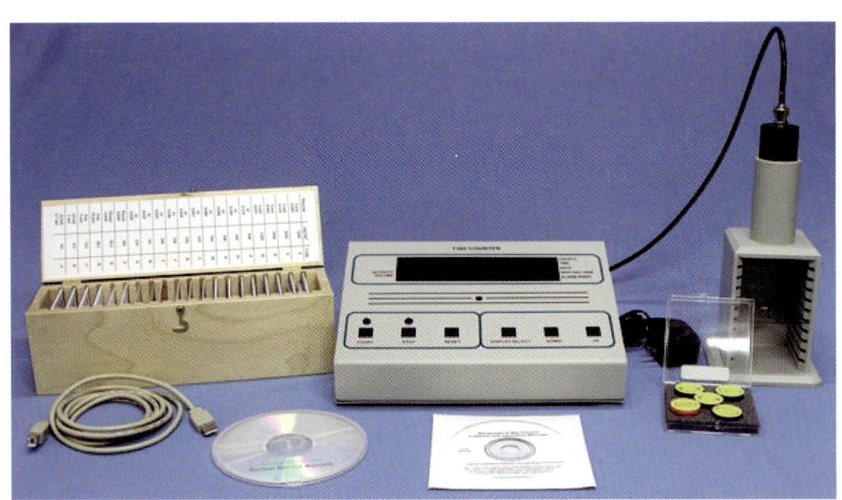

그림 6-4 GM계수관(ST360, SPECTECH)

GM계수관에 방사선 입자가 입사되면 Ar원자가 전리, 여기되어 전자와 양이온이 생성되며, 이 전리된 전자는 양극으로 이끌려 이동하는 도중 가스 분자와 충돌하게 된다. 이때 전자의 이동속도 v는

$$v = \mu \frac{E}{P} \tag{6-1}$$

이며, 여기서 E는 전기장의 세기[Vm^{-1}], P는 가스압력[hPa 또는 mmHg], μ는 이동도[mobility, $(cm/s)(V/cm)^{-1}(mmHg)$]이다. 그러므로 전자의 이동속도는 가스압력에 대한 전기장 세기의 비, 즉 $\frac{E}{P}$에 의존한다. 따라서 GM계수관에 이용되고 있는 특정의 혼합가스에서 펄스를 출력시키기 위해서는 최소한의 $\frac{E}{P}$가 필요하며, E의 값을 작게 하기 위해서는 충전가스의 기압을 1기압 이하로 유지하는 것이 보통이다. 지름이 약 0.1 [mm]인 양극 전극에 500~1,000 [V]의 전압을 인가한 경우 70~200 [mmHg] 정도에서 동작하지만 1기압 정도의 것도 있으며, 사용목적에 따라 다르나 일반적인 GM계수관의 기압은 Ar 90 [mmHg], ethanol 10 [mmHg] 정도이다.

2. 인가전압과 계수율과의 관계

가스가 봉입되어 있는 계수관에서는 펄스의 크기는 인가전압에 의해서 변화한다. GM계수관에 인가된 전압을 낮은 값에서 상승해 가면서 계수율을 기록한 인가전압과 계수율과의 변화관계는 그림 6-5와 같다. 계수관에서 최초로 펄스를 나타내는 최저전압을 방전개시전압(starting voltage, V_s)이라 부르고, 전압이 높아져 펄스의 진폭이 파고선별준위(discriminator level, 판별전압)보다 커져 계수가 시작되는 전압을 문턱전압(threshold voltage, V_t)이라 한다.

이 문턱전압을 초과하면 인가전압이 증가하여도 계수율의 변화가 완만한 영역이 존재한다. 이것을 플래토우(plateau)라고 하며, GM계수관을 사용할 때 중요한 특성 중의 하나이다. 인가전압이 더욱더 증가하여 플래토우가 끝나는 전압을 상한전압(upper limit voltage, V_u)이라 하며, 이 전압 이상에서는 계수율이 급격히 증가하여 계수관의 사용이 불가능하다.

플래토우는 약간의 경사(slope)가 있는데 이것은 인가전압이 증가함에 따라 유효체적이 증가하는데 그 원인이 있으며, 그밖에 가짜펄스(spurious pulse, 방사선이 입사되지 않을 때 나타나는 펄스)의 발생률이 전압의 증가와 함께 높아지는 것도 한 원인이다. 방전소거가 잘 이루어지지 않을 때 발생하는 다중방전도 가짜펄스의 부류에 들어간다. GM계수관의 플래토우 경사는 가능한 한 완만하고, 길이는 긴 것이 좋다.

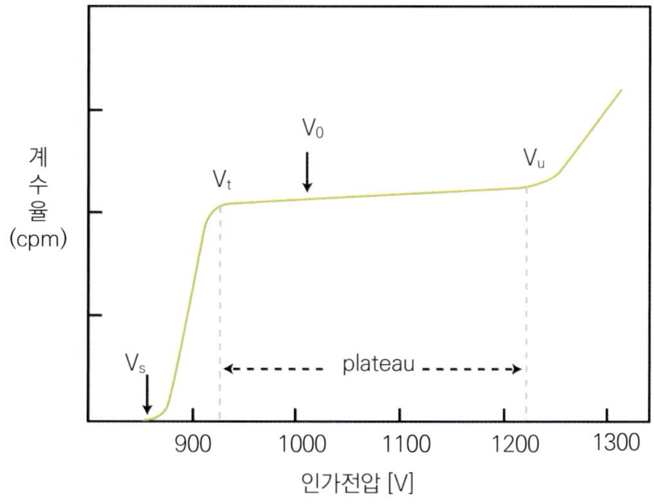

그림 6-5 GM계수관의 계수 특성

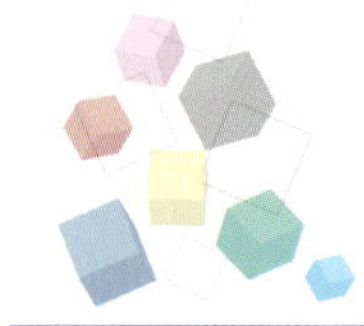

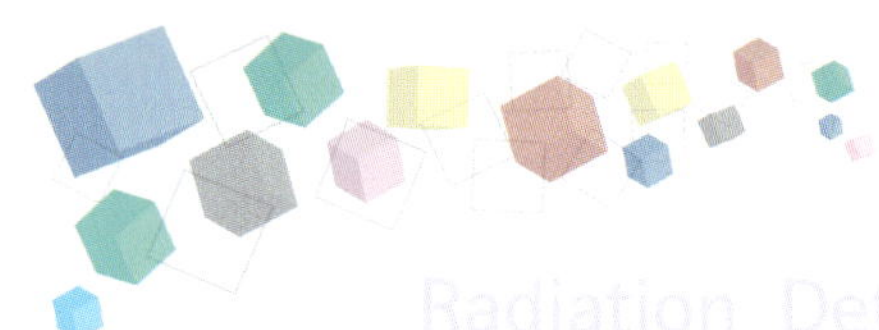

플래토우의 경사는 인가전압 100 [V]에 대하여 계수율의 변화율(%)로 정의하며, 5%/100 [V] 이하의 경사가 바람직 하지만 10%까지는 사용이 가능하다.

플래토우 길이와 경사는 다음과 같이 구할 수 있다. 그림 6-5에서 문턱전압 V_t에서의 계수율을 R_1, 상한전압 V_u에서의 계수율을 R_2라고 하면 플래토우의 길이는

$$V_u - V_t \tag{6-2}$$

이며, 플래토우의 경사

$$\theta(\%/100V) = \frac{\dfrac{(R_2 - R_1)100}{\dfrac{(R_2 + R_1)}{2}}}{V_u - V_t} \times 100(\%) \tag{6-3}$$

이다.

또한 GM계수관을 사용할 때 실제 인가하는 전압을 동작전압(operating voltage, V_o)이라 하며, 이것은 관의 수명을 연장하고 안정된 계수를 하기 위해 가급적 낮게 하는 것이 좋으므로 시동전압으로부터 플래토우 길이의 $\frac{1}{2}$~$\frac{1}{3}$정도 되는 곳을 설정하여 사용하는 것이 바람직하다.

$$\text{동작전압}(V_o) = V_t + \frac{1}{3}(V_u - V_t) \tag{6-4}$$

3. 방전의 소거(quenching)

GM계수관에 하전입자가 입사하면 관내의 Ar원자가 여기, 전리되고, 전리된 전자는 충돌을 거듭하면서 집전극, 즉 심선을 향하여 이동한다. 중심전극 부근의 전계는 대단히 강하므로 이 부근에서 전자의 운동에너지가 커져서 2차전리를 일으켜 급속히 전리가 증식된다. 이 전리의 증식을 가스증폭(Townsend 사태)이라고 하며, 주로 중심전극 부근에서 발생한다.

또한 여기된 원자는 10^{-8} [s]의 평균수명으로 안정상태로 돌아가면서 가시광선이나 자외선 영역 정도의 파장을 지닌 광자를 방출하며, 이들 광자는 충전가스나 음극표면에서

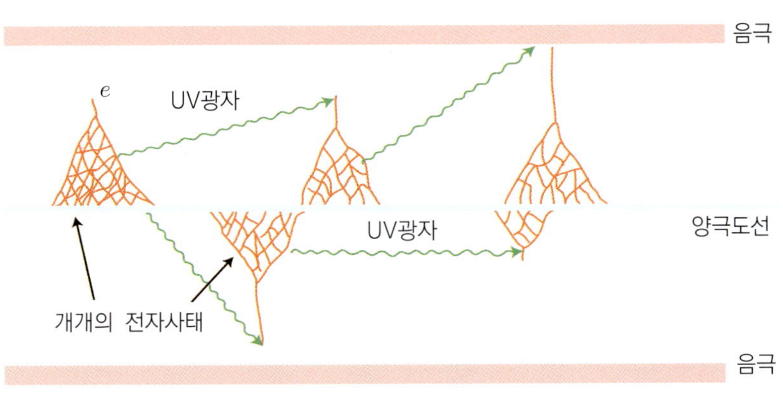

그림 6-6 전자사태를 일으키는 기전

광전효과를 일으키는 경우 새로운 전자가 방출되어 또 다른 전자사태(electronic avalanche)를 유발시킨다(그림 6-6).

GM계수관에는 높은 전기장이 인가되므로 개개의 전자사태의 세기는 크고, 하나의 전자사태가 관내의 다른 장소에서 제2의 전자사태를 일으키게 되어 각 전자사태는 적어도 한번 이상의 전자사태를 생성하는 자체 전파형 연쇄반응(self-propagating chain reaction)이 나타난다. 인가전압이 더욱 증대되면 이 과정은 아주 짧은 시간에 지수함수적으로 전자사태의 수가 증가되어 최후에는 늘 같은 수의 전자가 생성된 후에 연쇄반응이 종료되기 때문에, 입사되는 방사선의 종류나 에너지의 크기와는 관계없이 항상 같은 크기의 출력펄스가 발생한다. 이때 GM계수관에서 방전중에 생성되는 이온쌍의 수는 약 10^9~10^{10}개이며, 이것을 계수하기 위한 전기회로에 입력되는 펄스의 크기는 보통 수 [V] 정도이다.

전자사태에서 전자와 함께 생성된 양이온의 이동도는 전자의 이동도보다 약 1,000배 정도 작기 때문에 전자가 양극에 도달하는 시간 동안에 양이온들 즉, 공간전하는 거의 움직이지 않고 정지해 있다.

이때 이들 양이온들은 전극의 효과를 나타내기 때문에 양극선 둘레의 전기장이 저하되어 전자사태가 발생하지 못하여 방전이 정지되므로 후속 방사선 입자가 입사되어도 출력펄스는 나오지 않는다. 방전이 종료된 후 양이온들이 서서히 음극으로 이동함에 따라 관내의 전장은 서서히 회복되며, 양이온들은 계수기의 음극 또는 외통에 도달한다.

이 과정에서 음극표면으로부터 자유전자가 직접 방출되거나 또는 음극에서 방출되는 광자로 인한 광전효과에 의한 2차전자가 방출되어 또 다른 전자사태를 일으켜 연속적

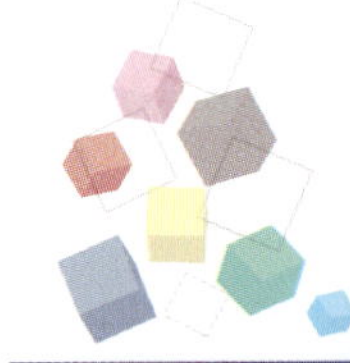

인 출력펄스를 발생시킨다. 이러한 현상이 반복되어 지속방전을 일으키기 때문에 후속 방사선 입자의 측정이 불가능하게 된다.

이러한 이유 때문에 GM계수관에서는 지속적인 방전이 일어나지 않도록 하여야 하며, 이와 같은 지속방전을 정지시키는 것을 방전의 소거(quenching)라 한다. 지속방전을 정지시키는 데에는 다음과 같은 방법이 이용된다.

1) 외부소거법

외부소거법(external quenching)은 그림 6-7과 같이 GM계수관의 외부회로에 아주 큰 값의 저항(보통 10^8 [Ω] 이상)을 연결하여 전리전류가 흐른 후 양이온이 형성된 장소로부터 음극으로 도달하는 통과시간(보통 수백 [μs])과 전자의 통과시간(보통 1 [μs])의 합 이상의 일정시간동안 가스증폭이 일어나지 않도록 인가전압을 떨어뜨려 음극으로부터 자유전자가 방출되어도 방전을 일으킬 수 없게 하는 방법으로 외부저항소거법(external resistor quenching method)이라고도 한다.

외부소거법은 분해시간(후에 설명)이 긴 결점을 가지고 있기 때문에 지극히 낮은 계수율에 한해서만 사용되고 별로 사용하지 않는 방법이다.

2) 내부소거법

내부소거법(internal quenching) 또는 자기소거법은 GM계수관의 제1충전가스인 불활성가스에 방전소거가스(quenching gas)를 첨가하여 지속방전을 방지하는 방법이다.

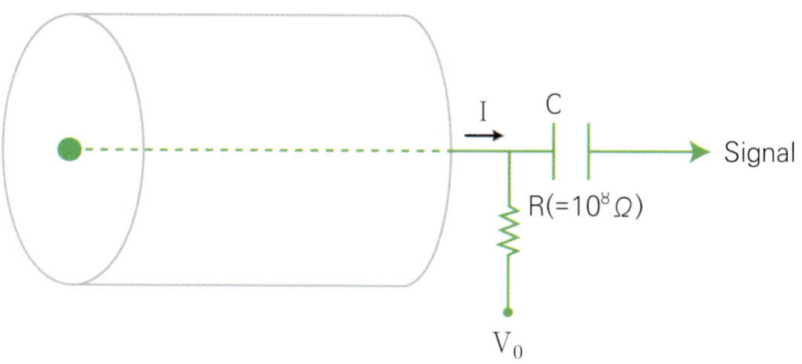

그림 6-7 GM계수관의 외부소거회로

방전소거가스는 광범위한 파장의 자외선을 흡수하는 능력과 제1충전가스보다 더 낮은 전리에너지를 가져야 하며, 자외선을 흡수하여 여기상태인 가스가 안정상태로 될 때 에너지를 방출하기보다는 가스자체가 해리(dissociation)되어야 한다. 이러한 방전소거가스는 유기분자가스와 할로겐가스를 사용한다.

입사방사선 입자에 의해서 생성된 양이온의 대부분은 제1충전가스가 이온화된 것이며 이것이 음극을 향해 이동됨에 따라 방전소거가스와 충돌하여 이온화에너지의 차이 때문에(Ar : 15.7 [eV], 알코올 : 11.3 [eV]) 양전하를 방전소거가스 분자에 이동시켜, 일차 양이온은 중성이 되고 방전소거가스는 양이온이 되어 음극으로 이동하며, 최종적으로 음극에 도달하는 모든 이온은 하전전이충돌(charge transfer collision)에 기인된 방전소거가스의 이온이다.

방전소거가스의 양이온은 음극 금속에 충돌하여 중성화될 때 음극표면으로부터 자유전자를 추출하는 것보다 분자 해리가 되어 후속방전이 없게 된다.

방전소거가스로서 에탄올, ethyl-formate 등의 유기가스를 사용하는 유기소거형 계수관(organic quenched tube)은 방전소거가스가 감소(매 방전시 10^9분자가 해리)되기 때문에 지속방전을 방지할 수 없을 때까지는 약 10^9~10^{10} counts의 유용수명(useful lifetime)을 가지며 플래토우의 길이가 길고 경사가 낮은 것이 장점이다.

할로겐가스(Br, Cl)를 방전소거가스로 사용하는 할로겐소거형 계수관(halogen quenched tube)의 대표적인 예로서 Ne 중에 0.1%의 Cl를 혼합하고 있다. 방전소거 기능을 수행할 때 유기가스와 마찬가지로 해리되나 후에 자발적 재결합(spontaneous recombination)을 함으로써 관내의 할로겐가스 분자의 수가 감소하지 않으므로 무한 수명을 갖게 된다.

할로겐가스는 음극 금속과의 화학반응을 일으키기 때문에 음극으로 사용하는 물질은 stainless steel, Ta, C 등이 좋다. 할로겐소거형 계수관은 수명이 영구적인 반면, 플래토우의 길이가 짧고 경사가 큰 것이 단점이다.

4. GM계수관의 불감시간, 분해시간 및 회복시간

GM계수관으로부터 관측된 펄스는 그림 6-8과 같이 나타난다. 전자사태에 의하여 최초에 펄스가 나타난 후 양의 공간전하로 인해 관내의 전기장은 약화되어 가스증폭이 방해되

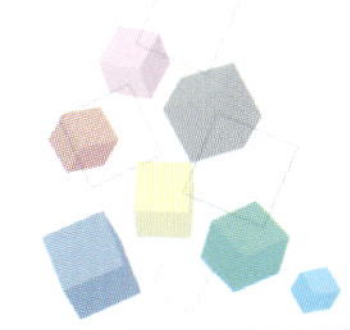

므로 다음의 펄스는 관측되지 않는다. 그 후 양이온이 음극쪽으로 어느 정도의 거리를 이동하면 관내의 전기장은 다시 펄스를 만들 수 있게 회복된다. 이때까지의 시간을 불감시간(dead time, ①)이라 하며 보통 50~100 [μs] 정도이다. 이 시간 중에 계수관은 불감상태가 된다. 불감시간이 끝나고 나서 계수관의 전기장이 원래의 상태로 회복되어 완전한 크기의 펄스를 출력시킬 때까지의 시간을 회복시간(recovery time, ③)이라 한다.

계수장치에서는 최초의 펄스를 검출하고 나서 제2의 펄스를 검출하기 위해서는 일정 크기(판별전압) 이상의 펄스가 필요하고, 이 측정 가능한 펄스로 성장하는데 필요한 경과시간을 분해시간(resolving time, ②)이라 하며 보통 200~400 [μs] 정도이다. GM계수관의 분해시간은 다른 검출기에 비해 긴 편이며 이 분해시간 동안에 입사되는 방사선의 입자는 모두 계수되지 않고 누락된다.

따라서 고계수율의 계측에서는 분해시간 동안에 계수되지 않는 방사선 입자의 수가 증가하므로 분해시간에 의해 계수치의 보정을 하여야 한다. 계수관에 입사되는 방사선 입자의 수, 즉 참계수율을 N [cps], GM계수관이 가리키는 기록된 계수율을 n [cps]이라 하고, 이 GM계수관의 분해시간을 τ [s]라 하면 계수관이 동작하지 않는 모든 시간율은 nτ이기 때문에 이때 계수되지 않고 누락된 계수치는 Nnτ가 된다. 따라서 참 계수율은 다음과 같다.

$$N = n + Nn\tau$$

$$N = \frac{n}{1 - n\tau} \tag{6-5}$$

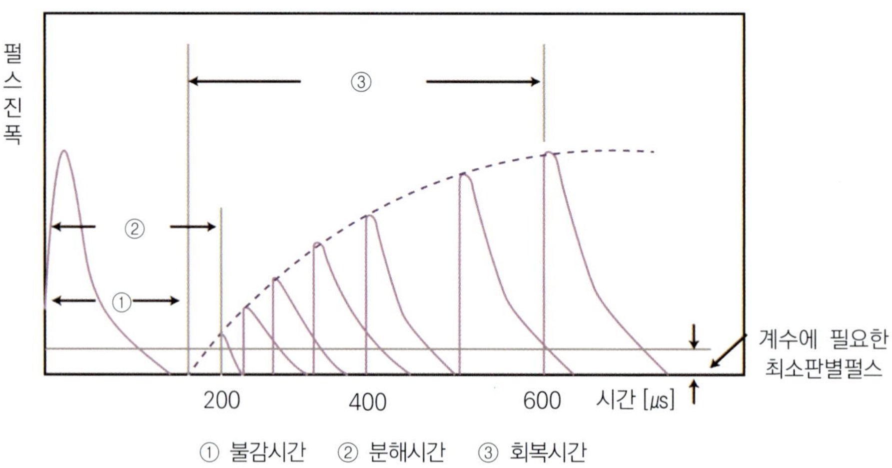

그림 6-8 GM계수관의 출력펄스

분해시간의 측정은 2선원법(two source method)으로 할 수 있다. 이 방법은 두 선원에 의한 개별적인 계수율과 두 선원을 결합한 경우의 계수율을 각각 측정하면 분해시간을 계산할 수 있다.

선원1, 선원2 및 선원1, 2를 합한 각각의 참계수율을 N_1, N_2, N_{12}라 하고 자연계수율은 N_b라 할 때 각각에 대응하는 관측치를 n_1, n_2, n_{12}, n_b로 하면

$$(N_1 - N_b) + (N_2 - N_b) = N_{12} - N_b$$

$$N_1 + N_2 = N_{12} + N_b \tag{6-6}$$

(6-5)의 식에 의하여

$$\frac{n_1}{1 - n_1\tau} + \frac{n_2}{1 - n_2\tau} = \frac{n_{12}}{1 - n_{12}\tau} + \frac{n_b}{1 - n_b\tau} \tag{6-7}$$

이 경우 근사치를 구하면

$$\frac{n}{1 - n\tau} \simeq n + n^2\tau$$

$n_b\tau$가 1보다 훨씬 적을 경우, $\frac{n_b\tau}{1 - n_b\tau} \simeq n_b$가 되므로 식 (6-7)은 다음과 같이 된다.

$$\tau = \frac{n_1 + n_2 - n_{12} - n_b}{n_{12}^2 - n_1^2 - n_2^2} \tag{6-8}$$

이때 계수치의 측정은 그림 6-9와 같이 선원1의 관측치 n_1을 측정한 후, 선원 1, 2를 합한 관측치 n_{12}를 측정하고, 그 후 선원1을 제거하고 n_2를 측정하고, 모든 선원을 제거하고 자연계수율 n_b를 측정한다.

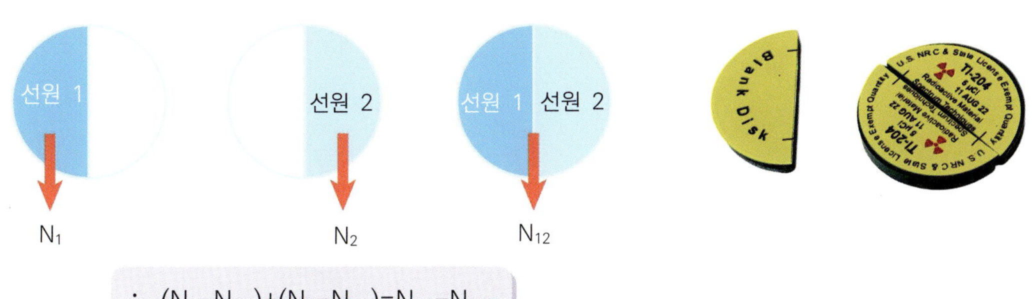

그림 6-9 2선원법에 의한 분해시간 측정법

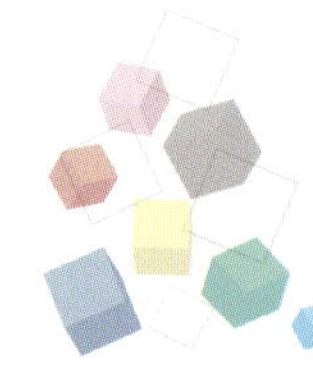

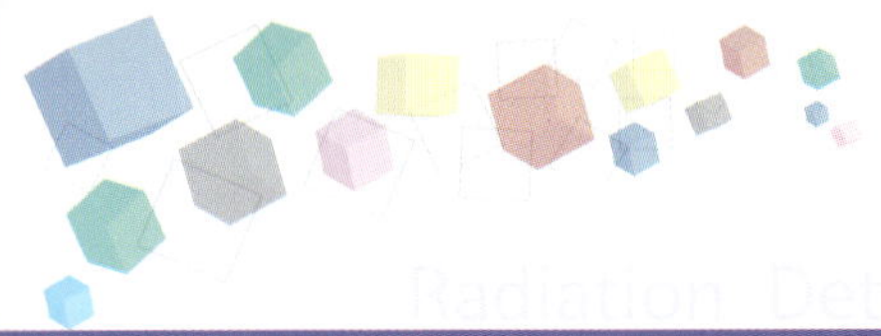

5. 베타선용 GM계수관

1) 입사창(window)의 두께

방사성 동위원소로부터 나오는 베타선의 비정은 비교적 짧기 때문에 베타선용 GM계수관의 외벽 또는 입사창의 두께가 얇다. 고에너지의 베타선 측정에 적당한 GM관의 입사창은 유리 원통형일 경우 30 [mg/cm^2]의 두께가 필요하다. 저에너지 베타선 측정 시에는 더 얇은 창이 필요하며 약 1~2 [mg/cm^2] 두께의 운모 등을 사용한다(그림 6-11). 아주 적은 에너지의 베타선 측정시 더 얇은 두께의 창이 필요할 때에는 flow형 GM계수관이 좋다(그림 6-10).

Flow 형은 입사창을 간단히 바꿀 수도 있고 보통 0.9 [mg/cm^2]의 두께가 사용되며, 더욱이 100 [μg/cm^2]의 초박막의 입사창도 사용할 수 있다.

입사창의 두께를 알면 지수적 관계로 입사창에 의한 흡수를 계산할 수 있다. 표 6-1은 베타선 에너지에 대하여 입사창의 두께에 따른 투과율(%)을 나타낸 것이다.

2) 베타선 측정의 전체 효율

방사선 측정 시 GM계수관의 전효율은 n/S로 정의한다. 여기서 n은 계수율, S는 시료선원의 강도이다.

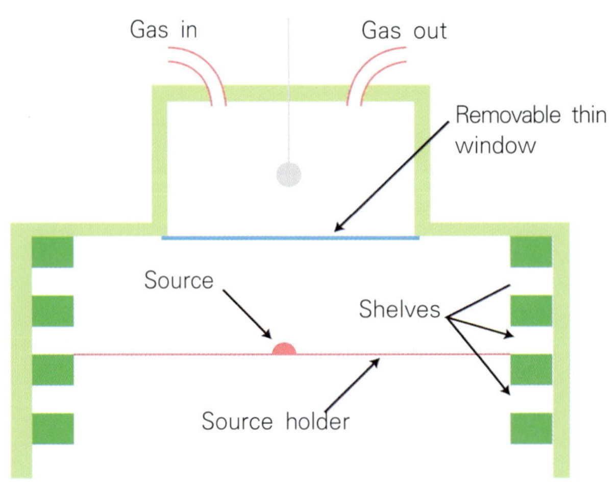

그림 6-10 가스 flow형 GM계수관

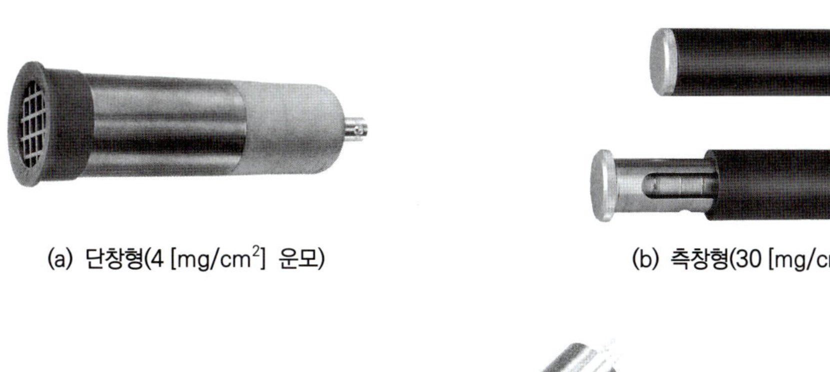

(a) 단창형(4 [mg/cm^2] 운모)　　(b) 측창형(30 [mg/cm^2] 운모)

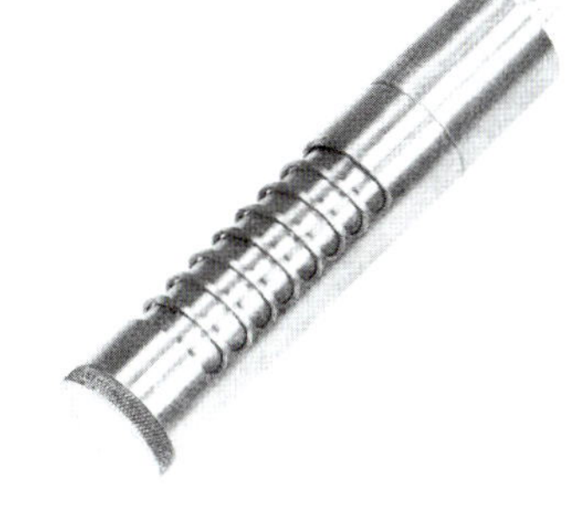

(c) Thin wall형(30 [mg/cm^2] stainless steel)

▼ 그림 6-11 GM계수관의 예

▼ 표 6-1 GM계수관의 입사창에 따른 베타선 투과율

베타선원	최대에너지 [MeV]	질량흡수계수 μ_m[cm^2/mg]	입사창 두께에 대한 투과율(%)		
			30 [mg/cm^2]	4 [mg/cm^2]	0.9 [mg/cm^2]
^{14}C	0.156	0.26	0.04	35	79
^{45}Ca	0.250	0.122	3.0	61	89
^{64}Cu	0.58	0.035	35	87	97
^{32}P	1.707	0.0078	79	97	99

전효율은 계수관의 형태나 실험조건에 따라 값이 변하는 것이 많다. 전효율은 몇 개의 요소로 나누어 그 각 요소에 관하여 측정조건에서의 보정을 하여야 한다. 여기서는 그림 6-12의 단창형 GM계수관을 이용한다. 이 계수관을 사용할 때 전효율은 다음과 같이 나타낼 수 있다.

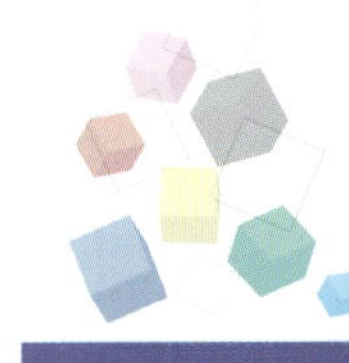

$$\frac{n}{S} = G \cdot \epsilon_\beta \cdot f_m \cdot f_\tau \cdot f_w \cdot f_b \cdot f_s \tag{6-9}$$

여기서

G : 계수장치의 기하학적 조건에 의해 결정되는 계수(기하학적 효율)

ϵ_β : 베타선에 대한 GM계수관의 고유효율

f_m : 다중계수의 보정계수

f_τ : 분해시간의 보정계수

f_w : 입사창, 공기층 및 선원에서 계수관 사이의 흡수체 흡수에 의한 보정계수

f_b : 선원 지지대에 의한 후방산란계수

f_s : 선원 자신의 자기흡수계수이다.

더 정확한 측정을 하기 위해서는 공기, 차폐물질의 내면, 선원이나 GM계수관 가까이 있는 물체 등 다른 산란원도 고려하여야 한다. 공기에 의한 산란의 영향은 선원의 에너지가 낮고 선원과 관의 거리가 수 cm일 때 GM계수관에 도달하는 입자의 수는 5% 정도 증가한다.

차폐물질이나 다른 물체에 의한 산란은 원자번호가 작은 것을 쓰거나 멀리 놓아두면 감소시킬 수 있으므로 크게 영향을 미치지 않으나 선원이 차폐물질 가까이 놓여 있을 때는 영향이 있다.

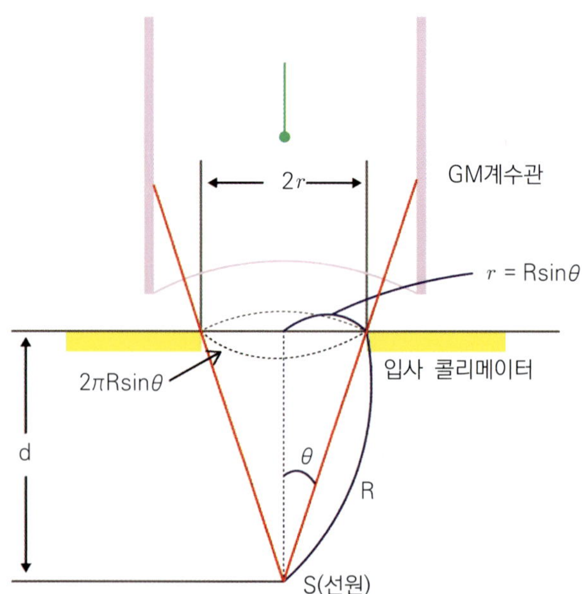

그림 6-12 **단창형 GM계수관의 기하학적 배치**

(1) 기하학적 효율(G)

기하학적 효율 G는 선원에서 나오는 방사선 중 GM계수관으로 들어오는 비율로 표시한다.

$$G = \frac{\Omega}{4\pi} = \frac{\int_0^{\theta_0} 2\pi R\sin\theta R d\theta}{4\pi R^2} = \frac{1}{2}\left(1 - \frac{d}{\sqrt{d^2 + r^2}}\right) \qquad (6\text{-}10)$$

위의 식은 선원이 점선원이 아닌 경우에는 엄밀하게 적용할 수 없다. 그러나 d가 2 r보다 크거나 0.2 r보다 작은 경우에는 무방하다.

(2) 산란과 흡수

계수 f_b, f_s, f_w는 붕괴순간에 GM계수관의 유효체적을 향하여 나온 입자수와 실제 유효체적 내로 들어오는 방사선 입자수의 차이를 보정하는 계수이다.

f_b는 선원지지대의 후방산란량에 의해 결정되며 뒤에 후방산란을 일으키는 물질이 있는 경우의 계수율 N_o와 전혀 후방산란이 없는 물질이 있는 경우의 계수율 N과의 비 즉, $f_b = \frac{N}{N_o}$으로 정의한다. f_b는 지지대의 두께와 원자번호에 의해 다르지만 보통은 1~2 정도이다. 그림 6-13은 2종류의 베타선 에너지와 Al 지지대 두께에 따른 후방산란과의 관계를 나타낸 것으로 일정한 두께에서 후방산란이 포화되고 후방산란이 포화되는 두께는 실험적으로 그 물질 중에서의 베타선 최대비정의 약 1/5인 것으로 알려져 있다. 지지대의 두께에 따라 후방산란의 정도가 민감하게 변하기 때문에 선원은 아주 얇은 물질 위에 놓는다. 그 경우 f_b의 값은 1이다.

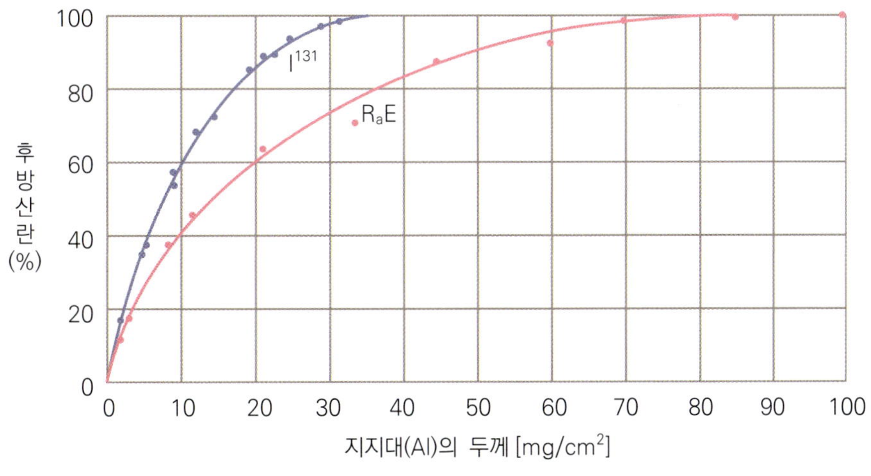

▼ 그림 6-13 베타선에 대한 후방산란

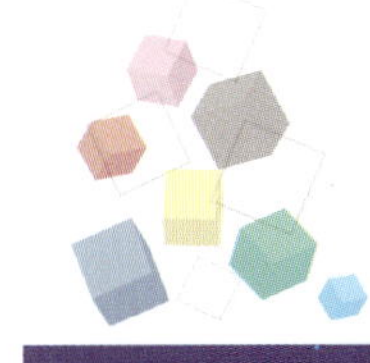

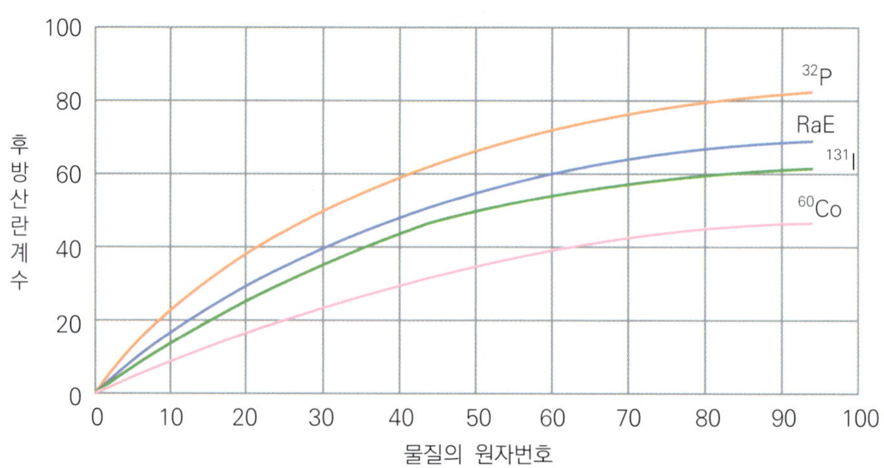

▼ 그림 6-14 **물질의 원자번호와 후방산란계수와의 관계**

그림 6-14는 여러 가지 베타선에 대한 후방산란 물질의 원자번호와 후방산란계수를 나타낸다. 후방산란은 입사창과 공기에 의한 흡수에 영향을 받을 뿐만 아니라 측정장치의 기하학적 배치에 의해서도 변한다. 그러므로 정밀한 측정을 하기 위해서는 특별한 측정장치에 대한 후방산란계수는 미리 구하여 두는 것이 바람직하다.

RaE는 ^{226}Ra이 붕괴하여 β^{-}선을 방출하며 ^{210}Bi 생성될 때 후방산란과 원자번호 관계를 그림 6-13, 14에서 보여주고 있다.

자기흡수계수 f_s는 선원의 두께가 계수관에 도달하는 방사선에 미치는 영향을 나타낸다. 선원의 두께는 가능한 한 얇게 하여 이 계수를 무시할 수 있도록 하여야 하며, 그러기 위해서는 무담체 동위원소를 사용할 필요가 있다. 자기흡수가 없을 때 두께 S인 선원에서 계수관의 방향으로 단위시간당 N_0개의 베타입자를 방출한다고 할 때 선원 내부 dx층으로부터 방출되는 베타입자의 수는 $dN = (\frac{N}{S})dx$이다.

이때 선원에서 두께 X층으로부터 표면으로 방출되는 입자의 수는 $dN = \frac{N_0 e^{-\mu x}}{S} dx$가 된다.

여기서 μ는 선원물질에 대한 베타입자의 흡수계수[cm^{-1}]이다. 그러므로 계수관 방향으로 나오는 전 입자의 수는 $N = \int_0^S dN = \frac{N_0}{\mu S}(1 - e^{-\mu S})$이다.

따라서 자기흡수계수

$$f_s = \frac{N}{N_0} = \frac{1}{\mu S}(1 - e^{-\mu S}) \qquad (6\text{-}11)$$

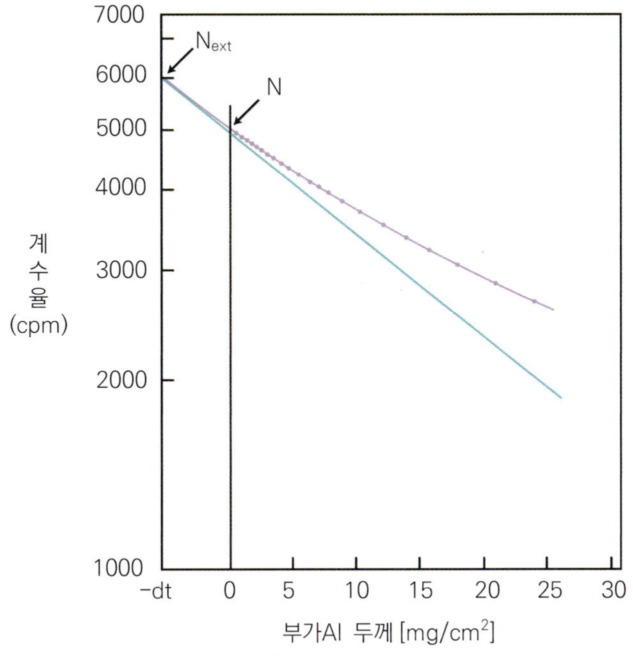

그림 6-15 Al 흡수곡선

이다. 선원과 검출기 사이의 거리가 가까울 때 이 관계는 잘 성립하나, 거리가 멀어지면 산란의 영향을 받아 선원의 두께가 얇더라도 f_s는 보다 커진다.

GM계수관의 입사창, 공기층, 선원과 계수관 사이에 있는 흡수체에 의해서 흡수가 발생한다. 흡수계수 f_w의 크기는 Al흡수체를 사용하여 구하면 비교적 정확하다. f_w의 값은 그림 6-15에서와 같이 산란의 영향을 감소하기 위해서 Al흡수체를 가능한 계수관 가까이 놓고 Al흡수곡선을 구하고, Al흡수체의 두께 0의 계수율 N과 d_t만큼 외삽했을 때의 계수율 N_{ext}로 구할 수 있다. 즉,

$$f_w = \frac{N}{N_{ext}} = e^{-\mu_m \cdot d_t} \quad (6\text{-}12)$$

d_t는 입사층의 두께(d_w)와 공기층의 두께(d_a)의 합으로 정해지는 두께이며, 선원과 입사창과의 거리를 l [cm]라 할 때 공기층의 두께로 구할 수 있다.

$$d_a[\text{mg/cm}^2] = 1.293 \times \frac{273}{273+t} \times \frac{P}{101.3} \times l$$

여기서 t는 기온[℃], P는 기압[hPa]이며, 25℃, 1기압 상태에서는 $d_a[\text{mg/cm}^2]=1.18l$이다. 또한 Gleason에 의하면 흡수체의 두께가 0인 곳에서의 경사 μ_m은

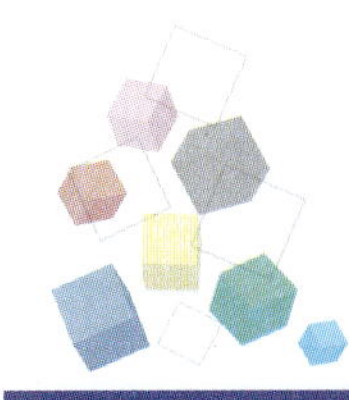

$$\mu_m[\mathrm{cm^2/mg}] = \frac{0.017}{E_m^{1.43}} \tag{6-13}$$

이며, 여기서 E_m은 베타선의 최대 에너지[MeV]이다.

(3) 계수관 고유효율 및 다중계수

선원의 강도와 계수율과의 관계를 완전하게 나타내기 위해서는 계수율과 계수관에 들어오는 방사성 입자수와의 관계를 알 필요가 있다. 이 관계는 f_τ, f_m, ϵ_β의 곱으로 나타난다.

분해시간 보정계수 f_τ는 $N = \frac{n}{1-n\tau}$으로 계산할 수 있다. f_τ는 계수율에 의하여 변화하는데 저계수율에서는 무시할 수 있으나, 고계수율에서는 고려하여야 하며 $f_\tau = 1 - n\tau$가 된다.

f_m은 분해시간에 의한 보정을 한 후의 계수율과 유효체적 내에서 발생한 1차 방전수의 비이다. f_m은 다중방전이 있기 때문에 1보다 크다. 계수관을 오래 사용하면 소멸가스가 소비되기 때문에 다중방전이 증가하므로 f_m도 커진다.

베타선에 대한 GM계수관의 고유효율 ϵ_β는 유효체적 내에 입사된 베타입자가 방전을 일으키는 수의 비율로 정해지며 GM계수관에서의 이 값은 1에 가깝다.

6. 엑스선과 감마선용 GM계수관

엑스선과 감마선은 GM계수관 내의 충전가스를 직접 전리하는 작용이 없기 때문에 계수관의 벽물질과 상호작용하여 2차전자를 방출할 필요가 있다. 감마선에 대한 GM계수관의 고유효율 ϵ_γ는 광자 한 개당 유효체적 내에 있는 2차전자수로 정의한다. 계수관의 벽 두께는 2차전자의 비정에 관계된다. 즉, 벽의 두께가 얇을 때는 2차전자의 수가 적어지고 벽의 두께가 증가하면 2차전자의 수가 증가하게 되나 2차전자의 평균 비정 이상으로 벽의 두께가 증가하면 벽에서 2차전자의 흡수가 발생하여 2차전자의 수가 감소하게 되므로 계수관의 벽두께는 2차전자의 최대비정과 비슷한 것이 좋다.

또한 벽재료는 중간 에너지 영역에서는 전자는 주로 컴프턴 산란에 의해서 발생하기 때문에 고유효율에 대한 벽재료의 영향은 그다지 크지 않다.

컴프턴 흡수계수가 직접 원자번호 Z에 비례하는 반면 전자의 비정은 Z에 반비례하기 때문이다. 낮은 에너지 영역에서는 주로 광전효과에 의해 전자가 발생하고 광전효과의 흡수계수는 $Z^{4\sim5}$에 비례하기 때문에 Z가 큰 물질이 고효율을 갖는다. 전자쌍생성이 일어나는 큰 에너지 영역에서는 전자쌍생성의 흡수계수가 Z^2에 비례하기 때문에 역시 Z가 큰 물질이 효율이 좋다.

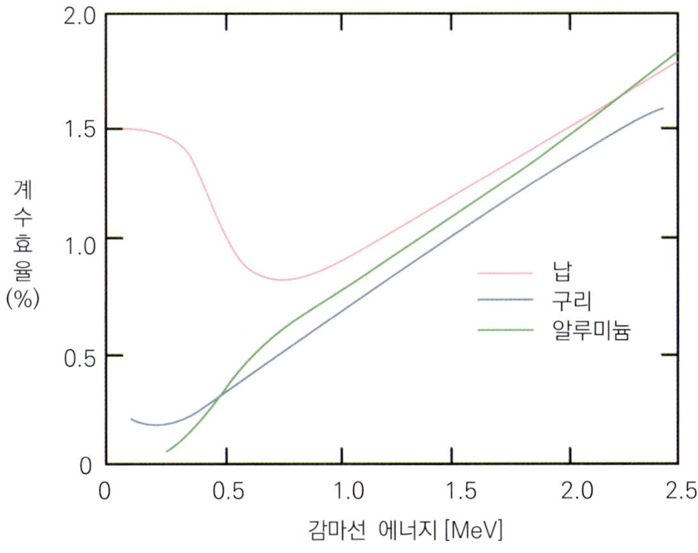

그림 6-16 벽재료에 대한 감마선의 계수효율

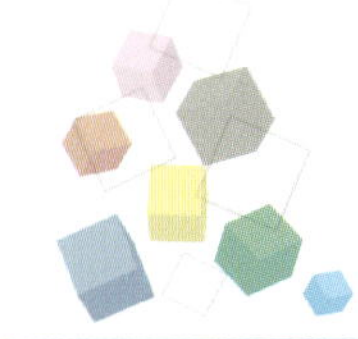

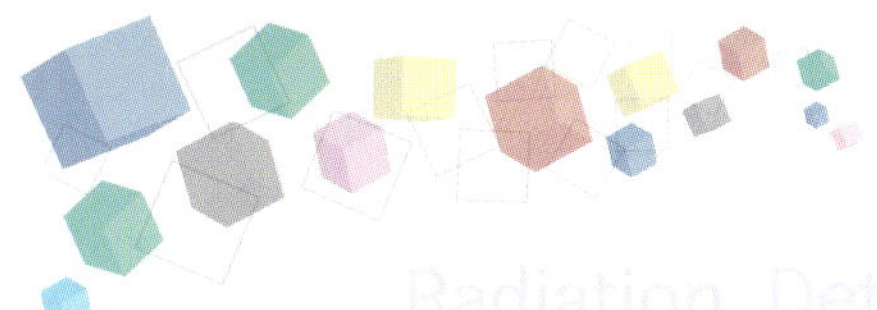

그림 6-16의 곡선은 벽재료가 Al, Pb, Cu의 효율을 측정한 것이다. 그러나 이 측정치는 근사값이며 감마선의 고유효율은 베타선의 1에 대하여 약 0.01 정도이며 효율의 정확한 값은 감마선의 에너지, 벽의 재질, 두께나 음극의 형태 등에 의해서 달라지게 된다.

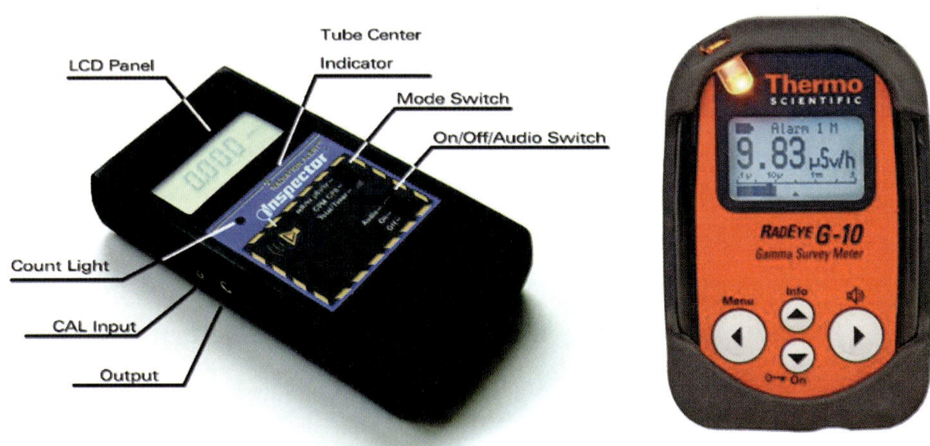

그림 6-17 **휴대용 GM 검출기**

7. 계수관의 검출효율(계수효율)

계수관으로 방사능을 측정하는 경우, 계수관에서 계수된 것은 선원에서 방출된 방사선의 일부이므로 계수관의 계수율 N과 붕괴율 D와의 사이에는 $N = \epsilon \cdot D$가 된다. 이때 ϵ을 검출효율(detection efficiency) 또는 계수효율(counting yield)이라 하며 일반적으로 1보다 작다.

이 값은 측정시의 기하학적 조건, 방사선과 계수관의 종류, 방사선 에너지 등에 의해 달라지게 되며 계수관의 검출효율에 의해 선원의 방사능을 측정할 수 있다.

Radiation Detection & Measurement

Chapter 7
반도체 검출기
(Semiconductor Radiation Detector)

학습목표

● **일반적 학습목표**

· 반도체 검출기를 이용한 선량 및 방사능 계측의 원리와 목적을 이해한다.

● **구체적 학습목표**

· 반도체의 성질을 이해한다.
· 반도체 검출기의 검출원리를 이해한다.
· 반도체 검출기의 종류와 구조를 이해한다.
· 반도체 검출기의 특성과 성능을 이해한다.
· 선량 및 방사능을 검출할 수 있는 검출기의 조건을 이해한다.

현재 방사선의 검출과 측정에 사용되고 있는 반도체 검출기는 Si 또는 Ge 단결정으로 되어 있으며 고체검출기(solid state detector; SSD)라고도 부른다.

반도체 검출기의 측정원리는 고체 전리를 이용한 고체전리함으로 생각할 수 있다. 반도체 물질에 방사선이 입사되면 전리작용에 의해서 이온쌍(전자-정공)들이 형성되어 전장에 의해서 수집되어 입사방사선의 에너지에 비례하는 전기적 펄스로 나오게 된다.

이 검출기는 일함수가 매우 낮기 때문에 현재 다른 어느 검출기보다 에너지 분해능이 높다. Si이나 Ge 결정 중에 한 쌍의 전자와 정공을 만드는데 필요한 에너지는 약 3 [eV]로 기체나 신틸레이션 검출기의 W값보다 작다.

신틸레이션 검출기가 고에너지 전자선과 감마선을 측정하는 고체 검출기로서 이용되고 있지만, 에너지 분해능이 나쁘기 때문에 감마선 분광시 많은 문제점이 나타나게 된다.

신틸레이션 검출기의 경우 기본적인 정보운반자(information carrier)라 할 수 있는 한 개의 광전자를 생성시키는데 보통 100 [eV] 이상이 필요하기 때문에 방사선과 형광체와의 상호작용에 의해 형성된 운반자의 수가 기껏해야 수천 개에 불과하다. 따라서 통계적 변동이 증가되므로 에너지 분해능이 나빠지는 현상은 개선하기가 어렵다.

에너지 분해능의 통계적 한계를 개선하는 유일한 방법은 입사된 방사선 에너지당 생성되는 정보운반자의 수를 증가시키는 것이다.

이러한 문제는 1960년대에 반도체 검출기가 등장하면서 획기적으로 해결할 수 있게 되었으며, 1970년대 초기에 접합형이 실용화되었다. 그 후 Li 유동형과 고순도 Ge 검출기가 개발되고 동시에 전치증폭기에서 저잡음화가 이뤄짐으로써 특성이 비약적으로 향상되었다. 오늘날 반도체 검출기는 200 [eV] 정도의 연(軟)엑스선으로부터 수 [MeV]의 감마선까지 넓은 범위의 광자 측정에 사용되고 있다.

반도체 검출기의 구조, 작동은 전리함과 상당히 유사하지만 다른 점도 있다. 입사선에서 발생한 운반자가 증폭되지 않고 그대로 전극에 모여져서 펄스가 형성되는 점은 같다. 전리함에서는 이동도가 낮은 이온은 펄스의 상승에 거의 기여하지 않는데 비하여 반도체 검출기에서는 전자와 정공이 같은 정도로 기여한다.

전하 수집 시간은 반도체 검출기 쪽이 월등히 짧다. 기체의 전리 에너지는 높기 때문에 방사선이 입사되지 않을 때 전리함내의 운반자는 거의 없다. 그러나 금지대가 좁은 반도체 검출기에서는 상온에서 다수의 운반자가 존재하고 누설전류를 발생시킨다. 이 때문에 액체 질소로 검출기와 전치증폭기의 전계효과형 트랜지스터(FET)를 냉각시키지 않으면 안된다.

반도체 검출기는 많은 연구와 개발에 힘입어 감마선 분광계로서 확고한 위치를 차지하게 되었다.

1. 반도체소자의 성질

1) 진성반도체내의 전자와 정공

Ge과 Si은 방사선검출기로 사용되는 원소 주기율표 4족에 속해 있는 대표적인 반도체이다. 이들의 결정구조는 단위 격자당 원자를 중심으로 4방향으로 일정한 간격의 가전자가 가지처럼 뻗어 있다고 생각하여 그 구조를 그림 7-1에 평면적인 기호로 표시하였다.

Ge은 그 원자 구조상 총 32개의 전자를 가지고 있다. 또한 Ge 원자는 4개의 가전자를 포함하고 있고 따라서 4가의 원소이다. Ge 원자의 중심에 있는 불활성의 전하는 핵전하를 단위로 +4의 양전하를 띄고 있다.

인접한 원자 사이의 결합력은 주위 4개의 원자의 가전자 한 개씩을 공유함으로써 이루어진다. 이 전자쌍(혹은 공유결합)은 그림 7-2의 점선으로 표시한 부분을 보면 알 수 있다. 이는 가전자를 인접한 원자에 줌으로써 핵끼리 밀접하게 된다.

매우 낮은 온도(절대온도 0 [K])에서의 이상적인 구조는 그림 7-2와 같이 생각할 수 있다. 그리고 결정은 부도체와 같아서 어떠한 자유전자의 이동도 있을 수 없다.

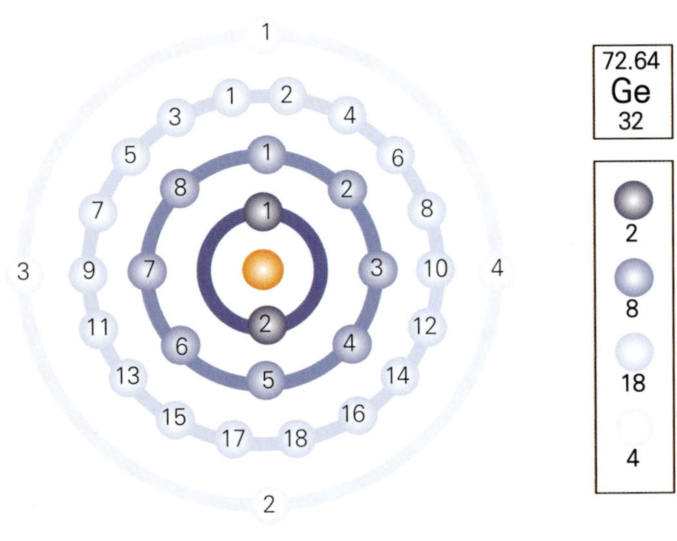

그림 7-1 Ge

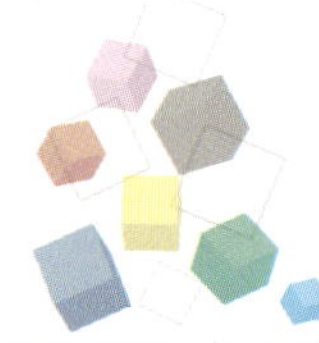

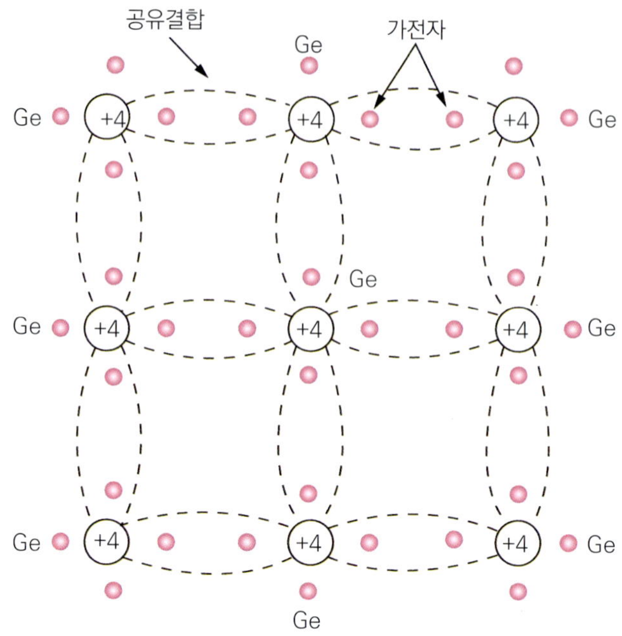

▼ 그림 7-2 순수한 Ge 반도체 결정구조

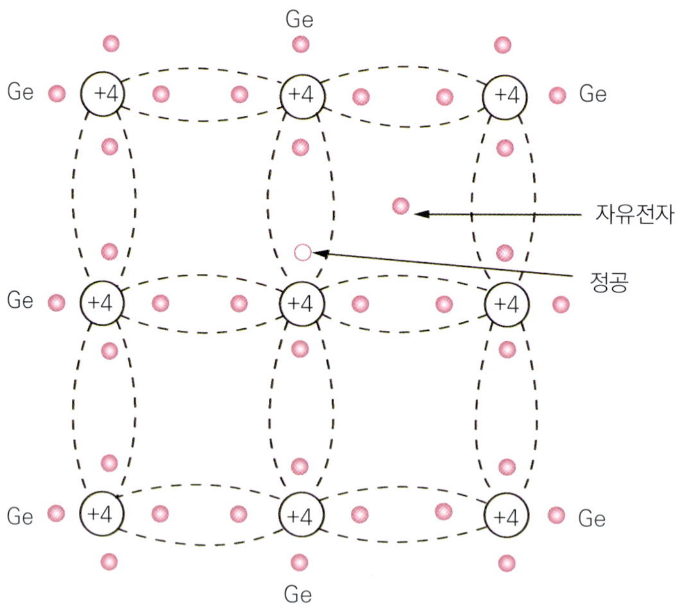

▼ 그림 7-3 공유결합이 깨진 반도체 구조

그러나 상온에서는 공유결합이 깨어질 수가 있는데 그 이유는 에너지가 결정에 가해질 때 전도가 가능해지기 때문이다. 이러한 경우가 그림 7-3이며 이 때 전자는 공유결합상태를 벗어나 임의로 자유로운 운동을 하게 된다. 상온에서 공유결합이 깨어질 수 있는 에너지는 Ge의 경우 0.72 [eV], Si은 1.1 [eV]이다.

공유결합상태에서 전자가 빠져나간 상태는 그림 7-3의 작은 원으로 표시하였고 이 공유결합이 불완전한 곳을 정공(hole)이라 한다. 이 정공에 대한 개념의 중요성은 그것이 전자와 마찬가지로 운반자(carrier)라고 생각할 수 있는데 있다.

정공의 운반자로서의 작용을 보면 결합상태가 불안정하여 정공이 생기면 그 자리를 메우기 위해 다른 전자가 그의 위치를 떠나기 쉽게 된다. 정공을 채우기 위해 움직인 전자의 위치에 또한 정공이 생기게 된다. 따라서 정공은 전자와 반대방향으로 움직이게 된다.

여기서 우리는 자유전자에 의한 것이 아닌 전도현상을 알 수 있다. 이 현상은 그림 7-4에 간단히 나타내었고 점으로 표시한 것은 완전한 결합상태이며 빈곳이 정공이다. (a) 그림은 일렬로 표시한 10개의 이온 중 6번째에 결합이 파괴되어 정공이 생긴 것을 나타낸다. 이때 7번째 이온이 6번째의 자리로 움직이면 (b)와 같은 결과가 된다.

이런 논법에 의해서 한 방향으로 정공이 움직이는 것은 같은 거리의 반대방향을 전자가 움직인 것으로 생각할 수가 있다. 그러면 전류의 흐름을 전자와 같은 크기의 양전하의 움직임으로도 생각할 수 있다. 따라서 정공의 물리적 운동은 전류의 흐름에 대응된다.

순수한 반도체에서 정공의 수는 자유전자의 수와 같다. 계속적인 에너지에 의해 새로운 정공과 전자의 쌍이 생성됨과 동시에 다른 전자와 정공의 쌍은 재결합(recombination)함으로서 소멸된다.

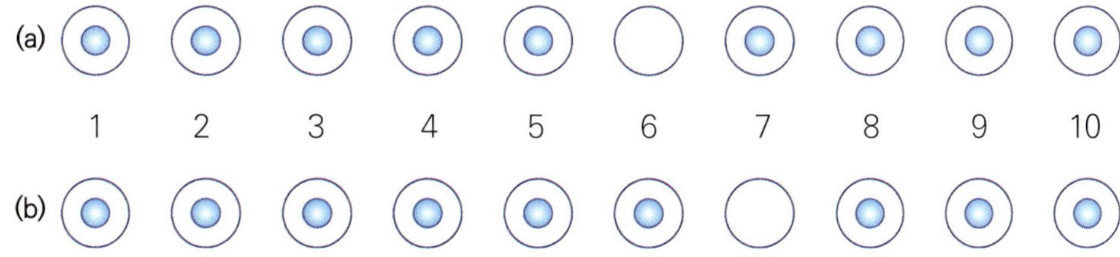

그림 7-4 반도체 물질의 전도현상

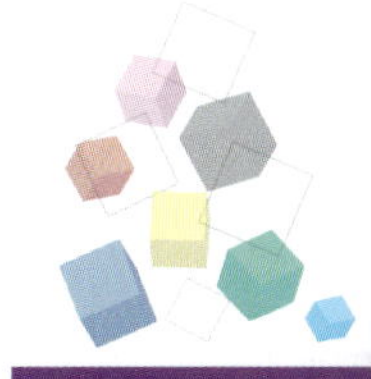

2) 에너지대의 이론(energy band theory)

결정 물질은 격자에 주기성이 있기 때문에 결정내의 전자가 존재할 수 있는 분리된 에너지대를 갖고 있다. 결정체안에서 전자의 허용된 에너지 준위들은 가전자대(충만대, valence band, fill band), 금지대(forbidden band), 전도대(conduction band)로 분리되어 형성하고 있다.

가전자대 또는 충만대라고 하는 아랫부분의 에너지대를 결정내의 특정한 격자위치에 전자가 속박되어 있는 상태로서 Si이나 Ge의 경우 결정내 원자가 공유결합의 일부분을 이루고 있다. 한편 가전자대보다 금지대만큼 높은 에너지 준위에 해당되는 전도대는 결정 중에서 전자가 자유롭게 이동할 수 있는 상태로서 가전자대에 속박되어 있던 전자가 금지간격을 뛰어 넘을 수 있을 정도의 에너지를 받게 되면 전도대로 올라가 전기 전도성을 나타내게 된다. 일반적으로 결정체가 절연체인지 반도체인지의 구분은 얼마나 쉽게 원자 가전자대에 있는 전자가 전도대로 올라가 전기전도성을 띄게 될 것인가에 따라 달라진다. 즉 금지대의 에너지가 5 [eV] 이상일 경우에는 절연체로 분류하고 그보다 훨씬 낮은 약 1 [eV] 정도에 불과한 경우에는 반도체로 분류되고 있다. 그림 7-5는 절연체와 반도체에 있어 전자의 에너지대 구조를 도식적으로 나타낸 것이다.

대표적인 반도체물질인 Si과 Ge의 고유특성은 표 7-1에 나타내었다.

반도체의 성질을 갖는 결정에 열이 가해지게 되면 결정중의 가전자대에 있던 전자가 금지간격을 넘어 전도대로 올라갈 수 있다. 즉 Si이나 Ge의 공유결합을 이루고 있던 전자가 여기되어 전도대로 이동하고 원자 가전자대는 빈자리가 생기게 된다.

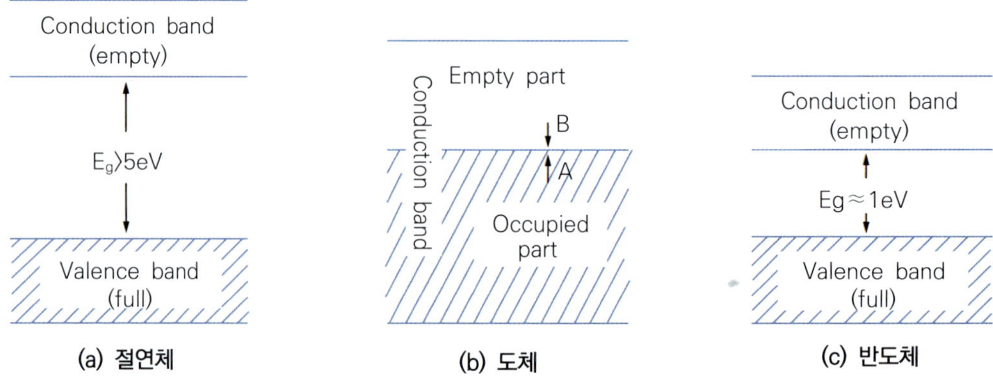

그림 7-5 각종 물질의 에너지대 비교

▼ 표 7-1 Si와 Ge의 특성

특 성	Si	Ge
원자번호	14	32
원자량	28.1	72.6
밀도(300 K)	2.330×10^3 kg/m^3	5.33×10^3 kg/m^3
금지대에너지 간격(E_g), 300 K	1.106 eV	0.67 eV
금지대에너지 간격(E_g), 0 K	1.165 eV	0.75 eV
전자-정공쌍당 평균에너지 77 K	3.76 eV	2.96 eV
전자-정공쌍당 평균에너지 300 K	3.65 eV	-
확산 전압(V_0)	0.7 V	0.4 V
원자 농도	5×10^{28} m^{-3}	4.5×10^{28} m^{-3}
고유 운반자 밀도(300 K)	1.5×10^{16} m^{-3}	2.4×10^{19} m^{-3}
고유 비저항(300 K)	2.3×10^3 Ω · m	0.47 Ω · m
고유 비저항(77 K)	∞	5×10^2 Ω · m
전자 이동도(300 K)	0.1350 m^2/V · s	0.3900 m^2/V · s
정공 이동도(300 K)	0.0480 m^2/V · s	0.1900 m^2/V · s
전자 이동도(77 K)	4.0~7.0 m^2/V · s	3.5~5.5 m^2/V · s
정공 이동도(77 K)	2.0~3.5 m^2/V · s	4.0~7.0 m^2/V · s
유전 상수	12	16

이때 전도대로 이동한 전자가 빠진 가전자대의 빈자리를 정공이라고 부르며 정공은 외관상 양전하를 가진 입자로 생각되며 고체 속을 이동할 수 있다. 따라서 전자와 정공쌍은 기체중의 이온쌍과 거의 유사한 특성을 가지고 있어 전자는 음전하의 성질을 정공은 양전하의 성질을 갖고 있으며, 전자와 정공의 이동이 물질의 전도도를 결정하게 된다.

어떤 열적 조건하에서 단위시간당 전자-정공쌍의 생성확률은 다음 식으로 나타낼 수 있다.

$$P(T) = CT^{3/2}\exp(-E_g/2kT) \qquad (7\text{-}1)$$

여기에서

T : 절대온도
E_g : 금지간격 에너지
k : 볼쯔만 상수(8.31433×10^7 [erg/mol ℃])
C : 물질에 의해 결정되는 비례상수

이 식에서 알 수 있듯이 반도체에 열이 가해지면 가해진 열적 조건에 대응하는 속도로 전자-정공쌍이 생성되는데 여기에 전기장을 걸어주면 전류가 흐르게 된다. 그러나 인가된 전기장이 없는 경우에는 결국 재결합되면서 전자-정공쌍의 농도가 생성율에 비례하는 평형상태가 된다.

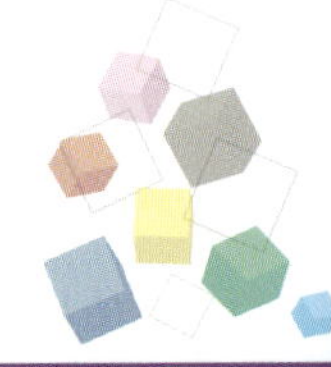

3) 반도체의 전도율(conductivity)

전자와 정공의 쌍이 생성됨에 따라 전하를 가지는 두입자가 형성된다. 이 두 입자는 μ_n의 이동도(mobility)를 가진 음전하(자유전자)와 μ_p의 이동도를 가진 양전하이다. 전자는 전장과 반대방향으로 이동하며 정공은 전장과 같은 방향으로 이동하지만 극성이 반대이기 때문에 전류는 같은 방향이다. 이때 전도율 σ는 다음과 같다.

$$\sigma = (n\mu_n + p\mu_p)e \tag{7-2}$$

순수한 반도체(고유반도체)에서 $n = p = n_i$이며 n_i는 순수반도체의 전자농도이다. 순수한 Ge은 상온에서 전자와 정공의 쌍은 2×10^9개의 원자당 한 개 정도이다. 온도가 올라감에 따라 정공과 전자쌍의 증가율은 위의 식(7-1)과 같고 그에 따라 전도율이 증가한다. 반도체의 고유저항은 지수함수적으로 감소하고 금속의 고유저항은 직선적으로 증가한다. 금속에서 열에너지가 증가하면 전하의 운동이 커져 자유전자의 평균자유행로(mean free path)가 미소하게 감소함에 따라 이동도의 감소가 생기고 결과적으로 전도율의 감소를 초래하게 된다.

Donor 불순물 혹은 acceptor 불순물들은 전도대 혹은 가전자대에 가까운 에너지 준위를 갖고 있기 때문에 얕은 불순물(shallow impurity)이라고 하고, 이들 불순물들은 전자나 정공을 쉽게 만들어 내어 반도체가 전기전도성을 나타내도록 한다.

그러나 금이나 아연, 카드뮴 같은 금속원자들이 결정구조를 치환하게 되면 불순물의 에너지 준위가 금지간격의 중앙부근에 위치하게 되어 전자와 정공이 포획된 경우 비교적 오랫동안 움직일 수 없게 된다. 즉 전자나 정공에 대한 덫(trap)역할을 하게 되는데, 이러한 불순물을 깊은 불순물(deep impurity)이라고 한다.

깊은 불순물이 전자와 정공을 모두 포획하게 되면 재결합 중심(recombination center)으로서의 역할을 하게 된다.

예를 들어 전도전자를 포획한 불순물이 잠시 후 원자 가전자대로부터 정공을 포획하여 정공을 전자로 채우게 되면, 그 결과 전자와 정공쌍은 소멸되고 불순물은 원래의 위치로 돌아가 다시 재결합을 일으킬 수 있는 상태가 된다. 반도체 중에서 만들어진 전자와 정공은 자발적으로 혹은 인가 전기장의 영향하에서 전극에 모여지든가 또는 재결합 할 때까지 이동하게 된다.

이때 전자와 정공이 재결합하여 소멸될 때까지 걸리는 평균시간을 전하운반자(charge carriers)의 평균수명이라 하는데, 전하운반자의 평균수명은 위에서 언급한 깊은 불순물의 존재 하에서 급격하게 감소한다.

따라서 방사선에 의해 반도체내에 생성된 전자와 정공을 수집하여 방사선 계측신호로 이용하기 위해서는 가능한 깊은 불순물의 농도를 줄여 전하운반자의 평균수명 감소를 방지하여야 하며, 전하운반자의 수집시간이 평균수명에 비해 훨씬 짧아야 한다.

일반적으로 반도체내에서 전하운반자 수집시간은 약 10^{-7}~10^{-8} [s]이므로 전하운반자의 평균수명이 10^{-5} [s] 이상이면 충분하다.

전자-정공(charge carriers)의 이동에 의한 반도체에서의 전장의 세기 E는

$$E = V/d \ \text{[volt/cm]} \tag{7-3}$$

여기서 V [V]는 인가전압, d [cm]는 전극간의 거리(두께), 전자와 정공의 이동도(mobility)를 각각 μ_n, μ_p [$cm^2/V \cdot s$]라고 하면 전자와 정공의 통과시간은

$$\text{전자의 통과시간 } t_n = d^2/V \cdot \mu_n \tag{7-4}$$

$$\text{정공의 통과시간 } t_p = d^2/V \cdot \mu_p \tag{7-5}$$

로 나타낼 수 있다.

한편, 균질성의 검출기(homogenous detector) 물질의 조건은 다음과 같다.

① 높은 전장에서 작은 누설전류에 대해 저항이 커야 한다.
② 전자나 정공의 수명이 길고 이동도가 커야 한다.
③ 전장의 크기를 유지할 수 있는 능력이 있어야 한다.

즉 ②와 ③은 전자나 정공이 잡히기 전에 흘러가는 평균거리(charge carrier trapping length)가 검출기 물질의 두께보다 길어야 된다는 것을 의미한다.

검출기의 두께(전극간 거리)는 d [cm], 인가전압은 V [V], 이동도는 μ [$cm^2/V \cdot s$]일 때 전자나 정공의 이동속도 v는

$$v = \mu \cdot V/d \ \text{[cm/s]} \tag{7-6}$$

즉 반도체에 전기장을 걸었을 경우 전자와 정공이 이동하는 속도는 결국 반도체 검출기의 시간특성을 결정하게 된다. 전기장의 세기가 약한 경우 이동속도는 이동도와 전기장 세기(electrical field strength)의 곱으로 나타내지만, 전기장의 세기가 어느 정도 이상이 되면 거의 포화되어 일정해진다.

대부분의 반도체 측정기들은 아주 높은 전기장에서 동작되기 때문에 전자와 정공의 이동속도는 10^7 [cm/s] 정도로 포화된다. 따라서 반도체 검출기에서 감응물질의 두께가 0.1 [cm]라고 하면 전하로 수집되는데 걸리는 시간은 10 [ns] 정도가 된다.

또한 전자나 정공이 잡히기 전에 흘러가는 평균거리 ℓ은

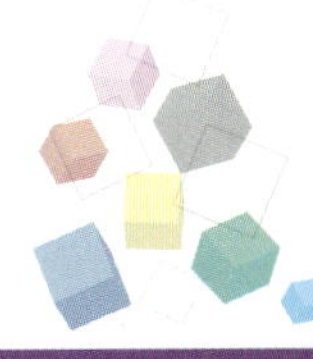

$$\ell = \mu \cdot \tau \cdot V/d \ [cm] \qquad (7\text{-}7)$$

로 나타낼 수 있다.

2. 반도체의 종류

반도체는 진성반도체(고유반도체, 순수반도체)와 불순물반도체로 나눌 수 있으며 불순물반도체는 불순물의 종류에 따라 n형 반도체와 p형 반도체로 나눈다.

1) 진성반도체(intrinsic semiconductor)

기체의 양이온과 전자의 속도와 달리 반도체에서는 표 7-1에서 나타낸 것과 같이 전자와 정공의 운동성이 큰 차이가 없기 때문에 특별히 정공의 수집에 신경을 쓰지 않아도 된다. 불순물이 전혀 포함되지 않은 반도체인 경우 반도체내에 존재하는 모든 자유전자는 원자 가전자대로 전자가 여기되어 생성된 것이다. 따라서 전도대 중의 전자의 수와 원자 가전자대 중의 정공의 수는 정확히 같아지는데 이러한 물질을 진성반도체라 한다(그림 7-2).

그러나 실질적으로 이러한 진성반도체가 존재하기가 어렵다. 왜냐하면 지극히 미량일지라도 불순물이 존재하게 되면 반도체의 전기적 특성은 이들 불순물에 의해 변화되기 때문이다.

2) 불순물 반도체(impurity or extrinsic semiconductor)

특정한 성질의 불순물을 인위적으로 넣어 가전자대와 전도대 사이에 특별한 불순물 준위를 설정한 반도체를 불순물 반도체라고 하며 불순물의 성질에 따라 p형 반도체와 n형 반도체로 구분하고 있다.

(1) n형 반도체(n type semiconductor)

순수한 Ge에 미소한 불순물을 첨가하여 5개의 가전자가 생겼을 때의 모양이 그림 7-6이다. Ge의 결정격자 내에 불순물의 원자가 대신 들어가게 된다. 5개의 가전자 가운데 4개는 공유결합을 하고 다섯 번째 가전자가 전류를 흐르게 하는데 주 역할을 하게 된다. 이 가전자를 원자에서 분리하는데는 Ge의 경우 0.01 [eV], Si은 0.05 [eV]가 필요하다. 이에 적당한 5가 원소는 Sb, P, As 등이다. 이러한 불순물은 전자를 주기 때문에 음의 운반자로서 n형 혹은 donor 불순물이라 한다.

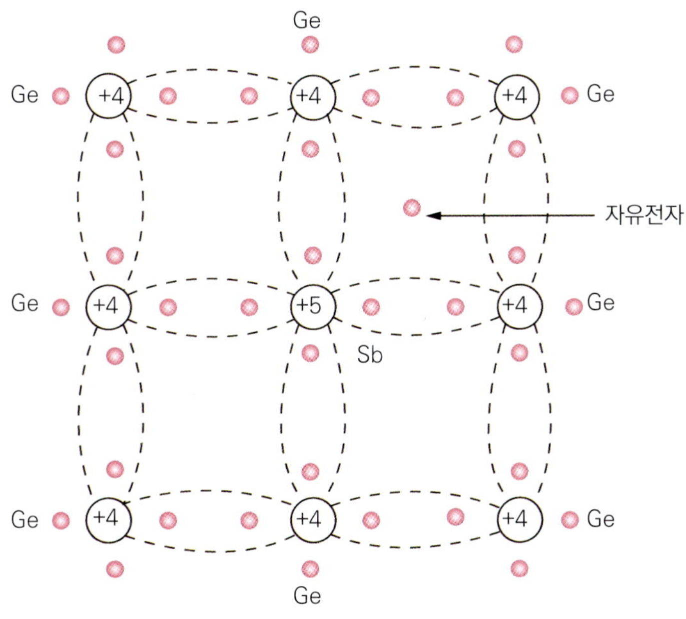

그림 7-6 n형 반도체

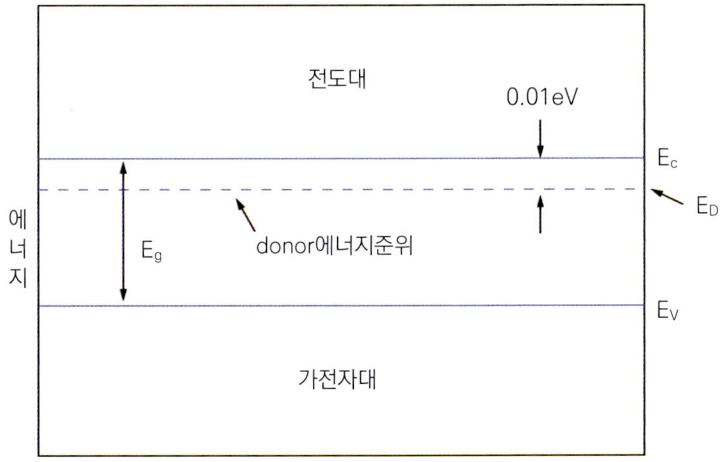

그림 7-7 n형 반도체의 에너지대

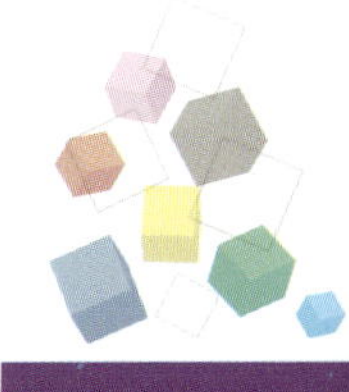

따라서 n형 반도체를 일명 electron donor라고도 한다. donor 불순물이 반도체에 첨가되었을 때 그림 7-7과 같이 전도대에 매우 가까운 에너지준위가 형성된다. Ge의 경우 이 새로운 분포 에너지준위와 전도대와의 간격은 0.01 [eV](Si은 0.05 [eV]) 밖에 안된다.

그리고 실온에서 donor 가전자는 거의 모두가 전도대에 들어가게 된다. 진성반도체에 n형 불순물을 첨가하였을 때 전자의 증가에 따라 진성반도체에서의 농도 이하로 정공이 감소된다. 정공이 줄어드는 이유는 전자가 증가함에 따라 전자가 정공과 재결합하는 비율이 늘어나기 때문이다.

(2) p형 반도체(p type semiconductor)

p형 반도체를 일명 electron acceptor라고도 한다. 3가 원소인 B, Ga, In 등의 불순물을 진성반도체에 첨가했을 때 3개의 가전자는 공유결합을 하게 되지만 한 개가 부족하여 정공을 이루게 된다. 이러한 현상을 그림 7-8에 나타내었다.

이러한 불순물은 전자를 받아들일 수 있는 정공을 만듦으로 양전하를 형성시킬 수 있다. 따라서 이 불순물을 acceptor 혹은 p형 불순물이라 한다. 전도율에 영향을 줄 수 있는 불순물의 양은 매우 적다.

예를 들어 만일 donor형 불순물이 진성반도체 Ge의 원자당 $1/10^8$ 만큼 첨가되었을 때 30 [℃]에서 전도율은 진성반도체의 12배가 된다. Acceptor의 경우 순수한 반도체에 3가 원소가 첨가되었을 때 이 acceptor의 분포에너지준위는 그림 7-9와 같이 가전자대 가까이 위치하게 된다.

전자가 가전자대를 떠나 acceptor의 에너지준위까지 움직이는 데는 매우 적은 에너지만이 필요하므로 가전자대에 운반자인 정공이 많이 형성된다. 진성반도체에 불순물을 첨가했을 때 다수 운반자로서 정공이나 전자의 생성으로 인해 전도율을 증가시킬 뿐만 아니라 도체와 같이 되어버린다.

n형 반도체에서 전자는 다수 운반자(majority carrier), 정공은 소수 운반자(minority carrier)가 된다. p형 반도체에서는 정공이 다수 운반자, 전자가 소수 운반자이다.

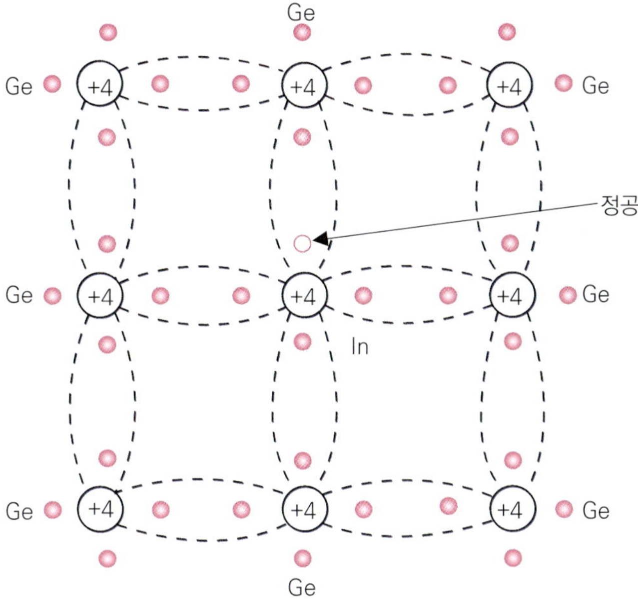

▼ 그림 7-8 p형 반도체

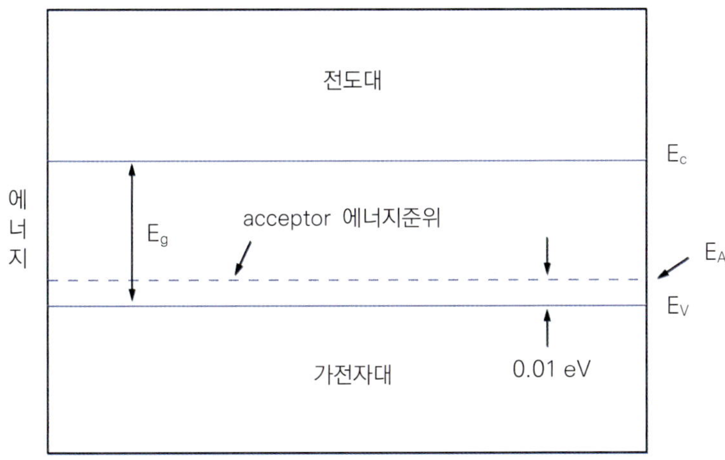

▼ 그림 7-9 p형 반도체의 에너지대

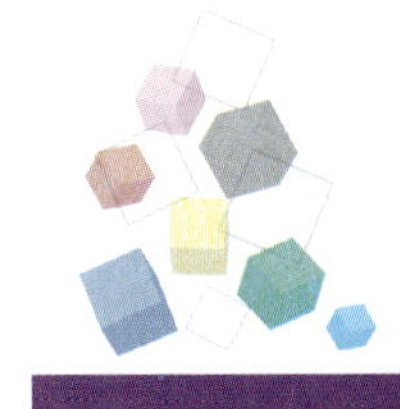

3. 반도체의 특징

앞에서 설명한 바와 같이 결정 중에 고속의 하전입자가 입사하면 가전자대에 있는 전자는 전도대에 주어지고 다수의 전도전자-정공쌍이 생성된다.

처음 만들어진 전도전자 중에는 충분한 잉여 운동에너지를 갖는 것이 있고 이것은 2차전리, 결정구조의 가열 등으로 소비되지만 통계적으로는 한쌍의 전자-정공을 만드는 데 필요한 방사선 에너지의 평균치는 물질에 의해서 결정되고 방사선의 에너지나 종류에 관계하지 않는다. 이 값은 Ge의 경우 2.96 [eV], Si이 3.76 [eV]이다.

이것은 기체의 경우 W값(약 34 [eV])과 비교해서 약 1/10 정도이고, 같은 방사선에너지에 대하여 10배의 운반자를 만드는 것이 된다.

신틸레이션 검출기의 경우에는 광자 한개를 발생하는 평균에너지는 수십 [eV] 정도이지만 광전자증배관의 광음극에서 광전자로 변환되는 효율은 10% 정도 되므로 결국 광전자 한개당 수백 [eV]의 방사선에너지를 필요로 한다.

검출기의 에너지분해능은 최초에 발생된 1차 운반자 수의 제곱근에 반비례하기 때문에 에너지분해능은 반도체 검출기의 능력이 저하되더라도 관계없다. 또 하나의 기체검출기와의 차이점은 운반자의 속도이다. 생성된 전자와 정공은 전장에 의해 급속히 이동한다. 그 속도는 형식적으로 $v_n = \mu_n \cdot E$, $v_n = \mu_p \cdot E$로 나타낼 수도 있다(식 (7-6) 참조). μ_n와 μ_p는 각각 전자와 정공의 이동도를 나타내며 온도에 따라 크게 다르게 된다.

예를 들면 300 [K]에서는 Ge은 μ_n=0.3900 [m^2/V·s], μ_p=0.1900 [m^2/V·s] 되는 값을 갖는다. 즉 고체 중의 운반자의 이동도는 기체 중에 비해서 훨씬 속도가 크고 또한 운반자의 종류에 의한 차이는 적다. 이것은 기체의 경우 전자의 속도와 이온속도의 차이가 1,000배 정도를 고려하면 큰 차이다.

따라서 펄스의 검출에 있어서 전자이동에 의한 유도전류와 정공에 의한 유도전류를 함께 이용할 수 있게 되고 펄스파고는 방사선의 입사위치에 관계하지 않고 방사선의 에너지 정보를 나타내게 된다. 그밖에 반도체 중의 운반자의 수명이 길고, 전자-정공쌍의 재결합이 적은 것 등도 반도체 검출기의 특징적인 요소라 할 수 있다.

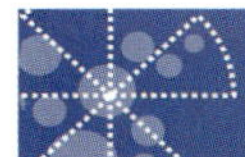

4. 반도체 검출기의 종류와 구조

1) 공핍층의 형성

그림 7-10의 (a)와 같이 n형 반도체와 p형 반도체를 접합시키면 접합부위의 전자와 정공들은 전하운반자의 밀도차에 의해 정공은 n형 반도체 쪽으로 전자는 p형 반도체 쪽으로 각각 이동하여 전하 불균형상태가 된다. 즉, p-n접합 부근의 n형 반도체에는 양의 공간전하가, p형 반도체에는 음의 공간전하가 형성되어, 전기장이 n형 반도체에서 p형의 반도체로 향하게 되며 전자와 정공이 p-n접합의 부근에서는 존재할 수 없는 결핍영역이 생긴다. 이러한 결핍영역이 존재하게 되면 전하운반자의 이동이 억제되어 아주 높은 비저항을 나타내게 된다. 따라서 누설전류는 현저하게 감소되고, 단지 방사선에 의해 생성된 전하운반자의 이동경로 역할만 하게 된다.

그러나 이러한 단순한 p-n접합은 자발적으로 형성되는 접촉전위가 약 1 [V]에 불과하기 때문에 전하운반자를 고속으로 이동시킬 수가 없다. 따라서 이 영역에서 생성된 전자와 정공이 쉽게 재결합되어 전하수집 효율이 크게 떨어지므로 검출기로써 이용은 할 수 있지만 그 성능은 지극히 나쁘다.

이러한 문제점을 해결하기 위하여 그림 7-10의 (b)와 같이 p-n접합에 역bias 전압을 가하여 공핍층의 전기장 세기를 증가시킨다. 즉, n형 반도체 쪽에는 외부전원의 (+)극을, 그리고 p형 반도체 쪽에는 (-)극을 연결하게 되면, 모든 전자들은 n형 쪽으로 그리고 모든 정공들은 p형 쪽으로 이동하게 되어 접합부위에 거의 완전한 공핍영역이 형성된다. 이러한 영역을 공핍층 또는 천이역(depletion region)이라고 하며 전리함의 용적부에 해당된다.

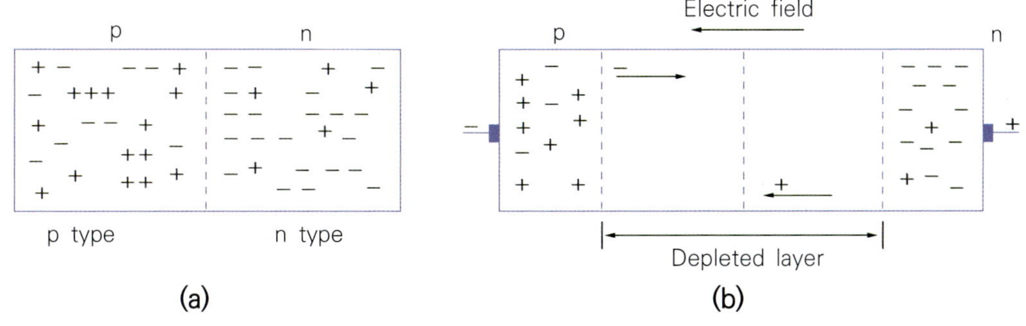

그림 7-10 (a) p-n접합, (b) 공핍층의 형성

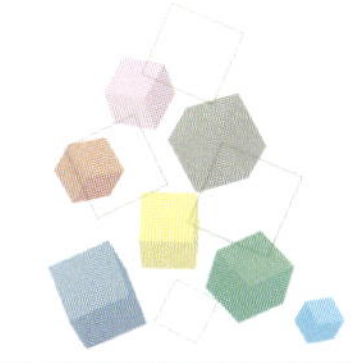

따라서 외부의 인가전압을 조정하여 전하수집 효율과 에너지분해능을 개선할 수 있고, 이러한 성질을 이용하여 방사선 검출기를 만들 수 있다. 접합형 검출기에서는 공핍층의 두께(d)는 bias 전압(V_0)에 의존한다. 공핍층의 두께를 구하는 식은 다음과 같다.

$$d\,[cm] = 4.2 \times 10^{-7} (k \cdot \mu \cdot \rho \cdot V_0)^{1/2} \quad (7\text{-}8)$$

(k : 유전율(誘電率), μ : 다수 운반자의 이동도 [$cm^2/V \cdot s$], ρ : 비저항 [$\Omega \cdot cm$])

현재의 Si의 최대 비저항은 50,000 [$\Omega \cdot cm$] 정도이며 이것으로 만든 p-n접합의 역전압은 2,000 [V] 정도이므로 d는 기껏해야 수 [mm]이다. 역bias 전압의 조절에 의해서 공핍층의 두께를 변화시킬 수 있지만 두꺼운 공핍층을 기대할 수는 없다.

그러나 표면의 불감층을 극히 얇게 할 수 있기 때문에 이들의 검출기는 비정이 짧은 알파선, 양자선, 중양자선, 저에너지 베타선의 에너지측정에 사용된다.

Li 유동형 검출기에서는 Li 보상에 의하여 만들어진 진성반도체층(i층) 전체가 역bias에 의하여 공핍화된다.

2) 반도체 검출기의 종류

현재의 엑스선용 반도체 검출기는 예외 없이 Si, 또는 Ge의 p-n 접합을 역bias 했을 때에 생기는 공핍층을 이용하고 있다. 따라서 공핍층이 만들어지는 방법에 의해 반도체 검출기는 다음 4가지로 분류할 수 있다.

(1) p-n 접합형(p-n junction type)
(2) 표면장벽형(surface barrier junction type)
(3) Li 유동형(lithium drift type)
(4) HPGe 검출기(high-purity germanium detector)

여기에서 p-n 접합형과 표면장벽형을 묶어서 확산접합형이라고 분류하기도 한다. 이것들은 각각 장단점이 있고 측정하고자 하는 방사선의 종류에 따라 사용이 구분된다.

p-n 접합형은 p형 반도체 위에 인(P) 등의 donor를 얇게 확산한 것이고, 표면장벽형은 n형 반도체의 표면에 얇은 금 등의 금속을 증착하여 반도체접합을 만든 것이다. 어느 것이나 diode 특성을 나타내고 역전압을 인가할 경우 공핍층이 형성된다.

각각의 특징을 표 7-2에 나타내었고, 검출기의 구조를 그림 7-11에 나타내었다.

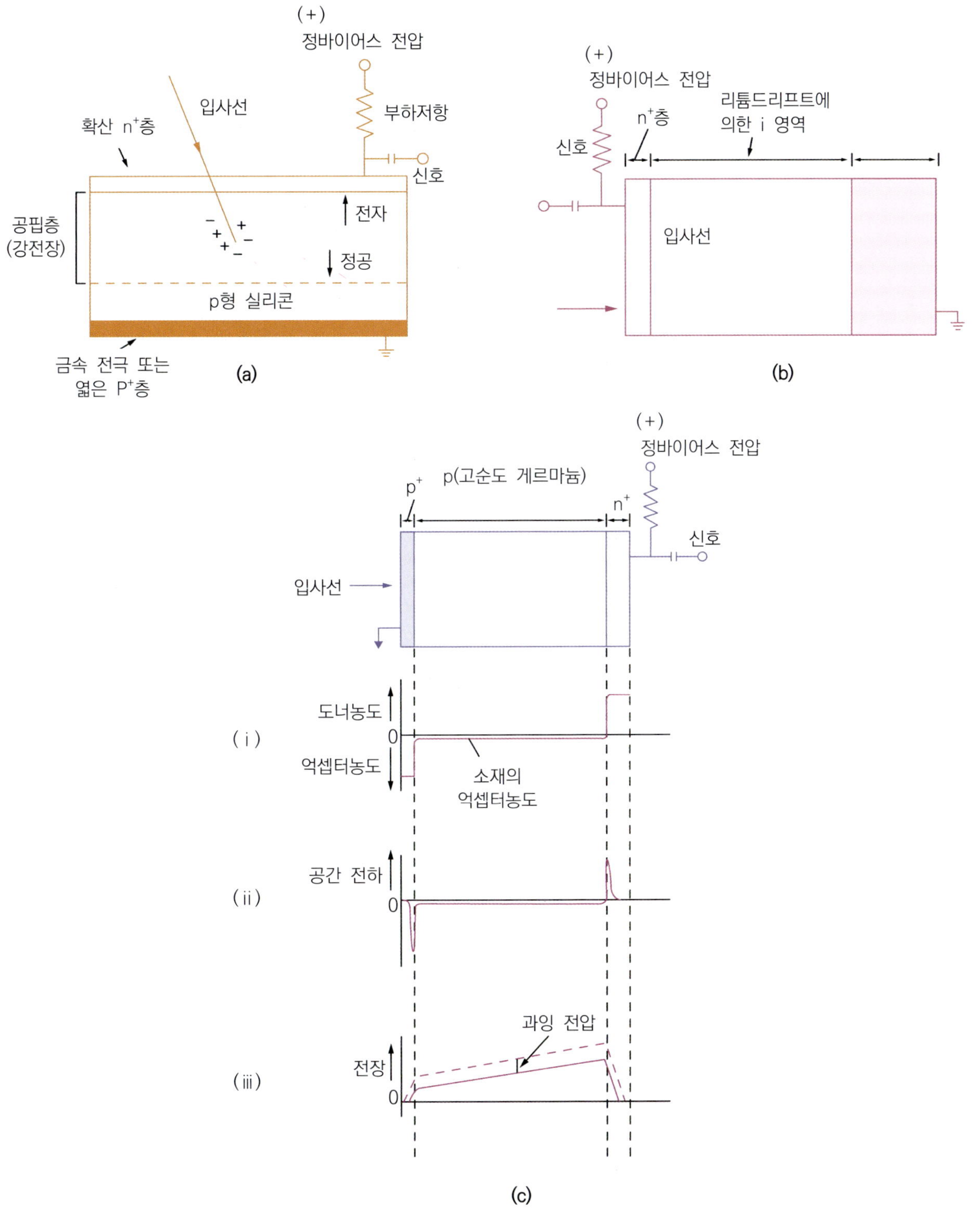

(+)
정바이어스 전압
입사선
부하저항
확산 n^+층
신호
공핍층
(강전장)
전자
정공
p형 실리콘
금속 전극 또는
엷은 P^+층

(a)

(+)
정바이어스 전압
리튬드리프트에
의한 i 영역
n^+층
신호
입사선

(b)

(+)
정바이어스 전압
p(고순도 게르마늄)
p^+
n^+
신호
입사선
도너농도
(i)
0
억셉터농도
소재의
억셉터농도
공간 전하
(ii)
0
과잉 전압
전장
(iii)
0

(c)

그림 7-11 반도체 검출기의 구조

(a) 확산접합형, (b) Li유동형, (c) 고순도 Ge검출기

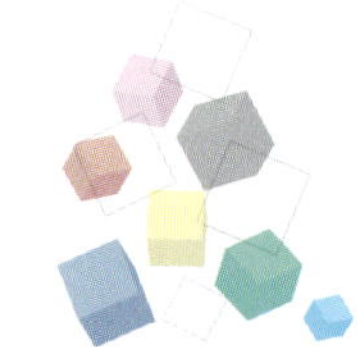

고순도 게르마늄 검출기에 대해서는 불순물 농도 분포, 역바이어스시의 공간전하 분포와 전장 분포도 나타내었다. 검출기의 유효전리체적은 공핍층이다. 그 외측은 전장이 0이므로 입사선에 의해 전자와 정공이 생겨도 수집되지 않는다. 이 때문에 연엑스선용 검출기의 입사측 표면층은 가능한 한 얇게 한다.

표 7-2 각종 반도체 검출기의 특징

형	구조*	공핍층 두께 [mm]	비 고
p-n 접합형	n^+- p p^+- n	<5	Si
표면 장벽형	p^+- n	<5	Si. 제조가 용이(n형 실리콘의 표면을 산화). 열처리를 함으로써 고에너지 분해능 표면 불감층이 얇음(0.1 μm)
Li 유동형	n^+- i -p	<15-20	Si(Li). 항상 냉각, 고에너지 분해능, 300 keV 이하의 엑스선에 최적 Ge(Li). 항상 냉각 필요
고순도 게르마늄형 (HPGe)	p^+-p - n^+		HPGe. 사용할 때 냉각, 대체적(~200 cm)의 것이 얻어진다. 고에너지 엑스선, 감마선에 최적

* 좌측이 방사선 입사측, 굵은 글씨 부분의 일부 또는 전부가 공핍층

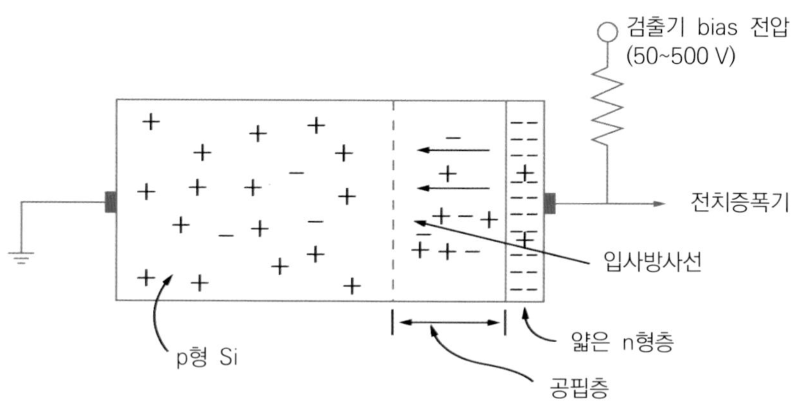

그림 7-12 Silicon p-n 접합형 검출기의 구조

(1) p-n 접합형 검출기(diffused p-n junction detector)

그림 7-11(a)와 그림 7-12에서 보는 바와 같이 일반적으로 p-n 접합형은 p형 반도체 위에 인(P) 등의 donor를 얇게 확산한 것이다. 즉 p형 반도체의 한쪽에 n형 불순물(주로 인)의 증기를 쬠으로써 표면 근처의 결정을 n형 물질로 전환시켜 제작한다.

따라서 표면으로부터 어떤 거리에 n형과 p형 불순물의 상대농도가 역전되는 접합이 형성되게 되는데, 보통 확산된 n형 층의 두께는 0.1~0.2 [μm] 정도이다. p형 결정의 표면에 n형 층을 형성시키기 위해서는 원래의 p형 불순물에 비해 더욱 강하게 n형 불순물을 확산시켜야 하므로 공핍층은 접합부위에서 p형 측으로 확장된다.

따라서 n형 표면층의 대부분은 공핍층에 속하지 않게 되어 입사방사선이 공핍층에 도달하는 것을 방해하는 불감층(dead layer)이 형성된다. 다시 말해 표면의 n형층 때문에 입사 방사선이 가진 에너지 중 일부가 손실되어 방사선 분광을 방해하는 층이 생긴다. 따라서 불감층은 낮은 에너지의 감마선에 대한 반도체 검출기의 측정효율이 감소되는 요인이 된다.

(2) 표면장벽형 검출기(surface barrier junction detector)

알파선 측정에 많이 사용되는 표면장벽형검출기(그림 7-11(a), 그림 7-13)는 n형 반도체의 표면에 얇은 금 등의 금속을 증착하여 반도체접합을 만든 것이다. 이 검출기는 p-n 확산접합형 검출기에서 발생하는 불감층의 문제를 해결하기 위하여 고안된 검출기 형식으로, 보통 n형 반도체의 한쪽 표면에 p형 역할을 하는 고밀도의 전자 덫(trap)상태를 만들어 준다. 그러면 형성된 접합영역은 확산형의 경우와 유사하게 n형쪽으로 확장된 결핍영역을 나타내나 표면만이 p형 역할을 하기 때문에 불감층의 문제는 발생되지 않는다.

표면처리 방법으로는 표면을 에칭(etching)시킨 후 피막이나 알루미늄을 전기접촉으로 증착시켜 표면 장벽을 만드는 방법이 가장 널리 이용되고 있는데, 이때 표면을 약간 산화시키는 조건하에서 증착시키면 가장 좋은 효과가 얻어진다.

표면장벽형 검출기는 불감층이 극히 얇다는 장점을 갖고 있기는 하지만 이 때문에 입사창이 거의 투명하게 되어 빛에 매우 민감한 반응을 나타낼 뿐만 아니라 손상되기 쉬운 단점을 가지고 있다. 따라서 특별한 진공용기 등을 이용한 차광을 통하여 빛에 의한 잡음을 최소화 시켜야 하고, 또 취급 시 표면이 오염되거나 직접 손에 접촉되지 않도록 특별히 주의하여야 한다.

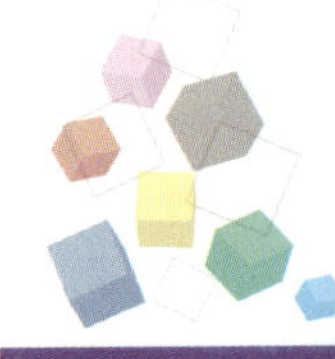

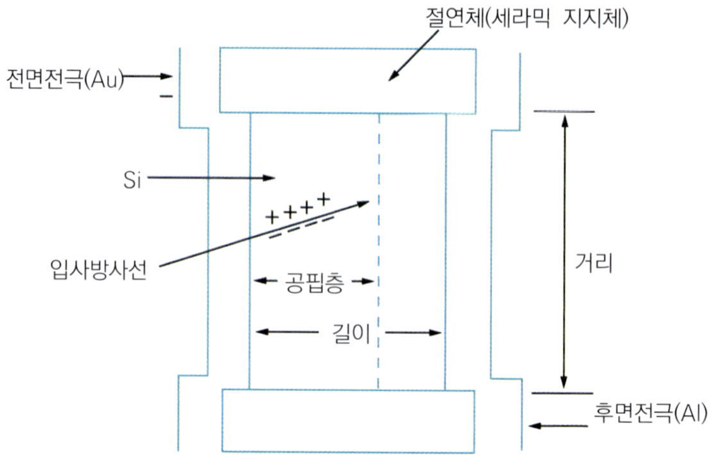

전면전극(Au)
절연체(세라믹 지지체)
Si
입사방사선
공핍층
길이
거리
후면전극(Al)

그림 7-13 Si 표면장벽형 검출기

(3) Li유동형 검출기(Lithium drift detector)

반도체 검출기를 이용하여 감마선을 측정하고자 할 때는 상당히 큰 공핍층을 필요로 한다. 이러한 이유로 고안된 것이 PIN형 검출기이다(그림 7-11(b)). p층과 n층 사이에 진성반도체층(I층)을 갖는 PIN구조를 만들고 역bias 전압을 걸면 I층 전역이 공핍층으로 작용하고 대단히 유효체적이 큰 반도체 검출기를 만들 수 있다.

이와 같은 진성반도체층을 실현하는 방법으로서 Li보상법이 사용된다. 이것은 p형 반도체의 표면에 Li을 열확산시키고 역전압을 가해서 과잉의 Li(이것은 donor이다)을 p형 영역에 확산시켜 p형 영역의 acceptor를 보상하고 겉보기상의 I층을 만드는 것으로 Li이온이 Si이나 Ge에서 대단히 높은 이동도를 갖고 있는 점을 이용한 Si(Li)과 Ge(Li) 형태의 검출기가 있다.

검출기의 형태는 평면형과 동축형으로 대별할 수 있다(그림 7-14). 평면형의 경우에는 엑스선이나 고에너지 베타선의 측정에 사용되고, 동축형은 유효체적이 크기 때문에(〈200 [cm^3]) 감마선 측정에 좋다. 감마선 측정에는 원자번호가 높은 물질이 적당하기 때문에 Ge(Z=32)이 사용된다.

Si(Li)는 I층의 두께가 수 [mm]이고 원자번호가 낮고(Z=14) 반응단면적이 저에너지 영역에서 크기 때문에 알파선, 전자선 그리고 저에너지 엑스선, 감마선 측정에 적합하다. 광전효과는 원자번호의 4~5 제곱에 비례되므로 Ge과 Si이 NaI(Tl)에 비해 원자번호가 작아서 Si(Li), Ge(Li), HPGe검출기는 NaI(Tl)에 비해 측정효율이 낮다.

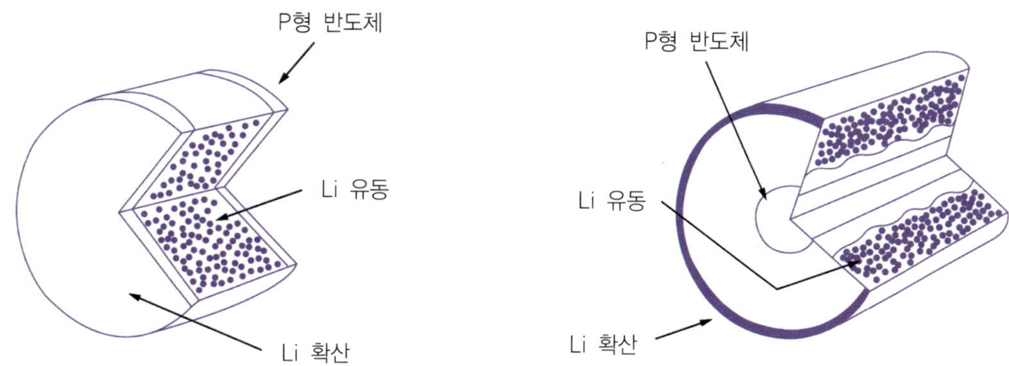

그림 7-14 a) 평면형 Ge(Li) 결정과 (b) 동축형 Ge(Li) 결정

한편 Li을 확산한 것을 상온에 방치한 경우에는 Li원자의 이동(확산)으로 계측기의 결함이 발생하여 검출특성이 나빠지고 누설전류에 의한 잡음이 증가하고 에너지분해능이 떨어지기 때문에 사용할 때나 보존할 때에는 반드시 액체질소(77 [K])에서 냉각시켜 놓지 않으면 안된다. 이 때문에 검출기를 진공용기에 넣고 이것을 액체질소가 든 병에 장착한다.

3) 고순도 Ge 검출기(HPGe)

고순도 Ge 검출기의 소재는 알루미늄 등의 잔류 불순물 때문에 p형이다. n^+층에는 리튬이 고농도로 확산되어 있다. 이 두 층의 접합을 역bias하면 고저항의 p층 내에 공핍층이 n^+층으로부터 발달한다(저저항의 n^+층에는 공핍층은 거의 만들어지지 않는다). 공핍층이 입사측의 p^+층까지 달해 p층 전역이 공핍화되는 바이어스 전압을 공핍화 전압(depletion voltage) V_d라 한다.

시판 검출기에서는 V_d의 값은 제조회사에 따라 표시된다. $V_0 = V_d$일 때 입사 표면에서는 전장이 0이다. 전하 수집 시간을 짧게 하고 운반자의 포획과 재결합을 줄이기 위하여 어느 정도의 과전압(over-voltage)을 걸어준다(그림 7-11(c)). 그러나 어떤 형태의 검출기라도 허용치 이상의 전압을 걸면 절연 파괴에 의하여 파손이 일어나므로 주의를 요한다. HPGe 평면형 검출기도 평면형 Ge(Li)계측기와 마찬가지로 시간 응답특성은 빠르나 검출효율이 떨어지는 단점을 갖고 있다.

동축형 HPGe검출기의 경우에도 큰 감응용적을 얻기 위하여 동축형으로 제작할 수 있으며, 우물형으로 제작이 가능하기 때문에 검출효율을 크게 향상시킬 수 있다.

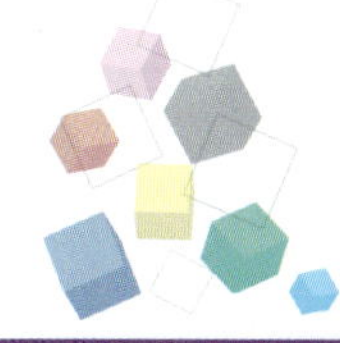

표준형의 검출기 전체 구조를 그림 7-15에 나타내었다. Be 창은 측정 에너지 범위에 따라 여러 가지의 두께가 있다. 검출기 결정과 전치증폭기의 FET는 구리로 된 냉각봉을 이용하여 액체 질소로 냉각된다. 크라이오스탯(cryostat)은 알루미늄으로 만들어져 내부는 진공 배기되고 있다. 모레큘러 시브는 저온에서 잔류가스를 흡착한다. Dewar의 용적은 7.5 [ℓ], 10 [ℓ], 30 [ℓ] 등이 있다. 10 [ℓ]의 액체 질소 소비는 0.5 [ℓ/일] 정도이다.

Si 중의 Li 확산계수는 Ge 보다 낮음으로 Si(Li)검출기는 실온으로 보존되며 전리능이 높은 방사선을 검출할 수 있다. 한편 Ge(Li)검출기는 사용하지 않는 동안에도 계속적으로 저온을 유지해야 하는 반면에 HPGe검출기는 상온에서 전기적인 잡음이 발생하기 때문에 사용할 때만 액체질소로 냉각시키면 되므로 조작이 아주 편리한 장점을 지니고 있다. Ge의 경우 전도대와 충만대(가전도대)의 에너지 간격이 약 1 [eV] 정도에 불과하므로 상온에서 열적 여기에 의해 충만대의 전자가 전도대로 이동하여 잡음을 형성할 수 있어 이를 제거하기 위해 질소로 냉각한다. 그러나 검출효율이나 에너지분해능 등 중요한 성능 특성은 같은 크기의 Ge(Li)와 HPGe가 거의 일치한다. 실온과 액체 질소 온도와의 사이를 반복해도 특성이 변화하지 않는 검출기가 시판되고 있다.

크라이오스탯에 대한 검출부의 부착 위치, 각도에는 여러 가지의 형이 있다(그림 7-16). 어떤 Ge 검출기에는 듀어병을 2 [ℓ] 정도로 소형 경량화하여 탑재하기 쉽게 한 것도 있다. 또한 장소를 차지하지 않도록 검출부를 크라이오스탯으로부터 분리시켜 사이를 유연한 가이드 튜브로 결합하는 것도 가능하다.

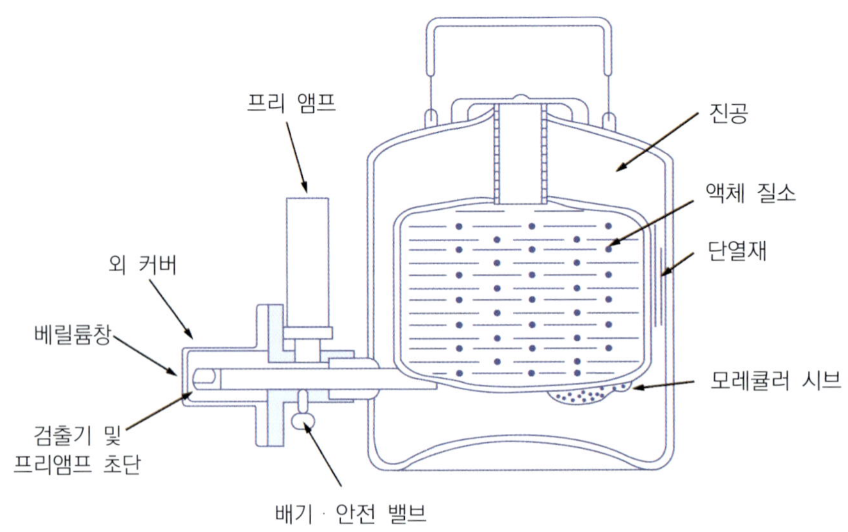

그림 7-15 표준형 검출기의 구조

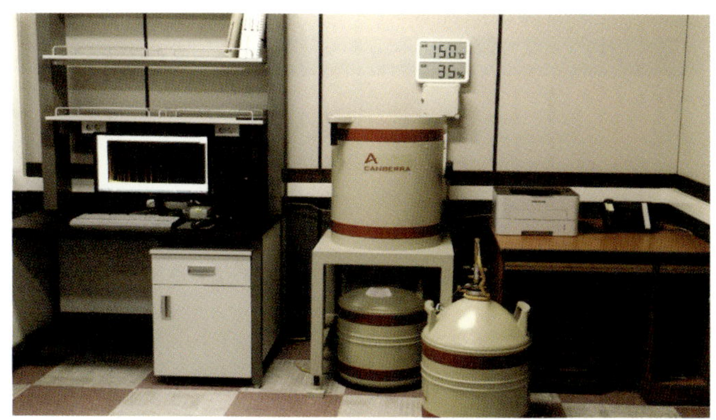

그림 7-16 HPGe 검출기 시스템

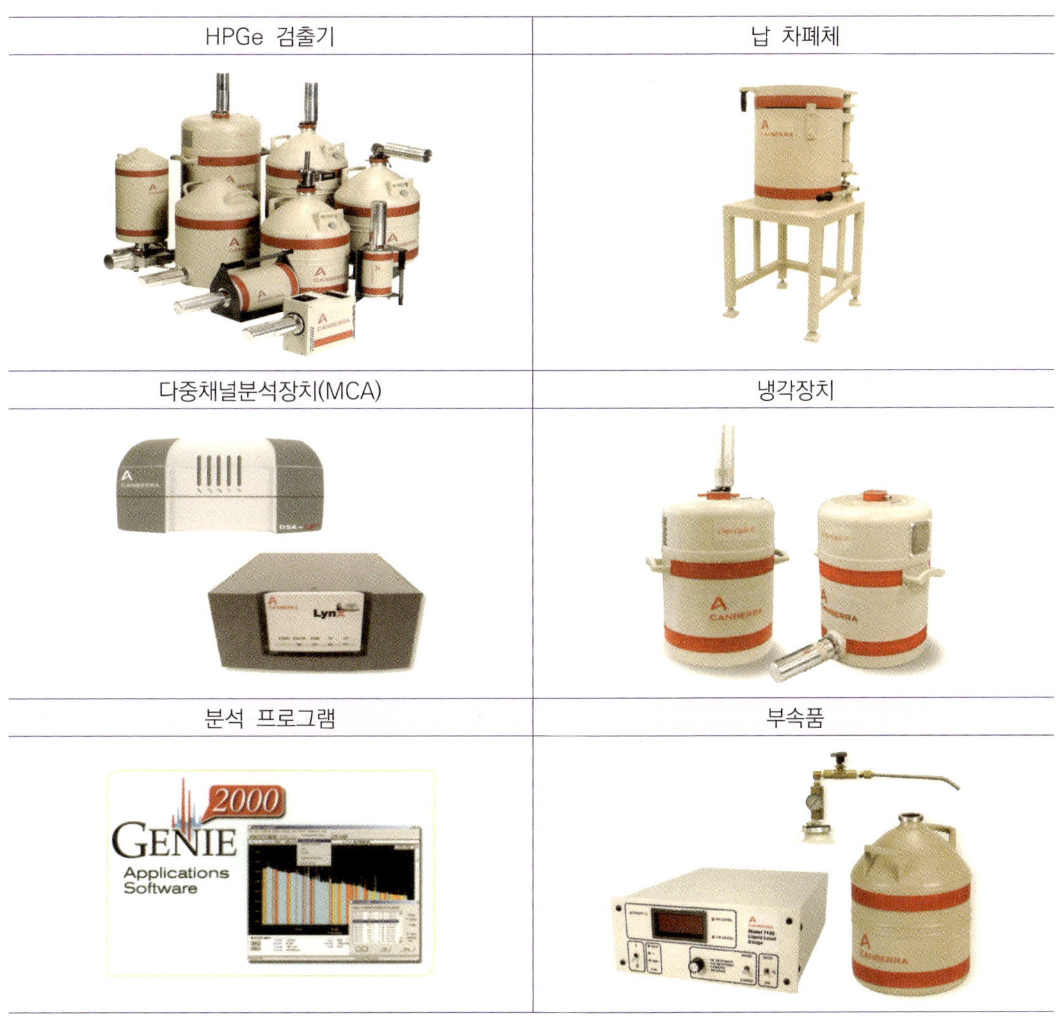

그림 7-17 HPGe 검출기 시스템의 구성

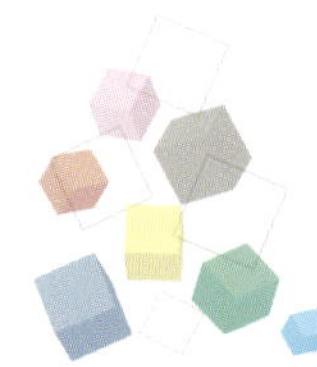

4) CdS 선량계(CdS dosimeter)

(1) 동작원리

CdS 선량계는 반도체의 고체전리를 이용한 검출기가 아니고, 저항을 이용한 검출기이다. CdS결정에 방사선을 조사하면 검출부의 저항치가 내려가며 일정한 전압을 가해두면 전류 [μA]로 출력이 얻어지는 것을 이용한다.

(2) 특 징

이 검출기는 소형이고 출력이 크고 측정하기가 쉬우며 선량분포 측정에 이용된다.

5. 에너지분석기의 구성

반도체 검출기를 사용한 에너지분석기의 표준회로 구성을 그림 7-18에 나타내었다. 엑스선에 의해 검출기에 생긴 전류 펄스는 전하 증폭형 전치증폭기에서 적분되어 전압 스텝으로 고쳐진다. 주증폭기는 파형을 정형하는 미분, 적분 회로를 포함하고 있어 파고 측정에 적합한 형태의 펄스를 만들어 낸다.

파형 정형의 시정수는 SNR, 즉 에너지분해능과 밀접한 관계가 있다. 극(極)영점 상쇄기(pole-zero canceller), 베이스 라인복원기, 파일업 배제기는 모두 파고를 정확히 측정한다.

극영점 상쇄기는 CR 미분 후에 펄스의 뒷쪽(후연)이 기준선(base line)보다 밑(-)으로 내려가는 것을 막는다. 이것이 없으면 후속펄스의 파고가 너무 낮게 측정되는 폐단이 있다.

베이스라인 복원기는 여러 가지 원인으로 직류레벨이 변동된 경우 이것을 강제적으로 기준 전압(0 [V])으로 되돌린다.

파일업 배제기는 접근하는 펄스의 겹침을 알아내고, 파형의 중복이 검출되었을 경우에 리니어 게이트를 닫고 이들의 현상을 배제한다.

다중 파고분석기(multi-channel analyzer : MCA)는 A/D변환기와 히스토그램 메모리가 있으며 각각의 펄스파고를 측정하고 빈도분포를 기록한다.

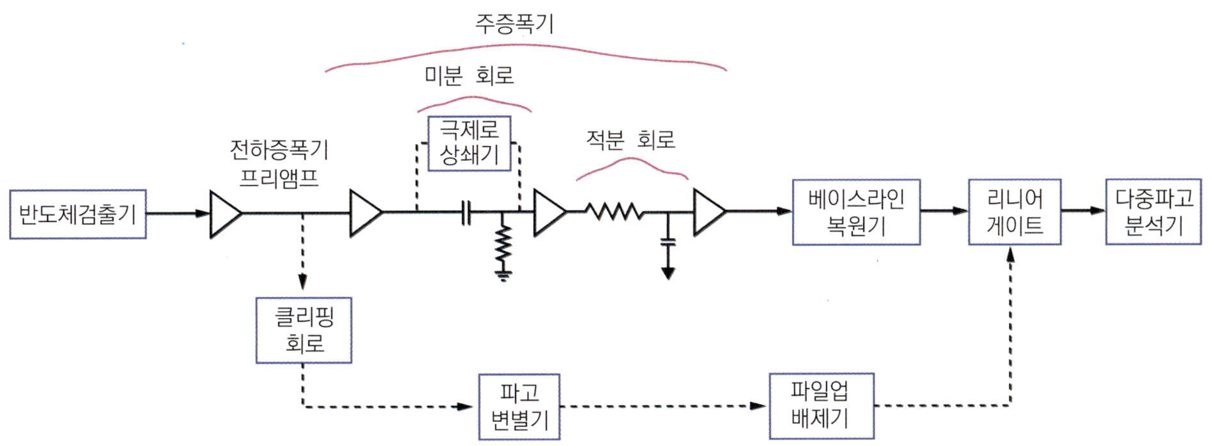

그림 7-18 반도체 검출기를 사용한 에너지 분석 장치

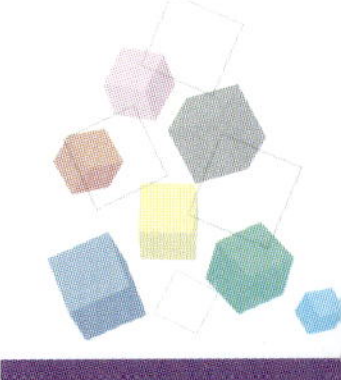

6. 반도체 검출기의 성능

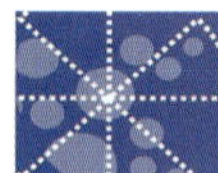 1) 에너지 분해능

검출기의 원자물질과 방사선과의 상호작용에 기인한 결함(defect)이 생기게 되는데 이를 방사선손상(radiation damage)이라고 하며 이로 인해 에너지분해능이 저하된다. 이러한 현상은 감마선에 의한 영향은 무시해도 될 정도이며 검출기의 측정효율이 클수록 많이 발생한다.

반도체 검출기의 에너지분해능을 좌우하는 요인으로는

① 전하운반자의 수의 통계적 편차
② 전하수집효율의 변동
③ 전자회로의 잡음 등 3가지가 있다.

이들 각각의 정도의 차이는 방사선 에너지나 검출기의 크기 및 검출기의 고유특성에 따라 좌우된다.

한편, 검출기 자체의 잡음의 발생원은 다음의 세가지 요인에 의해 결정된다.

① 검출기 결정의 내부(체적)에서 발생된 누설전류
② 결정표면의 누설전류
③ 검출기에서 직렬저항이나 전기 접촉불량에 따른 저항성접합 잡음

따라서 결정체의 온도를 저하시켜 체적내의 누설전류의 요동을 줄여 잡음원을 감소할 수 있다. 또한 표면의 누설전류는 제작방법이나 사용내력에 좌우되며 접합잡음은 무시해도 될 정도이다. 엑스선용 반도체 검출기의 에너지분해능이 현저하게 개선된 요인은 누설 전류의 감소와 저잡음 전치증폭기의 개발을 꼽을 수 있다. 방사선에너지에 대한 광전피크의 반치폭(FWHM)은 에너지분해능의 척도이며 광전피크 높이의 1/2이 되는 곳에서의 펄스폭으로 나타낸다(제8장 참조).

고에너지 영역의 에너지 분해능은 운반자 발생에 의해 좌우되지만 낮은 영역의 에너지 분해능을 개선하기 위해서는 전치증폭기의 잡음을 줄이는 것이 절대적으로 중요하다(작은 체적검출기의 검출기 잡음은 액체 질소 온도에서는 매우 낮다).

▼ 표 7-3 대표적인 시판 반도체 검출기의 특성

검출기의 종류(형)	결정 치수		피크 반치폭	
	직경 [mm]	두께 [mm]	5.9 [keV]	122 [keV]
Si(Li) 검출기(평면형)	4		160~170	
	6		165~180	
	10		180~190	
	16		240~280	
고순도 Ge 검출기(평면형)	6	5	165	480
	10	5~7	210~180	495~490
	16	5~10	270~195	520~495
	25	5~13	385~300	600~565
	32	5~13	490~340	660~575
	36	5~13	490~360	660~590
	44	5~15	650~540	750~710
	51	5~15	760~600	830~750

반도체 검출기의 전치증폭기에는 전하 증폭형 앰프를 사용하고 소자는 저잡음 FET로 하며 열잡음을 줄이기 위해 냉각한다. 전하 증폭기의 되돌아오는 피드백(feed back) 저항은 잡음원이 되기 때문에 이것을 발광 다이오드와 포토 다이오드로 바꿔 놓은 옵티컬 피드백 방식 및 개량형의 펄스광 피드백 방식이 개발되었다.

후자는 정전 용량 1 [pF]의 Si(Li)검출기에 대하여 고계수율 특성도 좋다. 에너지분해능은 검출기의 면적과 계수율에도 의존한다. 검출 면적이 크면 누설전류가 많아지고, 정전용량이 크면 전치증폭에서 잡음이 증가되므로 분해능을 이중으로 저하시킨다.

2) 계수율 특성

강한 방사선에 대한 계수 누락을 줄이는 데는 파형 정형 회로의 시정수를 짧게 할 필요가 있다. 그러나 그렇게 하면 전치증폭의 잡음이 많아져 에너지분해능이 떨어지게 된다. 양질의 FET를 사용한 전치증폭에서는 적정한 시정수가 10~100 [μs]이다.

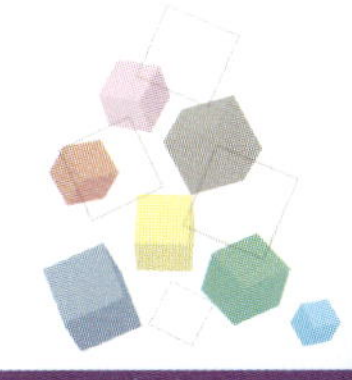

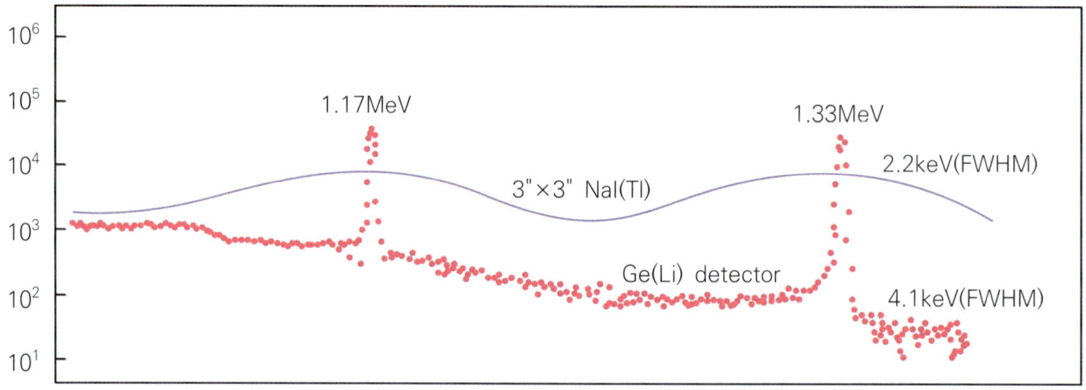

10^6
10^5
10^4
10^3
10^2
10^1
1.17MeV
1.33MeV
2.2keV(FWHM)
3"×3" NaI(Tl)
Ge(Li) detector
4.1keV(FWHM)

그림 7-19 Ge(Li)과 NaI(Tl) 검출기의 분해능 비교

따라서 에너지분해능을 중시하는 측정은 계수율을 10^4 cps 이하로 행해야 한다. 광자입사율 의존성을 보인 시정수를 짧게 하면 고계수율시의 계수 누락이 줄지만 에너지분해능은 떨어진다. 시정수를 일정하게 했을 때 고입사율 영역에서 에너지분해능이 떨어지는 것은 펄스의 중첩(pile up)이 원인이다. 계수율이 떨어지는 것은 파일업 배제기가 작용하기 때문이며 배제기가 없으면 저입사율인 곳으로부터 에너지분해능이 더욱 떨어지기 시작한다.

그림 7-19는 Ge(Li)와 Na(Tl)검출기의 분해능을 비교한 것이다.

3) 검출 효율

반도체 검출기의 검출효율은 3×3 inch NaI(Tl) 측정기로부터 25 [cm] 거리에서 ^{60}Co의 1.33 [MeV] 방사선에 대한 측정효율의 상대효율을 의미한다.

그림 7-20에 나타낸 것처럼 유효두께 수 [mm]의 Si(Li)검출기는 3~20 [keV]의 엑스선에 대하여 100% 가까운 검출 효율을 갖고 있다. 최근에는 효율이 150%가 넘는 것도 제작되고 있다. 또 두께 5 [mm]의 Ge 검출기는 100 [keV]까지 실용적인 효율이 있다.

저에너지 영역에서의 검출효율은 입사창의 재료와 표면 불감층의 흡수에 좌우된다. 연엑스선에는 얇은 Be 창으로 된 검출기를 사용하는데 10 [μm] 이하인 창은 파손되기 쉽기 때문에 취급에 주의해야 한다. 고순도 Ge 검출기에는 실효 두께 0.2 [mm]의 표면 불감층이 있다.

그림 7-21은 Ge과 Si의 흡수단면적을 나타낸 것이다.

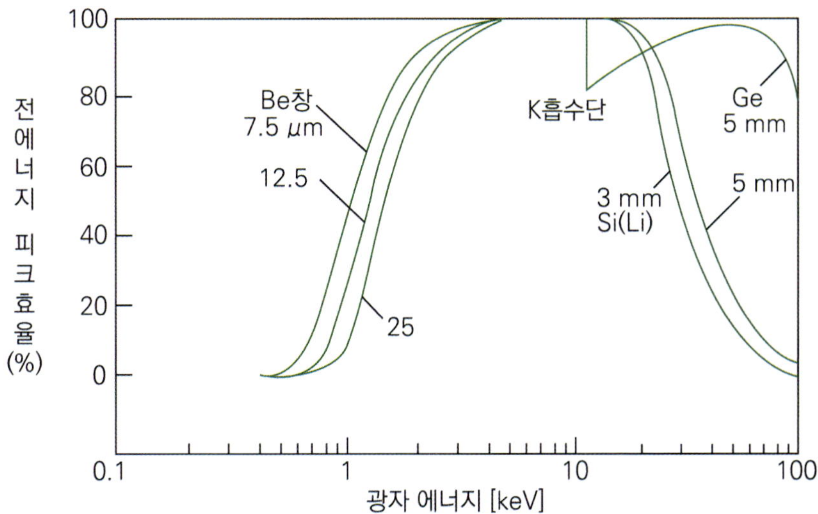

▼ 그림 7-20 **평면형 반도체 검출기의 검출 효율**

(저에너지측의 효율은 Be창의 두께에 의존한다. Ge 검출기의 효율은 K흡수단(11.104 keV)의 고에너지 쪽에서 저하하는 점에 주의한다.)

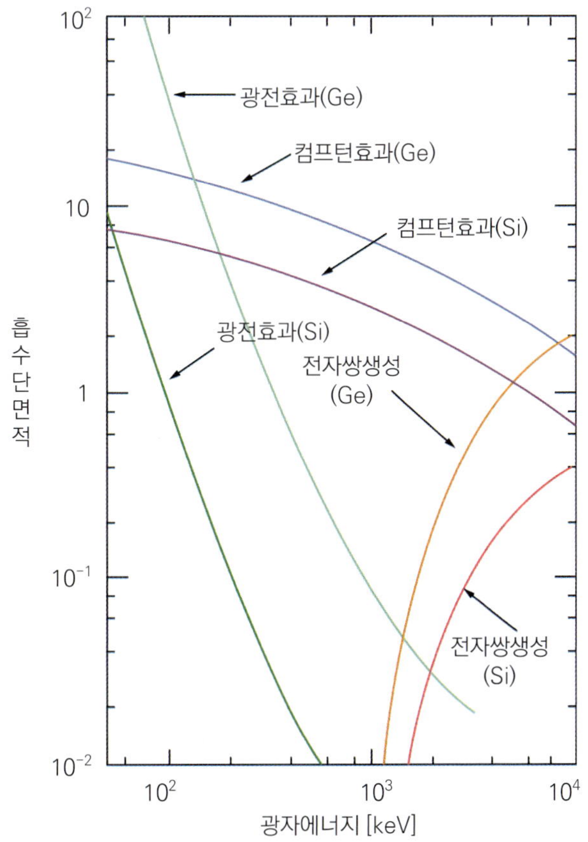

▼ 그림 7-21 **Ge 및 Si의 감마선 흡수단면적**

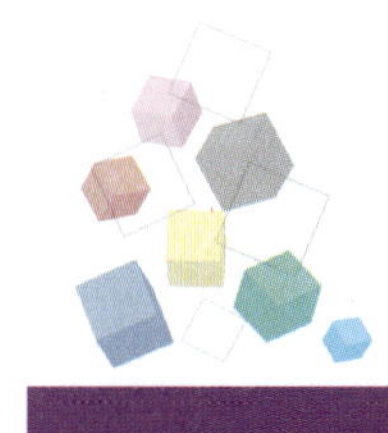

4) 파고분석기의 채널

다중채널파고분석기(MCA)에서 채널수가 많게 되면 핵종 분석시 에너지 간격을 좀 더 정확하게 알 수 있게 된다. 그러나 각 채널당 계수치의 감소로 통계적 오차가 커지고 데이터 처리시간이 길어지기 때문에 전체적으로 계측시스템의 불감시간이 길어지는 단점이 발생한다.

반도체 검출기의 채널 수는 일반적으로 반치폭/4와 측정하고자 하는 에너지범위에 따라 결정한다.

$$\text{Channel 수} = \text{측정하고자 하는 에너지영역}/(\text{FWHM}/4) \qquad (7\text{-}9)$$

5) 기타의 성능

Si 검출기의 에너지 직선성은 매우 좋다. 0.2~14.4 [keV]의 범위에서 비직선성은 1%이하라고 보고되고 있다. Ge 검출기는 K흡수단(11.1 [keV]) 근방에서 수 %에 미치는 비직선성을 나타낸다.

펄스 상승 시간은 공핍층의 두께와 bias 전압에 의존하는데 대체로 펄스 상승시간은 약 10 [ms] 이하로서 방사선 검출기 중에서 가장 빠른 시간 응답특성을 갖고 있다. 전하수집시간은 입사방사선에 의해 생성된 전자와 정공이 결핍영역의 양단으로 이동하는데 걸리는 시간으로서 인가된 전기장의 세기가 크고 공핍층의 폭이 좁을수록 짧아진다.

반도체 결정격자에 결함이 존재하게 되면 전하운반자를 포획하여 전하수집을 불완전하게 하기 때문에 반도체 검출기의 성능이 떨어지게 된다.

이러한 결함은 일반적으로 반도체 검출기를 장기간 사용한 경우 그 결정을 통과한 방사선이 결정격자의 구조를 파괴함으로써 발생되는데, 결정격자에 전달되는 에너지의 양이 크면 클수록 방사선의 파괴력이 증가되고 선형에너지 전달이 큰 중하전입자의 경우 이러한 효과가 보다 현저해진다. 이를 반도체 검출기의 방사선 손상이라고 한다.

30 [keV] 이하의 엑스선에는 Si(Li)검출기가 알맞게 되어 있다. 누설전류가 적기 때문에 에너지분해능이 Ge 검출기보다 높으며(표 7-3 참조), 검출 효율도 충분히 높다.

Ge 검출기는 11 [keV] 이상인 엑스선에 대하여 현저한 피크가 생긴다. Si의 광전 흡수 단면적은 Ge의 약 1/50이며 또 형광 수율(收率)은 Ge의 50%에 대하여 Si에서는 5%이므로 입사선 에너지가 K흡수단(1.8 [keV])의 바로 위에서가 아니면 Si(Li)검출기는 현저한 피크를 발생시키지 않는다.

그림 7-22는 Ge(Li)검출기에 의한 ^{232}Th 스펙트럼의 일부 peak를 나타냈다.

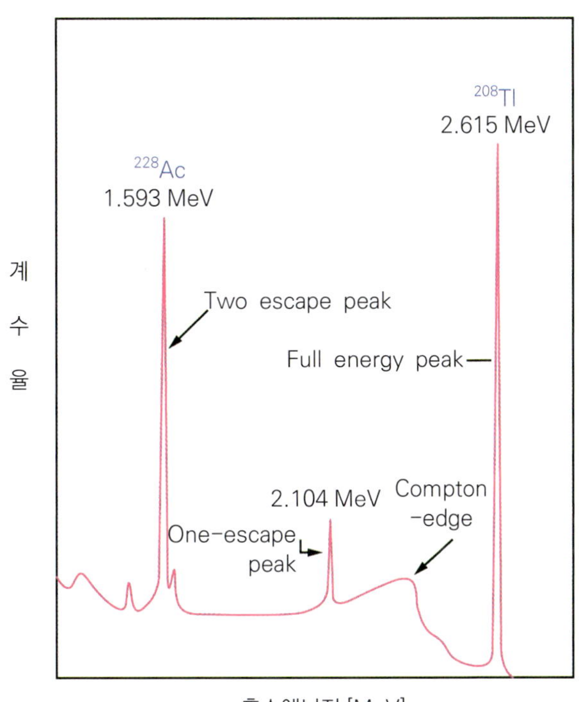

▼ 그림 7-22 Ge(Li) 검출기에 대한 ^{232}Th spectrum의 일부 peak

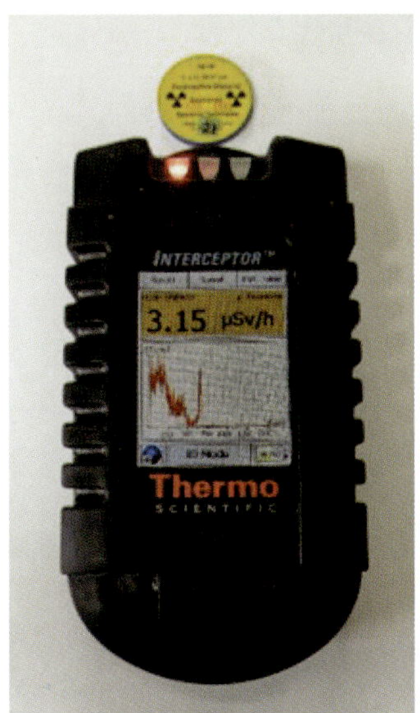

▼ 그림 7-23 휴대용 핵종 분석기(CZT 반도체, Thermo)

- ^{137}Cs 선원으로부터 에너지 스펙트럼과 공간선량률 측정

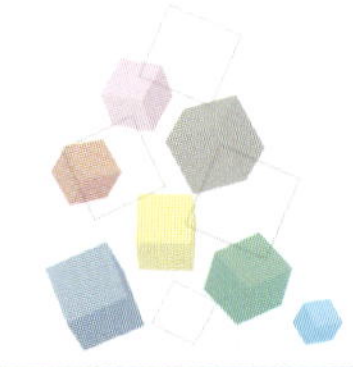

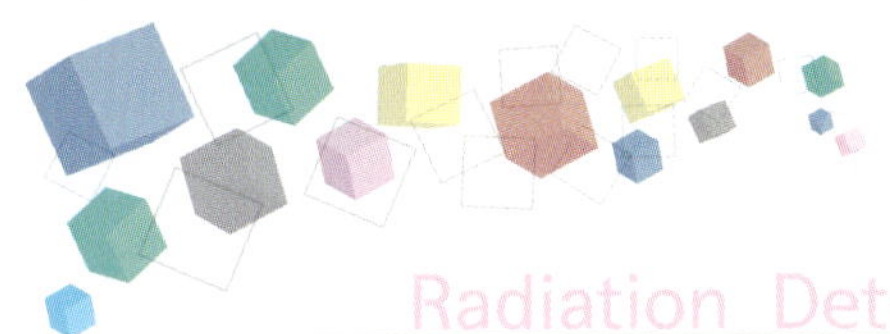

7. 기타 반도체 검출기

Si, Ge은 뛰어난 방사선 검출재료이지만 결점도 있다. 우선 금지대의 폭이 약 1 [eV]이므로 실온에서는 누설전류가 크고 따라서 좋은 성능을 얻을 수 없다. 액체 질소에 의한 냉각의 필요성은 실제 검출기의 응용범위를 현저히 제한하며 보수, 관리가 어렵다.

또한 원자번호가 비교적 낮기 때문에 큰 체적을 사용하지 않고서는 고에너지 감마선, 엑스선의 검출효율이 낮다. 이와 같은 결점을 보완하기 위해 Si, Ge 이외의 검출기 개발이 진행되고 있다.

GaAs, CdTe, CZT(CdZnTe), HgI_2 등의 검출기가 개발되어 금지대의 폭(2~3 [eV])이 넓어 에너지분해능이 약간 떨어지지만 실온에서 냉각없이 사용이 가능하게 되었다(그림 7-24). 현재 얻을 수 있는 에너지분해능은 122 [keV]의 감마선, 300 K에 대하여 2.6 [keV](GaAs), 3.8 [keV](CdTe), 3.5 [keV](HgI_2)이다. HgI_2는 원자번호가 특히 높으므로 고에너지 감마선에 적합하고, 또 6 [keV]의 감마선에 대해 반치폭이 850 [eV](300 K) 정도 되기 때문에 엑스선 검출기로서도 유망하다.

상온반도체 검출기로서 유망한 화합물 반도체를 표 7-4에 나타내었다.

표 7-4 상온반도체 검출기로서 유망한 화합물반도체

재 료	Z_{max}	Eg [eV] 실 온	μ [cm²/V · s]		운반자 수명 τ [μs]	결정구조
			전 자	정 공		
ZnSe	32	2.70	550	40	1	ZB
ZnTe	52	2.25	340	110	4	ZB
HgI_2	80	2.2	94	4	25	Layered
CdSe	48	1.74	650	50	10	ZB
BI_3	80	1.7	680	20	5	Layered
AlSb	51	1.62	1,200	700	1	ZB
Cs_3Sb	55	1.6	500	10	40	Cubic
CdTe	52	1.50	1,050	100	6	ZB
GaAs	32	1.45	8,500	450	1	ZB
WSe_2	74	1.36	100	80	1	Layered
InP	49	1.35	4,700	150	3	ZB
Si	14	1.115	1,350	480		Cubic
Ge	32	0.665	3,900	1,900		Cubic

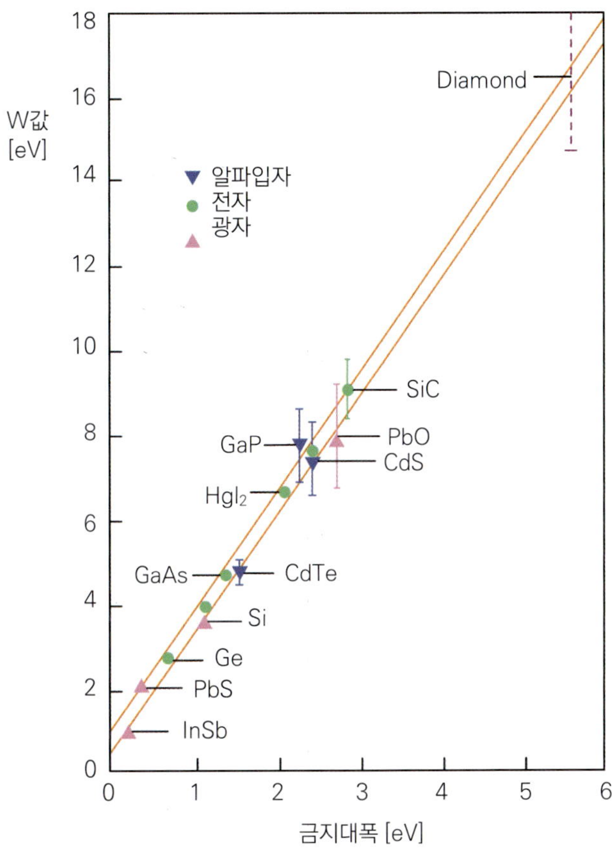

▼ **그림 7-24 여러 가지 반도체의 금지대폭과 W값**

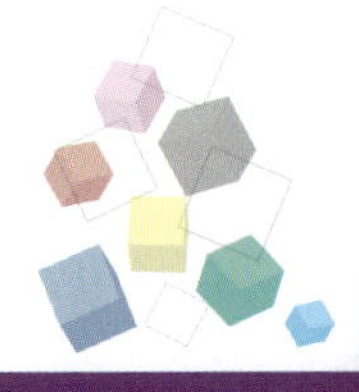

8. 반도체 검출기의 특징

1) 장점

① 한 쌍의 운반자를 만드는데 필요한 평균에너지가 낮다(W값은 기체의 1/10정도).
② 에너지 분해능이 우수하다.
③ 검출부가 소형이고 취급이 간편하다.
④ 에너지에 비례한 출력펄스가 얻어진다.
⑤ 응답시간이 빠르고 감도가 좋다.
⑥ 검출기 종류에 따라 알파선, 베타선, 감마선을 측정할 수 있다. 표면장벽형은 저에너지 하전입자(α) 측정에 적합하다.
⑦ 전자와 정공의 이동속도(3 : 1)가 기체의 전자와 양이온(1000 : 1)에 비하여 훨씬 빠르고 신호의 통계적 변화가 작아서 높은 에너지분해능을 가지며 따라서 반치폭이 작다.
⑧ 고체이므로 밀도가 높아서 짧은 비정을 남기는 고에너지 측정에 적합하다.
⑨ 자계의 영향을 받지 않는다.

2) 단점

① 검출효율이 신틸레이션 검출기에 비해 나쁘다.
② 유효계수 면적이 작다. 따라서 면적이 큰 것을 만들기가 곤란하다.
③ 방사선 손상이 다른 검출기보다 크다.
④ Ge(Li), Si(Li)형은 진공 속에서 저온(액체질소)으로 냉각해야 하므로 냉각탱크가 필요하며 따라서 운반이 불편하고, 보관, 관리가 어렵다.

Radiation Detection & Measurement

Chapter 8
신틸레이션 검출기
(Scintillation Detector)

학습목표

● **일반적 학습목표**

· 신틸레이션 검출기를 이용한 방사능 계측의 원리와 목적 및 특성을 이해한다.

● **구체적 학습목표**

· 신틸레이션 검출기의 동작원리를 이해한다.
· 신틸레이터의 종류와 특성을 이해한다.
· 신틸레이션 검출기의 구조를 이해한다.
· 에너지 스펙트럼 측정과 에너지분해능을 이해한다.
· 신틸레이션 검출기를 이용한 방사능 검출의 원리를 이해한다.
· 절대측정과 상대측정을 이해한다.

신틸레이션 검출기는 형광체(신틸레이터, scintillator)에 방사선이 조사되면 빛을 방출하는 현상을 이용하여 조사된 방사선의 수나 에너지를 측정하는 검출기로서 방사선을 빛으로 변환하여 측정하는 방법은 예부터 행해지고 있는 검출법 중 하나이다.

1910년 Rutherford가 알파선 산란 실험에 이 방법을 사용하였다. 그러나 이 시대에 행하여진 방식과 오늘날 널리 사용하고 있는 방식과는 다른 점이 있고 그 응용범위도 현격한 차이가 있다.

1. 동작원리

알파선, 베타선, 감마선에 의해 신틸레이터에서 발생한 빛을 광전자증배관을 이용하여 측정하는 방식은 1947년 Coltman과 Marshall이 발표하였다. 이 방식의 특징은 다른 검출기에 비해 분해시간이 짧고, 신틸레이터를 바꾸어 사용함으로써 여러 가지 방사선을 측정할 수 있고, 높은 계수율 측정을 할 수 있으며 감마선의 에너지 분석이 가능한 점 등이다. 그러므로 신틸레이션 검출기가 사용되는 분야가 대단히 넓어지고 있다.

신틸레이션 계수장치의 구조는 그림 8-1과 같다.

신틸레이터에 방사선이 조사되면 순간적으로 빛이 발생한다. 이 빛의 대부분은 빛 반사체와 광도체(광도전체, light pipe)에 의해서 광전자증배관에 모인다. 광전자증배관에서는 빛에 의해 광전자가 방출되고, 광전자는 광전자증배관의 2차전자 증배작용에 의해 증폭되어 전류 펄스로 된다. 전치증폭기는 이 전류를 증폭한다. 주증폭기에서 전치증폭기의 출력을 증폭하고 파형정형을 한 후에 파고분석기를 통해서 계수회로에서 계수한다. 입사방사선 에너지와 형광의 크기는 비례하므로 펄스의 파고에 의해 방사선 에너지 검출이 가능하다.

신틸레이션 계수장치로 방사선을 측정하기 위해서는 다음과 같은 6개 연속과정을 거쳐야 한다.

① 신틸레이터에서 여기 또는 전리에 의하여 방사선을 흡수하여야 한다.
② 신틸레이터 내부에서 소비된 에너지가 빛 에너지로 변환되어야 한다.
③ 생성된 광자는 손실없이 광전자증배관의 광음극(photocathode)에 도달하여야 한다.

④ 광음극에서 광전자를 방출하여야 한다.

⑤ 이 광전자를 광전자증배관에서 증폭하여야 한다.

⑥ 증폭된 전자는 전류펄스로 처리, 분석되어야 한다.

이상의 항목 중 ①~⑤의 과정에서 광전자증배관의 출력단자에 나타나는 전하 q와 1차 방사선의 에너지 E와의 관계를 알 수 있다.

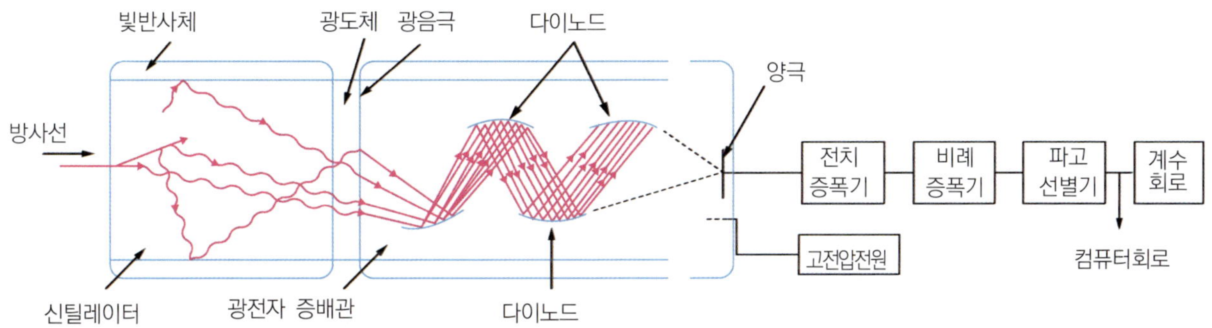

그림 8-1 신틸레이션 계수장치

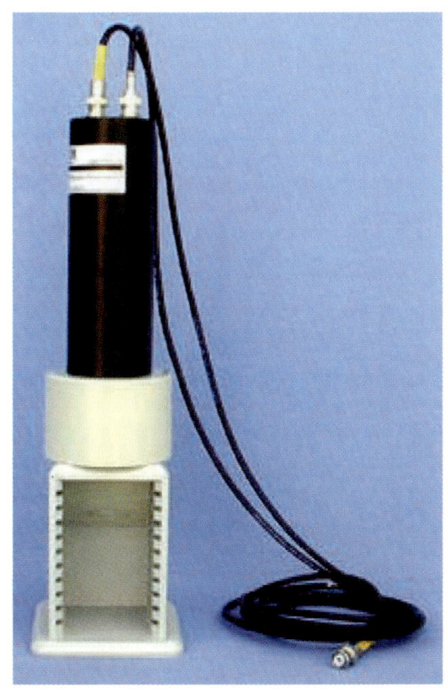

그림 8-2 Scintillation Probe(SN-7971A)-NaI(Tl)

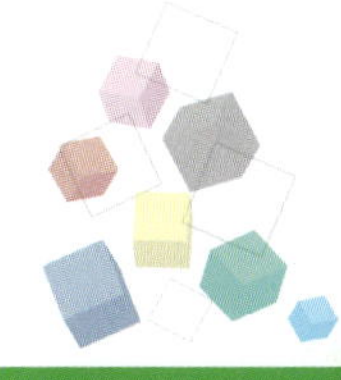

2. 신틸레이터의 종류와 특성

현재 많은 종류의 신틸레이터가 사용되고 있다. 유기 신틸레이터에는 유기결정, 액체 신틸레이터와 플라스틱 신틸레이터가 있고, 무기 신틸레이터는 무기결정, 가스, 유리 신틸레이터 등이 있다. 여러 가지 신틸레이터는 각각 다른 특징을 가지고 있으며, 양호한 신틸레이터는 다음과 같은 특성을 갖추어야 한다.

① 방사선 에너지가 형광 에너지로의 변환효율(형광효율)이 높아야 한다.
② 생성된 형광에 대한 투명도가 좋아야 한다.
③ 형광의 감쇠시간(붕괴시간)이 짧아야 한다.
④ 광전자증배관의 광음극면의 파장 감도분포와 일치하는 형광스펙트럼 분포가 얻어져야 한다(그림 8-3).

그 외 밀도, 형상, 물질의 상태, 크기 등은 검출기의 사용 조건에 따라 달라지게 된다. 신틸레이터의 종류는 화학적 조성에 따라 나눈다.

1) 유기결정 신틸레이터(organic crystal scintillator)

유기결정 신틸레이터는 주로 벤젠핵(C_6H_6)을 갖는 방향성 탄화수소(aromatic hydro carbon)로 되어 있다. 이 분자는 공명구조를 갖고 있다.

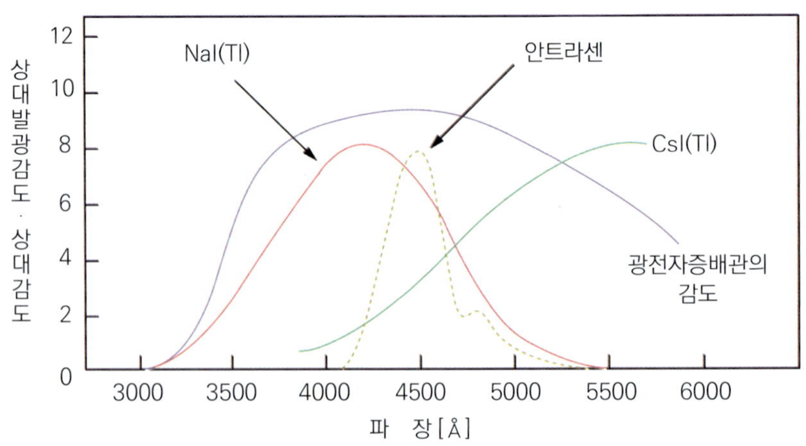

그림 8-3 신틸레이터의 발광스펙트럼과 광전자증배관의 감도

표 8-1 신틸레이터의 특성

물 질	밀도 [g/cm³]	최대발광 파장 [Å]	형광효율 (상대치, %)	실효원자 번 호	붕괴시간 [s]
NaI(Tl)	3.67	4200	210	50	3×10^{-7}
CsI(Tl)	4.51	4200~5700	55~95	54	1.1×10^{-6}
LiI(Eu)	4.06	4700	70	52	1.2×10^{-6}
ZnS(Ag)	4.10	4500	200	27	$4\sim10\times10^{-5}$
Anthracene	1.25	4400	100	5.8	3×10^{-8}
Transstilbene	1.15	4100	60	5.7	$4\sim8\times10^{-9}$
Plastic scintillator	1.06	3500~4500	28~48	5.7	$3\sim5\times10^{-9}$
액체 Scintillator	0.86	3500~4500	40~60	5.6	$2\sim8\times10^{-9}$

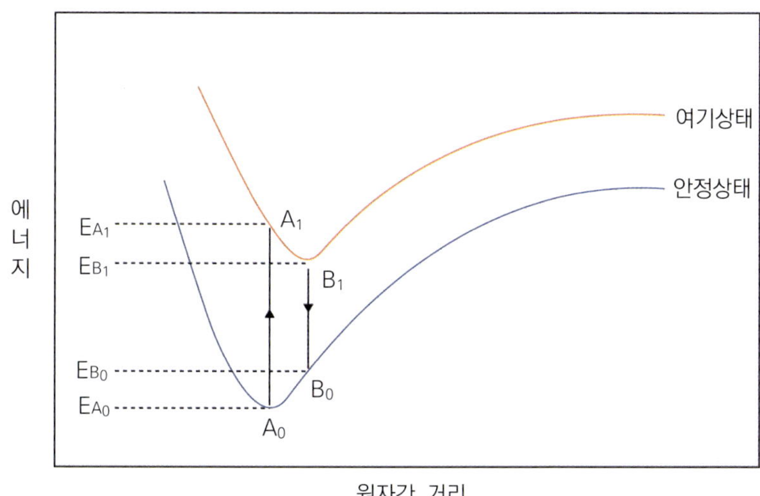

그림 8-4 분자의 에너지 준위

유기결정의 형광발생은 그림 8-4에서와 같이 분자의 에너지 전이에 의한다. 방사선에 의해서 안정상태에 있는 분자가 여기상태가 되어 그림의 A_0에서 A_1으로 올라간다.

분자는 격자진동이나 열의 형태로 에너지가 소비되어 B_1수준으로 이동한다. B_1수준 역시 여기상태이며 안정상태인 B_0로 되돌아 가면서 E_{B1}-E_{B0}의 에너지를 가진 형광을 방출한다.

이 과정의 평균수명은 10^{-8}s 정도이다. 유기결정 신틸레이터 중에서 널리 사용되고 있는 것은 anthracene($C_{14}H_{10}$)과 trans-stilbene($C_{14}H_{12}$)이다. 이들 두 경우 모두 비

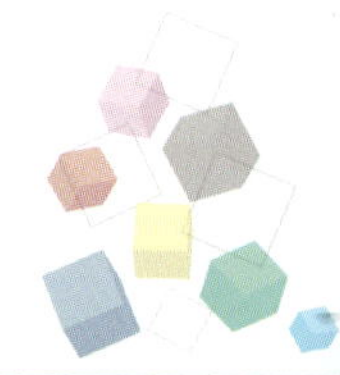

교적 부서지기 쉽고, 큰 것을 만들기 어려우며 형광의 붕괴시간이 매우 짧다.

형광의 붕괴시간이 짧다는 것은 분해시간이 짧다는 것으로 바람직한 특성이다. 또 실효원자번호가 작기 때문에 감마선 측정에는 부적당하고 베타선의 측정에 좋다. 특히 anthracene은 다른 유기 신틸레이터보다 높은 형광효율을 갖는다.

2) 액체 신틸레이터(organic liquid scintillator)

액체 신틸레이터는 적당한 용매중에 유기물을 용해시킨 것이다. 용매로서는 xylene[$C_6H_4(CH_3)_2$], toluene[$C_6H_5(CH_3)$], hexamethylbenzene[$C_6(CH_3)_6$], trimethyl-benzene[$C_6H_3(CH_3)_3$] 등이 사용되며 유기물의 용질로서는 p-terphenyl[$C_{18}H_{14}$], PBO [2-phenyl-5-(4-biphenyl)-1,3,4-oxadiazole][$C_{20}H_{14}(N_2O)$], PPO(2,5-diphenyloxazole) [$C_{15}H_{11}NO$], POPOP{1,4-bis[2-(5-phenyloxazolyl)]- benzene}[$C_{24}H_{16}N_2O_2$] 등이 사용된다.

신틸레이터의 효율은 용질의 종류나 농도 등에 의해서 변화한다. 용액농도를 높게 하면 효율이 급격히 증가하여 포화농도보다 낮은 농도에서 최적농도가 되며, 효율이 최대가 된다. 예를 들어 toluene에 p-terphenyl을 녹인 신틸레이터의 효율은 5[g/ℓ]의 농도에서 최대가 된다. 또한 파장변환체(wavelength shifter)라 불리는 물질을 첨가함으로써 액체 신틸레이터의 효율이 증가한다. 파장변환체는 형광물질로 제1용질의 발광스펙트럼을 다소 장파장 쪽으로 이동시켜 광전자증배관의 감도에 맞도록 하는 물질이다. POPOP는 파장변환체로서 첨가하는 것이다. 그러나 파장변환체를 첨가하면 붕괴시간이 증가한다.

액체 신틸레이터는 측정시료를 용액속에 직접 섞어 측정하므로 기하학적인 손실이 적어 ^3H, ^{14}C와 같은 낮은 에너지의 베타선 계측에 흔히 사용되고 있다. 이때 측정시료와 신틸레이터 사이에 공기 등과 같은 다른 물질이 섞이게 되면 형광효율이 악화되는 경우가 있다. 이것을 피하기 위해서는 naphthalene($C_{10}H_8$)이나 biphenyle($C_{12}H_{10}$) 등을 포함하는 용제를 사용하면 좋다.

3) 플라스틱 신틸레이터(plastic scintillator)

플라스틱 신틸레이터는 유기 신틸레이터를 용매로 녹인 후 이것을 고분자화 시켜 고용체(固溶體)로 만든 것이다. 용매는 polystyrene이나 polyvinyl toluene 등이 사용되며, 용질로서는 p-terphenyle+POPOP, p-terphenyle+tetraphenyl butadiene 등이 사용된다. 플라스틱 신틸레이터의 용매와 용질의 발광현상은 액체 신틸레이터와 동일하므로 베타선 계측에 사용할 수 있으며 막대형, 원통형, 평판형 등 다양한 형태로 제작이 용이하다. 특히 체적이 큰 신틸레이터를 만들 수 있기 때문에 전신방사능계측기(whole body counter)로써 이용된다.

4) 무기결정 신틸레이터(inorganic crystal scintillator)

무기 신틸레이터는 발광을 위한 활성화 물질로 소량의 불순물(약 1% 정도)을 포함한 무기염의 결정으로 주로 할로겐화 알칼리 결정이 사용되며, 소량의 불순물은 그 결정 중에 발광중심을 만드는 것으로 활성제라고 한다. 무기 신틸레이터는 밀도 및 실효원자번호가 커서 흡수계수가 크기 때문에 엑스선, 감마선의 측정에 매우 좋다. 또한 유기 신틸레이터에 비해 형광효율이 좋으나 붕괴시간이 긴 것이 결점이다.

무기 신틸레이터 중 표 8-1의 NaI(Tl)은 흡습성(조해성)이 있기 때문에 대기중에 방치하면 수분을 흡수하여 효율이 저하되므로 기밀용기에 봉입하여 사용하여야 한다.

NaI(Tl)은 신틸레이터 중에서 가장 형광효율이 좋으며 크기나 형태를 여러 가지로 가공, 성형할 수 있지만 기계적 충격이나 열 충격에 의해서 파손되기 쉽다. 이것은 밀도와 실효원자번호가 크기 때문에 감마선에 대하여 효율이 높다.

CsI(Tl)은 NaI(Tl)보다 밀도와 실효원자번호가 크기 때문에 감마선에 대한 검출효율은 높으나 형광효율은 NaI(Tl)의 45% 정도이다. 또한 CsI(Tl)의 방출 스펙트럼은 420~600 [nm] 분포로서 NaI(Tl)의 방출 스펙트럼보다 훨씬 더 파장이 길게 정점화되기 때문에(그림 8-2) 광전자증배관의 수광감도분포 영역과 덜 맞물리게 된다. 그러나 CsI(Tl)은 NaI(Tl)보다 부드럽기 때문에 충격이나 진동이 심한 조건 아래에서 사용할 수 있다.

LiI(Eu)는 농축시킨 ^{6}Li을 이용한 ^{6}Li(n, α)^{3}H 반응에 의해서 열중성자에 대한 검출효율이 높다.

ZnS(Ag)는 가장 오래된 무기 신틸레이터 중의 하나이다. 이것은 매우 높은 형광효율을 가지고 있지만 다결정의 분말로서만 사용하기 때문에 다결정층에서의 불투명함 때문에 투명도가 나빠서 25 [mg/cm^2] 이상의 두께는 사용할 수 없다. 그 결과 두께가 얇은 박막으로 비정이 짧은 알파선의 계측에 이용되고 있다.

그 외의 무기 신틸레이터에는 $Bi_4Ge_3O_{12}$(BGO), BaF_2, CaF_2(Eu), CsI(Na), CsF 등이 있다.

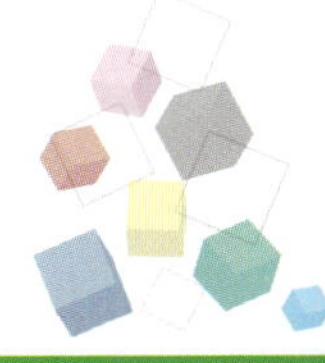

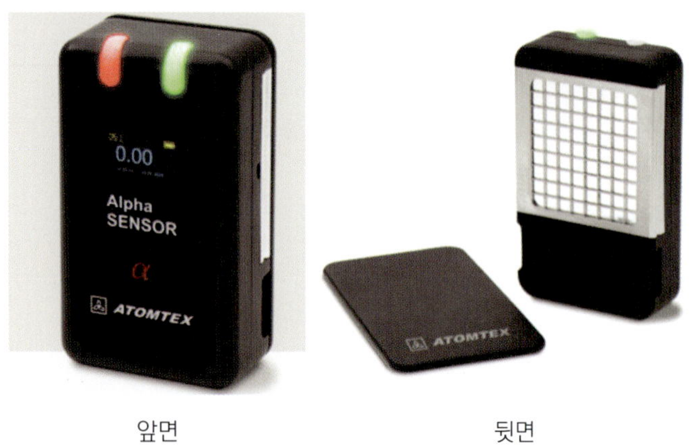

앞면 뒷면

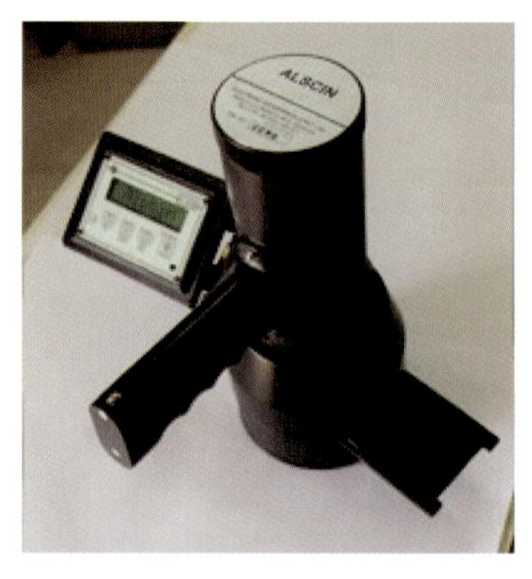

그림 8-5 Scintillation Detector-ZnS(Ag)

5) 가스 신틸레이터(gas scintillator)

가스 신틸레이터로서는 고순도 가스 즉, 불활성가스인 Xe, Kr, He 등이 사용된다. 발광기전은 비교적 단순하여 하전입자가 통과함에 따라 여기된 원자가 안정상태로 되돌아 갈 때 광자가 발생한다. 붕괴시간은 약 10^{-9} [s] 이내이며 형광의 파장은 주로 자외선 영역에 속해 있으므로 광자에서 광전자로의 변환효율이 낮으며, 효율을 높이기 위해 파장변환체를 용기의 벽에 도포한다. 가스 신틸레이터는 감마선 검출효율이 대단히 낮고 붕괴시간이 매우 짧기 때문에 중하전입자의 에너지 측정에 적당하다.

3. 신틸레이터의 응용

일반적으로 방사선 계측에는 측정하는 방식에 따라 방사선 입자를 단순히 계수하는 경우와 에너지를 측정하는 경우로 대별할 수 있으며 신틸레이션 검출기를 사용하면 어느 경우의 측정도 가능하다. 여기서는 우선 입자의 계수에 관해서 설명한다.

중하전입자의 검출에는 통상 무기 신틸레이터가 사용된다. 그 이유는 빛의 출력이 크고, 저지능이 크며 붕괴시간이 적당히 짧기 때문이다. 특히 알파입자의 계수에는 ZnS(Ag) 분말이 주로 사용된다. ZnS(Ag) 분말은 방사선의 에너지를 빛으로 변환하는 효율이 높지만 투명도가 낮은 것이 결점이다. 그러므로 투명도가 낮은 문제를 보완하기 위해서는 알파선의 비정과 같은 정도의 두께를 사용한다. 방사성 붕괴로 발생하는 알파입자의 검출에는 5~10 [g/cm^2]의 두께가 적당하다. ZnS(Ag)는 광전자증배관 유리 표면에 직접 도포하여도 좋고 lucite와 같은 투명한 물질에 도포하여 그것을 증배관에 접착하여도 좋다.

감마선의 검출에는 밀도가 크고 원자번호가 큰 신틸레이터가 바람직하기 때문에 NaI(Tl)이나 CsI(Tl)이 주로 사용된다. 두께 d인 신틸레이터에 수직으로 감마선이 입사될 경우 고유효율 ϵ은

$$\epsilon = 1 - e^{-\mu d} \tag{8-1}$$

로 나타낸다.

베타선 즉, 전자의 검출에는 유기 신틸레이터가 널리 사용되고 있으며 장점은 결정뿐만 아니라 용액이나 고체로 사용할 수 있고 붕괴시간이 짧은 것 등이다. 유기액체 신틸레이터는 베타방사체와 신틸레이터를 혼합하여 계수함으로써 창에 의한 흡수나 선원의 자기흡수가 없어지기 때문에 약한 에너지 베타선의 계수에 유용하다. 액체 신틸레이터는 ^{14}C나 ^{3}H와 같은 핵종의 계수에 널리 사용하고 있다.

중성자의 계수는 중성자와의 핵반응에 의해서 생기는 하전입자를 검출함에 의해 측정이 행하여 진다는 것이 측정의 전제조건이 된다. 중성자 계수에는 LiI(Eu)가 사용되고 있다.

4. 신틸레이터와 광전자증배관의 결합

신틸레이터에서 발생한 형광을 능률적으로 광전자증배관의 광음극에 도달하게 하기 위해서는 다음과 같은 주의가 필요하다.

① 고체 신틸레이터의 경우에는 원주형, 원반 또는 우물형으로 하여 기계적 보호와 차광을 위하여 용기에 넣는다. 용기의 내벽은 광전자증배관의 방향 이외에는 MgO 또는 Al_2O_3를 도포하여 빛의 반사체 역할을 하도록 한다. NaI(Tl)의 경우는 조해성이 있으므로 밀봉해서 사용하여야 한다(그림 8-6).

② 신틸레이터에 맞는 반사물질과 광집속 방법을 고려하여야 한다.

③ 신틸레이터를 직접 광음극에 접착하지 않고 광도체를 사이에 삽입한다.

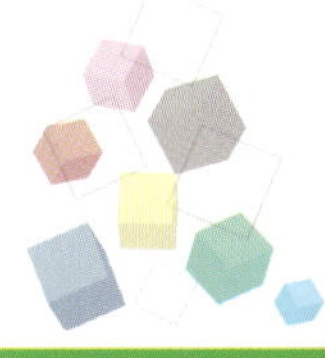

5. 광도체(light pipe)

신틸레이션 검출기에서는 방사된 빛을 최대로 모으는 것이 바람직하다. 광집속의 균일성(uniformity of light collection)은 주로 신틸레이터와 사용된 용기 사이의 경계면에서의 조건에 의존한다.

형광은 모든 방향에서 방출되기 때문에 제한된 일부의 빛만이 광전자증배관으로 직접 통과할 수 있고 나머지는 모아질 때까지 1회 내지 여러 번 반사되어 불규칙하게 된다. 그러므로 신틸레이터와 광전자증배관의 접합은 매우 중요하다.

그러므로 신틸레이터와 광전자증배관 사이의 광학적 결합을 양호하게 하여 접합면에서의 난반사를 최소화하기 위해 광도체로 알려진 lucite, quartz, plexiglass 등과 같은 투명성 고체나 점도가 높은 silicon oil(용융 silica)을 신틸레이터와 광전자증배관 사이에 넣어 물리적으로 결합시켜 형광을 유도해 광집속성을 개선한다.

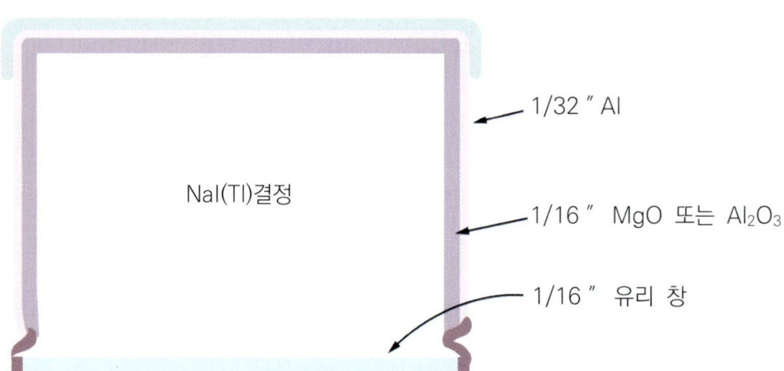

그림 8-6 NaI(Tl) 신틸레이터 용기의 구조

6. 광전자증배관(PM tube)

광전자증배관은 신틸레이터에서 발생한 형광을 2차전자 증배작용으로 증폭하여 큰 전기적 펄스를 얻게 하는 진공관이다. 증폭율은 10^6 이상이므로 신틸레이터에서 발생한 아주 약한 빛을 검출할 수도 있다. 신틸레이션 검출기를 이용하여 계수를 하는 경우에 광전자증배관 만으로 충분한 증폭도를 얻을 수도 있기 때문에 증배관의 출력으로 직접 계수장치를 구동할 수 있는 것도 있다.

광전자증배관의 구조는 그림 8-7과 같이 광전자를 방출하는 광음극(photocathode, 광전음극), 2차전자증폭을 행하는 다이노드(dynode), 증폭된 전자를 수집하여 전류의 펄스로 끄집어 내는 양극(anode)으로 이루어져 있다.

광음극은 입사 광자를 저에너지의 전자로 전환시키는 작용을 한다. 광음극은 투명한 것이나 불투명한 것으로도 만들 수 있으며, 유리창 안쪽에 도포되어 있다. 평면 단창을 이용한 광전자증배관에는 반투명 광음극이 널리 이용되며 사용되는 재료로는 일함수가 작은 Cs-Sb 등의 합금이 사용된다. 광음극은 전체면에서 두께의 균일성이 중요하다. 두께의 차이는 대응되는 광음극의 감도의 변화를 초래하여 신틸레이션 검출기의 분해능을 저하시키는 한 원인이 된다. 광음극의 감도를 나타내는 방법으로 중요한 것은 광음극의 양자효율(quantum efficiency)이다. 이 양자효율은 다음 식으로 간단히 정의된다.

$$\text{양자효율}(\epsilon) = \frac{\text{발생된 광전자의 수}}{\text{입사한 광자의 수}} \times 100(\%) \qquad (8\text{-}2)$$

양자효율은 입사광의 파장이나 광자에너지에 대한 함수이므로 이것을 스펙트럼 감응(spectrum response) 또는 스펙트럼 감도(spectrum sensitivity)라고도 하며 이상적인 양자효율은 100%이지만 여러 가지 제한성 때문에 실제적인 광음극의 양자효율은 20~30%를 나타낸다.

다이노드에는 광음극과 같은 Cs-Sb가 사용되었지만 최근에는 Ag-Mg, Cu-Be를 이용하고 있다. 이러한 물질은 높은 온도에서 제작작업을 할 수 있기 때문에 고 진공도를 갖는 것을 제작할 수 있다. 또한 BeO, MgO도 이용되고 있다. 광전자증배관 내에는 보통 10~15개 정도의 다이노드를 가지고 있으며 각 다이노드 사이의 전위차는 80~120 [V] 정도이다. 광음극을 이탈한 전자는 제1 다이노드에 끌려서 각 입사전자마다 여러 개의 전자를 방출한다. 입사된 전자의 수와 그것에 의해 방출되는 2차전자수의 비를 2차전자증배율이라 하며 M으로 표시하고 M은 4~6의 값이 된다.

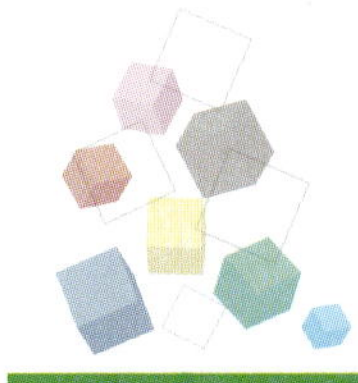

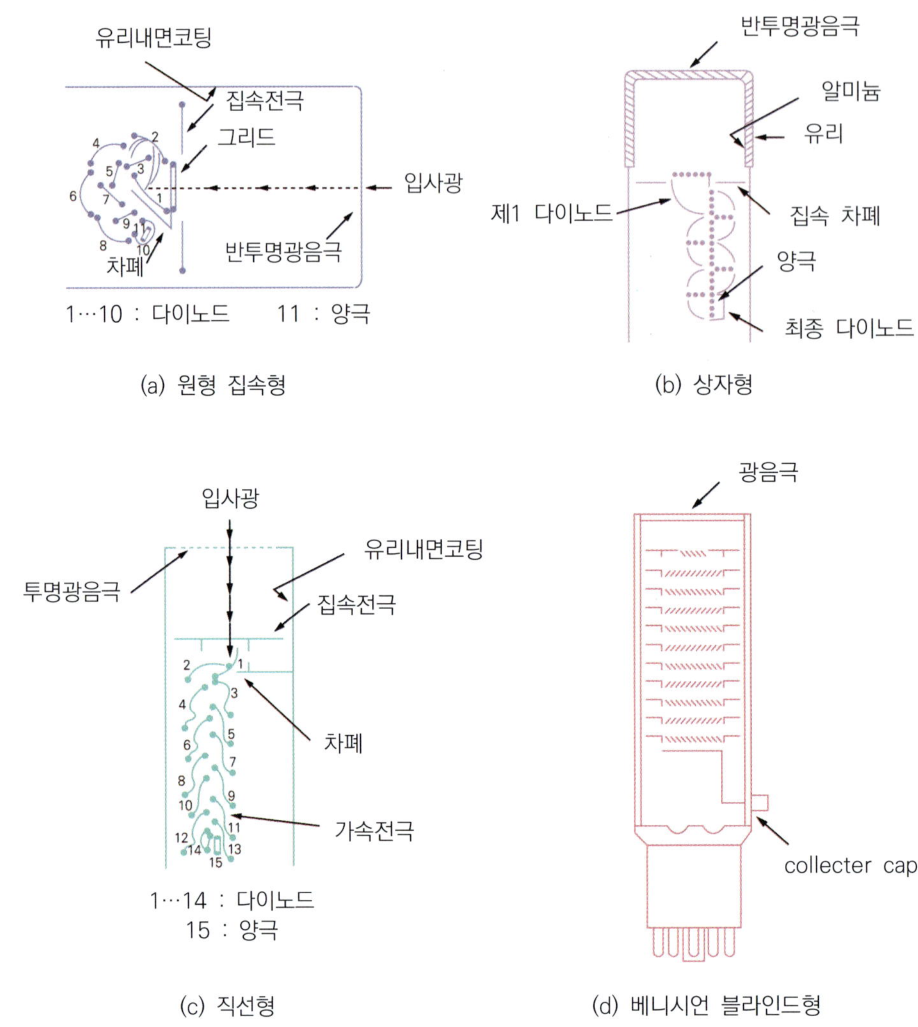

(a) 원형 집속형 (b) 상자형

(c) 직선형 (d) 베니시언 블라인드형

그림 8-7 **광전자증배관의 전극구조**

제1다이노드에서 방출된 2차전자는 제2다이노드로 쉽게 유도된다. 각 다이노드로부터의 2차전자는 다음의 다이노드를 향해서 가속되며, 이 과정을 여러번 반복하여 다이노드 수가 n개인 경우 광전자증배관의 전 이득(overall gain)은 M^n개가 된다. 광전자증배관은 보통 10개 정도의 다이노드를 가지고 있고 M=5라고 하면 증폭되는 총 전자수는 5^{10} 또는 대략 10^7이 된다. M은 인가전압에 민감한 함수이며 따라서 광전자증배관의 전 이득도 인가전압에 따라서 변한다.

광전자증배관에서는 2차전자 증배율 M과 음극으로부터 양극까지 전자의 통과시간(electron transit time)이 일정하게 변하지 않는 것이 중요하다. M이 일정한 것은 에너지 분해능에 영향을 미치게 하고 통과시간은 분해시간에 영향을 미치게 한다. 증배관 내에서 전자의 통과시간은 다이노드의 구조에 의해 다르며 보통 20~80 [ns] 정도이다.

7. 에너지스펙트럼 측정

1) 방사선의 에너지 측정법

방사선 에너지와 출력신호의 관계는 입사 방사선 에너지가 검출기에 입사되면, 여기된 전자가 신틸레이터를 형광시켜, 광전자증배관(PM tube)으로 광전자가 입사되어 증폭되어서 나오는 미세한 신호를 전치증폭기에서 증폭시키고 그리고 주 증폭기에서 증폭한 신호를 분광 분석하여 에너지의 강도를 스펙트럼으로 나타내면, 방사선원의 핵종과 양, 붕괴 형식 등을 분석하면 그 존재 비를 결정할 수 있다.

방사선의 에너지 측정 방법에는 방사선 검출기로부터의 출력 신호의 높이를 분석하여 에너지를 결정하는 펄스파고분석법과, 방사선이 물질을 투과하는 비율로부터 에너지를 추정하는 방법인 흡수법, 방사선이 일정거리를 비행하는 시간을 측정하여 결정(중성자)하는 비행시간법(time of flight, TOF), 그리고 방사선이 자기장 속에서 휘어지는 비율을 측정하여 에너지 결정하는 자장법 등이 있다.

방사선의 종류와 에너지에 따라 적절한 검출기는 선스펙트럼인 알파선 스펙트럼의 측정에는 Grid 부착형 펄스 전리함, 분해능이 우수한 표면장벽형 반도체 검출기, ZnS(Ag) 신틸레이션 검출기, 액체 신틸레이션 검출기, 2π, 4π비례계수관이 있다.

베타선 스펙트럼의 측정에는 흡수곡선을 측정하여 비정을 구하고, 연속스펙트럼인 베타선의 최대 에너지와 비정의 관계식으로 구하는데 검출기로는 PN 접합 Si 반도체 검출기, 유기 결정 신틸레이션 검출기, 플라스틱신틸레이션 검출기, 액체신틸레이션 검출기, 그리고 최대에너지가 알려져 있는 비교선원을 이용하는 Feather법이나 Harley법이 있다. 선스펙트럼인 감마선 스펙트럼의 측정은 NaI(Tl) 신틸레이션 검출기, 반도체 검출기인 HPGe 검출기, Ge(Li)유동형 검출기 등이 있다.

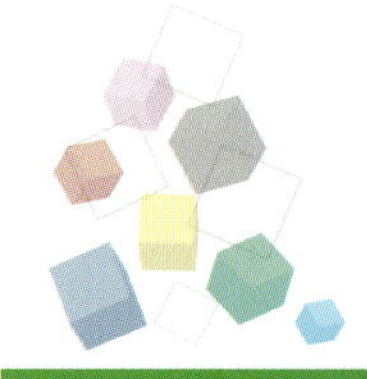

2) 감마선의 에너지의 측정

감바선이 물질(NaI, Ge, Si 등)과의 상호작용으로 광전효과, 컴프턴산란, 전자쌍생성, 광핵반응이 일어난다. 따라서 이들로부터 특유한 스펙트럼 분포가 얻어진다. 감마선 스펙트럼의 측정에는 NaI(Tl) 신틸레이션 검출기 및 반도체 검출기가 이용된다.

감마선 스펙트럼 각각의 peak에 대해서는 그림 8-8에 나타내었다.

감마선과 물질과의 상호작용을 설명하면 저 에너지에서 일어나는 레일레이 산란효과는 광자가 원자 전체와 작용하여 일으키는 산란현상으로 광자가 에너지 손실 없이 단지 그 진행 방향만 조금 바꾸는 현상이다. 레일레이 산란의 결과는 매질의 원자를 여기시키거나 이온화시키지 못하고 하전입자를 형성시켜 에너지를 전달하지도 못한다. 따라서 커마나 흡수선량에 기여하는 바가 전혀없다.

광전 효과는 감마선이 원자에 충돌하여 그 궤도전자에 전에너지를 주어 전자를 튀어나오게 하고 자신은 소멸하는 현상이다. 광전효과가 일어날 확률(80% 정도)은 K 궤도전자에서 가장 크고 물질의 원자번호가 클수록 또한 저에너지의 감마선 일수록 크다.

컴프턴 효과는 감마선이 물질속의 전자와 충돌하여 전자를 튕겨내고 입사선은 에너지가 감소된 산란 감마선으로 나가는 현상을 말한다. 컴프턴 산란은 탄성산란이며 에너지 및 운동량 보존의 법칙이 성립된다. 컴프턴 산란이 일어날 확률은 감마선의 에너지 Er이 클수록 작고 물질의 원자번호 Z가 클수록 커진다.

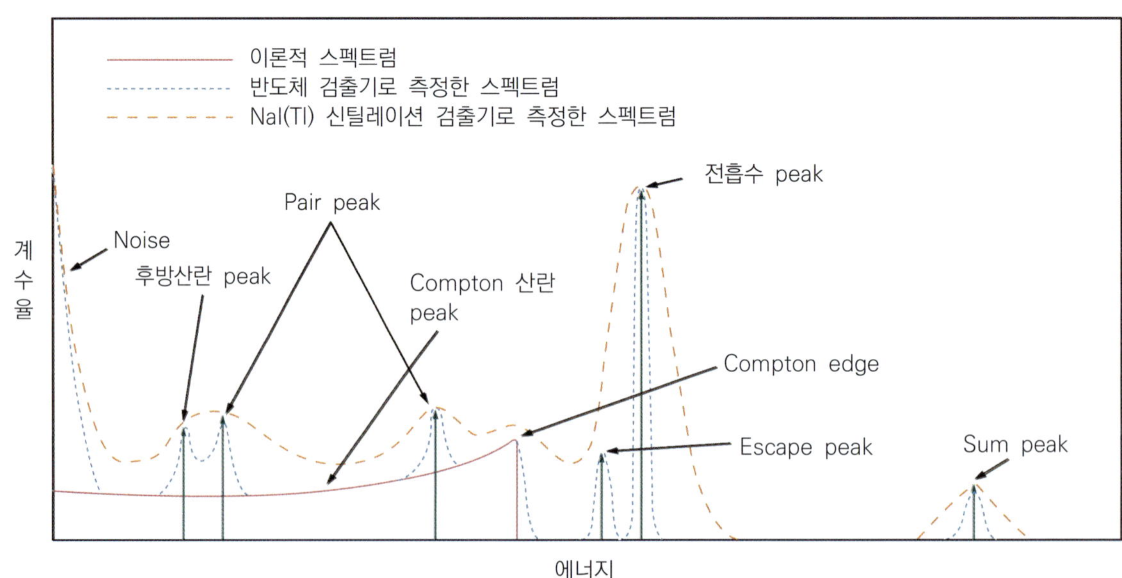

그림 8-8 감마선의 스펙트럼

전자쌍생성은 1.02 [MeV] 이상일 때 핵장 내에서 음·양 한 쌍의 전자를 만드는 현상이다. 드물게 원자의 궤도전자에 의해 발생되기도 하는데 이때의 쌍전자 생성은 삼중생성(triple production)이라고 한다. 삼중생성의 경우 광자가 소멸되면서 생기는 양전자 및 음전자와 원자내부의 궤도전자가 소멸되기 전의 광자로부터 에너지를 받아 궤도에서 이탈되므로 실제로 두개의 음전자와 양전자가 생성되는 것처럼 보인다. $4m_eC^2$ 이상이어야 하는데 운동량이 보존되어야 하기 때문이다. 2개 전자의 정지질량에 소비된 나머지 감마선 에너지(E_γ)가 양음전자의 운동에너지($E_e^+ + E_e^-$)로 한다. 즉, 전자쌍생성은 $E_\gamma = E_e^+ + E_e^- + 2m_eC^2$ 이다.

광핵반응은 광자의 에너지가 수 [MeV] 이상의 높은 에너지를 가졌을 때만 일어나는 현상으로 중성자를 발생시킨다.

감마선이 NaI(Tl) 신틸레이션계수관에 의해서 검출되는 과정은 감마선이 신틸레이터에 입사하면 NaI와 상호작용을 하여, 감마선 에너지의 전부 또는 일부가 상호작용에 의하여 생긴 전자에 주어지고 운동에너지를 얻은 전자는 NaI(Tl)을 여기·전리하고 다음에 이 전자가 미량으로 첨가된 Tl과 같은 원자에 포착되는 과정에서 필요 이상의 에너지를 형광으로서 방출된다. 발광효율은 1광자당 30 [eV]이다. 이 빛은 광전자증배관의 광전면(Cs-Sb)과 같은 물질에 유도되고, 여기서 광전자가 방출된다. 광전자 방출확률은 1광전자/10광자 정도이다. 이 광전자는 광전자증배관속의 다이노드(보통 10단 정도)에 의하여 차츰 증배(증배률 : ~10^6배)되고, 최종적으로 양극에 흘러 들어가 전하펄스를 형성한다. 이 전하의 총량은 신틸레이션속에서 소비된 방사선에너지에 비례한다.

(1) 광전 peak(photo peak)

광자에너지를 $h\nu$로 하면 광전효과에 의한 광전자 에너지는 $h\upsilon-\varphi$로 된다(φ:궤도전자 결합에너지). 이 에너지와 궤도전자의 결합에너지 차이가 특성 엑스선으로서 방출된다. 또 이 특성 엑스선이 광전효과를 일으키고 앞서의 광전자와 동시에 발광했을 경우 거의 $h\nu$에 가까운 에너지의 발광 펄스가 된다. 이것을 광전 peak라고 하며 감마선 에너지를 대표한다.

(2) Escape peak

저에너지 감마선을 측정하는 경우 광전효과가 일어나더라도 특성 엑스선이 검출기 밖으로 이탈하기 때문에 광전흡수 peak보다 낮은 곳에서 peak가 나타난다.

예를 들면 NaI(Tl)을 사용한 경우에는 I의 K특성 엑스선이 밖으로 달아나서 28 [keV]에 해당하는 위치에 부차적인 peak가 생길 때가 있다.

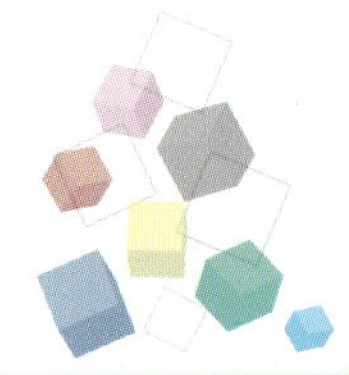

(3) Compton edge

컴프턴 효과에서는 반도전자가 발광에 기여하는데 산란각 180°에서 반도전자 에너지는 최대가 되고 산란각 0°까지 연속 분포한다. 반도전자의 최대에너지 E_{max}는 다음 식으로 표시된다.

$$E_{max} = \frac{2(h\nu)^2}{2h\nu + m_0c^2} \tag{8-3}$$

여기서 m_0c^2은 전자의 정지에너지(0.51 [MeV])이다. ^{137}Cs 감마선(662 [keV])을 예로 들면, E_{max}=480 [keV]가 되고, 480 [keV]~0까지 분포한다. 컴프턴 산란에 의해 생성된 반도전자의 발광에 의한 것으로 compton edge의 위치는 반도전자의 최대에너지이다.

(4) 후방산란 peak(back scattering peak)

감마선이 검출기와 떨어져 있는 장소에서 컴프턴 효과를 일으킨 경우에도 산란감마선(주로 180°산란)이 검출기에 입사되어 검출될 수가 있다.

이 스펙트럼은 원래의 컴프턴 스펙트럼에 중첩되며 150~250 [keV] 영역에 특이한 혹 모양을 만든다. 이것은 검출기 주위에 있는 물질의 종류나 배치에 의존하며 후방산란의 영향이 커지게 되면 스펙트럼분석이 어렵게 된다.

(5) 전자쌍생성 peak(pair production peak)

전자쌍생성이 일어나면 ($h\nu$-1.02) [MeV]의 에너지가 음, 양 두 전자에 분배되며 이들이 발광에 기여한다.

양전자는 한 쌍의 소멸방사선을 내고 소멸하게 되는데 이때 한 쌍의 소멸방사선도 동시에 발광을 하게 되면 감마선 에너지에 해당하는 발광펄스가 나온다.

즉 ($h\nu$-1.02)+2(0.51)=$h\nu$로 되고 감마선 에너지에 해당하는 위치를 전자쌍생성 peak라 한다.

(6) Sum peak

^{24}Na나 ^{60}Co와 같이 1붕괴로 2개 이상의 감마선을 방출하는 것과 같은 핵종에서는 이들의 감마선이 동시에 검출기에 입사하여 계측될 경우 두 에너지의 합계에 해당하는 peak (^{60}Co에서는 1.17+1.33 [MeV]=2.5 [MeV])를 만든다. 이것을 sum peak라고 한다.

3) 알파선의 에너지 측정

원자번호 83 이상의 핵종에서는 알파선을 붕괴한다. 그 예로는 ^{148}Gd 3.18 [MeV], ^{238}U 4.196, 4.149 [MeV], ^{230}Th 4.688, 4.621 [MeV] 등의 에너지는 물질에 흡수되기 쉬우므로 검출기의 입사창, 공기층 또는 선원 자체에 의하여 알파선 에너지의 일부가 흡수되어 알파선 스펙트럼은 저에너지 쪽으로 이동하는 동시에 peak의 모양도 일그러진다. 이와 같은 현상은 높은 분해능을 필요로 하는 알파선 스펙트럼 측정에 바람직하지 못하기 때문에 선원 및 검출기를 진공 속에 배치하고, 또한 선원은 전기도금 등에 의하여 조제된 매우 얇고 균일한 것으로 준비한다.

Grid 부착 전리함을 사용하는 경우에는 선원을 계수관 속에 넣기 때문에 공기층 및 입사 창에 의한 알파선의 흡수 문제를 피할 수 있으므로 진공함은 필요치 않는다. 알파선 방출핵종의 에너지는 대략 3.5~7 [MeV] 범위(대부분 5~6 [MeV])이며 측정 검출기는 Grid 부착형 펄스 전리함, Si 반도체 검출기, ZnS(Ag) 신틸레이션 검출기, 4π, 2π 비례계수관, 알파선의 비정을 구하여 에너지를 구하는 방법, 자기스펙트로미터를 이용하는 방법은 알파선이 자기장 내에 수직으로 통과할 때, 자기장의 영향을 받아 원운동한다는 것을 이용하여 알파선의 에너지를 측정한다.

그 측정기에는 다음과 같은 것이 있다.

(1) 반도체 검출기

표면장벽형 Si 반도체검출기는 에너지 분해능이 1% 이하로 매우 우수하고 취급도 쉽기 때문에 최근에는 반도체검출기의 사용이 일반화되고 있다.

알파선 측정용의 유효 두께는 100~200 [μm]가 적당하며 두께는 인가전압의 증감으로 일부조절이 가능하다. 유효면적이 크게되면 측정효율은 높아지지만 분해능이 떨어지게 되고 가격도 비싸게 된다.

(2) Grid 부착형 전리함

알파선의 저지능은 크기 때문에 전리함 안에서 많은 이온쌍을 생성하고 큰 전기 펄스를 만들어 계수관으로서 작동시킬 수 있다. 그러나 이온쌍의 발생위치에 따라 전자와 양이온이 운반하는 전기량이 다르기 때문에 grid를 삽입하여 grid와 집전극 사이에서 출력을 끌어낸다.

그 결과 이온쌍의 발생위치에 관계없이 전자가 운반하는 전기량은 일정하게 되어 알파선 에너지에 비례한 펄스를 계측할 수 있으며 분해능은 수 %로서 비교적 양호하고 비교적 큰 시료의 측정도 가능하다.

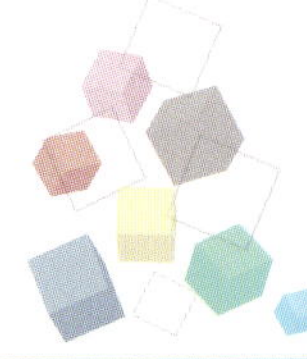

(3) 신틸레이션 검출기

무기 신틸레이터로서는 ZnS(Ag), CsI(Tl)을 사용하고, plastic 신틸레이터, 액체신틸레이터 등을 사용할 수 있지만 분해능은 10% 전후로 비교적 좋지 않아, 별로 사용하지 않는다.

(4) 비례계수관

가스 flow형 비례계수관을 사용하여 시료를 계수관 안에 넣고 측정한다.

4) 베타선의 에너지 측정

베타붕괴는 원자핵에서 나오는 전자로 음전자와 양전자가 있다. 여기서 중성자가 양성자로 또는 양성자가 중성자로 변하는 과정으로 다음 반응식과 같다.

$$n \rightarrow p + \beta^- + \bar{\nu}$$

$$p \rightarrow n + \beta^+ + \nu$$

즉, 베타붕괴 시에는 음전자 또는 양전자와 중성미자를 방출하는데, 중성미자의 에지에 따라 전자의 에너지가 달라지기 때문에 연속 스펙트럼(E_e : 0~E_{max})을 나타낸다.

베타선 평균 에너지는 $\overline{E_\beta} = \frac{1}{3}E_{max}$이다.

순수 베타선원은 ^{3}H(18 [keV]), ^{14}C(156 [keV]), ^{36}Cl(714 [keV]), ^{63}Ni(67 [keV]), ^{90}S/^{90}Y (546 [keV] /2270 [keV]), ^{204}Tl(766 [keV]), ^{99}Tc(292 [keV]) 등이 있다, 이 베타선의 에너지 측정은 수 [keV] ~ 수 [MeV]의 범위에 있고 연속스펙트럼 분포를 가진다. 알파선과는 달리 산란되기가 쉽고 검출기의 표면 부근에서 그 에너지의 일부를 잃은 후, 산란에 의하여 다시 밖으로 튀어나오는 확률이 크기 때문에 파고분석법에 의한 에너지 스펙트럼의 측정은 방사선이 갖는 전 에너지가 검출기 내에서 소멸된다는 것을 전제로 하고 있기 때문에 얻어진 스펙트럼은 저에너지 쪽으로 이동한다.

베타선 에너지 측정 방법에는 유기신틸레이션검출기, 액체신틸레이션검출기, Si반도체검출기, 흡수법에 의한 베타선의 최대에너지 측정법, 비정과 에너지의 관계로부터 베타선의 최대에너지 측정법이 있다.

베타선 측정시 주의사항으로는 베타선이 산란되는 비율은 산란체의 원자번호에 따라 크게 증가하므로 높은 원자번호의 재료는 베타선 스펙트럼 측정용의 검출기로는 적당치 않다. 따라서 Si반도체검출기나 유기신틸레이션 검출기를 사용한다. 이러한 후방산란의 영향을 경감시키기 위하여 두 개의 검출기를 마주보게 하여 그 중앙에 선원을 놓기도 한다. 액체신틸레이션검출기의 경우에는 선원 자체를 형광체 용액에 녹이기 때문에 후방산란의 영향은 거의 없다. 베타선은 알파선에 비해서 비정이 훨씬 길기 때문에 특히 에너지가 낮은 베타선 이외에는 비례계수관등의 기체계수관을 사용하는 것은 드물다. Si반도체검출기를 사용할 경우도 어느 정도의 두께를 가져야 한다. E_{max} = 1 [MeV]의 베타선을 분석할 때에도 적어도 2,000 [μm]의 두께가 필요하다. 계수관 입사창이나 공기층에 의한 흡수 및 선원 자체에 의한 자기흡수 문제는 알파선처럼 문제시 되지 않기 때문에 진공함을 사용하지 않아도 실용적인 결과를 얻을 수 있다. 그러나 내부 전환전자스펙트럼 측정에는 진공함을 사용하여야 하고, 얇고 균일하게 퍼진 선원의 제조가 필요하다. 흡수법에 의한 베타선의 최대에너지측정은 입사창의 두께를 미리 알고 있는 단창형 GM계수관을 사용하여 시료와 검출기 사이에 여러 가지 두께를 갖는 Al판을 삽입하여, 그 때마다 계수율을 측정하여 반대수그래프에 옮기면 그 경사로부터 베타선의 흡수계수($\mu\beta$)가 구해지는데, 베타선의 최대에너지와 흡수계수와의 관계에서 측정선원의 최대에너지를 추정할 수 있다.

(1) 베타선 흡수측정법

단창형 GM계수관 앞에 Al, Cu 등의 흡수체를 놓고 흡수곡선을 측정한다. 베타선에는 저지엑스선이나 감마선을 수반시키는 경우가 많기 때문에 이것을 분리하여 외삽비정(R)을 구한다. 비정의 말단부로 가면 계수율도 낮고 오차도 크기 때문에 비정을 정확히 구하기 위해서는 최대비정이 명확한 표준선원의 흡수곡선과 미지시료의 흡수곡선에 의한 비교측정으로 미지시료의 최대비정을 구하는 Feather법이나 표준시료와 미지시료의 흡수곡선을 취하여 각각의 계수율의 비로부터 구한 경사각과 사전에 준비된 표준곡선에서 미지시료의 베타선 최대비정을 구하는 Harley법을 사용하면 된다. 비정(R)이 계측되면 다음 식에 의하여 Al에서의 베타선 최대에너지를 알 수 있다.

$$R[g/cm^2] = 0.407E^{1.38} \quad (0.15<E<0.8\ [MeV]) \qquad (8\text{-}4)$$

$$R[g/cm^2] = 0.542E-0.133 \quad (0.8<E<3\ [MeV]) \qquad (8\text{-}5)$$

(2) 에너지 스펙트럼의 측정

베타선은 알파선과 달리 산란되기가 쉽고 검출기 표면 부근에서 에너지의 일부를 잃고 산란되어 다시 밖으로 튀어나올 확률이 크다. 베타선이 산란되는 비율은 물질의 원자번호에 따라 크게 증가하므로 베타선의 측정에서는 검출기의 원자번호가 작은 것이 필요조건이 된다.

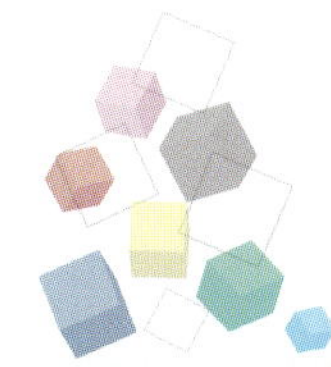

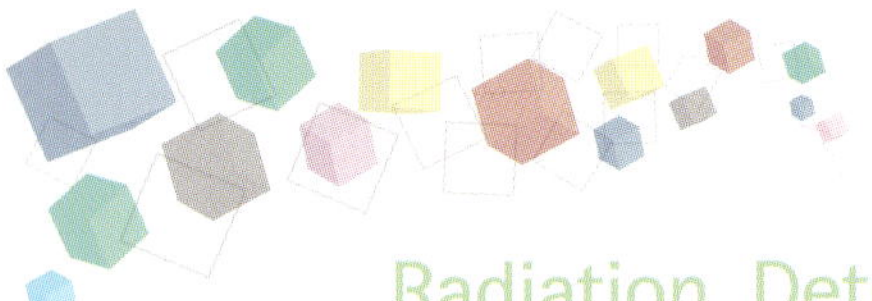

베타선 에너지 스펙트럼을 측정할 수 있는 측정기로는 Si 반도체검출기, 유기 신틸레이션 검출기, 액체 신틸레이션 검출기 등이 있으며 이중에서 Si 반도체검출기가 분해능이 가장 좋다.

8. 에너지 분해능

반치폭(full width at half maximum : FWHM, $\triangle E_P$)은 검출기에 일정한 에너지의 방사선이 입사하더라도, 전기 신호로 변환되는 과정에서 초기 정보전달자수의 통계적 요동이나 검출기 동작 특성의 변화와 전자회로의 잡음 등의 영향 때문에 관측된 에너지 스펙트럼은 어느 정도의 퍼짐을 갖게 된다. 이 퍼짐을 나타내는 지표를 반치폭이라고 한다. FWHM(반치폭)은 단일에너지에 해당하는 전흡수 peak 최대치의 1/2이 되는 곳에서의 피크의 폭으로 정의된다. 만약 2개의 에너지를 가진 peak가 반치폭 이상 떨어져 있으면 스펙트럼의 peak도 2개로 분리되지만 반치폭 이하로 근접하고 있을 경우에는 겉보기상 하나의 peak가 된다. 반치폭은 단일에너지 E_p에 해당하는 피크 최대치의 1/2이 되는 장소의 피크의 가로폭으로 에너지의 절대치로 표시하며 검출기의 에너지분해능 척도이다.

1/10치폭(TWHM)은 단일에너지 E_p에 해당하는 피크 최대치의 1/10이 되는 장소의 피크의 가로폭을 나타내며 TWHM은 peak tail의 퍼짐을 표시하는 지표이다.

에너지 분해능(energy resolution : R)은 스펙트로미터의 성능을 평가하는데 가장 중요한 인자이다. 근접한 에너지를 분석할 수 있는 능력을 에너지 분해능이라 하며 다음 식으로 표현한다.

$$\text{에너지분해능} = \frac{\Delta E_p}{E_p} \times 100\%$$

위의 식에서 알 수 있듯이 에너지 분해능값이 작다는 말은 peak가 예리하게 나타나는 것을 말하므로 분해능이 양호하다 라는 말과 상통한다. 에너지 분해능이 작은 것이 분해능이 좋다. 에너지 분해능은 전흡수피크 에너지의 제곱근에 반비례한다.

$$R \propto 1/\sqrt{E} \propto 1/\sqrt{N}$$

에너지 분해능은 생성되는 이온쌍 수의 평방근에 반비례한다. 에너지 분해능은 흡수된 에너지의 크기가 클수록 작아지므로 생성되는 이온쌍의 수가 많을수록 작아진다.

즉, 방사선의 에너지가 크면 분해능은 좋게(작게)된다. 일반적으로 1 [MeV]의 감마선에 대하여 Ge(Li) 반도체 검출기는 0.15%, NaI(Tl) 신틸레이션검출기는 7~8%이다. 감마선스펙트럼 측정 시 스펙트럼 분포도가 갖추어야 할 요건으로는 전흡수피크의 높이가 클 것, 컴프턴연속분포영역이 작을 것, 전흡수피크의 퍼짐이 작을 것, 에너지분해능이 작을 것으로 이는 에너지분해능이 좋다는 것이다.

검출기의 에너지분해능에 영향을 미치는 요인은 방사선의 에너지, 검출기의 크기나 특성에 따라 좌우된다. 이는 전하운반자수의 통계적 변동, 전하수집효율의 변동, 전자회로의 잡음, 검출기의 동작 특성의 변화 등이다.

일반적으로 핵종으로부터 2개 이상의 감마선이 동시에 방출될 때에는 각 분포가 복잡하게 겹치게 되며 더욱이 검출기의 기하학적 효율이 큰 경우에는 동시에 계수되기 때문에 각 peak 에너지 합계의 곳에 합의 peak가 생긴다. 감마선 에너지가 근접하고 있을 경우 비슷한 에너지 사이를 분별해 낼 수 있는 능력을 에너지 분해능이라고 한다.

에너지 분해능은 그림 8-10과 같이 광전 peak의 1/2이 되는 곳의 에너지 폭(⊿E)을 가리키는 반치폭(FWHM)이 사용된다. 에너지 분해능은 반치폭을 peak에너지(E)로 나눈 값을 백분율로 나타낸 것이다.

$$\text{에너지 분해능} = \frac{\Delta E}{E} \times 100(\%) \tag{8-6}$$

광전 peak는 크고, 반치폭이 작을수록 분해능이 증가된다(그림 8-9 참조).

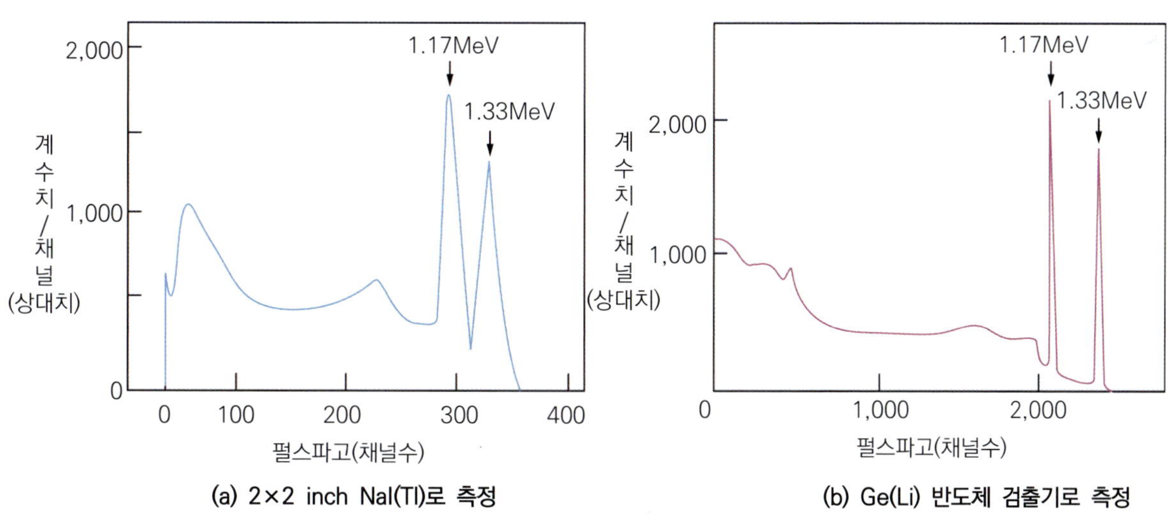

그림 8-9 ^{60}Co 감마선의 펄스파고 분포

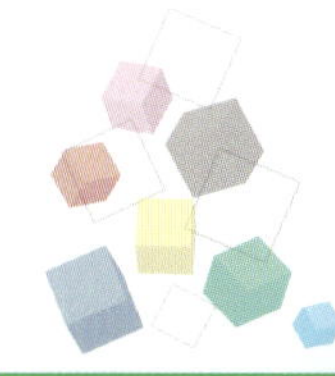

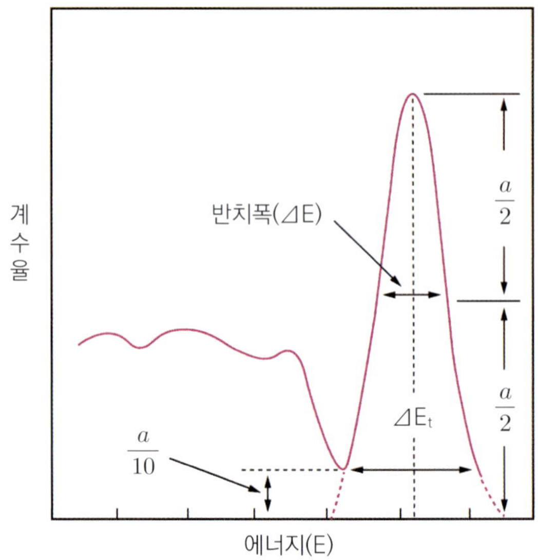

그림 8-10 신틸레이션 카운터의 에너지 분해능

분해능은 신틸레이터의 크기, 광전자증배관, 시료의 기하학적 배치, 시료의 방사능, 신틸레이터와 광전자증배관의 결합 등에 의하여 영향을 받는다.

9. 방사능 시료 측정

시료측정에 사용되는 방사능으로서는 감마선 및 베타선 방출체가 많기 때문에 감마선 소형시료 측정용으로서 우물형 계수관(well counter)과 베타선 시료 측정용으로서 액체 신틸레이션 계수관에 관해서 기술한다.

1) 우물형 신틸레이션 계수관(well type scintillation counter)

인체의 배설물이나 혈액 등 시료의 방사능을 계측하기 위하여 그림 8-11, 8-12와 같이 NaI(Tl) 결정의 중앙에 시험관이 들어갈 수 있도록 구멍을 뚫고 그 속에 시료를 넣어 측정하면 기하학적 효율이 높기 때문에 미량의 감마선 시료라도 효율적으로 측정할 수 있다.

우물형의 구멍은 신틸레이터 결정의 중심에 위치하는 표준형이 많으며 변형형, 대향형 등이 있다(그림 8-13).

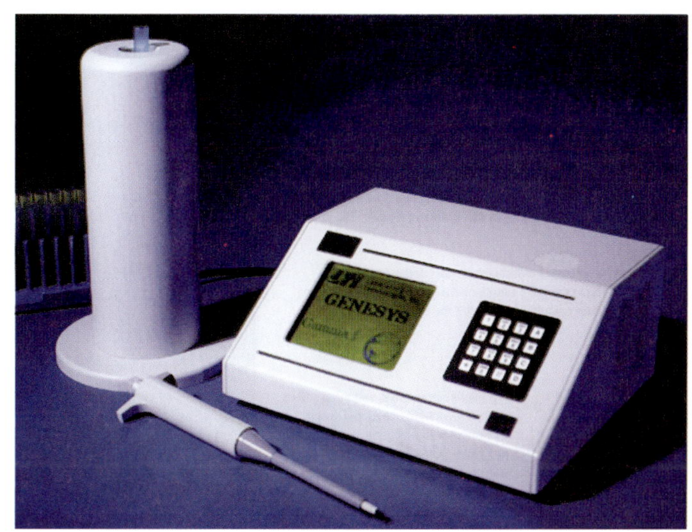

그림 8-11 Gamma counter

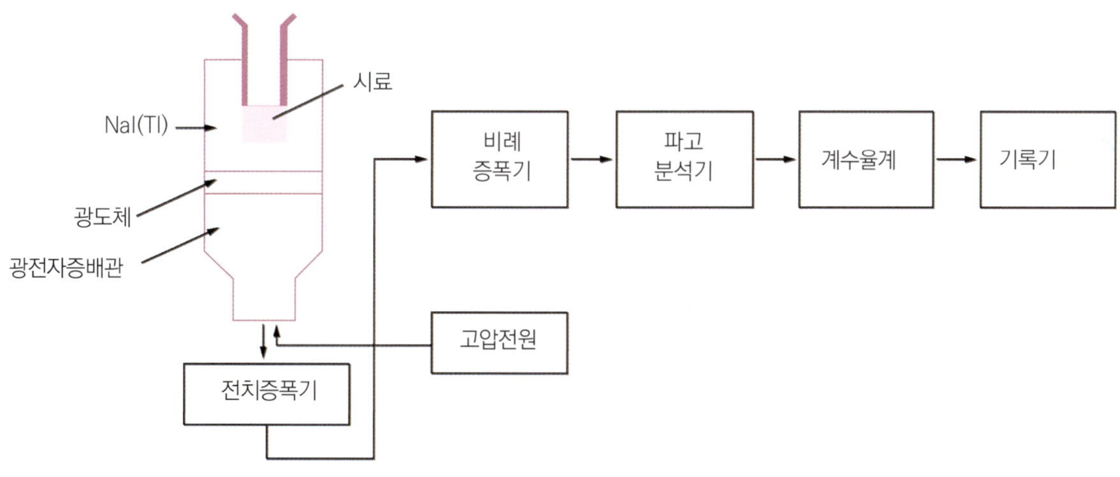

그림 8-12 우물형 신틸레이션 계수관의 구성도

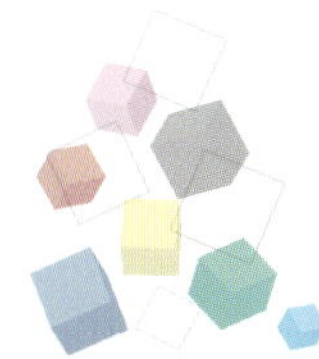

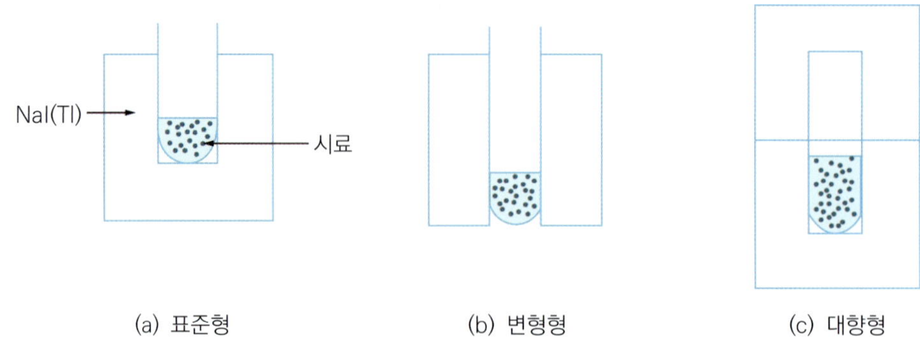

그림 8-13 우물형 신틸레이션의 형태

표준형은 시료의 용량이 커짐에 따라서 같은 농도의 시료라도 측정중심이 위쪽으로 이동하기 때문에 계수효율이 나쁘게 되어 단위 용적당의 계수율은 점차로 작아진다.

변형형은 적당한 지지 용구를 사용하여 시료중심을 우물의 중앙에 합치하도록 하면 1 ~ 3 [cm^3] 정도까지는 용량에 비례하여 계수율이 증가하여 단위 용적당 계수치는 변하지 않는다. 그러나 그 이상의 용량에서는 단위용적당 계수율은 점차로 감소한다.

대향형에서는 측정용량의 크기와 관계없이 단위 용적당의 계수치는 대체로 변하지 않는다. NaI(Tl) 결정의 크기가 클수록 계수효율이 커지나 자연계수율이 증가하는 결점이 있다.

2) 우물형 전리함(well type ionization chamber)

직류전리함은 감도가 인정되므로 강한 방사성 물질의 베타선, 감마선을 측정할 수 있다.

그러므로 우물형 전리함은 핵의학의 투여량, milking으로 추출된 방사성 물질의 방사능, 추적자(tracer) 실험용 방사성동위원소의 측정에 사용할 수 있으며 그 구조는 그림 8-15와 같다.

측정범위는 대략 수 [μCi] ~ 수 [mCi] 단위의 것까지 측정 가능하며 그림 8-14는 Curie meter라고 불리는 감마선 방사능 측정용의 우물형 전리함으로서 핵종에 의해서 다르지만 대략 1[μCi] 이상 수백 [mCi]까지의 측정이 가능하다.

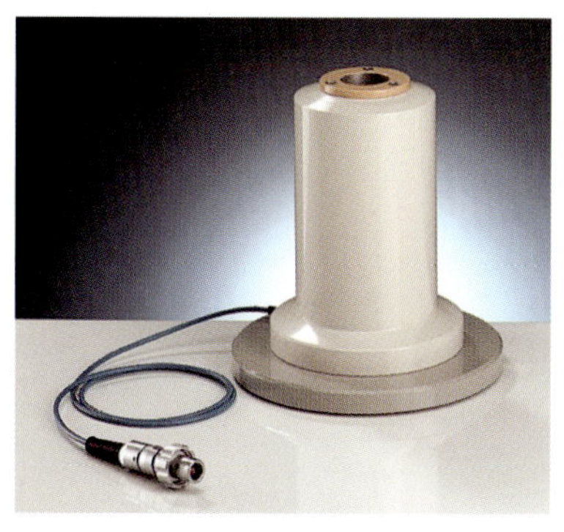

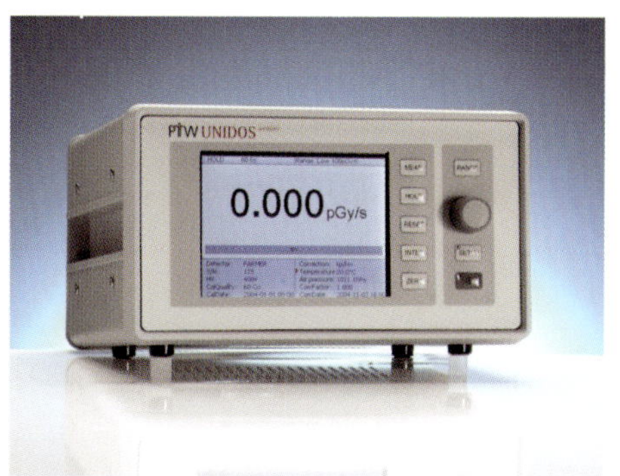

그림 8-14 우물형 전리함

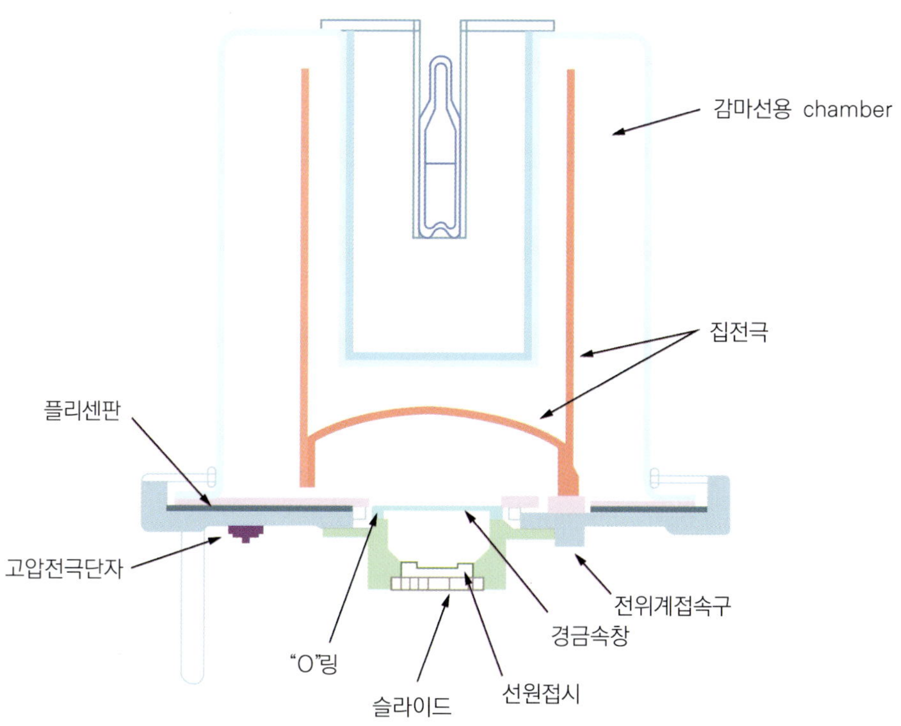

그림 8-15 우물형 전리함의 구조

3) 액체 신틸레이션 계수관

특히 저에너지 베타선 방출체 시료 측정용으로서 ^{14}C(156 [keV]), ^{3}H(18 [keV])와 같은 시료측정에 사용된다. 시료와 형광체를 혼합함으로서 시료의 자기흡수나 계수관 창 등의

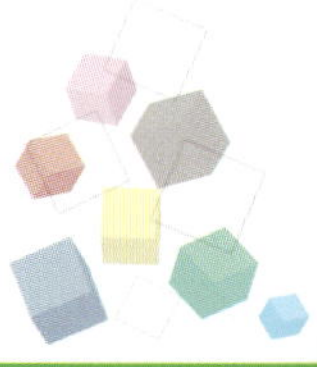

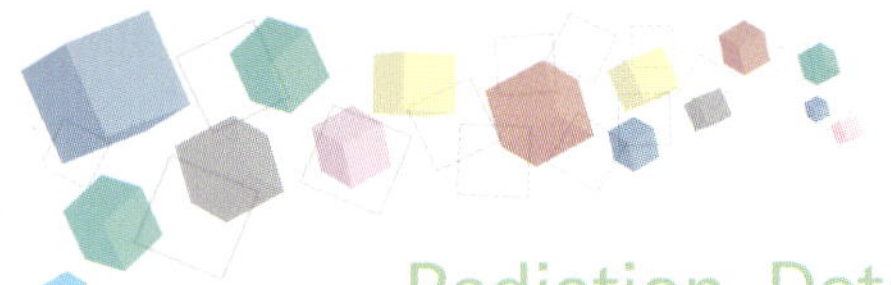

흡수가 없는 상태에서 측정할 수 있고, 에너지 분석도 가능하며 4π 계수가 가능하다. 그러나 시료 자체나 혼입 불순물 등에 의해 소광(消光, quenching)이 생겨 계수효율이 저하될 수 있으며 시료가 용매에 녹기 어려운 경우에 시료 조제시 주의가 필요하다.

(1) 유기용매 및 용질(형광체)

유기용매는 에너지 전달작용에 큰 역할을 하기 때문에 다음과 같은 사항을 고려하여 선택하여야 한다.

① 발광과정에서 에너지 전달효율이 좋아야 한다.
② 형광체의 발광스펙트럼의 파장영역에 흡수스펙트럼이 존재하지 않아야 한다.
③ 방사성 시료를 잘 용해하여야 한다.

이러한 조건을 비교적 만족하는 용매는 표 8-2와 같다.

용질은 그 작용에 따라 표 8-3과 같이 제1용질과 제2용질로 나누어져 있으며 이 용질의 약호에 사용되는 화학명과 구조식은 그림 8-16과 같다.

제1용질은 제1형광체로서 작용하고 제2용질은 제2형광체로 작용한다. 시료에서 방출된 베타선은 제1형광체를 여기하여 자외선(330~380 [nm])을 방출한다. 이 파장은 광전자증배관의 분광감도 범위와 일치하지 않으므로 이 자외선으로 제2형광체를 자극하여 장파장의 가시광선(약 440 [nm])을 방출시켜, 즉 제1용질의 형광파장을 긴 쪽으로 이행시켜 광전자증배관에서 빛을 받아들인다(그림 8-17). 따라서 제2용질인 POPOP를 파장변환체(wavelength shifter)라고 한다.

표 8-2 신틸레이터 용액에 사용하는 용매

용 매	응고점 [℃]	발광스펙트럼		상대적 펄스파고*
		λ_{max} [Å]	λ_{mean} [Å]	
Toluene	-95	2840	2870	1.00
Benzene	+5.4	2780	2840	0.86
o-Xylene	-29	2840	2910	0.98
m-Xylene	-54	2880	2910	1.09
p-Xylene	+13	2840	2930	1.12
Xylene	-20			1.07

* 용질로서 PPO(3 g/ℓ)를 사용하여 toluene용액의 파고와의 비교값

표 8-3 신틸레이터 용액에 사용되는 용질

용 질	흡수스펙트럼	발광스펙트럼		사용농도 $[g/l]$	붕괴시간 [ns]
	λ_{max}[Å]	λ_{max}[Å]	λ_{mean}[Å]		
제1용질					
TP	2760	3580	3420	5	4.7
PPO	3030	3560	3660	4	4.8
PBO	3000	3560	3650	9	<2.8
BBOT	3730	4260	4330	10	
제2용질					
POPOP	3580	4080	4140	0.1~0.3	5.3
α NOP	3300	3920	4010	0.1~1.0	
α NOPON	3550	4300	4320		6.9
DPH	3530	4550	4600	0.1~1.0	

구조식	화학명	기호
	phenyl	P
	biphenyl	B
	naphthyl	N
N, O	oxazole	O
N, N, O	1. 3. 4-oxadiaxole	D

그림 8-16 화학명, 구조식 및 기호

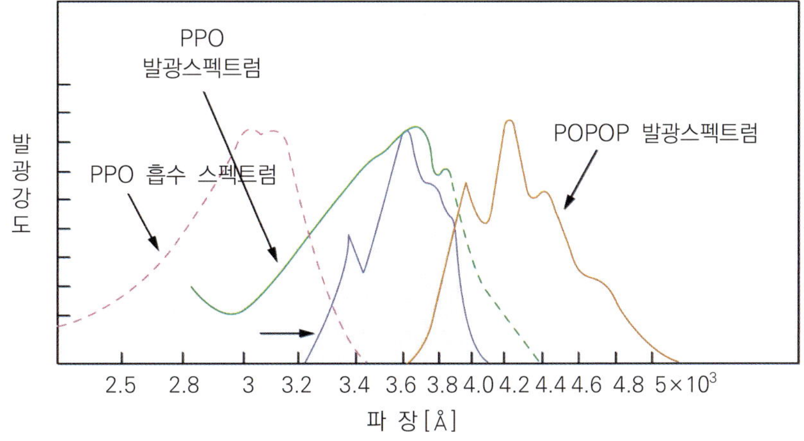

그림 8-17 제1용질과 제2용질의 흡수와 발광스펙트럼의 관계
빗금친 부분은 PPO에서 POPOP로 에너지 이행과정

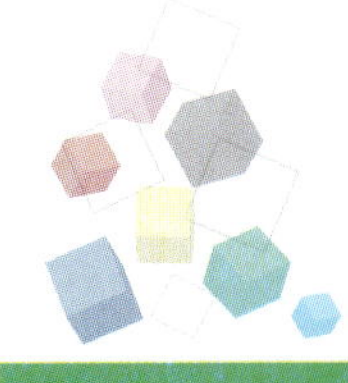

(2) 측정장치의 구성

액체 신틸레이션 계수관의 측정회로는 그림 8-19와 같이 제2 형광체의 빛을 마주 대하는 2개의 광전자증배관으로 받아 동시계수회로에 펄스를 보낸다.

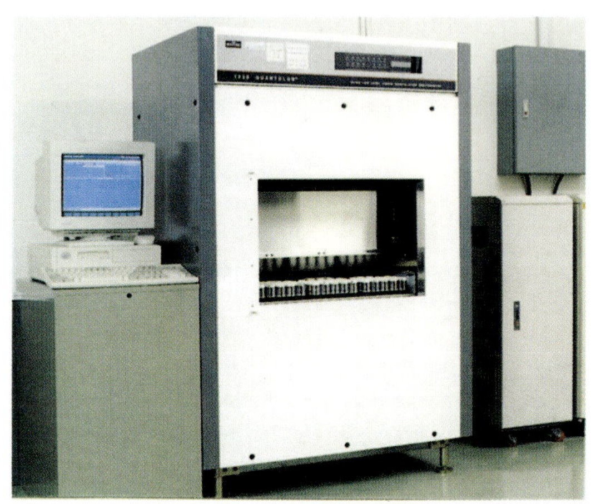

그림 8-18 **액체 신틸레이션 분석기의 종류(Quantulus 1220)**

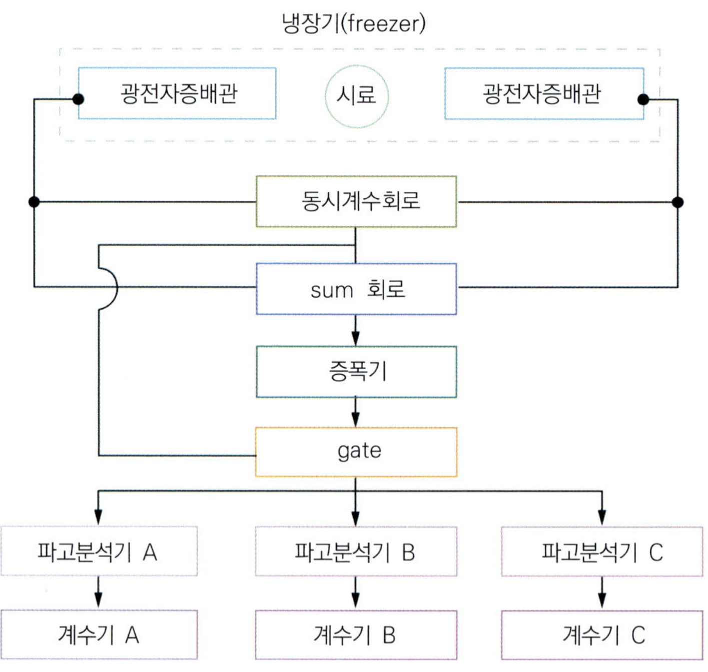

그림 8-19 **액체 신틸레이션 계수관의 구성**

저에너지 베타선은 파고가 낮기 때문에 전기잡음의 영향을 받아 판별이 어려워진다. 그러므로 시료에서의 발광을 2개의 광전자증배관으로 동시에 받아 동시계수회로로서 계수함으로써 잡음을 제거할 수 있다.

검출부분(광전자증배관)은 냉장기(freezer)에 넣어 저온(약 5 [℃] 정도)으로 유지시킴으로써 잡음의 발생을 감소시킨다. 파고분석기에서는 베타선은 연속 스펙트럼이기 때문에 창의 상한을 베타선의 최대에너지에 하한을 잡음의 수준에 설정함으로써 스펙트럼의 전체 계수가 가능하다.

(3) 소광(quenching)

시료가 착색되거나 형광체의 발광을 방해하는 작용 등으로 형광의 손실에 의하여 계수효율의 저하를 초래하는 현상을 소광이라 하며, 화학적 소광(chemical quenching), 착색 소광(color quenching), 산소 소광, 농도 소광 등이 있다.

화학적 소광은 베타선의 흡수에너지가 형광체 분자에서 여기를 일으키기 이전에 특정의 화학기가 이 에너지를 흡수하여 발광을 방해하는 경우 계수효율이 저하된다. 산소 소광은 용존산소량에 의한 것으로 화학적 소광에 해당한다. 농도 소광은 형광체의 농도에 의하여 일어나는 것이며 착색 소광은 황, 적색 등으로 착색되어 형광을 흡수하여 계수효율이 저하된다.

(4) 소광에 관한 보정

소광은 전체의 계수효율을 감소시키기 때문에 반드시 보정하여야 한다. 소광에 대한 보정법에는 내부표준선원법, 외부표준선원법, channel비법, 외부표준선원 channel 비법이 있다.

내부표준선원법은 원리적으로 가장 우수한 방법이라 할 수 있다. 이 방법은 시료의 계수율을 측정한 후 방사능이 알려진 표준선원을 시료에 가하여 계수율을 측정하여 소광효율을 구한다.

외부표준선원법은 외부선원으로서 ^{226}Ra, ^{137}Cs, ^{138}Ba 등을 내장하여 자동적인 조작으로 계수효율을 구하는 것으로 이것을 AES(automatic external standard)법이라고도 한다. Channel비법은 베타선 스펙트럼의 2개의 channel을 설정하고 표준시료에 의하여 계수비에 대한 계수효율의 값으로부터 시료의 계수효율을 구할 수 있다.

외부표준선원 channel비법은 외부표준선원법과 channel비법을 혼합한 방법이다.

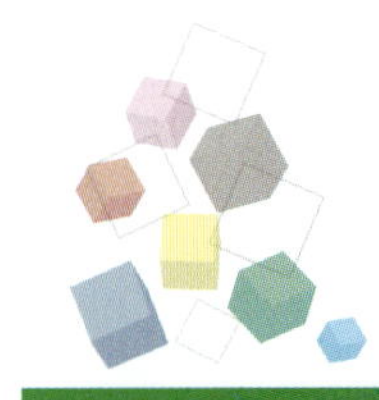

10. 방사능의 절대측정과 상대측정

방사성 핵종에서 방출되는 베타, 감마선의 계수율을 정확히 측정하고 붕괴도에서 붕괴율을 측정하여 방사능(Bq)을 구하는 것을 절대측정이라 하며, 방사능을 정확히 알고 있는 표준선원과 방사능을 알지 못하고 있는 시료의 계수율을 비교하여 방사능을 구하는 것을 상대측정이라 한다.

1) 절대측정

(1) 단창형 GM계수관에 의한 방법(정입체각법)

베타방사 시료를 단창형 GM계수관으로 그림 6-12와 같이 기하학적으로 배치하여 계수율 n을 측정한다. 시료에서 전체공간에 방사되는 베타선의 정확한 계수율 n을 구하기 위해서는 다음과 같은 보정을 하여야 한다.

즉, 계수장치의 기하학적 보정계수(G), 베타선에 대한 관의 고유효율(ϵ_{β}), 다중계수의 보정계수(f_m), 분해시간에 대한 보정계수(f_{τ}), 계수관의 창과 공기에 의한 보정계수(f_w), 선원지지대에 의한 후방산란 보정계수(f_b), 선원의 자기흡수 보정계수(f_s)를 구하여 식 (6-9)에 의하여 계수율(n)을 구할 수 있다.

(2) 2π, 4π형 비례계수관에 의한 방법

비례계수관의 종류인 2π 계수관은 계수효율이 50%이며, 4π 계수관은 계수효율이 100 %이므로 각각 G=0.5, G=1이 된다. 또한 선원을 계수관 내에 넣기 때문에 계수관의 창과 공기에 의한 보정계수 f_w=1이 된다.

다중계수의 보정계수 f_m은 비례계수관의 인가전압이 지속방전을 일으킬 수 있을 정도가 아니기 때문에 고려할 사항이 아니며, 비례계수관의 분해시간이 수 [μs] 정도이고 저계수율에서는 f_{τ}=1로 할 수 있으며 고유효율 ϵ=1이 된다. 선원 지지대에 의한 후방산란 f_b는 4π 계수관에서는 무시할 수 있으나 2π 계수관에서는 무시할 수 없는 보정요인이 되며, 또한 선원의 자기흡수 보정계수 f_s는 고려되어야 한다.

따라서 2π, 4π형 비례계수관에 의한 절대측정은 식 (8-7)과 식 (8-8)을 이용하여 할 수 있다.

2π형 비례계수관의 방사능

$$S_{2\pi} = \frac{n}{0.5 \cdot f_s \cdot f_b} \tag{8-7}$$

4π형 비례계수관의 방사능

$$S_{4\pi} = \frac{n}{f_s} \tag{8-8}$$

(3) 베타선-감마선 동시 계수법

베타방사 핵종에 있어서 베타선과 동시에 감마선을 방출하는 핵종의 절대측정에 사용된다. 시료에 대하여 베타선 검출기(GM계수관 등)와 감마선 검출기(NaI(Tl) 신틸레이션 검출기 등)를 서로 대향시켜 배치하고 그 출력을 동시계수회로에 접속시킨다(그림 8-20).

베타선만의 계수율을 n_β, 감마선 만의 계수율을 n_γ, 베타선과 감마선의 동시계수율을 $n_{\beta\gamma}$라 하면, 시료의 붕괴율 N과의 사이에는 다음과 같은 관계가 성립한다.

$$n_\beta = N \cdot \epsilon_\beta,\ n_\gamma = N \cdot \epsilon_\gamma,\ n_{\beta\gamma} = N \cdot \epsilon_\beta \cdot \epsilon_\gamma$$

이 세 개의 식에서 다음 식이 성립된다.

$$N = \frac{n_\beta \cdot n_\gamma}{n_{\beta\gamma}} [s^{-1}] \tag{8-9}$$

이 관계에서 베타선, 감마선 검출기의 계수효율 ϵ_β, ϵ_γ의 값이 전혀 명백하지 않을지라도 시료의 붕괴율의 절대측정이 가능하다.

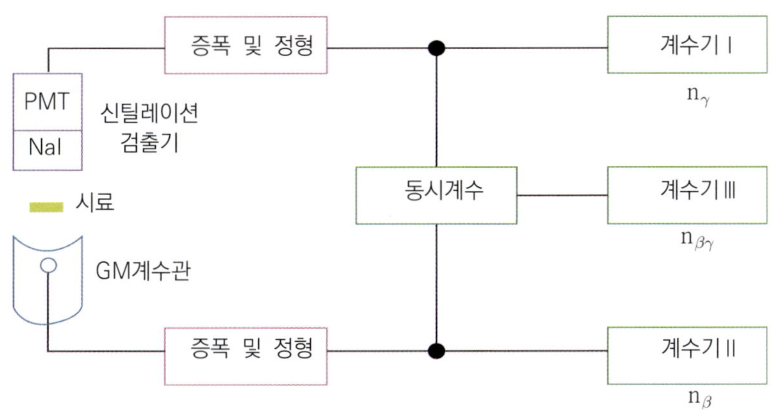

그림 8-20 **베타선-감마선 동시계수법**

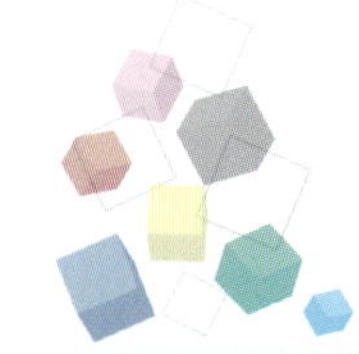

(4) 액체 신틸레이션 계수법

액체 신틸레이터에서 설명하였듯이 신틸레이터 용액과 방사능 시료를 혼합하면 시료에서 방출되는 베타선 또는 알파선에 의하여 신틸레이터 용액이 발광하기 때문에 기하학적으로 4π 계측이 가능하다. 낮은 에너지의 베타선이나 알파선은 비정이 짧기 때문에 반드시 발광하는데 소광(quenching)의 보정을 하여야 한다.

2) 상대측정(비교측정)

방사능의 절대측정을 하기 위해서는 시료의 계수율을 정확하게 하여야 함과 동시에 여러 가지의 보정계수도 정확하게 알아야 할 필요가 있다. 그러므로 절대측정은 흔히 사용되지 않고 있으며 보통 방사능을 정확히 알고 있는 표준선원과 미지의 시료를 비교하여 방사능을 구하는 상대측정 방법이 주로 사용된다.

시료와 같은 핵종의 표준선원을 사용하여 선원을 시료와 동일 형상으로 조정하고 기하학적 배치를 같게 하여 계수율을 측정하여 방사능을 계측할 수 있다.

표준선원의 계수율을 $n_s[s^{-1}]$, 시료의 계수율을 $n_x[s^{-1}]$, 자연계수율을 $n_b[s^{-1}]$라 할 때 미지시료의 방사능 A(Bq)는 다음 식이 된다.

$$A = \frac{n_x - n_b}{n_s - n_b} \times S \tag{8-10}$$

여기서 S는 표준선원의 방사능 [Bq]이며 이 방법은 베타선에 한하지 않고 신틸레이션 검출기 등을 사용하여 감마방사 핵종의 정량도 비교적 간단하고 높은 정밀도로 계측할 수 있다.

Radiation Detection & Measurement

Chapter 9
열형광선량계 (Thermoluminescence Dosimeter; TLD)

학습목표

● **일반적 학습목표**

· 열형광선량계를 이용한 계측 원리, 검출기의 구조와 특징 및 특성을 이해한다.

● **구체적 학습목표**

· 열형광현상과 검출원리를 이해한다.
· TLD 소자의 종류와 특성을 이해한다.
· 열형광체의 glow곡선을 이해한다.
· TLD의 구성요소와 그 기능을 이해한다.

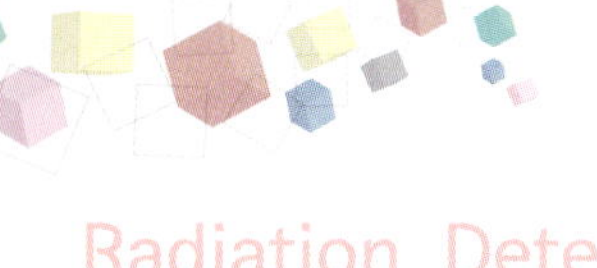

열형광은 열혈광물질에 방사선을 조사한 후 가열하면 방사선조사 과정에서 소자가 흡수한 에너지의 일부를 빛으로 방출하는 현상이다. 이때 열형광량은 흡수한 방사선의 선량에 비례하므로 광량을 측정하여 선량을 평가할 수 있다. 이와 같은 현상을 이용한 선량계를 열형광선량계라고 한다.

열형광을 처음 측정한 사람은 1663년 Robert Boyle이다. 그러나 실질적으로 열형광물질에 대한 과학적인 연구는 1895년 Wiedemann과 Schmidt에 의해 시작되었으며 이 현상에 대한 이론적 모형은 1940년대에 처음으로 제시되었다. Randall과 Wilkins는 1차 발광차수에 대한 모형을 제안하였고, Garlick과 Gibson은 2차 발광차수에 대한 모형을 발전시켰다. 1953년 Daniel은 핵실험 후의 방사선량을 측정하기 위하여 열형광 현상을 이용하였으며 이때 최초로 사용된 열형광선량계는 LiF결정이었다.

열형광선량계는 크기와 형태를 임의로 제작할 수 있으므로 필름배지나 전리함 등 다른 선량계로는 측정이 불가능한 인체의 조직속이나 공동 내에서 in-vivo 측정에 이용할 수 있고, 선량측정 범위가 넓으며 공간적 분해능이 좋아 선량변화가 심한 영역, 즉 라듐침 부근이나 build-up영역에서 선량분포 측정이 용이하다. 따라서 방사선치료시 심부선량측정, 조직내 선량분포측정에 이용된다. 또한 환경인자의 영향이 적고 장기간의 집적선량 측정이 가능하므로 개인 피폭선량측정이나 환경방사능 측정에 사용할 수 있으며 판독과정이 간단하고, 적절한 열처리를 통해 반복사용이 가능한 이점이 있다. 또한 취급시 주의하면 높은 정밀도로 선량을 측정할 수 있고 또 측정 대상에 따라 열형광체를 선택할 수 있으므로 그 응용범위가 넓다.

1. 열형광 현상

열형광(thermoluminescence; TL) 현상이란 방사선에 의해 형광체에서 여기된 전자가 활성제가 만드는 에너지 트랩(trap)에 포획되고, 포획된 전자에 열을 가하게 되면 정공과 재결합하여 빛이 방출되는 현상이다. 방사선을 조사할 때 열형광체는 여기과정과 이완과정 및 방출과정으로 나누어 볼 수 있다. 여기과정은 열형광체에 방사선을 조사하면 방사선과 물질의 상호작용에 의해서 자유전자와 정공이 생성되는 과정이고, 이완과정은 물질 내에서 전자와 정공의 상태를 나타내는 그림 9-1과 같이 에너지 띠모형을 이용하여 나타낼 수 있다.

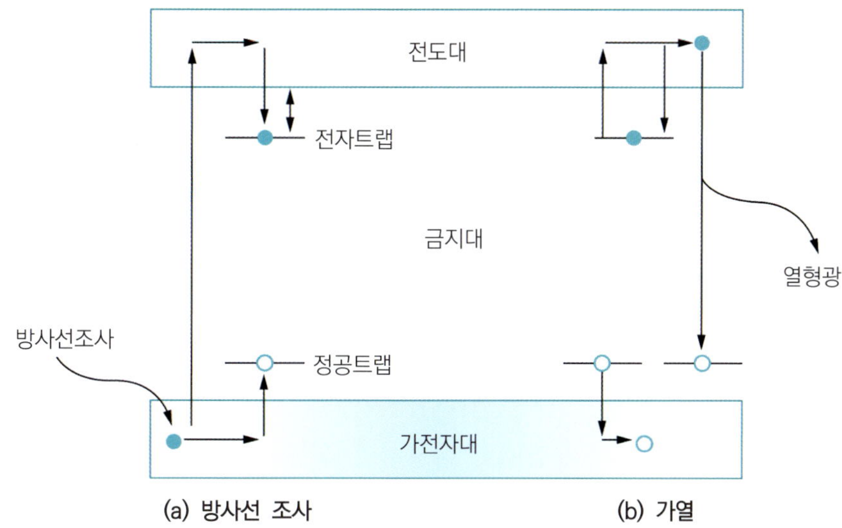

그림 9-1 **열형광체의 발광기전**

생성할 때에 큰 운동에너지를 가지고 있던 전자와 정공은 급속하게 에너지를 잃어 전도대(conduction band)의 하단 또는 가전자대(valance band)의 상단에 분포하게 된다.

이러한 전자, 정공이 전도대와 가전자대 중간의 불순물 준위에 포획되어 에너지가 축적되며 방출 과정은 포획된 전자와 정공은 재결합에 의해 빛 또는 열에너지를 방출해서 낮은 에너지 준위로 떨어진다. 이러한 전자-정공의 수명은 볼쯔만 분포를 이루고 있고 그 평균수명은 온도에 의존하고 있다. 열자극을 가하게 되면 상온보다 훨씬 짧은 시간 내에 빛 또는 열에너지를 방출한다.

포획전자가 열적으로 방출되는 확률 P는 다음 식으로 나타낼 수 있다.

$$P = S \cdot \exp(-E/kT) \tag{9-1}$$

여기서 E는 포획중심의 에너지 준위의 깊이[eV]이고, S는 진동수 인자, T는 절대온도이며, k는 볼쯔만 상수이다. 이 식에서 포획 전자가 방출되는 확률은 온도와 전자가 포획되는 포획 중심의 에너지 준위 값에 의존한다.

포획전자수는 조사선량에 비례하거나 발광량에 비례하기 때문에 이 발광량을 광전자 증배관으로 측정함으로써 조사선량을 추정할 수 있다.

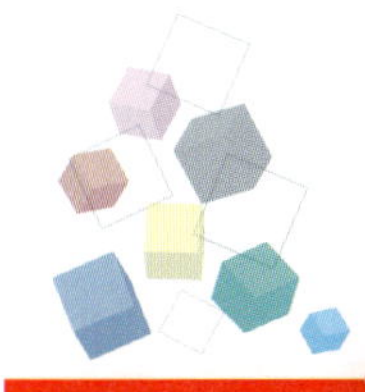

2. 소자의 종류와 특성

열형광체로는 소량의 불순물을 활성제로서 첨가한 결정이 많이 사용된다. 개인피폭감시용으로 LiF와 $Li_2B_4O_7$ 등이 사용되며 중성자 검출용은 ^{6}LiF, 환경감시용은 CaF_2나 $CaSO_4$ 등이 사용된다. CaF_2나 $CaSO_4$는 LiF에 비하여 상당히 높은 감도를 갖는 이점이 있지만 $CaSO_4$: Mn 및 CaF_2 : Dy는 퇴행현상(fading)이 있어 큰 결점을 갖고 있다.

표 9-1은 지금까지 선량계로 사용하기 위해 개발된 주요 열형광물질이다. 열형광물질을 두 종류로 분류하면 실효원자번호가 공기나 조직과 등가인 물질 그리고 뼈와 등가인 물질로 나눈다. 조직등가물질인 LiF, BeO, $Li_2B_4O_7$ 및 MgB_4O_7 등의 열형광체는 방사선에 대한 광전효과와 컴프턴 효과 등 광자와의 상호작용이 조직과 비슷하다.

따라서 개인피폭선량 측정, 방사선진단 및 치료과정에서의 선량측정에 적합하다. 그러나 일반적으로 조직등가물질은 비조직등가물질에 비해 열형광감도가 낮은 단점이 있다. 한편 $CaSO_4$, CaF_2 및 Al_2O_3 등 뼈와 유효원자번호가 등가인 물질들은 열형광감도에 있어서는 조직등가물질에 비해 5배 내지 60배 정도 우수하나 에너지의존성이 크다는 단점이 있다.

1) TLD 소자의 필요조건

① 열형광체의 실효원자번호가 조직등가물질이어야 한다.
② 방사선에 대한 감도 즉 열형광효율이 높아야 한다.
③ 감쇠율이 적어야 한다.
④ Glow 곡선이 비교적 단순해야 한다.
⑤ 에너지의존성 및 선량(율)의존성이 낮아야 한다.
⑥ 가열장치의 열복사선과 열형광 신호의 구별이 용이하도록 발광스펙트럼의 피크파장이 자외선 근처에 있어야 한다.
⑦ 안정성 및 재현성이 좋아야 한다.
⑧ 사전가열의 특성이 좋아야 한다.
⑨ 물리·화학적 특성의 변화가 적어야 한다.

◤ 표 9-1 각종 TLD 소자와 물질의 실효원자번호

열형광체(소자)	실효원자번호	물 질	실효원자번호
$Li_2B_4O_7$	7.4	Soft tissue	7.35
BeO:Na	7.1	Water	7.42
LiF	8.2	Air	7.64
MgB_4O_7	8.4	Lung	7.66
Mg_2SiO_4	11.1	Skeleton	13.9
$CaSO_4$: Tm	15.3		
CaF_2	16.3		

2) TLD 소자의 종류와 특징

(1) LiF

LiF는 활성제가 없는 천연상태에서도 결정에 존재하는 불순물이나 결함에 의해 덫이 형성된다. 그러나 Mg 또는 Ti을 활성제로 첨가하여 많이 사용하고 있다. 실효원자번호가 인체조직에 가까운 8.2(인체조직의 실효원자번호 : 7.42)로서 개인피폭선량 측정에 가장 좋으며, 엑스선에 대한 에너지의존성이 좋기 때문에 방사선치료용으로 사용되고 있으나 감도가 나쁘고 독성이 있다. 또한 실온에서 퇴행성이 가장 낮다. $1 \sim 10^5$ [R]의 방사선량 범위에서 2~3%의 재현성 얻어지며 최대감도는 10 [mR] 정도이다. 10^5 [R] 이상에서는 방사선 손상이 문제가 된다.

(2) CaF_2

CaF_2는 Mn 또는 희토류 원소를 활성제로 첨가한 것이다. 실효원자번호는 16으로 뼈와 비슷하다. 에너지특성이 나쁘고 초기 퇴화가 약간 있으나(CaF_2 : Nat.는 정상온도에서 퇴행이 가장 적음) 감도가 우수하며 환경감시용으로 많이 이용된다.

측정범위는 2 [mR] ~ 3×10^5 [R]으로 직선성이 있으며, 최대감도는 100 [μR] 정도된다. 그리고 10^9 [R]까지는 방사선 손상을 거의 입지 않는다.

(3) $CaSO_4$

Mn 또는 희토류원소(Dy, Tm, Sm)를 활성제로 첨가한 것이다. 실효원자번호는 15.3으로 뼈와 등가물질이며, 감도는 50 [μR]의 고감도를 갖고 있는 민감한 물질(LiF의 38배 정도)로 환경방사선 측정에 적합하다. 그러나 에너지 특성이 나쁜 결점을 갖고 있다.

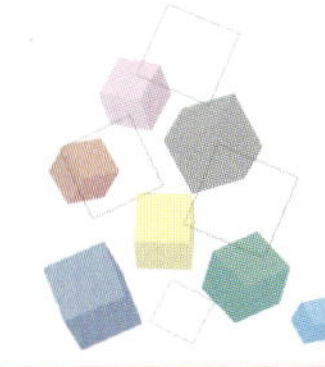

또한 발광곡선의 peak치를 나타내는 온도가 가장 낮다. 한편, 0.1 [mR] ~ 3×10^3 [R]의 범위에서 감도의 직선성이 있으며 퇴화는 1~2%/1개월로서 양호하다.

(4) Mg_2SiO_4

실효원자번호는 11.1이다. Tb를 활성제로 첨가한 것은 0.1 [mR] ~10^4 [R] 까지 고감도의 직선성이 있으며, 퇴화는 3%/60일 이하로 양호하다.

(5) MgB_4O_7

활성제로는 Dy, Tb를 주로 사용한다. 조직등가물질이며 따라서 방사선에 대한 상호작용이 생체조직과 비슷하다. 에너지의존성은 적으나 감도가 낮은 단점이 있다.

(6) $Li_2B_4O_7$

Mn, Ag, Cu를 활성제로 사용하며 실효원자번호가 인체조직과 가장 비슷하고 에너지의존성이 적은 장점이 있으나 감도가 나쁘고 조해성이 있으며 독성이 있다.

표 9-2 각종 TLD 소자의 특성

성 질	$CaSO_4$: Mn	$CaSO_4$: Dy	CaF_2 : Mn (TLD-400)	CaF_2 : Dy (TLD-200)	LiF (TLD-100)	$Li_2B_4O_7$: Mn (TLD-800)
밀도(g/cm^3)	2.6	2.6	3.18	3.18	2.64	2.4
실효원자번호	15.3	15.3	16.3	16.3	8.2	7.4
TL방출 스펙트럼	4,500-6,000Å (5,000Å max)	4,800Å, 5700Å	4,400-6,000Å	4,835, 5,765Å	3,500-6,000Å	5,300-6,300Å
Peak의 온도	110℃	220℃	260℃	180℃	195℃	200℃
^{60}Co에 대한 효율 (LiF에 대한 상대치)	70	20	10	30	1.0	0.3
에너지감도 30 keV/^{60}Co	~10	~12.5	~13	~12.5	1.25	0.9
사용범위	μR~10^4R	μR~10^5R	mR~3×10^5R	10μR~10^6R	mR~3×10^5R	50mR~10^6R
퇴행현상	50% in 24hr	2% in 1 mon 8% in 6 mon	10%, 16hr; 15%, 2wk	10%, 24hr; 16%, 2wk	5%/yr(20℃)	<5% in 3 mon
형 태	powder teflon ™	powder, pressed ribbons	powder, teflon, pressed, glass encapsulated	powder, crystals, glass bulbs	powder, chips, glass(any)	powder, chips, teflon ™

(7) BeO

BeO는 조직등가물질이나 분말인 경우 호흡 중에 흡입하게 되면 독성이 크게 되어 주로 안전한 세라믹형으로 사용하고 있다.

(8) Al_2O_3

실효원자번호가 뼈와 등가인 물질이며 조직등가물질에 비해 감도가 높은 장점이 있으나 에너지의존성이 큰 단점이 있다. 각종 TLD 소자의 특성은 표 9-2에 나타내었다.

3. 열형광체의 glow 곡선

방사선 조사 후의 소자를 일정한 속도로 가열했을 때 가열온도나 시간에 따른 발광강도를 나타낸 곡선을 glow 곡선이라고 한다.

이때 glow 곡선이 단일 glow peak로 구성되거나, 또는 두개 이상의 glow peak는 포획된 전자의 에너지 준위에 해당되며 최대 glow peak에 해당되는 온도를 glow peak 온도라고 한다. 선량을 평가할 때는 주 peak의 높이나 총면적의 평균값으로 평가한다. 열형광 glow 곡선의 대표적인 모양은 그림 9-2에 나타내었으며, 열형광 방출 스펙트럼은 그림 9-3과 같다.

1) 열형광체에 의한(저에너지 엑스선) 선량측정법

(1) 열형광체에 의한 선량측정

열형광측정기로 직접 측정하는 물리량으로 열형광체의 형광량이기 때문에 흡수선량을 열형광체로 직접 측정하기 위해서는 흡수선량과 열형광량과의 대응관계를 측정해야 한다.

따라서 조직의 흡수선량과 열형광량의 관계에 영향을 미치는 요소는 흡수선량 보정계수, 열형광체의 흡수선량과 열형광량과의 관계, 열형광체의 질량에너지흡수계수 관계, 그리고 열형광체의 형상 등이 있다.

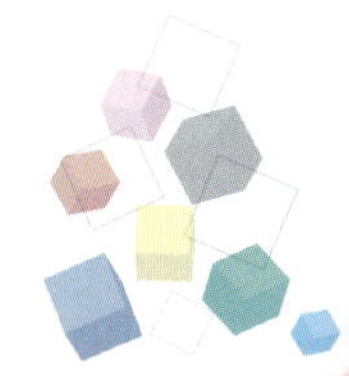

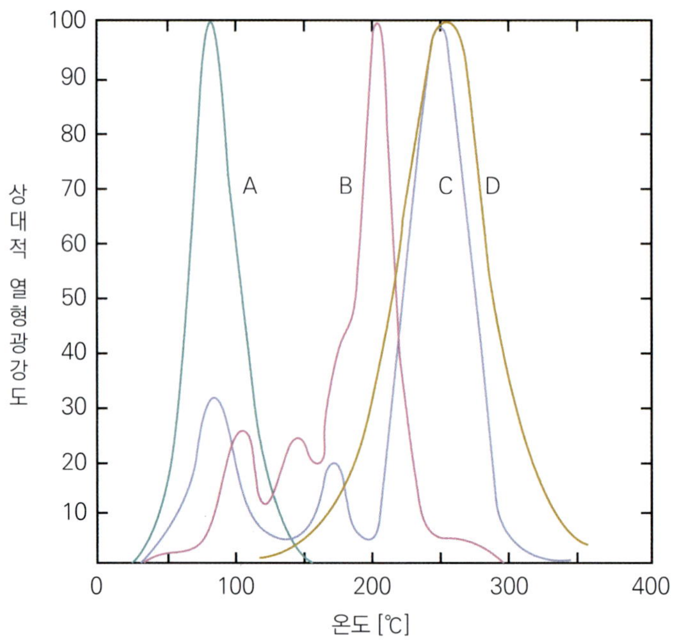

그림 9-2 열형광체의 glow 곡선

(A-$CaSO_4$: Mn, B-LiF, C-CaF_2, D-CaF_2 : Mn. 이들 곡선은 방사선 피폭전의 열처리과정, 피폭량 및 판독가온율(heating rate)에 따라 달라진다.)

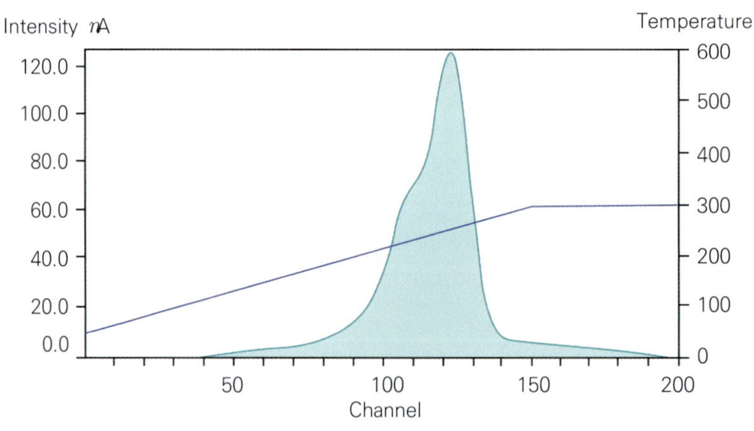

그림 9-3 TLD의 glow 곡선

(2) 열형광응답에 의존하고 있는 요인

조직흡수선량과 열형광체의 흡수선량의 관계는 인체조직과 열형광체의 질량에너지흡수계수의 비에 가장 크게 의존하는 것으로 알려져 있다. 또한 열형광응답에서 에너지 의존성의 경향은 질량에너지흡수계수의 성질을 반영한다.

① 흡수선량 보정계수
② 측정하는 선량의 영역
③ 열형광체 효율
④ 포획 중심에서 에너지 준위의 깊이
⑤ 열형광소자의 가열 상태
⑥ 열형광체의 형태
⑦ 열형광체의 질량에너지흡수계수

2) 열형광체의 특성과 오차원인

열형광선량계는 소형임과 동시에 경량이고 목적에 맞게 모양과 크기를 선택할 수 있으며 열형광체는 종류가 많고 측정의 목적에 적합한 특성을 지닌 것을 선택할 수가 있다는 특징을 가지고 있다. 그러나 정밀도를 높게 측정하여야 할 경우 그 오차 요인은 다음 사항을 고려해야 한다.

(1) 열처리(annealing)

방사선 조사를 하기에 앞서 포획중심에 남아있는 전자를 가열하여 완전히 방출시켜 둘 필요가 있다. 열처리는 열형광체의 사용에 불가피한 과정이다. 사용 후의 열형광체를 충분히 사전 가열하지 않으면 사용하지 않은 열형광소자의 감도보다 크게 된다. 또 LiF와 같이 조사전 열처리의 방식에 의해 glow 곡선과 퇴행현상이 다른 것도 있다. 측정전 열처리를 하고 포획전자를 전부 방출해 주면 측정의 정도를 높일 수 있다.

(2) 마찰열형광(tribo-thermoluminescence; TTL)

마찰열형광은 기계적 마찰과 진동 등에 의해 생기는 열형광현상으로 조직등가물질의 열형광소자는 기계적 마찰, 진동, 충격에 의해 마찰열형광이 발생하기 때문에 기계적 충격을 가하지 않도록 취급할 필요가 있다. 열형광소자의 마찰열형광은 측정 시에 N_2, Ar 등의 불활성가스 존재 하에서 측정하면 제거할 수가 있다.

(3) 열형광소자의 퇴행현상

포획된 전자, 정공은 온도에 의존하는 평균수명을 지니고 있기 때문에 시간이 경과함에 따라 포획전자수가 감소한다. 이것을 퇴행현상이라고 한다. 실용화되고 있는 열형광소자의 퇴행현상은 실온에서 한 달에 수 % 정도로 필름 배지나 포켓선량계에 비교하여 작지만 정확한 측정에는 열형광소자의 퇴행현상 특성에 대한 보정인자를 고려해

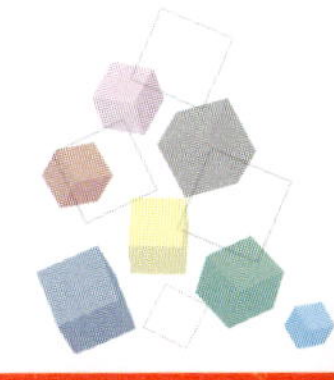

야 한다. 포획된 전자·정공의 평균수명은 온도가 높아짐에 따라 짧아지기 때문에 고온에서의 퇴행현상이 크게 되는 특징이 있다. 열형광소자는 측정전 열처리의 방법에 의해 퇴행현상 특성이 다르기 때문에 취급에 주의할 필요가 있다.

(4) 열형광소자의 강도 차이

같은 종류의 열형광체 소자라도 그 강도는 어떤 차이를 가진 분포를 이루고 있다. 이것은 제조공정에 있어서 열형광물질과 불순물의 양을 소자간에 완전히 같게 하는 것이 불가능하기 때문이다. 일반적으로 열형광체를 소자마다 분류하는 것은 대단히 복잡하기 때문에 열형광체를 여러 개 사용할 경우에는 표준조사에 의해서 같은 정밀도의 감도를 가진 소자를 선별하여 방사선량을 측정하는 방법을 사용하고 있다. 열형광소자의 분류가 가능하면 소자간의 강도 차이를 생각할 필요는 없어진다.

(5) 열형광소자 특성의 재현성

열형광체의 감도는 동일한 것이라도 차이가 있다. 이것은 열형광체의 원리에 확률적인 과정이 포함되어 있기 때문이다.

열형광체에 의한 선량측정은 흡수선량과 포획전자수가 비례관계에 있고 포획전자수와 열형광량이 비례성의 전제가 되고 있다. 따라서 같은 조건에서 측정한 동일한 열형광체 소자에 있어서도 강도의 차이가 있다.

(6) TLD 감도의 선량의존성

TLD의 감도 R은 다음 식으로 나타낼 수가 있다.

$$R = TL/mD \qquad (9\text{-}2)$$

여기서 TL은 방출되는 광량, m은 TLD 물질의 질량, D는 흡수선량이다.

TL의 광량은 glow 곡선의 면적이나 높이 또는 전체 glow 곡선의 면적으로부터 구할 수 있다. TLD를 방사선량 측정 선량계로 사용하기 위해서는 TLD 감도의 선량의존성이 직선적이어야 하며 직선적인 선량범위가 넓은 것이 바람직하다.

일반적으로 TLD 물질은 그 원인은 명확히 알려져 있지 않으나 고선량영역에서 조사선량보다 발광량이 많아지는 초직선성(supralinearity)이 나타나며, 이 영역에서 선량평가를 하기 위해서는 초직선성에 대한 보정이 필요하다. 한편 TLD에 의한 측정가능한 저선량한계는 사용한 TLD와 판독장치에 따라서 방사선이 조사되지 않은 시료로부터 얻어지는 TL신호에 의해 결정된다.

즉 측정이 가능한 저선량한계치는 zero-dose 판독치 선량과 구별될 수 있는 최소한의 선량이다. zero-dose 판독치의 원인은 주로 마찰열형광이나 화학형광, 가시광선 또는 자외선에 의한 열형광체의 여기, 광전자증배관의 전류에 의한 요동이나 이전의 조사에 의한 잔류신호 등에 기인한다.

(7) 에너지의존성

TLD를 엑스선이나 감마선과 같은 광자의 선량측정에 활용할 경우 고려하여야 할 가장 중요한 특성은 광자에 대한 TLD 감도의 에너지의존성이다. TLD 감도의 에너지 의존성은 동일한 조사선량으로 조사하였을 때 표준물질에 흡수된 에너지에 대한 TLD 물질에 흡수된 에너지의 비로서 정의된다. TLD의 에너지의존성은 공기를 기준물질(공기에 대해서는 정의에 따라 조사선량을 정확히 측정할 수 있고, 조사선량과 흡수선량의 비가 거의 일정함으로 표준물질로서 적합함)로 택할 때 공기와 TLD 물질의 질량에너지 흡수계수의 비로서 직접적으로 계산할 수 있다.

$$S(E) = \frac{\left(\frac{\mu_{en}}{\rho}\right)_{TLD}}{\left(\frac{\mu_{en}}{\rho}\right)_{air}} \tag{9-3}$$

이 식에 의하여 이론적으로 계산한 여러 TLD 물질의 에너지 의존성은 그림 9-4와 같다. 그림에서 개인피폭선량 측정용 TLD로서 넓은 범위의 광자에너지에 대한 에너지 의존성이 거의 “1”에 가깝고, 실효원자번호가 인체 연조직의 실효원자번호와 거의 비슷한 8.2인 LiF가 선택적으로 사용하는 이유이다. 열형광체 특성에서 나타낸 것과 같이 $CaSO_4$ 등의 실효원자번호가 큰 열형광소자는 약 200 [keV] 이하에서 에너지의존성을 보이고 특히 CaF_2는 약 30 [keV]에서 15배를 넘는 에너지의존성을 나타낸다.

또 에너지의존성이 적은 조직등가물질을 이용한 열형광소자에서도 20~40 [keV]에서 10%~60%의 과대 응답을 보인다. 또 열형광소자의 에너지의존성은 열형광소자를 구성하고 있는 물질의 질량흡수계수로부터 이론적으로 구할 수가 있다. 이것은 에너지의존성이 작은 조직등가 열형광체에서 자주 나타나는 문제로서 에너지가 30 [keV] 이하에서 열형광소자는 자기흡수가 생기고 감도도 저하된다. 높은 원자번호의 열형광소자에서는 열형광물질의 자기흡수가 있고 조직등가인 열형광소자에서도 유리관에 봉입된 구조의 것은 20 [keV] 이하에서 유리관벽에 의한 엑스선 흡수가 생기고 오차도 있다.

그 밖의 열형광체에서는 저에너지 엑스선에 대한 과대 응답의 원인이 LET이므로 높은 원자번호 불순물의 혼합, 유리관에 의한 2차 전자의 영향이라고 하는 보고가 있다. 이처럼 저에너지에 있어서 에너지 의존성에는 여러 가지 문제점이 있고 또한 선량측정에는 해결해야 할 문제점들이 있다.

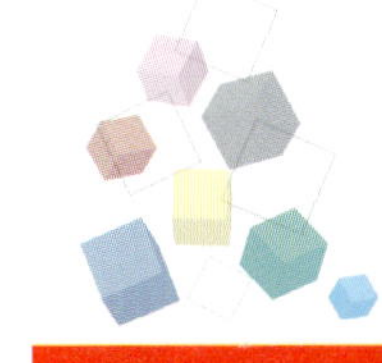

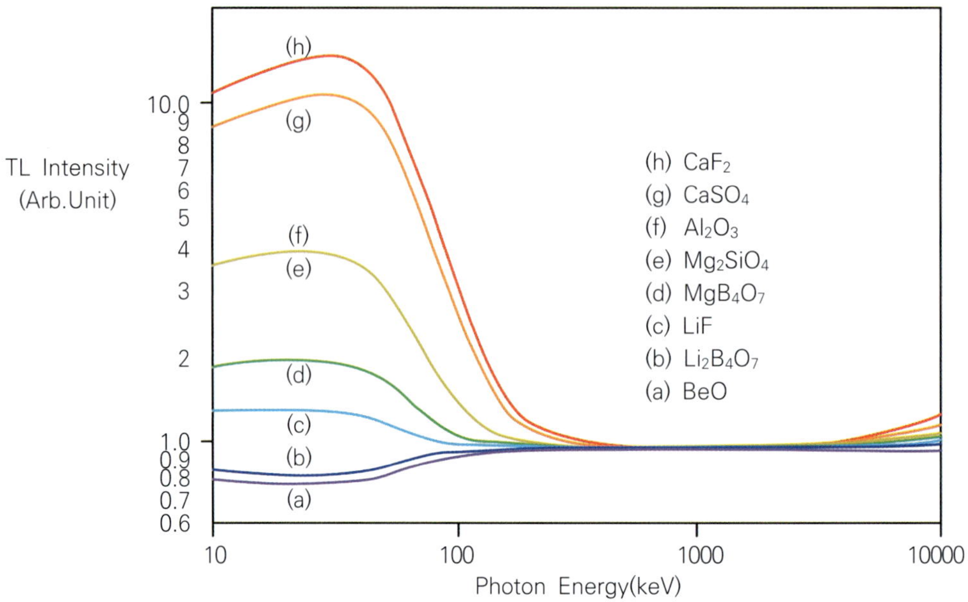

그림 9-4 각종 열형광물질의 에너지의존성

이것은 각종 열형광체의 방사선에 관한 에너지의존성으로 열형광체의 원소 조성에서 질량에너지흡수계수를 이론값에 포함하여 계산된 값이다. 수 100 [keV] 이상에서는 상대감도가 약 1.0 또는 그 이하인데 비하여 수십 [keV] 이하의 저에너지 영역에서는 감도가 높아진다. 또한 그 경향은 열형광체의 실효원자번호가 높아질수록 현저하기 때문에 저에너지 광자의 선량측정의 경우에는 감도 보정을 실시할 필요가 있다.

(8) 에너지의존성의 보정

저에너지 방사선의 선량측정에는 에너지의존성의 보정이 필요하지만 에너지의존성은 단일에너지의 광자에 대한 값이고 연속스펙트럼을 지닌 방사선에 대하여 에너지의존성의 보정계수를 얻는 것은 어렵다. 에너지의존성의 보정은 열형광체의 저에너지 광자 측정시 필수조건으로 실효에너지에 의한 보정법과 비감도법이 있다. 전자는 측정대상인 방사선의 실효에너지를 반가층의 개념을 이용하여 측정하고 그 에너지의존성은 실효에너지와 동등한 단일에너지를 가진 광자의 에너지의존성으로 보정하는 방법이고 후자는 에너지 특성이 다른 두 종류의 열형광소자를 같은 조건에서 구해진 열형광응답비(R_A/R_B)로서 두 소자의 에너지의존성의 비를 나타낸다.

즉 단일에너지의 광자에 관해서 비감도와 에너지는 일정한 관계를 가지고 있다. 이 관계를 이용해서 측정대상인 방사선에 관한 비감도에서 실효에너지를 얻을 수가 있고,

그 에너지의 값에 대한 에너지의존성을 보정하는 방법이다. 그러나 이러한 두 방법은 연속스펙트럼을 단일에너지로 바꾸어서 보정을 실시하고 있다는 공통점이 있으며 에너지의존성의 보정에 수반되는 오차는 이 단일에너지로의 변환에 기인한다.

(9) 재생성 열형광

재생성이란 방사선이 조사된 열형광체에 열형광이 나타나는 최대온도까지 가열하여 모든 열형광 peak를 제거한 후 추가 방사선의 조사 없이 어떤 시간 경과후 다시 측정하였을 때 열형광현상이 나타나는 것을 말한다. 이러한 재생성 열형광현상은 방사선 피폭선량의 재추정에서 중요한 역할을 한다.

(10) 반복사용에 대한 내구성

포획중심이 안정되고 감도가 열화하지 않는 것이 열형광체의 필요조건의 하나이다.

열처리에 의한 반복사용이 가능한 것이 열형광체의 특징이지만 열처리 및 적산피폭선량에 의한 변화를 발생시킬 우려가 있다. 열형광소자에 대해서는 90시간에 걸쳐 열처리를 시험적으로 실시하고 있지만 감도 변화는 인정되고 있지 않다.

또 최대 1.21×10^6 [R]의 적산피폭선량에서의 감도변화도 인정되고 있지 않다. $CaSO_4$계 열형광소자는 장시간의 열처리와 대선량조사에 의해 감도열화가 발생한다. $CaSO_4$:Tm 유리 봉입형 열형광체는 400 [℃], 적산시간 5시간 이상의 열처리에서 5% 이내의 감도 열화가 일어나고, $CaSO_4$:Tm 판상은 적산시간 1시간에 5%, 3시간에 10%의 감도열화를 발생시킨다는 보고가 있다. 그러나 보통의 열처리는 수 분간에 끝나기 때문에 열처리에 의한 감도의 열화는 문제가 되지 않는다. 적산피폭선량이 2,000 [R](100 [R], 20회)이 되면 감도가 약 10% 증가하는 것이 시험적으로 보고되고 있다. 이것은 방사선 손상에 의해 새로운 포획중심이 생성되기 때문이라고 생각된다. 열처리, 마찰열형광, 퇴행현상 및 열형광 소자마다 감도의 차이에 의한 영향은 열형광체의 취급 등에 주의를 기울이는 것에 의해서 무시할 수 있을 정도로 작게 할 수가 있다.

(11) 열형광량의 측정에 관한 오차

방사선을 조사한 소자에 가열하여 발광신호를 컴퓨터에 저장한다. 그 신호량을 열형광량이라고 간주하고 열형광량과 선량과의 비례성에서 선량값을 얻는다. 이러한 과정에서 열형광측정기에 의한 오차에 가장 크게 영향을 미치는 것은 컴퓨터에 의한 발광신호를 저장하는 과정이다.

광전자증배관의 전압은 전압부하시부터 수시로 변화하여 수십분 후에 안정한 상태에서도 수 %의 폭으로 변동하며 이 광전자증배관 전압의 불안정성이 직접 신호량에 영

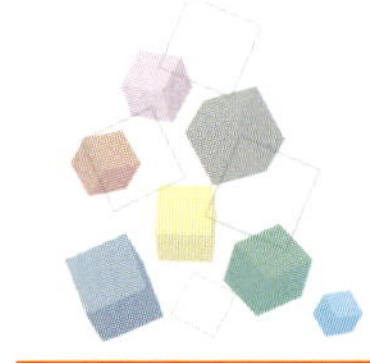

향을 미치기 때문에 열형광체의 측정값에 오차가 생긴다. 또한 광전자증배관 인가전압의 불안정성을 완전히 제거하는 것은 곤란하기 때문에 열형광체에 의한 측정값의 오차로는 누설전류에 의한 영향이 수 % 정도 있을 것으로 생각된다.

(12) 열형광체 소자간의 차이

열형광체 소자간의 차이는 제작과정에서 물질의 양, 가열온도, 불순물의 종류와 양 등에 좌우된다고 볼 수 있으며 소자간의 열형광감도를 완전히 같게 하는 것이 불가능하기 때문에 감도에는 어느 정도의 차이는 피할 수 없다.

열형광 소자간의 감도 차이를 작게 하기 위해서 표준조사를 행하고 조사선량의 ±5% 이내의 응답을 보이는 소자를 선별해서 사용하는 방법 또는 기준소자를 이용해서 조사방사선의 형광량을 비교하는 것에 의해서 소자 간의 감도 차이에 관한 오차를 제거하는 방법이 있다.

4. TLD의 구성과 특성

열형광선량계는 TLD소자, Holder, Reader로 구성되어 있으며, 이중 판독장치(reader)는 가열부와 수광부, 측정부 그리고 기록부로 구성되어 있다.

1) TLD 판독장치

TLD 판독방법은 비교적 단순하고 직선적이다. 비교적 짧은 시간 동안에 TLD를 200 ~ 300 [℃]로 가열하고, 정량적으로 방출된 광량을 측정한다. TLD 판독장치의 구성요소는 다음과 같으며 그림 9-5에 나타내었다.

① 가열시스템(heating system)
② 광량검출시스템(light detecting system)
③ 신호측정시스템(signal measurement system)
④ 판독 및 기록시스템(display and recording system)

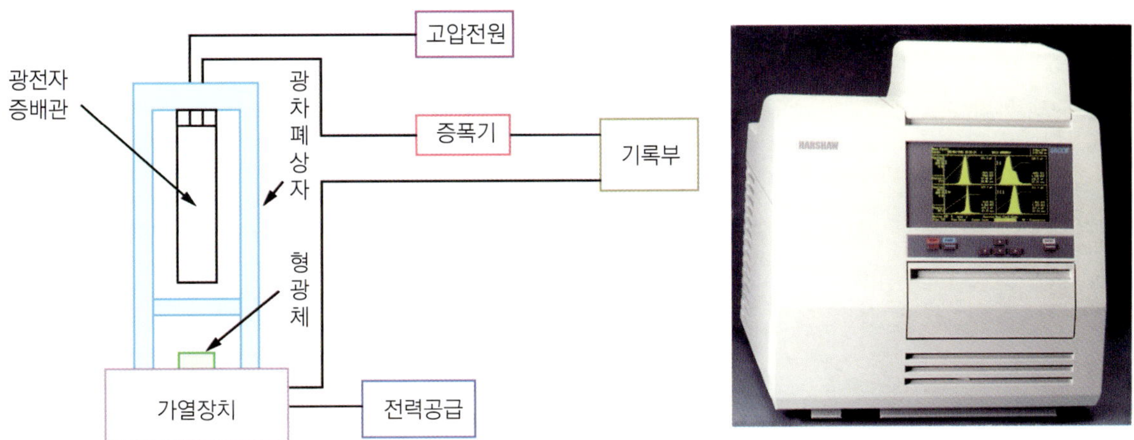

그림 9-5 열형광선량계 판독기(HARSHAW TLD)

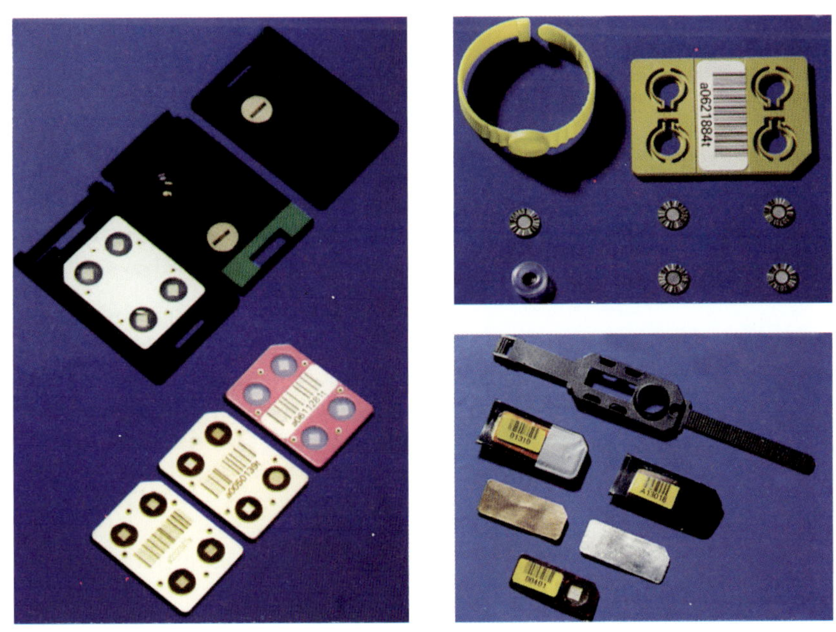

그림 9-6 TLD holder의 종류(HARSHAW TLD)

(1) 가열시스템

TLD 가열시스템의 요건 중 하나는 가열기와 TLD 사이의 열적 접촉이 최적화 되어야 한다. 이 요건이 만족되지 않으면 결과의 재현성이 유지되지 않는다. 가열기의 온도 상승방법은 TLD 물질의 열용량과 열전도도에 의존한다. 분말, 압축리본 등이나 압축시

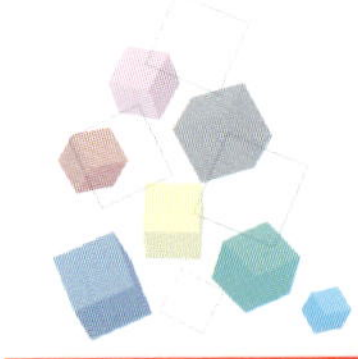

킨 물질은 일반적으로 열전도도가 좋으며 가열기와의 접촉성도 좋다. 반면에 테프론(Teflon®)과 열형광물질를 혼합하여 만든 LiF-Teflon®은 낮은 열전도도를 갖고 있다.

소자의 가열방법에는 직접법과 간접법이 있다.

① 직접가열법 : 소자 자체를 가열하는 방법이며 유도가열이나 적외선가열이 있다.
② 간접가열법 : 가열된 용기의 열에 의해 소자가 가열되는 방법으로 가열판이나 열풍에 의한 것이 있다. 일반적으로 간접법이 주로 사용된다.

또 TLD 가열처리는 다음의 3단계로 구분 지을 수 있다.

① 판독전 가열(pre-reading heating) : 낮은 에너지에서 포획된 전자를 방출시키기 위해 glow 곡선에서 낮은 온도피크를 완전히 제거하기 위한 가열절차
② 판독가열(readout heating) : 선량판독을 위한 가열절차
③ 판독후 가열(post-read annealing) : TLD 초기 특성으로 회복시키기 위해 결정 격자 포획분포가 회복되도록 선량계로부터 모든 잔류신호를 제거하기 위한 가열절차

초기에는 glow 곡선 해석이 용이한 선형온도 가열방식(그림 9-7)이 사용되었으나 측정에 많은 시간이 소요되는 불편이 있다. 그 후 비선형온도 가열방식(그림 9-8)이 선호되었다. 그러나 현재는 3단계의 복합 플래토우(plateau) 가열방법(그림 9-9)이 사용되고 있다.

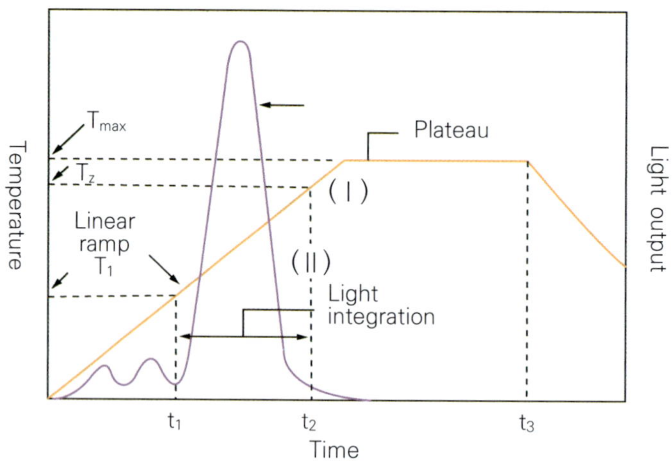

그림 9-7 선형 온도 가열방식과 glow 곡선

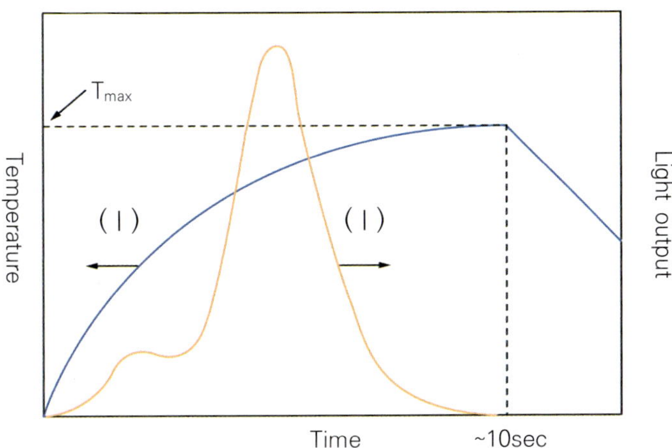

◤ 그림 9-8 비선형 온도 가열방식과 glow 곡선

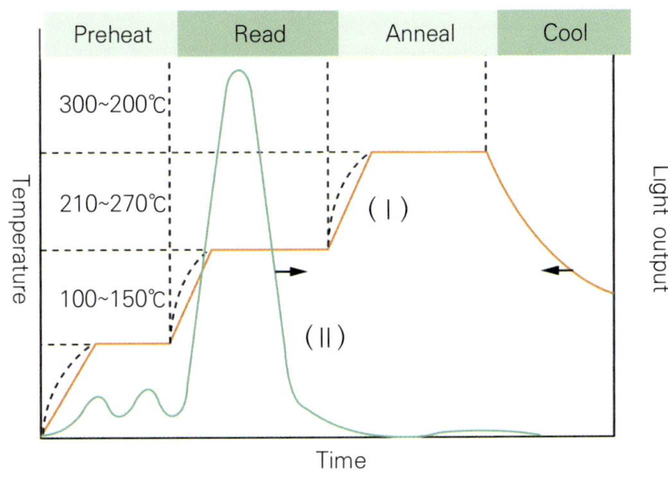

◤ 그림 9-9 복합 플래토우 가열방식과 glow 곡선

(2) 신호측정시스템

광전자증배관에서 나온 신호를 측정하는 시스템으로 각각의 목적에 따라 다양한 방법이 사용된다.

(3) 판독 및 기록시스템

열형광량의 기록은 실온부터 가열 최고온도까지 적산치를 표시하는 것이 일반적이다. 그러나 어떤 것은 필요한 온도 범위내에서 열발광량의 적산치가 기록되는 것도 있다.

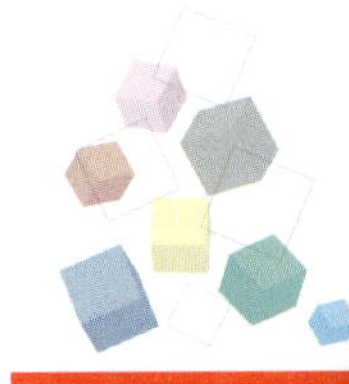

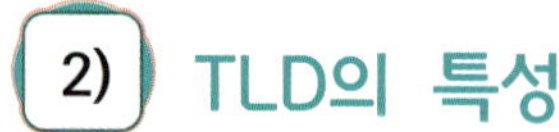

2) TLD의 특성

① 감도가 좋다(100 [μR] ~ 10^6 [R] 까지 측정가능).
② 반복사용이 가능하며 소자가 소형이다.
③ LiF, BeO, $Li_2B_4O_7$ 등은 실효원자번호가 조직등가물질로서 보건물리적인 측면에서 유용하다.
④ Fading이 적다.
⑤ 판독장치가 고가이며, 판독 종료시 정보가 소멸된다.
⑥ 방향의존성이 있으나 에너지의존성은 크지 않다.
⑦ 온도, 빛, 습도조건에 영향을 받는다.
⑧ 판독시간이 짧다.

5. 열형광선량계의 예

열형광선량계도 필름배지와 마찬가지로 배지 케이스 앞면에 두께가 다른 필터를 부착하여 누적 피폭된 베타선과 감마선의 양을 측정한다. 여기에서는 Teledyne과 Panasonic의 제품에 대해서 간단히 살펴본다.

1) Teledyne PB-3배지

Teledyne Isotope의 PB-3배지는 $CaSO_4$ 형광체에 Dy을 활성화 시킨 $CaSO_4$: Dy를 테프론과 혼합 고온고압에서 제작되었다. PB-3배지 케이스는 폴리프로필렌(polypropylene) 플라스틱으로 만들어졌으며 각 영역별로 각기 다른 filter두께를 사용하여 방사선의 종류 및 에너지 준위를 판별한다.

먼저 영역 1(Area 1)은 7 [mg/cm^2]의 두께를 갖는 얇은 Mylar®로 구성되며 베타선 및 감마선 모두를 통과시킨다. 영역 2(Area 2)는 300 [mg/cm^2] 두께의 Teflon®으로 이루어져 있어 에너지 분리에 이용된다. 또한 영역 3과 4는 1,000 [mg/cm^2] 두께의 알루미늄, 카드뮴 및 구리로 이루어져 있어 심부선량과 중성자선량평가에 이용되며 자세한 사양은 다음과 같다.

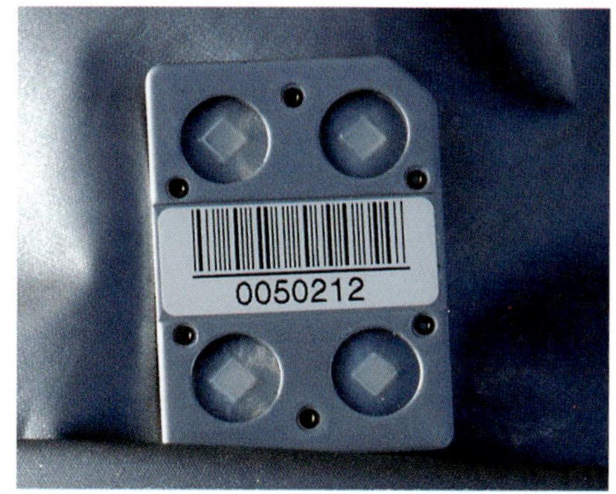

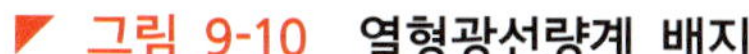
그림 9-10 **열형광선량계 배지**

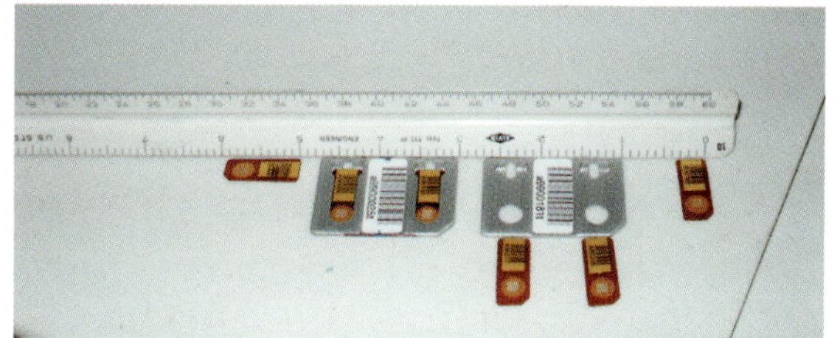

그림 9-11 **TLD 소자(판상, 간상)**

① **A1 영역** : A1 영역의 판독치는 0.07 [mm] 깊이에서 베타입자에 의해 인체조직이 받는 선량당량을 평가하는데 사용된다. A1 영역은 베타와 광자에 의한 선량 판독치를 나타내므로 베타입자에 의한 선량만을 평가하기 위해서는 A1 영역의 판독치에서 A2 영역의 판독치와 관련 보정인자로부터 얻어진 감마선량을 차감하여야 한다.

② **A2 영역** : A2 영역은 광자에 의한 선량판독치 만을 나타낸다. A2 영역의 필터는 Sr-90/Y-90(최대에너지 : 2 [MeV])에서 방출되는 에너지를 모두 차폐할 수 있다.

③ **A3 영역** : A3 영역의 판독치는 혼합감마선장에서 에너지를 분해하는데 보조적인 역할을 한다.

④ **A4 영역** : A4 영역의 판독치는 10 [mm] 깊이에서 인체조직이 받는 등가선량을 평가하는데 사용된다.

2) Panasonic 선량계

Panasonic 선량계도 열형광체 재질로서 리튬붕산염에 구리를 활성제로 만든 $Li_2B_4O_7$: Cu와 황산칼슘에 탈륨을 활성시킨 $CaSO_4$: Tm이 함께 사용된다. 선량계의 차폐재질과 두께가 약간씩 차이있지만 그 측정원리는 Teledyne 선량계와 동일하다.

Panasonic 선량계는 필터 두께가 14, 300 및 1,000 [mg/cm^2]으로서 이들 영역별 판독값을 적절히 비교하여 베타와 감마의 에너지를 결정한다.

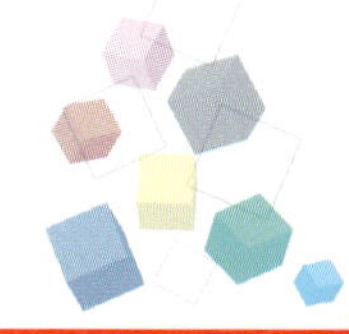

또한 선량평가 알고리즘을 이용하여 입사 방사선의 에너지를 결정하여 정확한 선량을 계산할 수 있다. 이 선량계는 특히 중성자에 대한 선량평가는 리튬과 붕소의 동위원소를 이용하여 효과적으로 수행된다. 또한 필터 두께를 160 [mg/cm^2]로 적절히 개조하여 개략적인 베타선의 에너지를 측정하기도 한다.

6. TLD의 응용

조사된 고체소자로부터 방출된 열형광량은 방사선량(선량률 × 조사시간)에 비례하는 특성을 갖고 있다. 이러한 특성은 두가지의 대단히 중요한 이용가치를 갖고 있다.

① 의학, 산업, 생물학, 농학에서 방사선 이용시 요구되는 방사선량의 측정
② 고대 유물의 연대측정을 가능하게 하는 방사선 노출시간의 측정

따라서 열형광은 방사선량 계측, 고체물리와 스펙트로스코피, 방사선 과학, 고고학적, 지질학적 그리고 운석 샘플의 연대측정 등 다양한 이용 특성을 가지고 있다. 이러한 사실 때문에 세계 여러 나라에서 대학교육과정은 물론 연구시설에서 열혈광에 대한 교육, 훈련이 계속 증가되고 있는 추세이다. TLD는 전리방사선에 대한 감도와 안전성이 높고 비교적 동작원리가 간단하고, 소형화와 장기간에 걸친 집적선량의 측정이 가능하며, 넓은 선량과 에너지영역에서 선형적인 응답성을 가지므로 개인피폭선량 측정 및 환경방사선량 평가에 있어 경제성, 휴대성 신뢰성을 가진 방사선검출기로 많은 각광을 받고 있다. 그 결과 종래에 가장 많이 사용되어온 필름배지를 대체하였다.

열형광선량계를 사용한 방사선량 측정은 요즈음 전 세계적으로 널리 사용되는 경향이 있는데 종래의 많이 사용되었던 개인피폭선량 감시용 뿐만 아니라 많은 분야에 이용되고 있으며 환경감시용, 의료연구용 및 방사선생물학 등에 광범위하게 사용된다. 또한 열형광체는 간단하고 재사용을 할 수 있는 이점이 있으며 교정을 통하여 여러 가지 경우에 신뢰도가 높은 방사선검출기로 사용할 수 있다.

Chapter 10
형광유리선량계 (Radiophotoluminescence Glass Dosimeter ; PLD, RPLD, RGD)

학습목표

● **일반적 학습목표**

· 형광유리선량계의 측정원리, 구조 그리고 특성을 이해한다.

● **구체적 학습목표**

· PLD의 검출원리를 이해한다.
· PLD의 구조를 이해한다.
· PLD의 특성을 이해한다.
· PLD와 TLD의 차이점을 비교하여 이해한다.

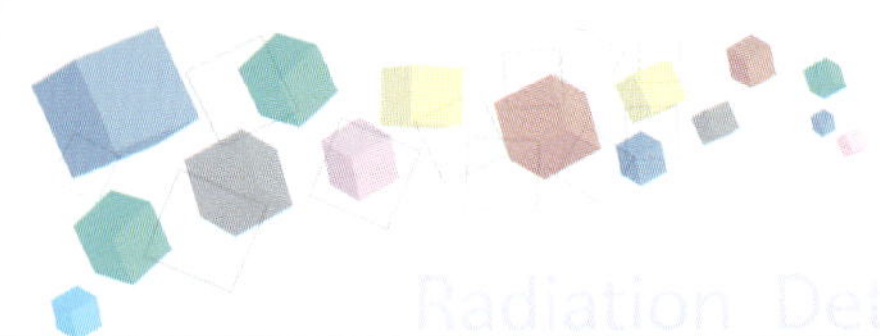

고체에 방사선을 조사하여 방사선을 검출하는 계측기 종류에는 반도체검출기, CdS선량계, 열형광선량계, (착색)유리선량계(glass dosimeter) 그리고 형광유리선량계(PLD)가 있다. 이 중에서 반도체검출기는 계수율의 측정이 주목적이고 나머지는 선량측정에 이용되고 있다. 한편, (착색)유리선량계와 형광유리선량계를 구분하지 않고 유리선량계로 부르기도 한다.

1. 착색유리선량계(glass dosimeter)

1) 측정원리

유리소자에 방사선을 조사하면 착색이 되는 성질을 이용한 것이다. 착색된 유리의 광투과율(흡광도)을 측정하고 교정곡선을 사용하여 조사선량으로 환산한다. 착색된 유리는 원래 상태로 돌아가지 않기 때문에 적산선량 측정이 가능하다.

2) 착색유리소자

일반 유리는 방사선을 조사 받게 되면 착색이 되지만 곧 퇴색되고 만다. 따라서 은 활성 유리나 코발트(cobalt) 유리 등 특별한 유리를 사용한다.

3) 측정범위

$10^1 \sim 10^4$ [Gy] 정도의 대선량 측정용이다. 따라서 의료용으로는 별로 사용되지 않는다.

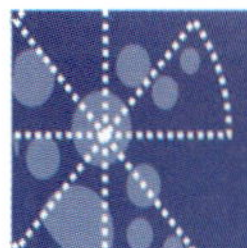

2. 형광유리선량계 (radiophotoluminescent glass dosimeter)

형광유리선량계는 PLD, RPLD, RGD 또는 glass dosimeter로 명명하기도 한다.

방사선에 조사된 유리소자에 자외선을 조사하면 형광을 방출한다. 이 형광을 광전자증배관으로 측정하는 측정기를 PLD라고 하며 방사선치료시의 심부선량 측정, 조직내 선량분포 측정, 개인피폭선량(집적선량) 측정에 이용된다.

1) 측정원리

은이온으로 활성화된 유리에 방사선을 조사하면 흡수된 선량에 비례하여 안정된 형광중심이 형성되고, 이 유리소자에 365 [nm]의 자외선을 쪼이면 오렌지색(등색)의 형광(500~700 [nm])이 방출된다. 이러한 현상을 radiophotoluminescence라고 한다.

형광중심의 생성은 조사선량에 비례하고 또한 형광중심의 수는 발광량에 비례하기 때문에 이 오렌지색의 빛을 필터를 이용하여 선택적으로 수집하여 광전자증배관에서 전기신호로 변환하여 기록한다. 먼지, 때 등에 의한 소자의 오염에 주의하고 유리세정을 통하여 청결을 유지함으로써 최대감도를 얻을 수 있다. 그림 10-1에 PLD의 원리를 나타내었다.

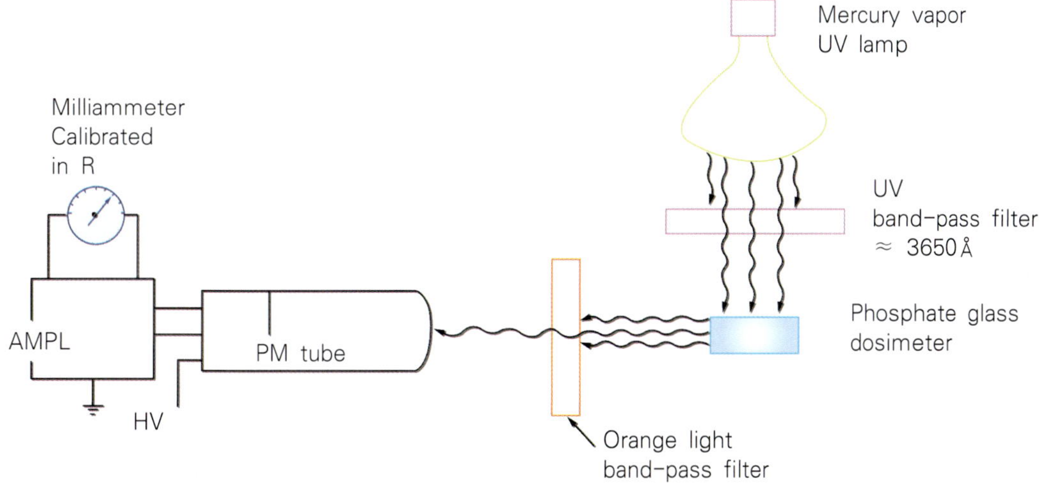

그림 10-1 형광유리선량계의 원리

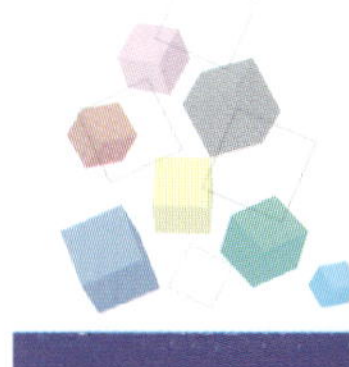

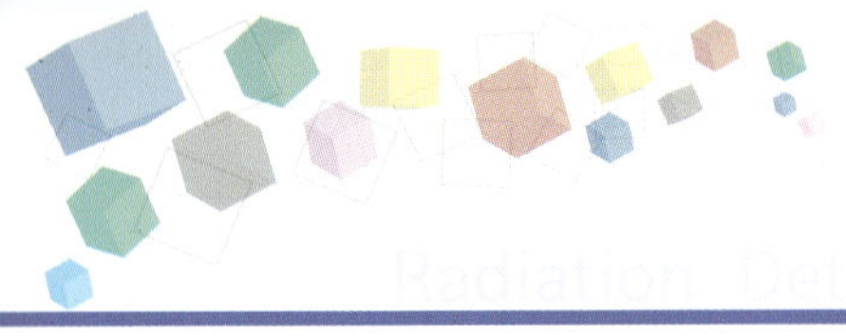

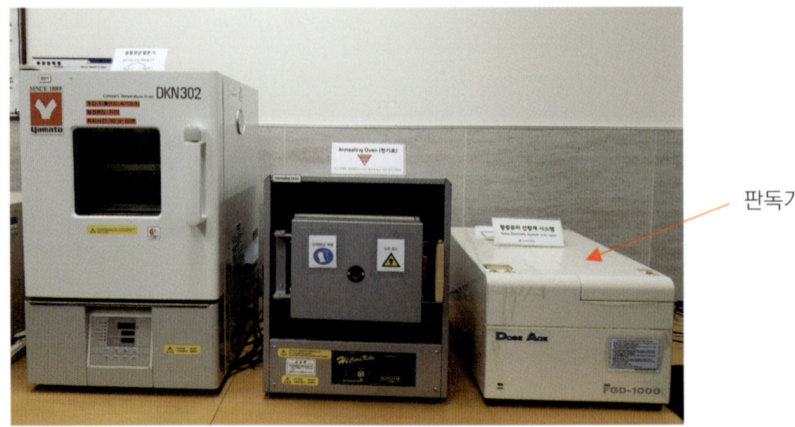

▼ 그림 10-2 **형광유리선량계 판독기 시스템(FGD-1000)**

2) 유리소자

Schulman에 의해 최초로 시도된 은활성 인산유리의 조성은 $Al(PO_3)_3$: 50%, $Ba(PO_3)_2$: 25%, KPO_3 : 25%, $AgPO_3$: 3%를 혼합한 것이다. 그 후에 K, Ba과 같이 원자번호가 높은 물질은 에너지의존성이 크기 때문에 Li을 사용하여 에너지의존성이 적은 유리가 개발되었다.

유리소자의 조성은 $LiPO_3$: 45%, $Al(PO_3)_3$: 45%, B_2O_3 : 2.7%, $AgPO_3$: 7.3%로 되었다. 유리 속에 Li과 B를 함유하고 있을 때는 중성자 측정도 가능하다.

방사선이 조사되면 비교적 안정된 형광중심을 형성하므로 한번 형성된 형광중심은 소실되지 않고 자외선 조사에 의해 소멸되는 일이 없고, 몇 번이나 반복하여 사용할 수가 있다. 따라서 선량이 누적되어 용이하게 선량의 가산이 가능하다는 특징이 있다. 또한 유리는 용융하여 제작되기 때문에 균질성이 뛰어나고, 유리소자간의 특성의 불균형도 적으며, 퇴행도 무시할 정도로 적다는 이점이 있다. 유리소자가 착색될 정도의 선량상한치에 도달하면 사용이 불가능하게 된다. 유리소자는 개인피폭 선량이나 저선량 측정에는 감도가 높은 판상(disk type, 6×6×3.3 [mm])이 사용되고, 치료시 선량분포나 고선량측정에는 간상(rod type, 1ϕ×6 [mm])이 사용된다.

3) 사전선량(predose)

PLD는 정보를 판독한 후에도 유리내의 방사선량에 관한 정보는 지워지지 않기 때문에 방사선의 축적선량을 어느 때나 알 수 있는 장점을 갖고 있다. 그러나 사용상 주의할 점은 유리가 자외선에 노출되면 방사선에 조사되지 않아도 형광이 발생하기 때문에 조사 전의 선량(predose)을 측정하여 교정하여야 한다.

S/N를 크게 하려면 사전선량이 적은 유리소자를 사용해야 한다. 유리소자는 사람이 손으로 만질 경우 피부의 기름성분에 의하여 감도가 저하되므로 핀셋을 이용하여야 한다. 한편, 방사선을 조사한 결과 발생하는 형광을 postdose라 한다.

4) 에너지의존성

형광유리선량계의 측정범위는 10 [mR] ~ 10^5 [R] 정도이다. 이 선량계는 200 [keV] 이하의 저에너지에 대해 에너지의존성을 보인다. 이러한 에너지의존성은 원자번호가 높은 유리의 경우 더욱 크고 원자번호가 낮은 유리에서는 더욱 작다. 그러나 적절한 에너지여과를 이용하여 이러한 에너지의존성은 보정될 수 있다(그림 10-3).

선량율의존성은 비교적 작으며 조사된 피폭량에 의해 만들어지는 형광량은 퇴행이 일어나는 판독전 시간간격에 의존한다. 최대감도를 얻어내기 위해서는 청결을 유지해야 하고, 먼지, 때 등은 조심스럽게 유리를 세정하여야 한다.

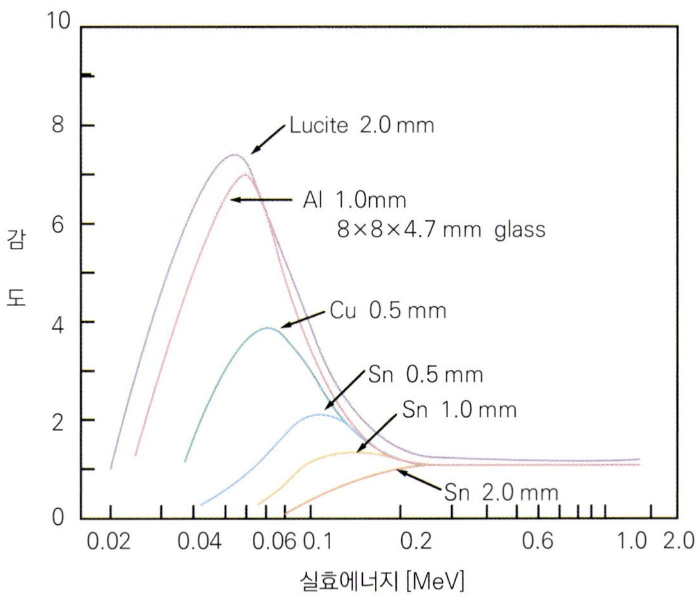

그림 10-3 형광유리선량계의 에너지 특성

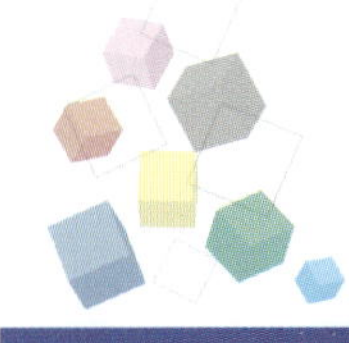

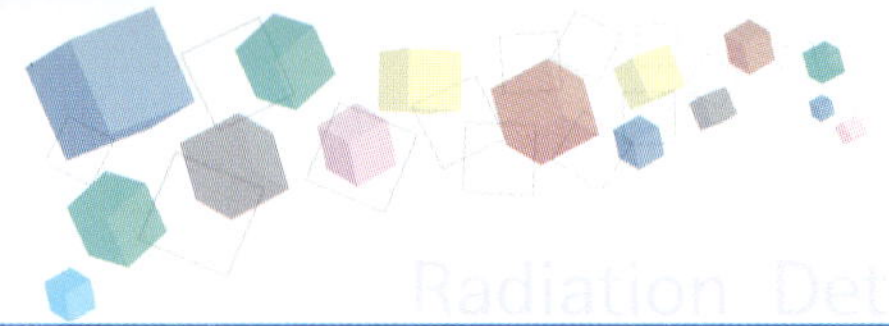

5) Build up 현상

방사선조사가 끝난 후에도 소자내에서 형광중심의 생성은 얼마동안 계속 증가하며 수 시간 후에는 일정한 값이 되는 현상을 말한다. 따라서 측정에 있어서는 방사선 조사 후 수시간 또는 1일 지난 후에 형광량을 측정하는 것이 필요하다.

6) PLD사용의 전망

PLD는 개인피폭선량 측정의 요건을 충족하고 있고, 또한 반복하여 선량을 판독할 수 있으며 추가작업이 없이 계속 사용이 가능한 유일한 적산형 선량계이다. 이와 같은 특수한 장점을 활용함으로써 작업구역마다 선량측정 등 고도의 개인선량 측정관리시스템의 실용화가 가능하다. 또한 집합체에 의해 구성되는 조작의 경우 개인선량 측정관리의 효율화 및 합리화가 크게 기대된다.

표 10-1에 PLD와 TLD의 특성을 비교하였다.

표 10-1 형광유리선량계와 열형광선량계의 비교

PLD	TLD
· 소자(素子)는 은활성 인산유리	· CaF_2, $CaSO_4$, LiF, Mg_2SiO_4 등
· 비교적 안정된 형광중심 생성	· 불안정한 형광중심 생성
· 자외선 조사에 의한 발광	· 가열(적외선)에 의한 발광
· 광전자증배관 이용	· 광전자증배관 이용
· 약 10 [mR] ~ 10^5 [R]	· 약 1 [mR] ~ 10^6 [R]
· 에너지 의존성이 큼	· LiF는 작고, $CaSO_4$는 큼
· 적산선량 측정	· 적산선량 측정
· 선량가산성	· 선량한계성
· 수시로 선량치 확인 가능	· 한번 읽은 선량치는 소실
· 퇴행현상은 적다.	· 퇴행현상은 적다.
· 선량률 의존성은 적다.	· 선량률 의존성은 적다.
· 사전선량(predose)의 측정	· 사전가열(annealing)이 필요
· 반복판독가능	· 반복사용 가능
· Build up 때문에 1일 후에 측정	· 즉시 측정가능
· 심부선량, 선량분포, 개인피폭선량 측정	· 심부선량, 선량분포, 개인피폭선량 측정

Radiation Detection & Measurement

Chapter 11
기타 방사선 검출기
(Others Detector)

학습목표

● **일반적 학습목표**

· 기타 방사선 검출기의 종류와 검출원리, 구조 및 특성을 이해한다.

● **구체적 학습목표**

· 각종 검출기의 원리와 특성을 이해한다.
· 각종 검출기의 기본적인 구조를 이해한다.
· 각종 계측기의 용도를 이해한다.

1. 사진유제

사진유제는 방사선이 입사하면 할로겐화은이 광화학작용에 의해 흑화된다. 이 흑화된 농도는 흡수선량과 일정한 관계를 가지므로 선량을 평가할 수 있다. 이 현상을 이용하여 개인피폭선량, 선량분포 측정, 시료분석 등에 이용한다.

하전입자(반도양성자 등)에 의해 생성된 단위흡수선량당 정상적인 필름에 대한 효과는 엑스, 감마선에 의해 생성되는 효과보다 훨씬 작다. 예를 들어 속중성자에 대해 엑스(감마)모니터링 필름의 감도는 감마선에 대한 감도의 1~10%에 불과하다.

중성자는 LET가 높기 때문에 흡수된 에너지의 대부분은 유화제내의 은입자에 흡수된다. 이러한 효과를 극복하기 위해 엑스, 감마선에는 비교적 감도가 떨어지나 하전입자에 피폭되는 경우에 감도가 좋은 작은 입자로 된 특수 유제가 개발되었다.

유제를 통과하는 입자의 진행경로는 현미경을 이용하여 필름내의 비적을 관측할 수 있다. 이러한 필름은 개인피폭선량계로 광범위하게 이용되고 있으며 또한 원자로와 가속기 주변의 지역 환경방사선 측정에도 이용되고 있다.

1) 측정원리

일정 조건에서 현상 처리한 필름의 흑화도를 측정한다. 강도 I_o의 빛이 필름을 통과하였을 때의 강도를 I로 하면 흑화도 S는 다음 식으로 표시한다.

$$S = \log(I_o/I) \quad (11\text{-}1)$$

이때 흑화도 S와 조사선량 R 사이에는 근사적으로 다음 관계가 있다.

$$S = K\alpha^2 N(1-e^{-\alpha R}) \quad (11\text{-}2)$$

N : 유제층의 은입자의 수, α : 은입자의 투사면적, K : 상수

여기서 R(조사선량)이 작을 때는

$$S = K\alpha^2 NR \quad (11\text{-}3)$$

로 된다. 즉 흑화도는 조사선량이 적을 때는 조사선량에 비례한다. 또 흑화도는 유제의 두께 및 은입자의 크기에 비례한다.

2) 사진유제의 특성

(1) 에너지의존성(선질의존성)

입사방사선의 에너지에 따라 감도가 다르다. 일반적으로 저에너지(30~50 [keV]) 부분에서는 감도가 커진다. 따라서 산란 등에 의해서 저에너지 부분이 많아지면 실제치보다 높게 측정된다.

(2) 선량의존성

조사선량에 대한 필름의 감도 특성은 입사방사선의 에너지는 물론이고 필름의 종류(유제의 두께, 밀도, 보호막, base) 및 현상조건에도 영향을 받는다.

(3) 방향의존성

필름면에 대해 수직방향으로 입사하는 경우와 비스듬하게 입사하는 경우에는 각기 감도가 다르다. 필름면에 입사하는 각도는 수직방향보다 커질수록 감도는 저하한다.

(4) 잠상퇴행

방사선이 조사된 필름을 장시간 방치한 후에 현상하면 그 흑화도가 조사 직후에 현상한 필름의 흑화도 보다 저하되는 현상이다.

이것은 조사에 의해 생긴 잠상이 시간이 경과함에 따라 온도나 습도에 의해 퇴행하기 때문이다. 일반적으로 잠상퇴행 현상은 고온, 다습할수록 현저하게 일어난다.

3) 특징

필름 배지는 공간적인 분해능과 판독성능, 반응의 직선성 등이 우수하고 여러 가지 형태로 쉽게 제작이 가능하다는 등 장점을 갖고 있다. 그러나 감광필름은 여러 가지 바람직하지 못한 단점을 갖고 있다. 상이 흐려지는 현상은 기계적 압력, 고온 또는 현상전 빛에 노출되어 발생될 수 있다. 잠상퇴행 현상은 피폭과 현상간의 시간간격 및 습기와 온도에 노출되는 정도에 의존하는 농도의 감소를 야기 시킨다. 이러한 현상은 필름으로부터 습기를 제거하기 위한 특수포장 및 필름의 분배에 앞서 냉장고나 냉동기에 필름을 저장함으로써 최소화 시킬 수 있다.

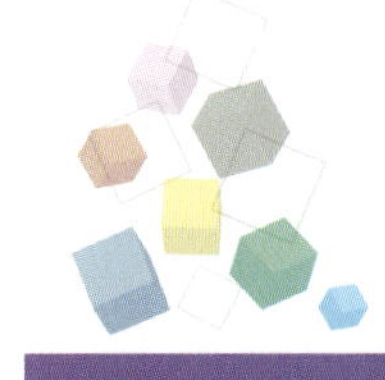

필름선량계들은 금속 필터뒤에 감광되는 농도의 경우 방향의존성을 보인다. 조사된 필름을 현상하고 비교를 위해 교정 필름을 준비하는 데에 상당한 주의가 필요하다. 에너지의존성이 높으며, 한 번 사용하면 재사용하지 못하는 단점을 갖고 있다.

4) 이용

(1) 필름배지 이용한 개인피폭선량 측정

(2) 자기방사화법에 의한 시료분석에 이용

자기방사법의 종류에는 거시적 흑화도 측정(macro-autoradiography), 미시적 흑화도 측정(micro-autoradiography), 입자의 비적측정(track-autoradiography)이 있으며 시료분석에 주로 이용한다.

예를 들어 처리된 소변시료 중에서 발견된 소량의 α방사능은 전기침착되고 화학적으로 분리된 시료위에 핵궤적 필름을 장기간 두어서 현상된 필름의 유화제내에 생성된 핵궤적을 계수하여 측정할 수 있다. 이 장치의 장점은 조사시간이 대개 수 주가 되기 때문에 실현할 수 있는 측정감도가 아주 높다는 것이다.

그러나 단점들로서는 조사시간이 아주 길다는 것이며 정교한 필름 처리 및 판독기술이 필요하다는 것이다.

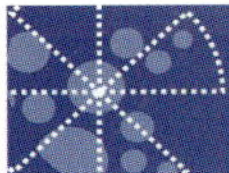

2. 화학선량계(chemical dosimeter)

방사선이 물질을 통과할 때 물질 내에서 화학적인 변화가 일어난다. 이 화학변화는 흡수에너지에 비례하므로 이 원리를 이용한 것이 화학선량계이다.

수용액에 방사선을 조사하면 물이 방사선에 의해서 분해가 되어 H·, OH· 등의 유리기를 발생시킨다. 이 유리기가 용액에 여러 가지의 화학변화를 가져온다. 화학변화의 수량을 측정하고 수용액에서의 방사선 흡수에너지를 추정하는 것을 화학선량계라고 한다.

화학선량계 구비조건

① 방사선에 의한 화학적 변화량이 넓은 선량범위에 걸쳐서 흡수선량에 비례해야 한다.
② 선량률, 방사선의 에너지, LET, 온도 등에 의해 그 화학적 변화량이 영향을 받지 않아야 한다.
③ 재현성이 좋아야 한다.
④ 조사전, 후에 빛이나 공기 등에 의해 변질되지 않아야 한다.
⑤ 사용이 간편해야 한다.
⑥ 가격이 저렴해야 한다.

현재 화학선량계에서 대표적인 것은 황산 제1철 수용액의 Fe^{2+}가 Fe^{3+}로 산화되는 반응을 이용한 철선량계와 황산 제2세륨 용액의 Ce^{4+}가 Ce^{3+}로 환원되는 반응을 이용한 세륨선량계가 있다. 이외에 벤젠-수 선량계, methylene blue 수용액, 고분자물질의 점성 변화나 착색 현상을 이용한 선량계 등이 있다.

1) G값(G value)

수용액상의 선량계는 일반적으로 묽은 용액으로 구성되어 있으며, 방사선은 물과 작용하여 10^{-10} [s] 이내에 화학적으로 활성인 산물을 만들어낸다. 쌍을 이루지 못한 전자를 갖고 있는 H^+와 OH^- 같은 유리기와 H_2와 H_2O_2 같은 부산물을 포함한 이들 생성물들은 하전입자의 궤도를 따라 불균일하게 분포된다. 초기반응 후 10^{-6} [s] 정도가 지나면 이러한 1차 생성물들의 공간분포는 존재하는 용질과의 화학적 반응과 동시에 일

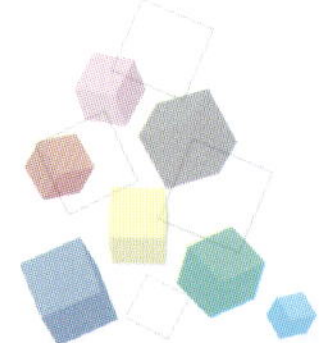

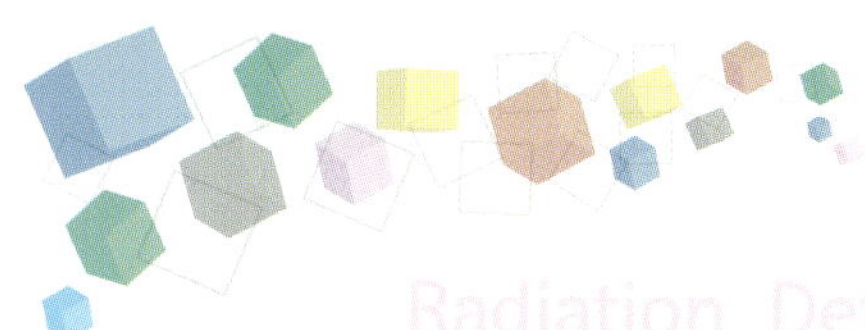

어나는 확산현상에 의해 균일하게 되는 경향이 있다.

G값은 물질에 방사선이 조사되었을 때 어느 정도의 화학변화가 일어나는가를 나타내는 것이다. 이것은 방사선 흡수에너지 100 [eV]당 반응 또는 변화되는 분자수를 말한다. 최근에는 ICRU가 1980년도에 정의한 산물 x에 대한 방사선의 화학적 수율인 G(x)로 표시하기도 한다. G(x)는 mol/J의 단위로 표현되며, G값에 1.037×10^{-7}을 곱하여 구할 수 있다.

$$G(x) = 1.037 \times 10^{-7} G \quad (11\text{-}4)$$

2) 화학선량계의 종류

(1) 용매가 물인 경우(aqueous system)

① 철선량계(ferrous sulfate dosimeter)

철선량계는 통상 Fricke 선량계라고 하며 이 표준 Fricke 선량계 용액의 조성은 삼중으로 증류시킨 물과 고순도의 시약으로 제조한 0.001M $FeSO_4$나 $Fe(NH_4)_2(SO_4)_2$와 0.8N H_2SO_4이다. 0.8N H_2SO_4에 0.1 M이나 0.01 M의 황산 제1철 원액을 첨가하여 혼합액을 제조할 수도 있다. 황산 제1철(Fe^{2+})원액은 시간이 지남에 따라 점차 황산 제2철(Fe^{3+})로 산화된다. 이 과정은 냉암소의 저장으로 감소시킬 수 있다. 이러한 현상은 방사선 피폭영향과 동일하므로 같은 용액으로 백그라운드 제어용 판독을 실시하여야 하며 최적의 결과를 얻기 위해서 사용 바로 전에 새용액을 준비하여야 한다. 위의 혼합액에 0.001 M의 NaCl을 첨가하면서 조사시 유기 불순물에 대한 감도를 떨어뜨리므로 매우 높은 선량률을 측정하는 경우를 제외하고는 유리하다. 고선량률 측정시에는 NaCl이 제2철 이온의 수율을 감소시키므로 피해야 한다.

(a) 화학적 반응

이 용액에 방사선을 조사하면 다음 반응이 생긴다.

(ㄱ) $H_2O \rightarrow H\cdot + OH\cdot$

(ㄴ) $Fe^{2+} + OH\cdot \rightarrow Fe^{3+} + OH^-$

(ㄷ) $H\cdot + O_2 \rightarrow HO_2$

(ㄹ) $Fe^{2+} + HO_2 \rightarrow Fe^{3+} + HO_2^-$

(ㅁ) $HO_2^- + H^+ \rightarrow H_2O_2$

(ㅂ) $Fe^{2+} + H_2O_2 \rightarrow Fe^{3+} + OH^- + OH\cdot$

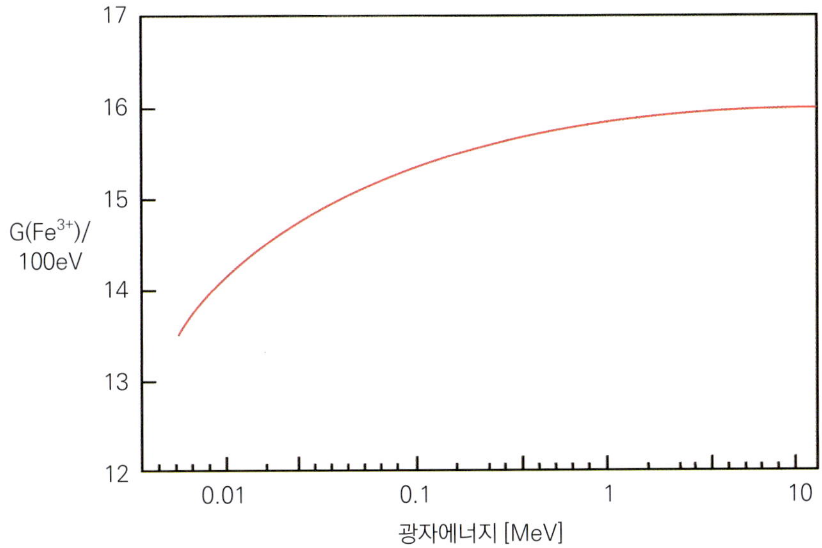

▼ 그림 11-1 **광자에너지에 따른 제2철 이온 생성시의 G값**

물의 방사선 분해에 의하여 생성된 H·, OH· 등의 유리기가 작용하게 된다. H·에 의하여 3개, H_2O_2에 의하여 2개의 Fe^{2+}가 산화되어 Fe^{3+}가 된다. 이 결과 ^{60}Co 감마에 대하여 $G(Fe^{3+}) = 15.5(100\ [eV]) = 1.61\ [\mu mol/J]$이 된다. 이 반응은 용존산소가 충분했을 경우(산소포화)이지만 용존산소가 없는 상태(질소포화)로 되면 ㉢식의 반응이 진행하지 않고 $G(Fe^{3+}) \fallingdotseq 8.1$이 된다. G값을 이미 알고 있으면 방사선 조사후의 Fe^{3+}의 증가량을 분광광도계의 흡광도 측정으로 수용액 속의 흡수에너지를 알 수 있다. G값은 입사방사선의 에너지에 따라 변화하지만 1 [MeV] 정도의 감마선에서는 약 15.5의 값을 갖는다.

(b) 흡수선량의 산출

가. Fe^{3+} 증가량 측정

흡수선량을 산출하기 위해서는 분광광도계를 사용하여 Fe^{3+}의 증가량을 측정한다.

Fe^{3+}는 자외선을 흡수하지만 Fe^{2+}는 흡수하지 않는다. 따라서 Fe^{3+}는 304 [nm]의 자외선을 특히 강하게 흡수하기 때문에 분광광도계의 파장을 304 [nm]로 설정하고 흡광도를 측정하여 이것을 Fe^{3+}의 분자 흡광계수로 나누면 Fe^{3+}의 증가량 [mol/ℓ]을 알 수 있다.

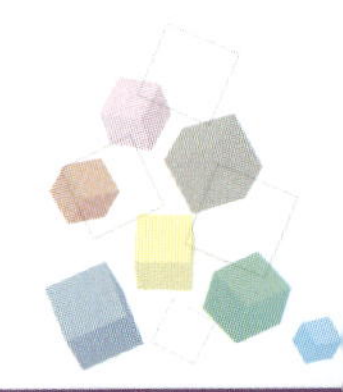

나. 흡수선량 측정

방사선 조사에 의한 Fe^{3+}의 증가량 [mol/ℓ]을 측정한 후 다음 식에서 흡수선량을 산출할 수 있다.

$$D(Gy) = 9.64 \times 10^6 \frac{M}{G \cdot \rho} \qquad (11\text{-}5)$$

(M : Fe^{3+}의 증가량[㏖/ℓ], G : Fe^{3+}의 G값, ρ : 수용액의 밀도)

② 세륨선량계(cerium dosimeter)

약 0.004 M의 황산 제2세륨 용액을 고순도의 증류수로 조제하고 황산을 넣어 0.8N의 황산 산성액으로 한다. 방사선 조사에 의한 반응식은 다음과 같이 된다.

(ㄱ) $H\cdot + O_2 \rightarrow HO_2$

(ㄴ) $Ce^{4+} + H\cdot \rightarrow Ce^{3+} + H^+$

(ㄷ) $Ce^{4+} + HO_2 \rightarrow Ce^{3+} + H^+ + O_2$

(ㄹ) $Ce^{3+} + OH\cdot \rightarrow Ce^{4+} + OH^-$

(ㅁ) $Ce^{4+} + H_2O_2 \rightarrow Ce^{3+} + H^+ + HO_2$

이 결과 H·에 의하여 1개 H_2O_2에 의하여 2개의 Ce^{4+}가 Ce^{3+}로 환원되고, 반대로 OH·에 의하여 1개가 산화되기 때문에 G값은 2.45 정도로 낮다. 세륨 선량계의 장점은 10^2 ~10^5 [Gy]까지 대선량 측정이 가능하고, 에너지의존성이 적으며 용존산소의 농도에는 영향을 받지 않는다. 반면에 G값이 낮아 감도가 나쁘고 불순물이 약간만 섞여도 수량이 변동하는 단점이 있다. 따라서 고순도의 시약과 충분히 증류된 증류수를 사용해야한다.

(2) 용매가 물이 아닌 경우(others system)

예를 들어 염화탄화수소(chloroform, trichloro-ethylene)에 방사선을 쪼이면 산이 형성되고, 이것을 pH meter로 측정하는 것도 있다.

① 벤젠-수 선량계 : 벤젠 포화수용액을 사용하고 페놀의 생성량을 측정(G=2.63)

② Methylene blue 수용액 : 수용액의 탈색을 비색계로 측정한다.

③ Chloroform-BCP : 수용액의 변색을 비색계로 측정한다.

④ Plastic film : 필름의 탈색을 비색계로 측정한다.

⑤ 기타 : N_2+O_2 가스의 압력변화를 측정한다.

3) 화학선량계의 특성

① 일반적으로 화학선량계는 대선량의 측정에 적합하고 물의 흡수선량을 정밀도 있게 측정할 수 있다. 철선량계의 경우 약 4×10^2~4×10^3 [Gy] 범위에서는 선량의존성이 적으며 안전성과 재현성이 좋다. 그러나 저선량 측정이 곤란하다.

② 2차 표준측정기로서의 가치가 있다.

③ 선량의존성이 적다.

④ 온도의존성이 적다.

⑤ G값이 높은 것일수록 감도는 좋다.

⑥ 취급하기가 복잡하므로 일상적인 측정에는 적합하지 않고, 선량계의 교정목적으로 사용된다.

⑦ 주로 감마선, 전자선 측정에 사용된다.

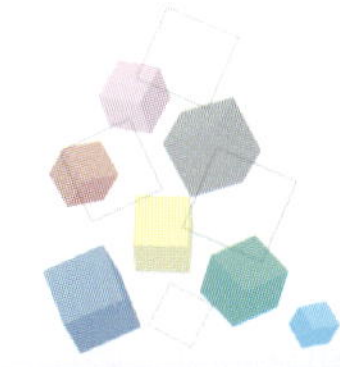

3. 열량계(calorimeter)

물질에 흡수된 방사선 에너지의 대부분은 최후에는 열에너지로 된다. 이것에 의한 물질의 온도상승을 검출하여 흡수선량 혹은 에너지 플루언스를 측정한다. 흡수물질에는 엑스선, 감마선에 대해서는 납, 전자선에 대해서는 알루미늄, 탄소가 사용된다. 또한 온도의 검출에는 작은 온도 변화에도 감도가 매우 좋은 서미스터(thermistor)가 사용된다. 국소적인 흡수선량이나 에너지 플루언스를 직접 측정하며 절대측정이 가능하며 표준선량계로 이용된다.

물 1 [g]에 1 [rad]의 흡수선량이 있을 경우 그 온도상승은 다음과 같이 된다.

$$1\,[\text{rad}] = 100\,[\text{erg/g}] = 10^{-5}\,[\text{J/g}] = 2.4 \times 10^{-6}\,[\text{cal/g}]$$

물의 비열은 1이므로 1 [rad]의 흡수선량에서는 2.4×10^{-6} [℃]의 온도상승이 된다(1 [Gy] = 2.4×10^{-4} [℃]). 온도변화는 적기 때문에 열량계의 구조는 외계와 완전히 단열하든가 주위의 벽을 흡수체와 같은 정도의 온도까지 가열하여 열평형을 유지하는 연구가 필요하다. 흡수선량 측정에서는 팬톰 속에 작은 흡수체를 삽입하고 jacket을 사용하여 하전입자평형을 유지하며, 또한 에너지 플루언스 측정에서는 입사하는 방사선을 전부 흡수시키는 연구가 필요하다.

열량계는 모든 방사선에 적용할 수 있고 흡수선량의 절대측정이 가능하다. 단, 대선량 측정에 적합하고, 소선량 측정은 할 수 없다.

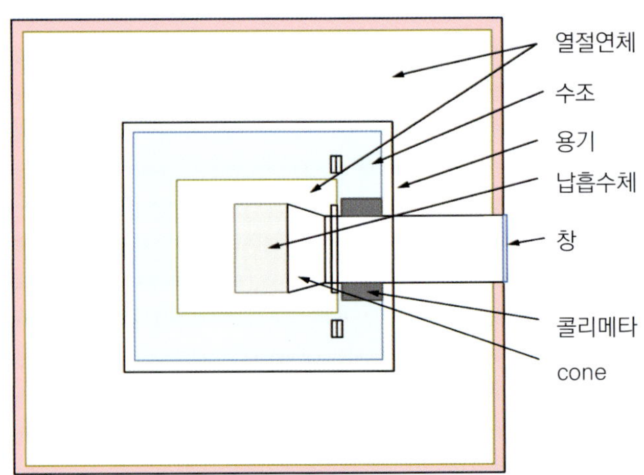

그림 11-2 **에너지 플루언스를 측정하는 열량계**

4. 체렌코프 검출기(Cerenkov radiation detector)

입자들이 아무리 빠른 속도를 갖는다 해도 자유공간 내에서 빛의 속도보다 빠르게 움직일 수는 없다. 그러나 굴절률이 n인 어떤 매질 내에서의 빛의 속도인 c/n 보다 빠르게 움직이는 경우가 있다. 이렇게 하전입자의 속도가 투과매질중의 빛의 속도보다 빠르게 되면 체렌코프 빛을 방출하는데 이 빛을 기초로 한 방사선 검출기를 체렌코프 검출기라고 한다. 체렌코프 복사에 관한 그림은 그림 11-3과 같다. 여기에서 θ는 다음과 같이 주어진다.

$$\cos\theta = \frac{c/n}{vt} \cdot t = \frac{c}{nv} \tag{11-6}$$

속도가 큰 전자선속이 유리 또는 투명체와 같은 매질 내에서 진행하면 이 복사선을 측정할 수 있고, 또 각도를 측정할 수 있으므로 이 입자의 속도를 산출할 수 있다. 속도가 아주 빠른 전자선속이 관계된 체렌코프 복사는 눈으로 볼 수 있는 빛을 발생한다. 따라서 체렌코프 검출기는 물질 중에서 체렌코프 빛을 발생할 수 있을 정도의 높은 에너지를 가진 베타선이나 감마선 상호작용에서 생성된 고에너지의 2차전자를 검출하는 경우에만 이용되고 있다. 체렌코프 검출기는 체렌코프 빛이 체렌코프 매질과 광전자증배관을 이용하는 점에서 신틸레이션 검출기와 유사하다.

체렌코프 빛을 발생시키시 위해서는 매질에서 필요한 최소한의 입자속도보다 큰 속도가 필요하게 된다. 따라서 체렌코프 검출기는 모든 방사선검출기 중에서 이례적으로 고유의 선별특성을 갖고 있다. 전자의 경우에는 다음 식으로 주어진 최소값, 즉 임계치를 초과하는 에너지를 가진 전자에 대해서만 응답할 뿐이다.

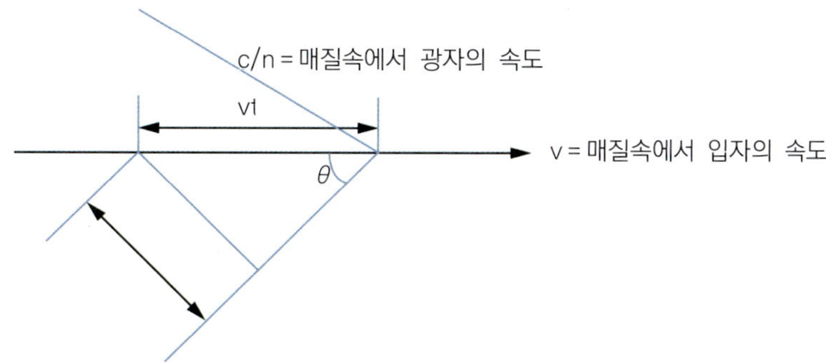

그림 11-3 **체렌코프 효과**

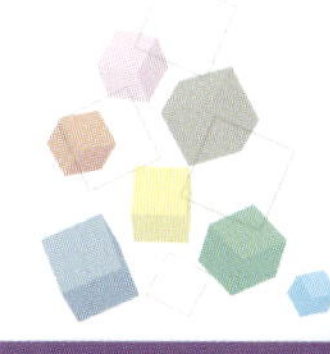

$$E_{th} = m_o c^2 \left(-1 + \sqrt{1 + \frac{1}{n^2 - 1}} \right) \quad (11\text{-}7)$$

여기서 E_{th}는 임계에너지, m_o는 전자의 정지질량, n은 굴절률이다.

임계에너지를 굴절률 n의 함수로 표시하면 그림 11-4와 같다.

그림 11-4에서 감마선으로 표시된 곡선은 감마선이 전자와 정면충돌했을 때 반도전자가 체렌코프 임계에너지를 가지는 최소 감마선에너지를 의미한다.

원자번호가 작은 물질 중에는 이 정도의 에너지를 갖는 감마선의 광전흡수를 무시할 수 있기 때문에 이 곡선은 감마선 검출의 실제적인 문턱에너지를 나타내고 있다. 이 고유에너지 선별법은 저에너지에서 높은 계수율로 기록할 경우에 아주 유용하다. 즉 바람직하지 않은 수치를 처음부터 제거할 수 있다면 계수율이 높기 때문에 발생되는 모든 문제를 피할 수 있다. 굴절률이 다른 매질을 이용하면 여러 가지 임계값을 선택할 수 있다.

또 체렌코프 빛은 전자가 그 초기속도로부터 임계속도 이하까지 감속되는데 필요한 매우 짧은 시간내에 방출된다. 이 시간은 고체나 액체내에서는 보통 10^{-12} [s] 정도이므로 체렌코프 검출기는 아주 예외적으로 고속의 응답특성을 나타낼 가능성이 있다. 그러나 실제로는 이 시간 특성은 광전증배관에 의해 제한을 받게 된다.

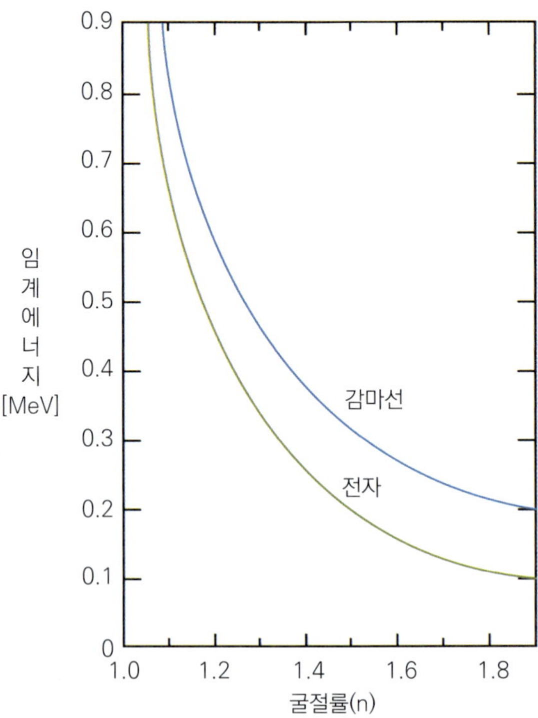

그림 11-4 **검출매질의 굴절률과 체렌코프 빛에 대한 임계에너지**

체렌코프 검출기의 가장 큰 단점은 발생하는 빛의 준위가 낮다는 것이다. 그림 11-5에 나타낸 바와 같이 보통 체렌코프 매질 내에서 전자 한 개당 발생하는 광자의 수는 MeV당 겨우 수 백개에 불과하다.

즉, 입사 에너지의 10^{-3} 정도만이 가시광으로 변환되는데, 이는 양호한 섬광체 광전환 수율의 약 1/100 정도에 불과한 것이다. 한편 섬광체의 빛은 등방적으로 방출되는데 반해 체렌코프 광자는 입자의 진행방향을 따라서 꼭지점각 θ를 가진 원추 범위로 한정되어 방출된다.

또 파장이 λ인 체렌코프 광자의 수율은 $1/\lambda^2$에 비례하므로 방사광의 스펙트럼은 단파장 영역에 집중되어 있다. 체렌코프 매질의 선정기준은 빛의 양호한 투과성과 이상적으로 섬광성분을 갖고 있지 않는 물질로 이루어진 것을 적당하게 선정함으로써 굴절률을 1~1.8까지 변화시킬 수 있다.

여러 압력하에서 기체는 굴절률이 1~1.2 사이에 들어가며, 굴절률이 1.2~1.33 사이에 들어있는 물질로는 액화 기체가 있다. 또 1.33~1.47 범위는 글리세린과 물을 혼합해서 얻을 수 있고, 1.47 이상의 굴절률은 루사이트, 유리종류, 결정성 물질 등과 같은 투명한 고체에서 쉽게 얻을 수 있다.

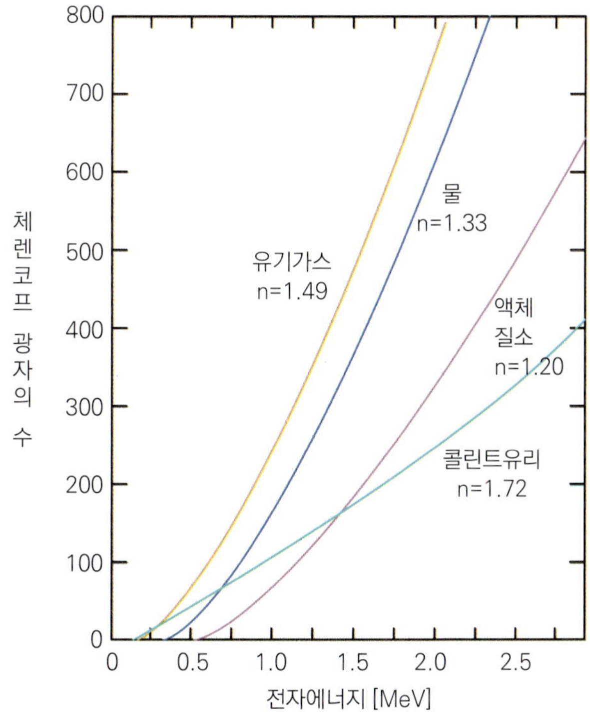

▼ 그림 11-5 **여러 가지 검출기 매질에 대한 체렌코프 광자의 광수율**

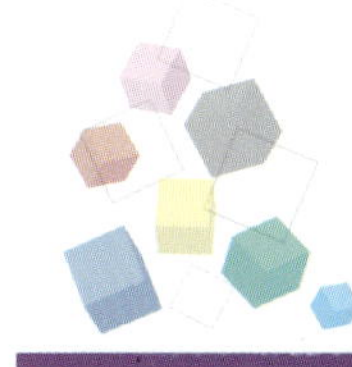

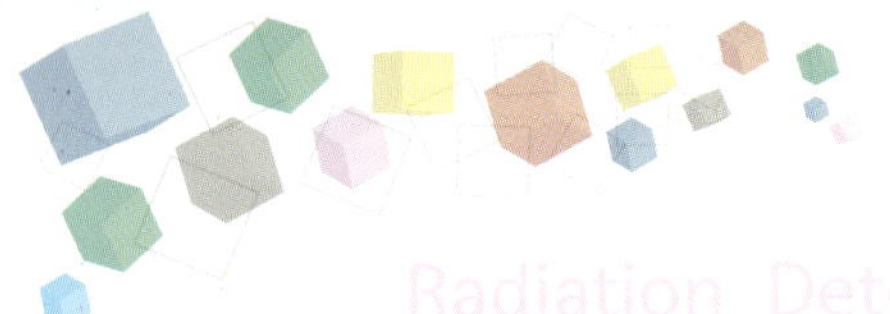

5. 비적을 이용한 검출기

하전입자가 물질을 통과할 때에 일어나는 전리는 보통 볼 수 없는데 이것을 적당한 방법으로 볼 수 있게 한 검출기이다. 만일 이 비적의 관찰이 가능하다면 방향, 길이, 회전형태, 분기의 상태 농도 등으로부터 하전입자의 통과한 통로에서 만들어진 전리상태를 알 수 있다. 따라서 입자의 수, 종류, 에너지 및 핵반응 전후의 상태를 직접 확인할 수 있으며, 주로 핵물리 우주선 및 그 에너지를 취급하는 분야에서 사용되고 있다.

이러한 검출기로는 안개상자, 거품상자, 방전함, 원자핵건판 등이 있는데 현재에 핵분열에너지를 이용하는 분야에서 사용되는 것은 건판에 의한 중성자에너지 측정에 한정되고 있다. 또한 사진용 유제의 전리에 의한 감광현상은 미약한 방사선량을 적분측정하여 보건관리분야에서 널리 사용되고 있다.

1) 안개상자(cloud chamber)

안개상자는 1912년 Wilson이 발명한 팽창형과 나중에 개발된 확산형의 두가지가 있으며 수증기가 과포화상태로 있을 때 그 속에서 방사선에 의해서 전리된 이온이 물방울을 만드는 원리를 이용한 검출기이다.

(1) 팽창형 안개상자(expansion chamber)

팽창형 안개상자는 상자내에 압축시켰던 기체를 갑자기 팽창시킬 경우 과포화된 상태로 떠다니고 있던 먼지입자나 자유이온을 응축하여 작은 방울모양을 만든다.

이 기구의 원리는 Wilson이 발견한 것으로 과포화수증기가 이온을 핵으로 해서 응결된다는 사실에 기인 된 것이다. 수증기로 포화된 공기를 급속히 팽창시키면 이는 단열변화하여 온도는 다음 식에 의하여 저하된다.

$$TV^{\gamma-1} = \text{constance} \tag{11-8}$$

여기서 T는 절대온도, V는 체적, 감마선은 정적비열(Cv)에 대한 정압비열(C_p)의 비, 즉 $\gamma = C_p/C_v$를 의미한다. 여기서 감마선은 공기와 수증기의 혼합체에 대해서 항상 1보다 크므로 공기도 체적팽창에 따라 과포화 상태에 있게 된다.

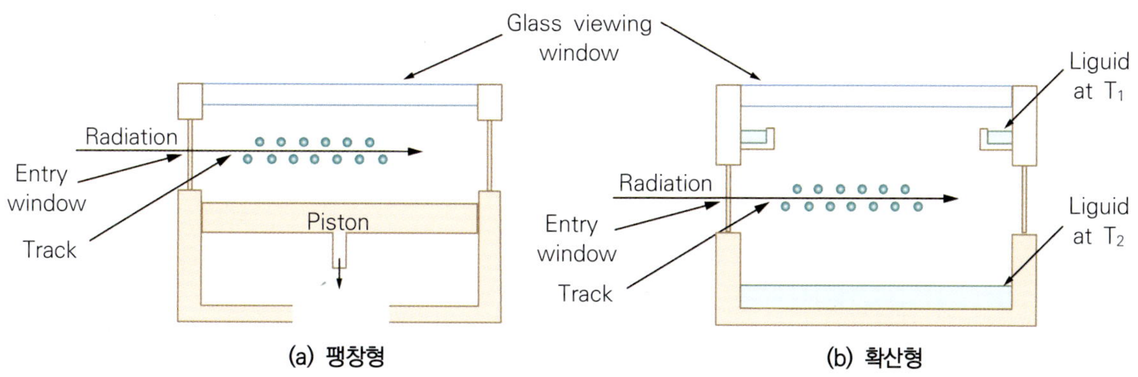

그림 11-6 **안개상자의 구조**

이 팽창형 안개상자 내에서는 공기나 아르곤과 같은 기체와 에탄올과 같은 증기로 혼합된 물질이 그림 11-6과 같이 윗면을 유리로 덮은 원통형 상자에 담겨 있으며 옆면에 있는 입구를 통하여 입사하도록 되어 있다.

피스톤을 후퇴시켜 기체-증기 혼합체를 갑자기 단열적으로 팽창시키면 팽창되기 전에 비적을 따라 생성된 이온들은 중력이나 열작용에 의하여 별로 영향을 받지 않고 미세한 작은 방울모형을 만든다.

이렇게 생성된 방울모형의 비적은 적당한 조명을 통하여 관측이 가능하며 각도를 두세 번 변경시켜 사진을 찍으며 입체적인 위치를 기록할 수 있다. 이러한 안개상자 사진기법에 의하여 역사적으로 중요한 양전자, 중성자 및 핵붕괴가 발견되었다. 안개상자에 의하여 방사선의 비적을 직접 볼 수 있으며, 이로부터 원자들 개개의 작용과 대전입자와 각각의 원자와의 상호작용을 관측할 수 있다.

Wilson의 안개상자도 오늘날에 이르기까지 많은 발전을 하여 왔는데, 한 예로서는 사진을 많이 찍어내기 위해서 자동장치로써 공기와 수증기의 팽창을 고속도로 반복시켜 사진을 영화필림으로 연속적으로 촬영할 수 있게 되었다. 또한 두 개의 사진기로 입체촬영을 하면 입자의 공간적 비적도 알 수 있다.

안개상자를 전장 혹은 자장내에 놓으면 (-)대전입자와 (+)대전입자의 비적이 분할되며, 이들 비적의 곡률로부터 전하의 부호와 입자의 운동량을 측정할 수 있다. 또한 서로 다른 두 종류의 입자들은 비적에 있어서도 다른 형태로 나타난다. 알파입자와 같이 질량이 크고 느린 입자들은 폭이 넓고 조밀한 비적을 남기며, 속도가 늦은 전자에 있어서는 좁고 비틀린 비적이 생기고, 고속 입자에 대해서는 질량에 관계 없이 좁은 직선비적을 남긴다.

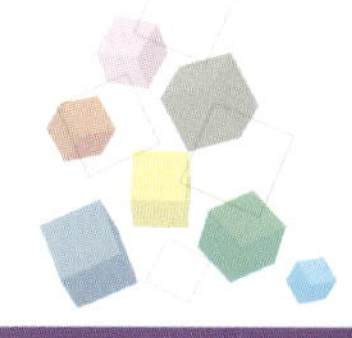

(2) 확산형 안개상자(diffusion chamber)

확산형 안개상자는 1950년대에 소개된 방법으로 팽창형을 개조한 안개상자이다. 이 경우 확장시키는 피스톤을 사용하지 않고 상자의 한쪽 면을 드라이아이스로 냉각한 후 공기체적 속에 아이소프로필 알코올(isopropyl alcohol)을 분사시키면 과포화상태가 발생된다.

방사선원을 차갑게 냉각시킨 밑면에 가까이 조사하면 알코올이 차가운 면으로 확산하면서 전리된 공기분자를 응축하여 비적을 만들며 이로 인하여 발생된 비적은 외부광원에 의하여 관측된다.

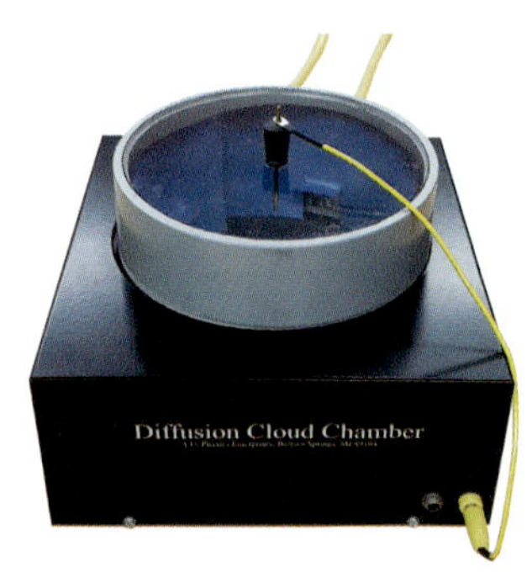

그림 11-7 확산형 안개상자

2) 거품상자(bubble chamber)

거품상자는 1952년 Donald Arthur Glaser가 고안한 것으로 기포상자라고도 한다. 안개상자에서는 과냉각된 기체가 이온을 핵으로 해서 응결되는 것을 이용하고 있지만 거품상자에서는 반대로 과열된 상태의 투명한 액체 안에 이온이 생성되면 그것을 핵으로 해서 기포가 형성되는 현상을 이용한다.

거품상자 내의 액체는 기체보다 밀도가 높고 저지능이 크므로 높은 에너지를 갖는 입자를 측정하는데 많이 사용된다. 이는 기체와 달라 액체이므로 밀도가 높고 저지능이 크므로 특히 높은 에너지 영역에서 특색을 발휘한다. 여기 액체로는 액체수소를 사용하며 고압을 걸었던 액체로부터 갑자기 그 압력을 낮추어 과열상태를 만드는 방법이 보편적으로 쓰이고 있다.

그림 11-8에 고에너지 측정용 거품상자를 표시하였다. 거품상자의 기체는 H_2, D_2, 프로판 및 프레온 등이 사용되며 높은 압력을 가한 액체로부터 갑자기 그 압력을 빼어 과열상태로 만든다.

표 11-1은 거품상자에 사용되는 기체의 동작조건을 표시하였다.

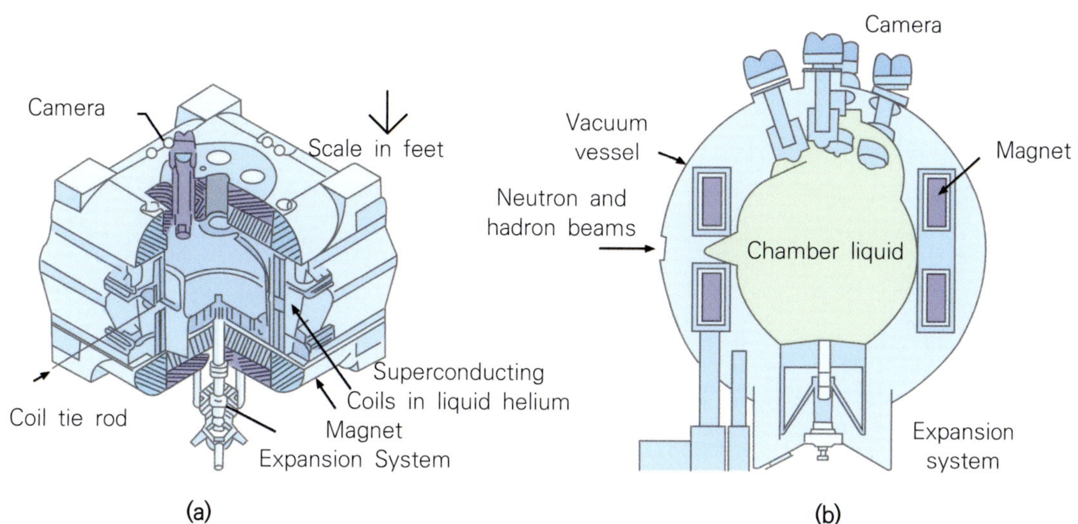

그림 11-8 고에너지 거품상자

표 11-1 기체와 증기의 종류에 따른 팽창율과 과포화율

기 체	증 기	팽창율	과포화율
공 기	물	1.31	5.7
아 르 곤	물	1.19	5.7
공 기	에틸알콜	1.19	2.5
아 르 곤	에틸알콜	1.14	2.5
공 기	40% 물+60% 에틸알콜	1.15	1.9
아 르 곤	40% 물+60% 에틸알콜	1.09	1.9

3) 방전함(discharge chamber)

평행판상전극의 사이에 있는 기체속을 하전입자가 통과한 후에 바로 이 함에 고압펄스전압을 가하여 방전을 일으키면 전류에 의하여 이온이 생성된 비정에 따라 방전이 발생한다. 이 방전으로 발광현상이 일어나는 것을 관찰하면 비적측정이 가능하다. 기체로는 수 %정도의 네온에 아르곤을 혼합한 것이 사용된다.

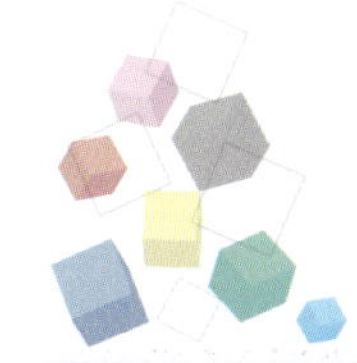

4) 원자핵건판

원자핵건판은 방사선의 사진작용을 이용하여 우주선이나 원자핵반응을 연구하기 위하여 방사선에 감광되기 쉽게 만든 특수건판이다. 사진필름이나 건판에 칠한 유제에는 AgBr이 포함되어 있다. 엑스선이 입사하면 AgBr의 결정에 흡수되어 전자가 방출되며 이것을 중심으로 Ag이온이 석출된다. 이러한 상태를 잠상이라 하며, 이 잠상은 현상을 통하여 보다 많은 Ag입자를 석출시킨다. 하전입자를 통과시키면 전류에 의하여 전자가 방출되며 이 전자가 같은 방법의 반응을 일으켜 잠상을 만든다. 원자핵건판 중에서 하전입자의 비적을 그림 11-9에 나타내었다. 그러나 전류에 의하여 방출된 전자의 수는 엑스선의 경우보다 작기 때문에 유제의 막을 두껍게 하거나 AgBr(취화은)의 농도를 크게 하여 감도를 향상시켜야 한다.

이렇게 작용된 흑화는 유제속에서의 비적으로 나타나는데 이들 원자핵건판에 나타난 비적은 현미경 등으로 판독한다. 필름 배지의 경우 케이스에 몇 가지 다른 재질의 필터를 붙여 입사방사선의 종류와 에너지를 알 수 있으며 현상시간이나 현상액의 온도가 미소하게 흑화도에 영향을 주므로 현상할 때마다 표준시료에 조사된 필름과 함께 현상하여 이 흑화도의 비교에 의하여 방사선량을 구할 수 있다. 또한 그 선량차를 농도차의 사진으로 기록할 수 있으므로 방사성 물질의 분포를 조사하는 autoradiography에 응용도 가능하다.

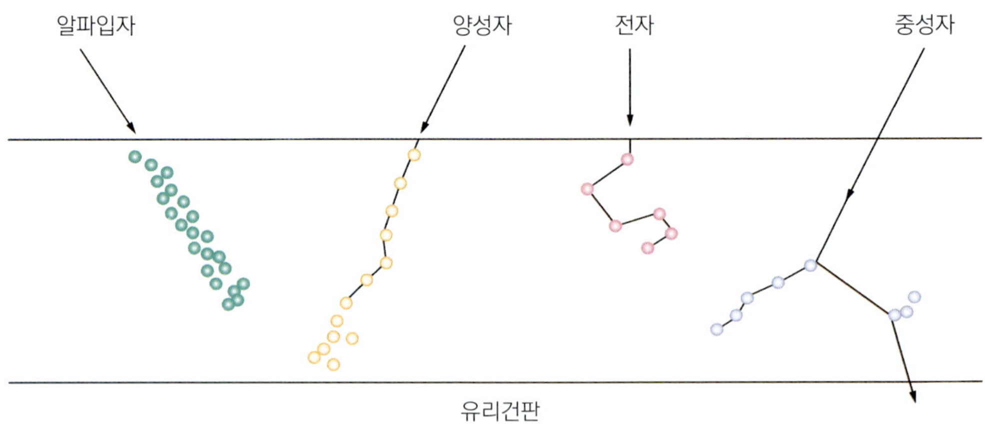

그림 11-9 **원자핵 건판에서 하전입자의 비적**

Radiation Detection & Measurement

Chapter 12
방사선관리용 측정기
(Radiation Monitor)

학습목표

● **일반적 학습목표**

· 방사선관리를 위하여 방사선계측의 필요성을 이해하고, 방사선관리의 종류와 그 방법들을 이해한다.

● **구체적 학습목표**

▶ 개인피폭관리

· 방사선의 개인피폭의 의미를 이해한다.
· 개인피폭을 계측할 수 있는 검출기의 조건을 이해한다.
· 개인피폭선량계의 종류를 이해한다.
· 개인피폭선량계의 구조와 특징을 이해한다.
· 개인피폭계측을 위한 방법을 이해한다.

▶ 환경방사선

· 환경방사선 관리의 의미를 이해한다.
· 환경방사선을 계측할 수 있는 검출기의 조건을 이해한다.
· 환경방사선 검출기의 구조와 특징을 이해한다.
· 환경방사선 계측의 방법을 이해한다.

방사선관리용 측정기를 선택할 때 고려되어야 할 인자는 방사선의 종류, 에너지 스펙트럼, 방사선의 진행방향, 세기, 공간 및 시간적 변화 등이 있다. 따라서 교정이 잘 된 측정기로 측정할 때는 에너지의존성, 방향의존성, 선량률의존성, 두 종류 이상의 방사선 혼재 여부, 정확도와 정밀도 등도 고려해야 한다.

방사선관리용 측정기는 개인피폭선량 측정기와 환경방사선 측정기로 분류할 수 있다. 한편, 방사선관리에서 방사선이나 방사성물질에 의한 피폭을 추정하거나 피폭제어에 관계되는 방사선 또는 방사능의 측정을 방사선모니터링이라고 정의한다.

이에 따라 측정대상, 시료채취방법, 측정방법, 측정빈도 그리고 측정기의 배치 등을 선택하여 목적에 적합하게 조합하고 모니터링을 적용시켜 실제로 수행하기 위하여 하나의 체계로 구성한 것을 모니터링 프로그램이라 한다.

방사선 모니터링을 모니터링 프로그램에 따라 분류하면 다음과 같다.

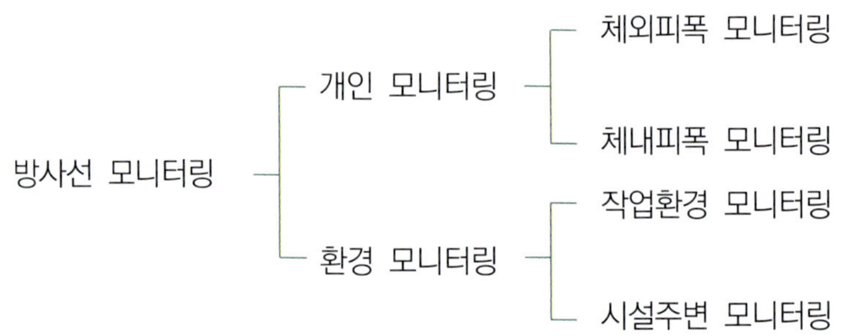

1. 개인피폭선량 측정기

개인피폭선량의 측정 목적은 다음과 같다.

① 개인의 집적선량을 측정(기본기능)
② 특정작업이나 작업기간에 대한 단기간의 피폭상황을 파악(보조기능)
③ 사고로 인한 대량 피폭시 그 선량 값을 판단(비상기능)
④ 고선량율 작업환경에서 과피폭을 예방(경보기능)

첫번째 목적인 집적선량의 측정은 개인피폭선량계를 사용하는 기본목적이며 선량계가 갖추어야 할 최소한의 기능이므로 선량계는 기본적으로 이 기능을 갖는 것으로 간주할 수 있다.

방사선 작업종사자의 외부피폭선량은 전신과 피부, 손가락 등의 국소 부위에 대하여 측정한다. 이에 합당한 측정기로서는 장시간의 피폭선량 집적이 가능하고, 폭넓은 선량 측정 범위가 가능해야 한다. 또한 자연방사선에 의한 피폭량의 변화와 절연체를 통한 누설, 퇴행현상은 판독전의 정상적인 경과시간보다 작아야 하며 대개 작업자의 옷에 부착하므로 무게가 가볍고 크기가 작아야 하며 판독시스템이 간단하고 쉬워야 한다.

개인피폭선량 측정기에는 포켓선량계, 필름배지, TLD, PLD, OSLD, 개인경보선량계(personal alarm dosimeter), 전자식개인선량계(electronic personal dosimeter; EPD) 등이 사용된다. 이때의 체외피폭에 의한 선량은 등가선량으로 측정해야 한다.

표 12-1에 선량계별로 측정목적에 대한 충족성을 종합 정리하였으며, 각 선량계의 방사선질에 따른 적용성을 표 12-2에 요약하였다.

표 12-1 선량계별 측정 목적 충족성

선량계	측정 목적			
	기본기능	보조기능	비상기능	경보기능
필름배지(FB)	◎	×	△	×
열형광선량계(TLD)	◎	△	◎	×
전자식개인선량계(EPD)	◎	◎	△	◎
포켓선량계(PD)	○	◎	△	△
형광유리선량계(PLD)	◎	△	◎	×
개인경보선량계(PAD)	○	◎	△	◎

표 12-2 방사선 에너지에 대한 선량계의 적용성

방사선	에너지	선량계					
		FB	TLD	EPD	PD	PLD	PAD
엑스(감마)선	0~30keV	△	○	×	×	△	×
	30~300keV	◎	◎	◎	○	◎	○
	0.3~3MeV	◎	◎	◎	◎	◎	○
	3MeV 〈	○	○	○	△	○	○
베타선	0~30keV	×	○	×	×	△	×
	30~1000keV	△	◎	○	×	◎	×
	1~3MeV	○	◎	◎	×	◎	×
	3MeV 〈	△	○	○	△	○	△
베타-감마혼재	-	○	○	○	×	○	×

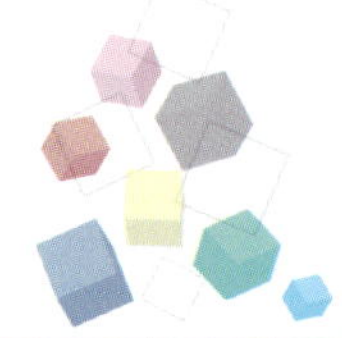

1) 포켓 선량계(Pocket 선량계)

포켓선량계에는 일반적으로 pocket chamber 및 pocket dosimeter라고 부르는 두가지 형이 있다(그림 12-1). 이들은 콘덴서 전리함의 원리에 근거를 둔 것으로 검전기와 전리함을 하나로 하고 충전기만 따로 떼어낸 것을 직독식 pocket 선량계(pocket dosimeter; PD형, 그림 12-2)라 하며 언제나 임의로 선량을 읽을 수 있다.
또한 검전기와 충전기를 하나로 하고 전리함만을 따로 한 것은 pocket 전리함(pocket chamber; PC형)이라 하며 측정은 검전기(charger-reader)에 의해 선량을 읽을 수 있으며 한번 판독하면 그 이후는 적산하지 못한다.

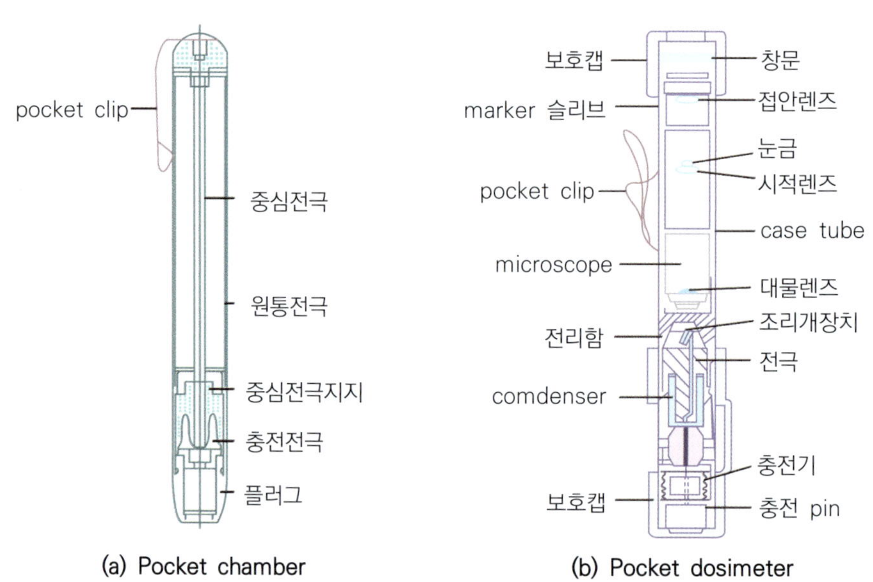

(a) Pocket chamber (b) Pocket dosimeter

그림 12-1 **Pocket 선량계**

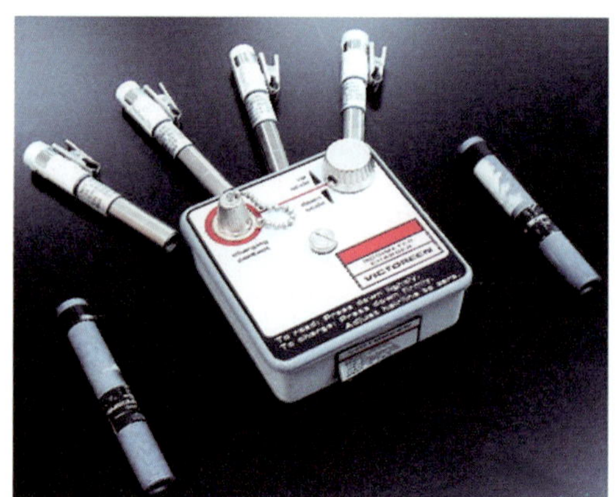

그림 12-2 **Pocket dosimeter와 충전기**

(1) 엑스선, 감마선용

측정선량은 0~1 [mGy] 또는 0~2 [mGy] 정도가 일반적이지만 0~6 [mGy]까지도 시판되고 있다. PD형은 내부에 검전기, 렌즈 등을 삽입하였기 때문에 저에너지 측정에서는 에너지 특성이 조금씩 나빠진다. 그러나 다른 피폭선량 측정기에 비하면 에너지의존성은 비교적 적다. 하루의 적산측정이 가능하지만 장시간 휴대하고 다니면 충전전하가 자연히 누설되어 지시치가 증가하고 (+)오차가 되며 또한 기계적 충격이나 습기에 약하여 이것으로 인한 오차가 생기기 쉽다.

포켓선량계는 읽음의 오차를 고려하면 최저측정한계는 수십 [μSv] 정도이며 저선량용은 0~2 [mSv], 고선량용은 0~50 [mSv] 정도의 측정범위를 갖는다. 미세한 전리함의 구성에 따르는 오차가 있어서 측정치의 정확도는 MeV의 감마선에 대해 ±10% 정도의 오차가 있다. 그러나 수백 [keV] 이하의 엑스선 영역에서 에너지의존성이 크기 때문에 에너지 스펙트럼의 저하가 많은 실제 피폭 방사선장에서의 정확도는 ±30%까지 이를 수 있다.

원통형인 특성상 반경방향으로의 방향특성은 ±3%로 거의 균일하다. 충전된 고전압의 자연방전으로 8시간당 1% 정도의 누설이 발생하므로 0~2 [mSv] 포켓 선량계에서는 8시간에 20 [μSv]까지 자연증가가 관측될 수 있다. 정기적으로 그 누설률을 확인하여 부당하게 높은 누설을 보이는 것은 폐기해야 한다.

포켓선량계는 전리함이므로 300 [keV] 이상의 엑스선 또는 감마선에 대한 감도는 특히 우수하다. 그러나 기계적 강도의 요구로 극히 약한 재료를 사용할 수 없어 300 [keV] 이하의 엑스선에 대한 엑스선 또는 감마선용 포켓선량계의 감도는 급속히 저하된다. 저에너지의 엑스선을 전문으로 취급하는 작업장에서는 엑스선용으로 특별히 제작된 포켓선량계를 사용해야 한다.

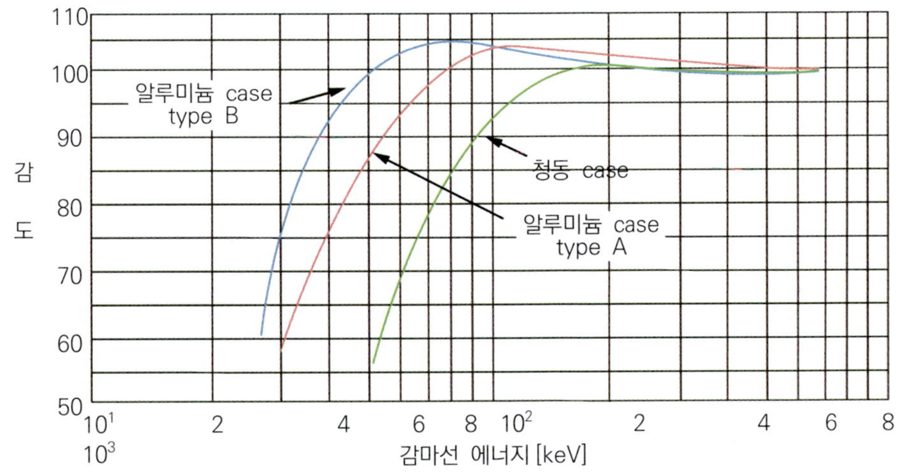

▼ 그림 12-3 **감마선용 포켓선량계의 에너지 특성**

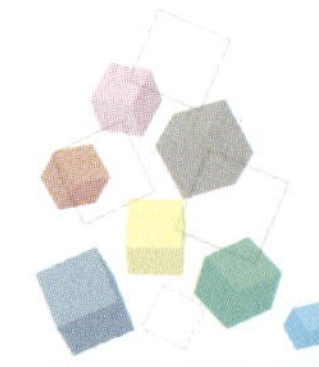

(2) Pocket 선량계의 장단점

① 장 점

(a) 에너지의존성이 다른 것에 비하여 비교적 작다.

(b) 필름배지에 비하여 방향의존성이 작다.

(c) 측정결과를 곧 알 수 있다.

(d) 조사선량의 측정에 가장 적합하다.

(e) 측정조작이 비교적 간단하다.

② 단 점

(a) 습기에 약하고 보관 관리에 조심해야 한다.

(b) 기계적으로 약하고 충격을 주면 오차가 발생한다.

(c) 1일 측정이 목적이고, 장기간의 집적선량은 측정할 수 없다.

2) 필름배지

필름배지는 엑스선, 감마선, 베타선 중성자선을 분리 측정할 수 있고 각각의 적산선량 측정이 가능하며, 측정 후의 장기간 보존이 가능하다. 필름배지는 피폭되는 방사선의 종류와 에너지에 의해 다음과 같이 나누어진다.

① 엑스선용(23~80 [keV], 엑스선, 감마선)

② 감마선용(0.12~3 [MeV], 엑스선, 감마선)

③ 광범위용(0.02~3 [MeV], 엑스선, 감마선)

④ 중성자용(0.5~10^3 [MeV])

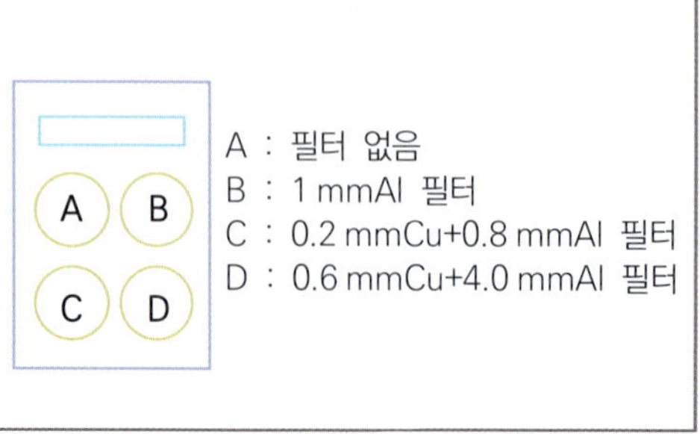

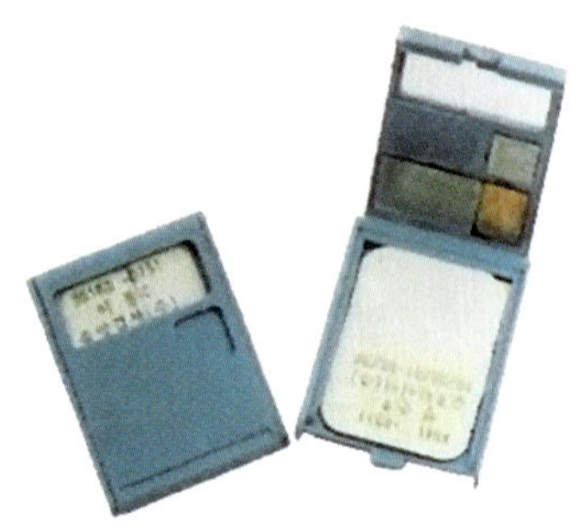

그림 12-4 엑스선용 필름배지 상자의 한 예

필름배지는 최저측정치가 비교적 높아 약 0.1 [mSv] 정도이므로 측정한계 이하 값의 처리에 약간의 문제점이 있다. 통계적 변동은 절차에 따라 차이가 있으나 대개 ±20% 범위이며 습도의 영향을 상당히 받는다.

방습 포장된 필름이 일반적인 처리주기인 30일 기간 동안 보이는 잠상퇴행은 5% 정도이나 실내 상대습도가 60% 정도에 이르면 퇴행정도가 20%를 상회하는 약점이 있다. 측정선량의 상한은 감마선은 40 [mSv] 정도, 엑스선은 0.6 [Sv] 정도로 비교적 측정범위가 좁다. 방향의존성은 필름의 형태 특성상 입사방향에 따라 상당한 차이가 있다.

(1) 엑스선용 필름배지

그림 12-4와 같이 4개의 엑스선 입사창이 있고 창 A는 filter가 없고, B는 1.0 mmAl, C는 0.2 mmCu + 0.8 mmAl, D는 0.6 mmCu + 4.0 mmAl이다.

창 A의 사진농도에서 선량을 일단 구하고, 창 A, B, C의 선량에서 엑스선의 실효에너지를 측정하고, 창 D는 fog농도 측정에 사용한다. 그림 12-5에서 보는 바와 같이 필름의 유제를 구성하는 할로겐화은은 원자번호가 높기 때문에 에너지의존성이 크고 약 40 ~ 50 [keV]에서 최고감도를 나타낸다. 따라서 입사 엑스선의 실효에너지를 모르면 에너지의존성의 보정을 못한다.

실효에너지는 창 A, B, C의 선량비(D_A/D_B) 또는 (D_B/D_C)에서 필터의 엑스선 흡수비를 이용하여 구한다. 다음 창 A의 사진농도에서 선량특성을 사용하여 선량을 구하고 먼저 구한 실효에너지에 해당되는 에너지의존성의 보정을 한다. 기타 잠상퇴행 보정, 방향의존성 보정, 표준조사에 의하여 필름 감도의 보정을 하고 정확한 피폭선량을 구한다.

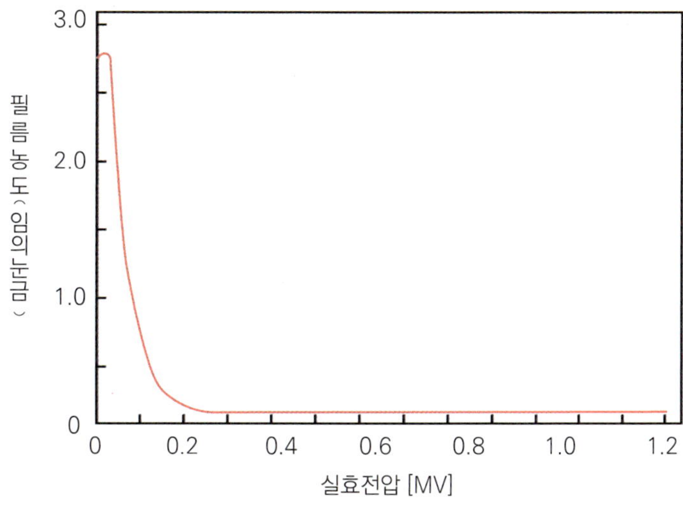

그림 12-5 필름의 선질특성

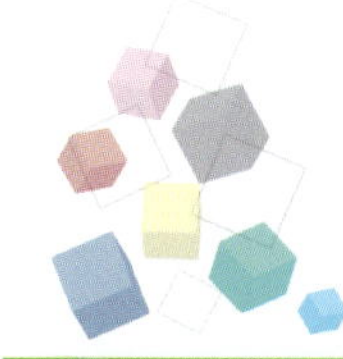

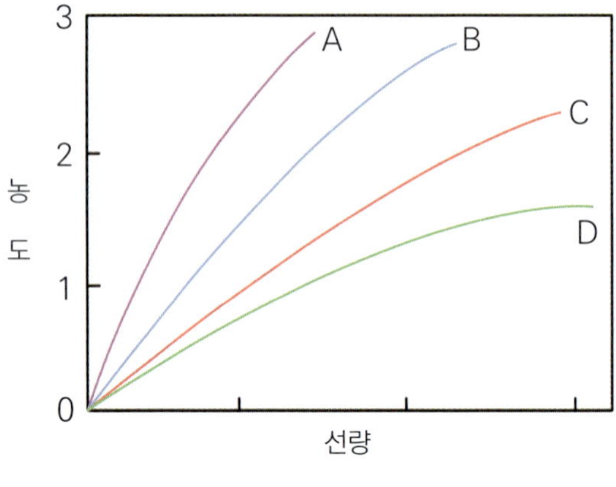

▼ 그림 12-6 **엑스선, 감마선의 선량과 필름의 사진농도 관계**

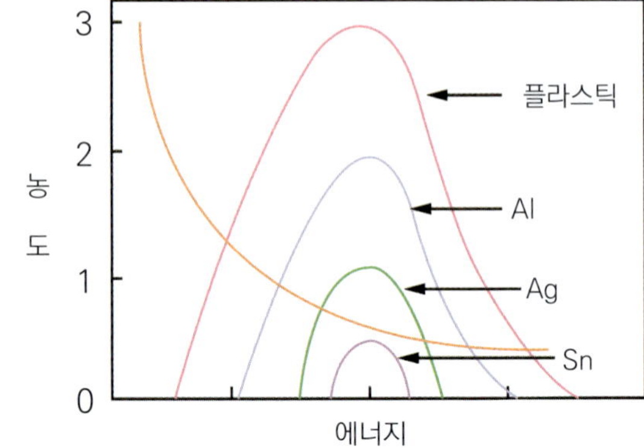

▼ 그림 12-7 **엑스선, 감마선의 에너지와 사진농도관계**

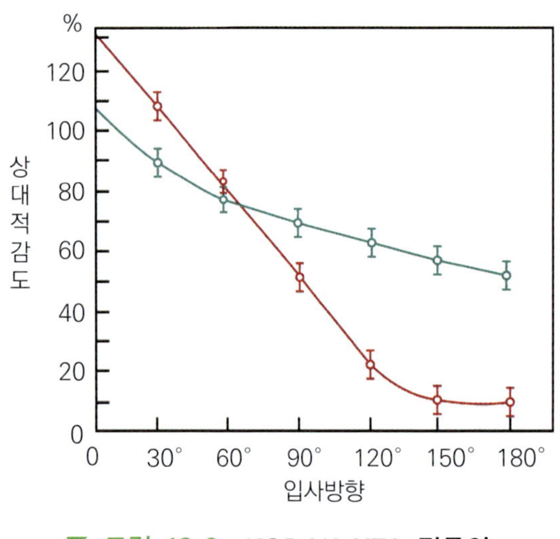

▼ 그림 12-8 **KODAK NTA 필름의 방향의존성**

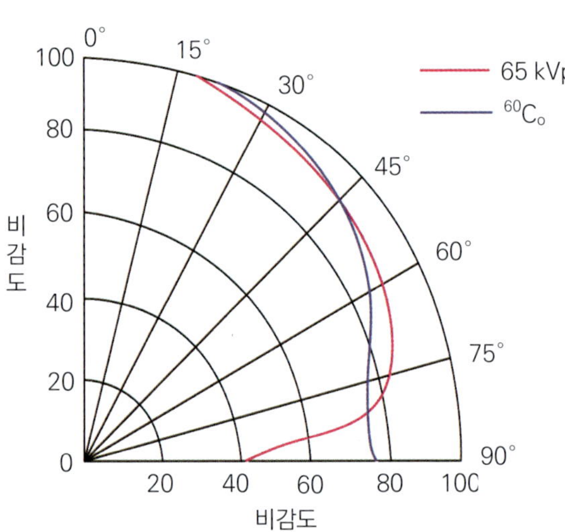

▼ 그림 12-9 **엑스선, 감마선용 film badge의 방향의존성**

사용하는 필름은 고감도용과 저감도용 2매를 사용하는데 고감도용은 0.17 [R], 저감도용은 1.8 [R]의 엑스선 조사에서 필름농도가 1.5±0.5가 되도록 만들어져 있다. 필름은 1개월간 착용하여 그 기간의 적산선량을 구하는 것이 원칙이다. 기계적으로 강하고 비교적 안정된 장기간의 측정이 가능하다.

(2) 감마선용 필름배지

세 개의 입사창이 있고, 창 A는 필터가 없고, B는 1.0 mmCu, C는 1.0 mmCd이다. 엑스선, 감마선의 에너지의존성은 비교적 적은 영역이지만 더욱더 에너지의존성을 개선하기 위하여 Cd 필터를 사용한다. 따라서 실효에너지의 측정은 필요 없다.

감마선과 함께 중성자가 섞여 있는 경우에는 $^{114}Cd(n,\ \gamma)^{115}Cd$ 반응에 의하여 감마선이 방출되어 흑화에 기여하기 때문에 이 때에는 Cd 필터를 사용한다.

이들의 필터부의 사진농도에서 선량특성을 사용하여 선량을 구하고 잠상퇴행 보정, 방향의존성 보정, 필름감도 보정을 한다. 사용 필름은 세 종류 사용하는데 고감도용은 0.4 [R], 중감도용 4.0 [R], 저감도용은 40 [R]을 각각 조사하여 이들 모두의 필름 농도가 1.5 ± 0.5가 되도록 만들어져 있다.

(3) 엑스선, 감마선 광범위용 필름배지

5개 입사창으로 된 ① Non filter ② 1.5 mmPl ③ 0.6 mmAl + 2.4 mmPl ④ 0.8 mmSn + 0.4 mmPb + 1.8 mmPl ⑤ 0.3 mmCu + 2.7 mmPl(Pl; plastic) 등이 있고, 저에너지 엑스선은 엑스선용 필름배지 방법으로 실효에너지를 구하여 선량을 산출한다. 필름은 감마선용에 사용한 고, 중, 저감도의 3매 필름을 사용한다.

(4) 중성자용 필름배지

열중성자의 측정에는 $^{114}Cd(n,\ \gamma)^{115}Cd$ 반응에 의한 감마선 흑화를 이용한다. 그러나 이외의 감마선에 의한 흑화를 보정하기 위하여 Sn 필터를 사용한다. Sn은 Cd에 비하여 열중성자에 대한 포획 단면적이 훨씬 작지만(Cd : 30barn, Sn : 0.6barn), 감마선에 대한 차폐능력은 같은 정도이기 때문에 Cd 필터의 사진농도에서 Sn 필터의 사진농도를 빼서 열중성자를 측정한다. 한편, 속중성자의 측정은 유제나 필름 지지체속에 포함되어 있는 수소원자와의 충돌로 생긴 반도양성자가 만드는 흑화의 비적수를 현미경으로 측정한다.

(5) 베타선 측정

베타선은 일반적으로 감마선용 필름을 사용해서 측정하는데 감마선용 필름배지의 no filter(개방부분, 열린창)의 일부에 플라스틱 필터를 넣고 양쪽의 흑화도 차이로부터 베타선량을 구한다.

(6) 필름배지의 장단점

① 장 점

(a) 엑스선, 감마선, 중성자 등의 각종 방사선을 측정할 수 있다.

(b) Pocket 선량계에 비하여 광범위한 선량을 측정할 수 있다.

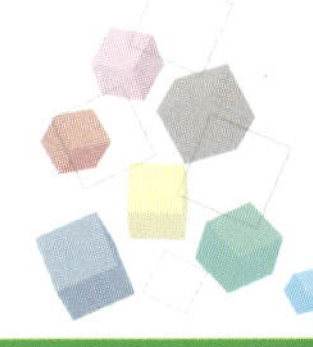

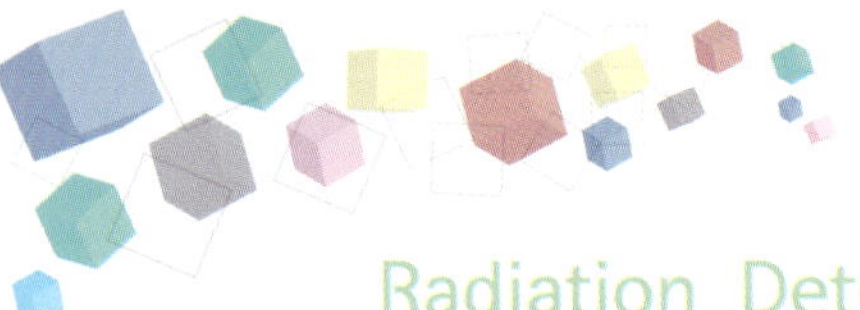

표 12-3 필름배지 성능시험 관리 기준

Radiation category	Irradiation range	Error factor control limits		Percentage error band	
		Lower	Upper	Lower	Upper
X-ray, 15~30 keV	20~600 mR	0.67	1.50	33	50
X-ray, 30~200 keV	20~600 mR	0.59	1.70	41	70
X-ray, 15~200 keV	1~500 mR	0.63	1.60	37	60
Gamma rays, 0.2~3 MeV	20~600 mR	0.71	1.40	29	40
Beta rays	40~600 mrad	0.67	1.50	33	50
Beta rays of mixed beta and gamma rays	40~600 mrad	0.50	2.00	50	100
Gamma rays of mixed X-rays and gamma rays	20~600 mR	0.71	1.40	29	40
X-rays and gamma rays	20~600 mR	0.53	1.90	50	90
Fast neutrons	50~600 mrem	0.50	2.00	47	100

(c) 비교적 장기간의 적산선량을 측정할 수 있고 기록이 남는다.

(d) 기계적으로 강하고 취급이 용이하다.

(e) 비교적 값이 싸다.

② 단 점

(a) 에너지의존성이 크다(선질 특성이 좋지 않다).

(b) 방향의존성이 크다.

(c) 잠상퇴행(fading) 현상이 있다.

(d) 온도 및 습도의 영향이 크다.

(e) 측정결과를 얻기까지에 장기간이 필요하다.

(f) 선량결과를 얻기까지의 조작과정(현상처리)과 보정이 복잡하다.

3) 열형광선량계(TLD)

열형광체에는 9장에서 설명한 것과 같은 소자를 사용하여 홀더에 넣어서 인체에 착용한다. TLD는 방사선에 대한 감도와 안전성이 좋고 비교적 동작원리가 간단하고, 소형화와 장기간에 걸친 집적선량측정이 가능하며, 넓은 선량과 에너지 영역에서 직선적인 응답특성(linear energy response)를 가지므로 개인피폭선량 측정 및 환경방사선 선량 평가에 각광을 받고 있다. 그 결과 종래에 가장 많이 사용해온 필름배지를 대체하였다. 측정선량은 0.1 mR 이상의 조사선량을 측정할 수 있고 퇴행현상이 적기 때문에 3개월에 걸쳐 장기간의 집적선량을 측정할 수 있다.

TLD는 측정범위가 매우 넓어 열형광물질의 선택에 따라 1 [μSv]에서 수천 [Sv]까지 측정 가능하며, 통상의 상용 배지도 10 [μSv] 내지 수십 [Sv]까지 측정 가능하다. 통계적 변동은 0.1 [mSv] 정도에서는 ±20%, 고선량에서는 ±10% 정도로 비교적 우수하다. 실용온도에서 온도에 의한 변동은 5% 이내로 안정되어 있고 선량준위에 따른 감도의 직선성도 5% 이내로 양호하다.

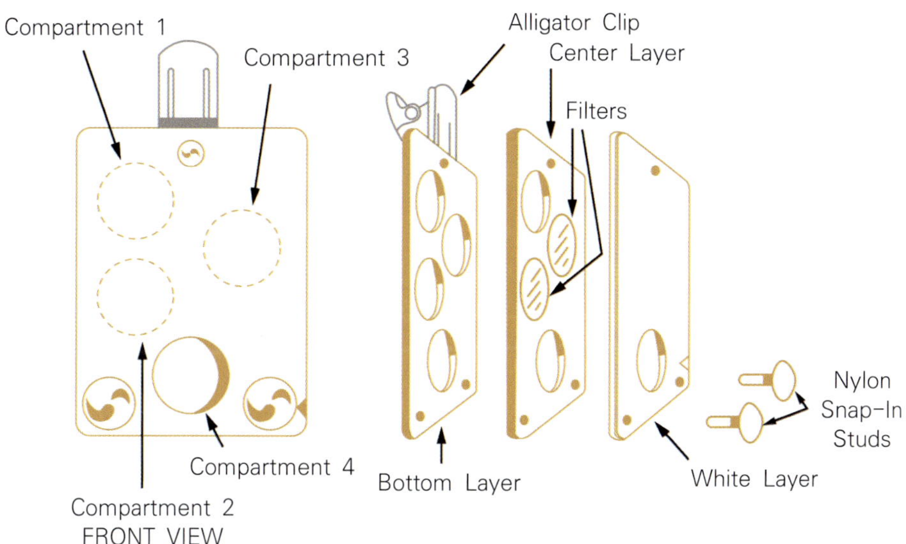

그림 12-10 TLD 배지의 구조

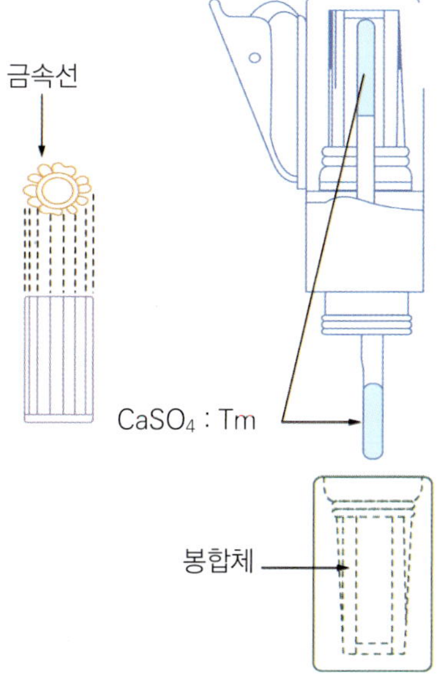

그림 12-11 TLD holder

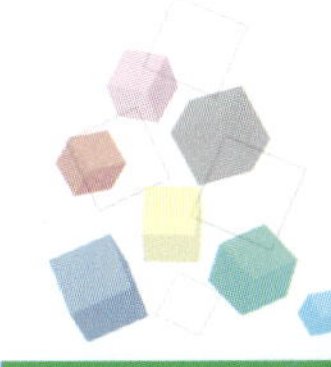

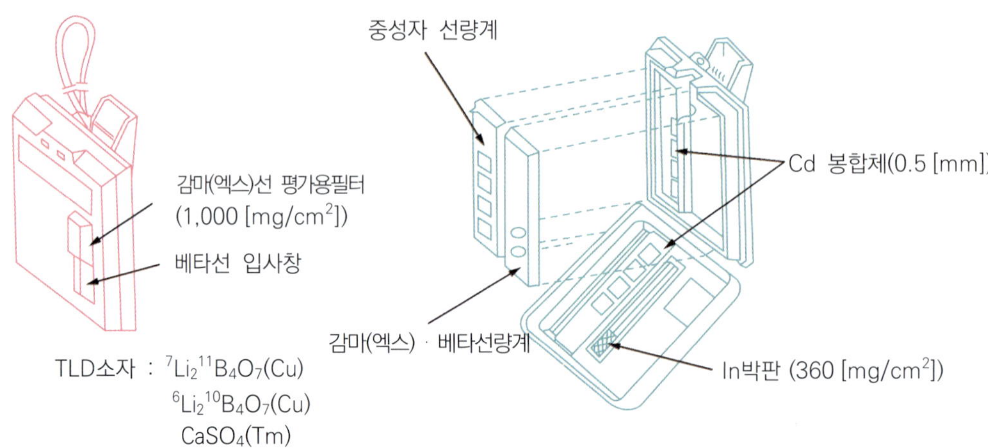

그림 12-12 1 [cm] 등가선량(선량당량)용 TLD 배지의 구조

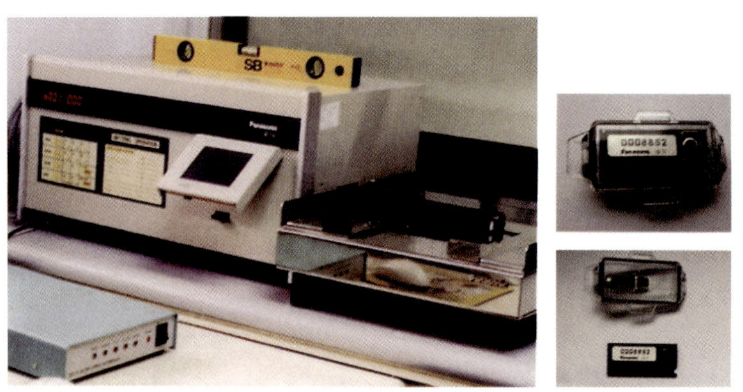

그림 12-13 TLD 판독기와 TLD 배지(Panasonic UD-716 AGL 시스템)

저선량률과 고선량률에서 거의 일정하게 반응하고 감도의 퇴행은 열형광물질의 선택과 glow 곡선의 이용 peak에 따라 차이가 있으나 3개월간 5% 정도로 볼 수 있다. 사용한 TLD를 열처리하여 재사용할 경우 재현성은 ±5% 정도로 충분히 안정되어 있다.

선량교정은 ^{60}Co 감마선으로 이루어지며, 필름배지에 비해 방향의존성은 적다.

TLD holder는 에너지 특성이 나쁜 소자에는 필터가 붙은 홀더에 소자를 넣어서 에너지 특성의 보정을 해야 한다. 홀더는 신체에 부착하므로 소형이고 가벼워야 하며 빛과 습도, 기계적 충격으로부터 소자를 보호하는 역할을 하도록 되어있다.

그림 12-12에서 보는 바와 같이 최근에는 1 [cm] 등가선량을 직접측정이 가능한 TLD케이스가 사용되고 있다. 이것은 1 [cm] 깊이의 심부선량을 모의한 1,000 [mg/cm^2] 두께의 수지 필터를 TLD케이스 표면에 붙인 것이다.

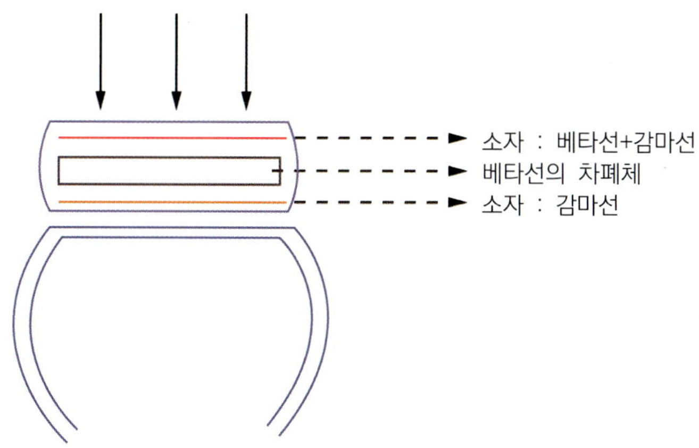

그림 12-14 **반지형 TLD 배지**

이외에 국소피폭선량 측정용으로 반지형 TLD(그림 12-14) 배지가 있으며 이 선량계는 소자와 소자사이에 베타선 흡수체가 들어 있으며, 엑스선, 감마선과 베타선을 분리해서 측정할 수 있다.

(1) TLD나 필름배지에 필터를 사용하는 이유

① 에너지의존성을 보정 : 광전효과는 200 [keV] 이하에서 잘 일어나고, 필름 유제 속의 AgBr에서 광전효과가 매우 크다.

② 방사선의 종류를 구별 : 필름배지내에 창을 설정하여 베타선과 감마선을 구분하여 측정할 수 있다. 즉 열린 창에는 베타선과 감마선을 측정하고, 닫힌 창에는 감마선만 측정하게 되어 열린 창의 측정값에서 닫힌 창의 측정값을 빼면 베타선만의 측정치를 구할 수 있다.

③ 조직등가로 보정 : 필터의 밀도나 두께를 조정하여 인체조직의 피부, 수정체 그리고 심부선량 등의 깊이에 해당하는 선량을 구한다.

(2) 열형광선량계의 장단점

① 장 점

(a) 측정선량의 범위가 넓다.
(b) LiF 등은 비교적 에너지의존성이 적다.
(c) 선량율 의존성이 적고, 퇴행현상도 적다.
(d) 장기간의 집적선량을 측정할 수 있다.
(e) 반복사용이 가능하다.

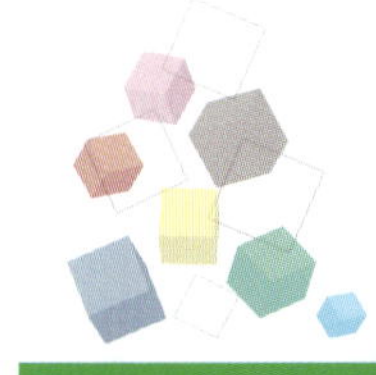

표 12-4 필름 배지와 TLD 배지의 특성 비교

필름 배지	TLD 배지
· 에너지의존성 및 방향의존성이 크다. · 10 mR 이하는 검출이 어렵다. · 기록보전이 가능하다. · Fading이 크다. · 현상시의 온도, 시간 등에서 오차가 존재하므로 전문기관에서 판독해야 한다. · 개인선량계로 좋다.	· 에너지의존성이 적고 방향의존성 있다. · 선형성이 있어 넓은 영역을 측정한다. · 재사용하므로 기록보존이 어렵다. · Fading이 적다. · 소자의 반복사용이 가능하다. · 측정장비가 비싸다. · 개인선량계로 매우 좋다.

② 단 점

(a) 사전 열처리(annealing)가 필요하다.
(b) 일단 측정하면, 측정치는 소실된다.
(c) 다른 것에 비하여 가격이 비싸다.

4) 형광유리선량계(PLD)

형광유리선량계는 대체로 TLD와 유사한 성능을 가진 것으로 볼 수 있다. 특징이라면 TLD는 읽는 과정에서 열을 가하면 선량계에 내장된 기록 즉, 포획된 전자가 천이하여 피폭기록이 소멸되지만 형광유리선량계는 방사선 피폭으로 생긴 유리의 격자결함을 변화하지 않고 읽을 때 조사한 자외선에 의해 형광을 내는 것이므로 피폭기록이 계속하여 누적된다. 따라서 언제든지 다시 읽을 수 있으나 선량계 배포시 사전선량의 기록이 착오없이 유지되어야 한다. 또 측정하한이 TLD보다 높다.

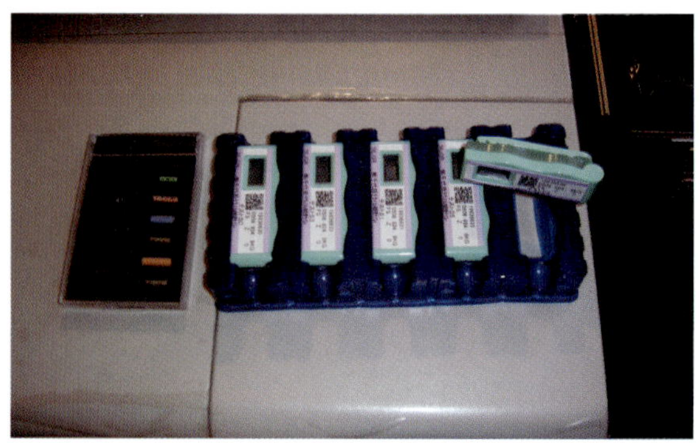

그림 12-15 형광유리선량계

형광유리(은활성 인산유리)의 형은 FD-P6형(6×6×3.3 [mm])이 있다. 형식과 착용 장소는 손가락에 끼우는 반지형, 팔에 채우는 팔찌형, 옷에 붙이는 배지형이 있다(검출 원리는 10장을 참고). 형광유리선량계는 TLD와 마찬가지로 수개월에 걸쳐 장기간의 집적선량을 측정할 수 있으나 유리의 세척 등 취급하는데 TLD에 비하여 불편하다.

형광유리선량계도 수십 [keV]부터 [MeV]까지 무난히 측정가능하나 보급이 보편화되어 있지 않은 약점이 있다. 측정선량은 10 [mR] 이상의 피폭선량을 측정할 수 있다. 사고시 피폭은 매우 높은 선량(예를 들면 수십 [Gy]까지) 범위의 측정이 가능해야 한다.

(1) 형광유리선량계의 장단점

① 장 점

(a) 측정선량의 범위가 넓다.
(b) 선량율 의존성이 적고, 퇴행현상이 적다.
(c) 측정치는 집적선량을 측정할 수 있다.
(d) 측정치는 소실되지 않고 가산되어 간다.

② 단 점

(a) 에너지의존성이 비교적 크다.
(b) 전처리(유리세척)가 필요하다.
(c) Predose의 측정이 필요하다.
(d) 형광량에 build up현상이 있다.

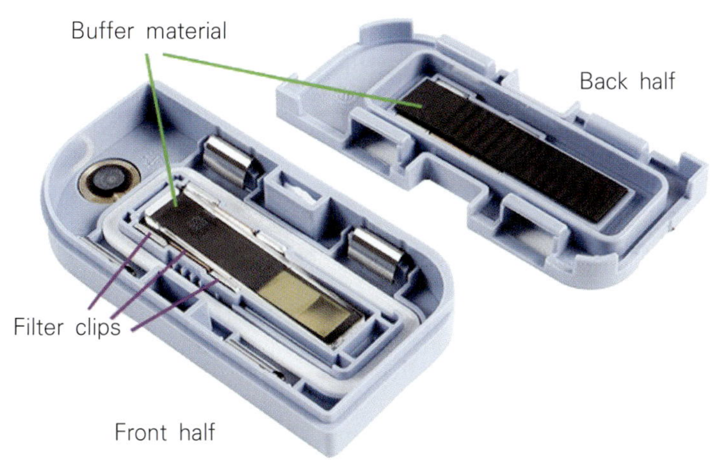

그림 12-16 형광유리선량계 배지의 내부 구조

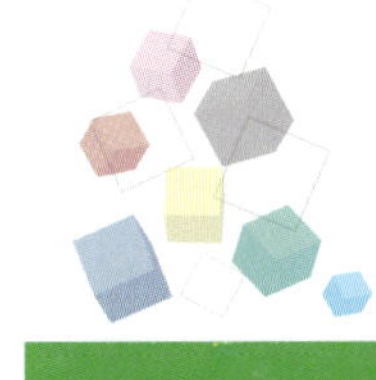

그림 12-16은 형광유리선량계의 두 전방 및 후방 부분의 내부 사진이다. 유리판은 보호를 위해 두 층의 완충재 사이에 삽입되고, 앞쪽 절반에는 세 개의 작은 금속 스크린이 필터 역할을 하는 것을 볼 수 있다.

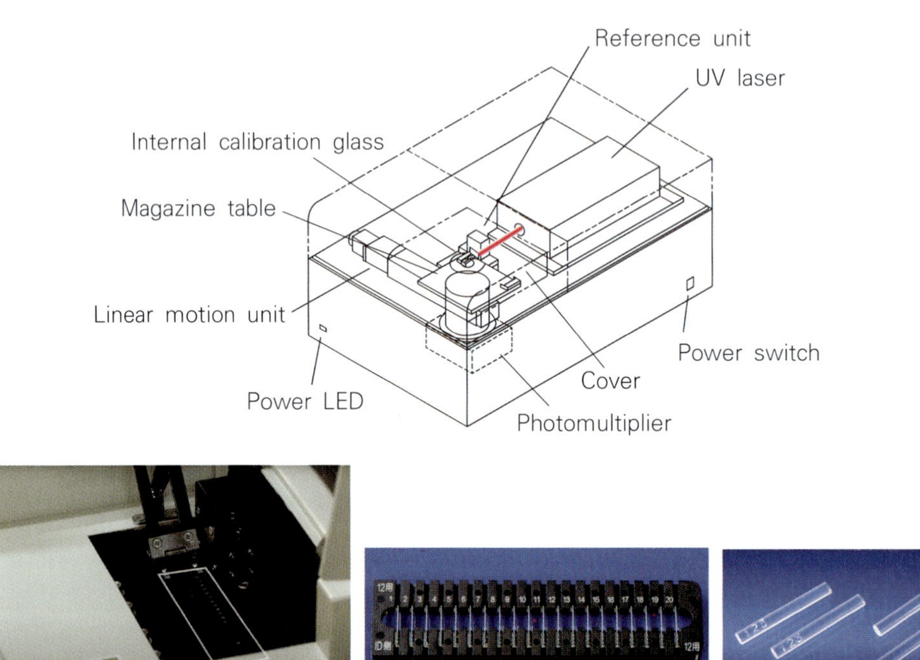

▼ 그림 12-17 형광유리선량계 판독시스템과 유리소자

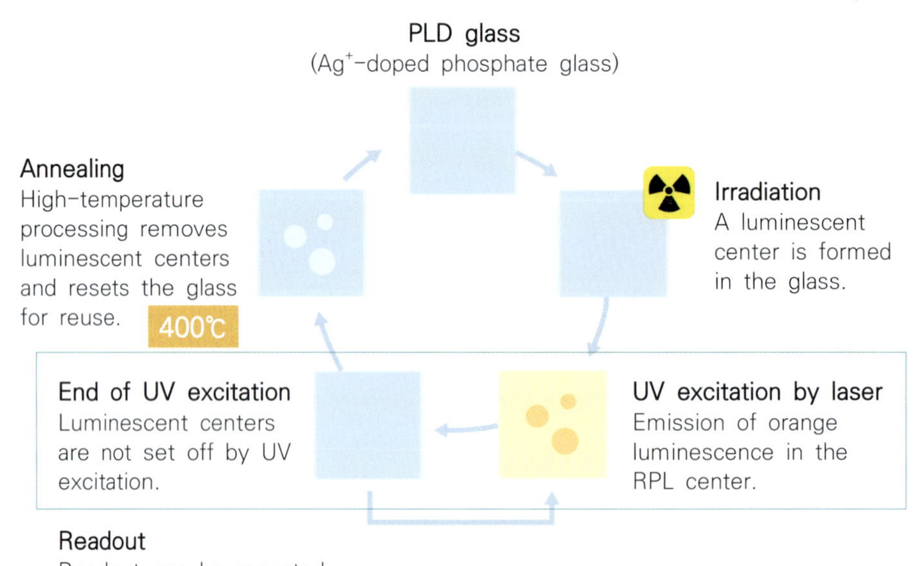

▼ 그림 12-18 형광유리선량계 시스템의 선량 측정 순서

5) 개인경보선량계(alarm meter, personal alarm dosimeter; PAD)

경보선량계라고도 하며 작업복 등의 포켓이나 밴드에 장착한 채로 작업할 수 있도록 되어 있다. 방사선의 긴급작업에 종사하거나 고선량 구역에서 작업을 할 때에 방사선 피폭관리를 위하여 설치하는 것과 미리 일정한 선량 또는 일정한 선량율로 설정해 놓고 그 설정치가 되면 경보를 울리는 기구로 되어 있다. 전자는 피폭선량의 적산치에서 경보를 울리고 후자는 선량률이 높은 구역에 왔을 때에 경보를 울린다.

개인경보선량계는 개발목적이 피폭선량의 정확한 측정보다 경보의 제공이 있으므로 공식 선량계로 인정되기는 어려우며 보조선량계로서의 기능에 비중을 두고 있다. 대체로 경보선량계는 저에너지 엑스선이나 베타선의 측정에는 적절하지 않게 설계되어 있다. 그러나 실효 에너지 80 [keV] 이상의 엑스(감마)선 선량은 무난히 측정가능하다. 개인경보선량계는 기본 목적이 선량의 정확한 측정이 아니므로 측정선량의 정확도는 낮아서 ±30% 정도로 본다.

측정범위는 10 [μSv] ~ 100 [mSv]가 보통이며 매 사용할 때마다 재설정하여 사용한다. 종류로는 전리함식과 GM계수관식이 있으며 최근에는 반도체 형태의 것도 개발되었다. 전지를 안에 넣어 두어 휴대에 편리하도록 소형 · 경량으로 만들어져 있다.

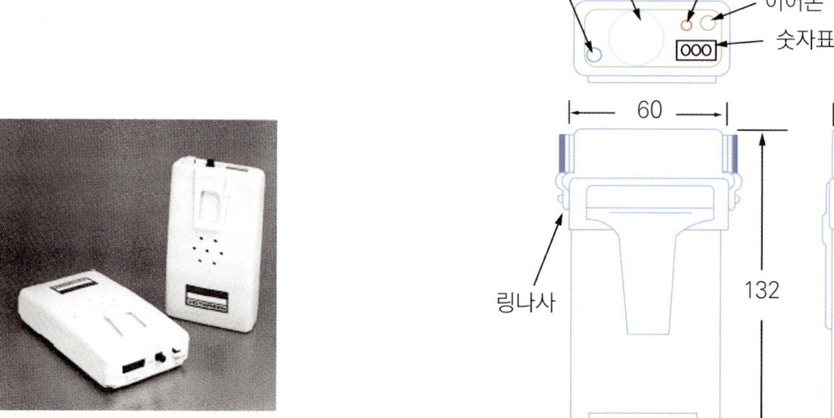

그림 12-19 Pocket형 경보선량계와 단면도

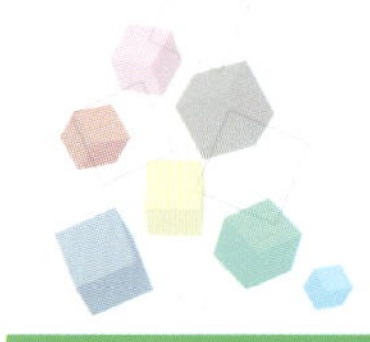

6) 전자식개인선량계(electronic personal dosimeter; EPD)

단기간의 피폭상황 파악은 방사선관리의 성과분석과 ALARA(as low as reasonably achievable)계획 수립 및 추진에 중요한 자료로서 특정 작업, 또는 특정작업자 그룹, 특정 작업기간의 피폭 통계를 분석함으로써 방사선 관리의 문제점과 개선책 도출이 가능케하여 준다. 이러한 단기간의 피폭측정을 위해서는 선량계의 판독이 용이하여 필요시마다 수시로 그 때의 피폭량을 읽을 수 있는 것이어야 한다. 필름배지는 이러한 기능면에서는 매우 취약하다.

열형광선량계(TLD)나 형광유리선량계(PLD)의 경우 최신 장비는 비교적 짧은 시간 내에 읽기가 가능하나 다소 불편하다. 이 보조기능을 가장 잘 충족하는 것은 포켓선량계와 개인경보선량계 그리고 전자식개인선량계(EPD)이다. EPD의 검출기로는 소형보상형 GM계수관 또는 Si반도체를 사용하는데 어느 것이나 동작특성은 유사하다. EPD의 에너지의존성은 수십 내지 수백 [keV]까지는 다소 불안하나 허용 가능한 범위에 있고, [MeV]영역에서는 비교적 안정된 반응을 보인다.

일정하게 사전 설정된 선량 또는 선량률에 이르면 경보를 내어 작업자의 과피폭을 예방하는 기능은 그 설계상 개인경보선량계와 EPD만 가능하다. 포켓선량계는 작업자의 현장확인이 가능하나 능동적 경보기능은 없다.

EPD는 1 [μSv]에서 10 [Sv]까지 측정가능하며 통계적 변동은 ±10%, 방향의존성은 ±50%로서 에너지, 방향성, 통계적 변동을 종합하여 ±30%의 성능을 보인다. 전자식 기록의 축적이므로 일반적인 전자기기의 성능이 유지되는 환경이면 퇴행의 우려는 없으나 강력한 자기장이나 전기장에 의해 오작동 될 우려를 배제할 수는 없다. 각 선량계가 방사선량을 측정함에 있어서 나타내는 감도 특성도 선량계 선택을 위한 판단근거로 참고가 되어야 한다. 따라서 표 12-5에 개인피폭선량 측정기의 여러 특성을 비교하였다.

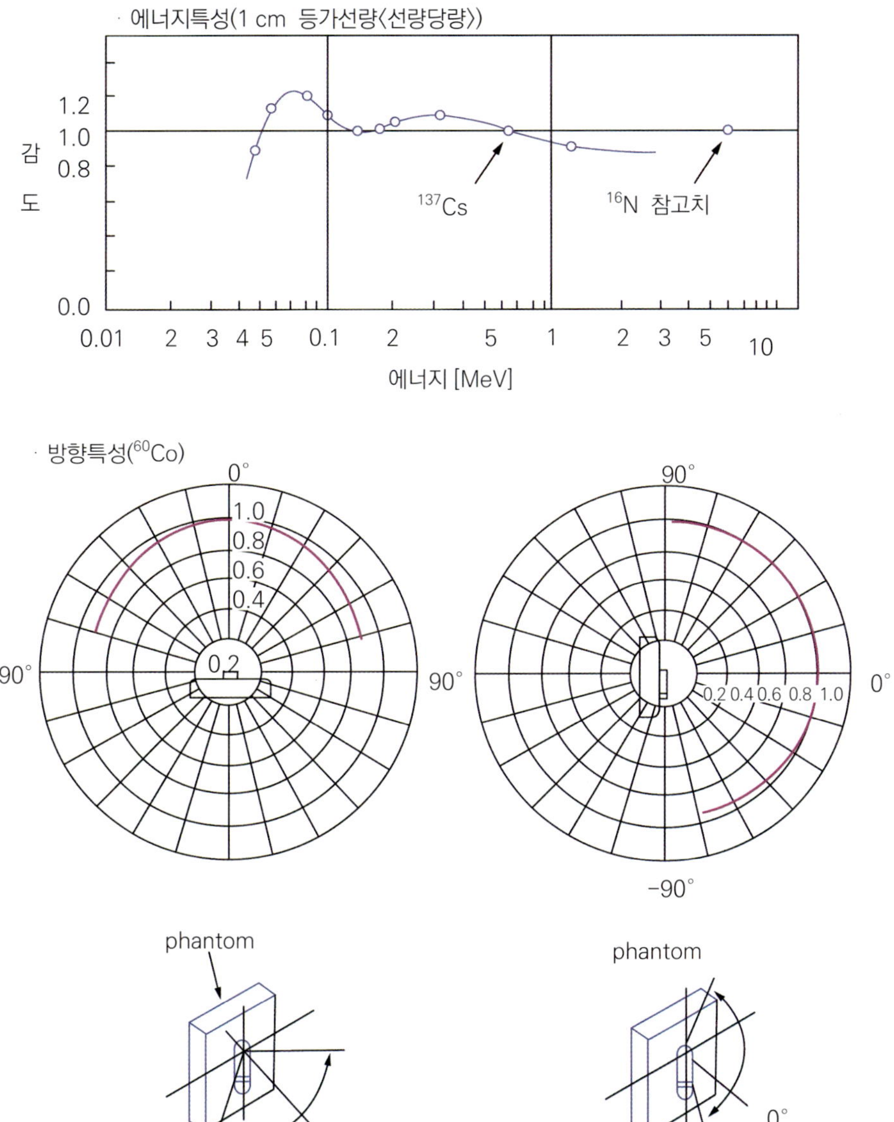

▼ 그림 12-20 **전자식 개인선량계(EPD)의 에너지 및 방향특성**

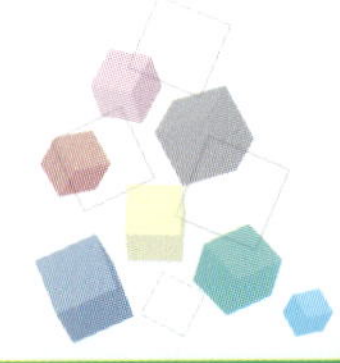

▼ 표 12-5 개인피폭선량계의 선량측정 특성

특성	선량계						
	FB	TLD	EPD	PD	RGD	PAD	OSLD
측정범위 하한 [μSv] 상한 [Sv]	 100 0.6	 1 1,000	 1 10	 30 0.05	 10 100	 10 0.1	 10 10
통계적 변동	±20%	저선량 ±20% 고선량 ±10%	방향성 포함 ±30%	±30%	±10%	±30%	±10%
선량에 따른 선형성	다소 나쁨	좋음(±5%)	좋음	-	좋음	-	좋음
에너지의존성	비교적 큼	작음	작음	수백 keV 이하에서는 큼	작음	작음	작음
기록의 퇴행 (fading)	5%/30일	5%/90일	-	- (자연누설에 유의)	작음	-	작음

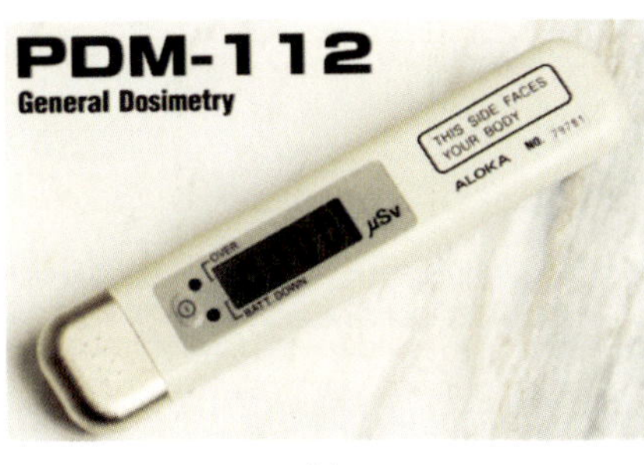

(a)

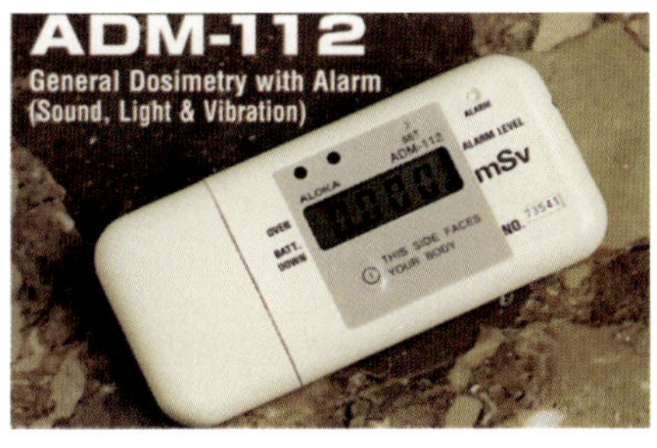

(b)

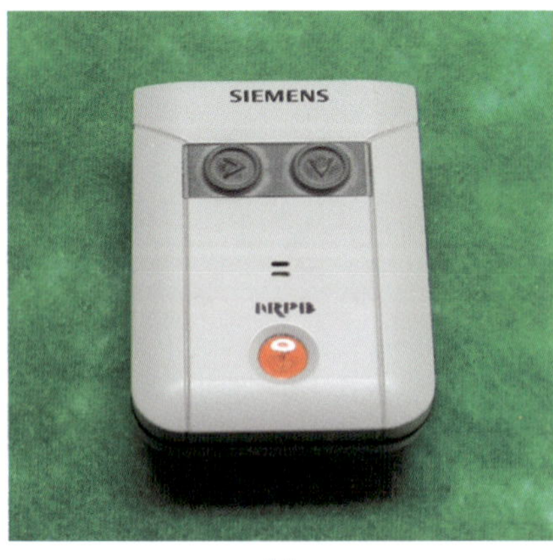

(c)

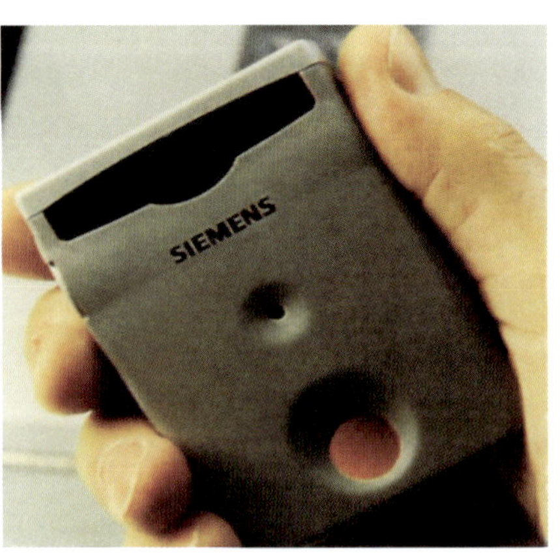

(d)

▼ 그림 12-21 전자식 개인선량계(EPD)의 종류

7) 광자극발광선량계 (Optically Stimulated Luminescence Dosimeter : OSLD)

Al_2O_3:C의 물질을 필름에 코팅한 형태로 만들어 방사선을 조사하면 전자가 트랩되며, 이때 특정 파장(~550 nm)의 레이저를 조사하면 저장된 에너지의 특정량의 빛(발광)으로 방출한다. 이 발광의 강도는 흡수된 방사선량의 함수이므로 평가할 수 있다. 이와 같은 현상을 이용한 선량계가 광자극발광선량계(OSLD)라고 한다.

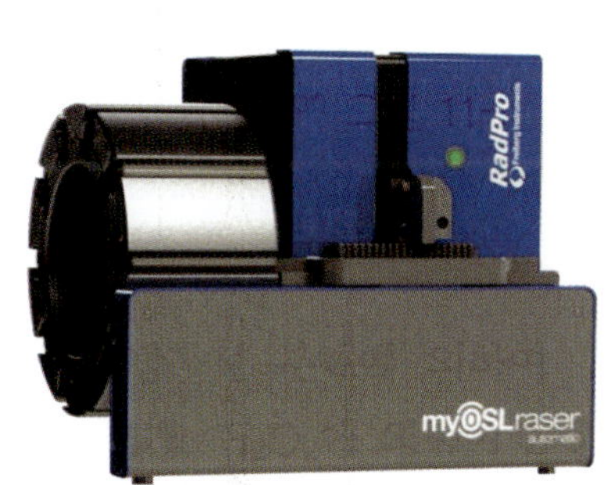

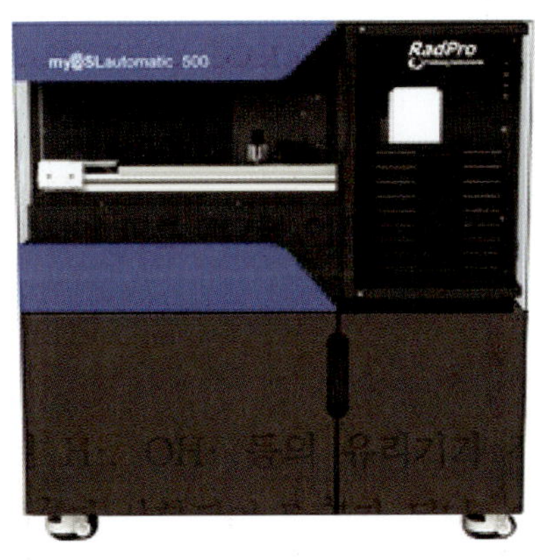

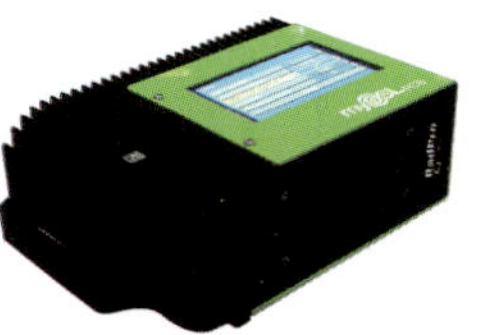

그림 12-22 OSLD 판독기의 종류(www.myosl.eu)

(1) 개요

OSL 기법에 대한 최근의 발전은 개인방사선 측정분야 뿐 만 아니라 환경방사선 측정, 의료분야 및 방사선계측의 모든 연구 및 응용분야에 활용되고 있다. 현대의 발광계측기술의 발전은 광자극발광 및 여러 변형된 발광물질이 개발되고 있다. OSL은 물질의 연대측정을 위하여 고고학과 지질학에서 환경중 방사선 흡수선량 측정에 오랫동안 사용되어온 일반적인 방법이다.

고전적 측정 방법으로는 일정한 강도의 자극광(stimulation light)을 OSL 물질에 주어 자극시간동안 계속해서 발광을 측정하는 것이다.

OSL 방법은 발광물질에 방사선이 조사되면 안정적인 방사선유발 결함이 발생되고 이 결함의 농도가 흡수선량에 비례하는 것을 이용하는 것이다. 빛으로 이 발광체에 조사함으로써 기저층으로부터 여기층으로 전자의 여기를 유발시키게 된다. 여기상태에서 기저상태로 되돌아가면서 발광하게 되는데 그 강도는 흡수선량에 비례하게 된다. 이러

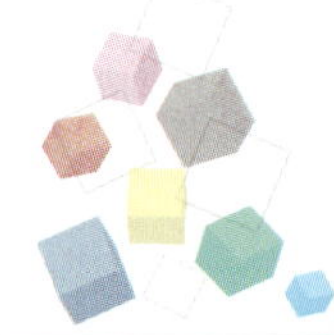

한 접근은 지금까지 논의한 바와는 상당히 다른데 이는 광자극이 결함의 전리를 유발하는 것이 아니고 단지 여기만을 유발시키는 것이다. 따라서 발광체내의 모든 신호를 없애지 않고 여러 번 판독을 할 수 있는 것이다. 단점은 신호를 0으로 재설정 할 수 없고 감도가 상대적으로 낮다는 것인데 이로 인하여 높은 농도의 방사선 유발 결함(즉 고준위 흡수선량)이 필요하게 된다.

방사선 유발 결함을 이용한 OSL 방법의 새로운 변형으로서 발광물질로 Al_2O_3:C 결정체를 이용한 파동 OSL(POSL)이 있다. 조사된 Al_2O_3:C를 파동 광선원에 노출시키면 파동사이에는 방출 발광이 검출되지만 파동을 주는 동안에는 검출되지 않는다.

(2) 측정 원리

광자극 발광은 방사선이나 고에너지 입자선에 노출된 내부 결함을 가진 결정체의 변화가 광자극에 의해 다시 빛의 형태로 방출하는 물리현상이다. 그림 12-23과 같이 결정내의 트랩준위에 포획된 전자가 광자극을 통하여 여기되고 정공과 재결합하는 과정에서 빛이 방출되는 현상이다. 방출되는 빛의 양을 정량화하면 선량계가 흡수하는 선량을 평가할 수 있다.

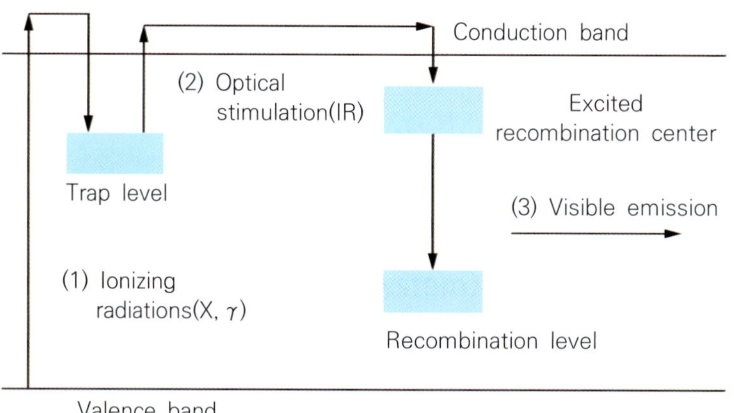

그림 12-23 광학적으로 자극된 발광기전

광자극은 시료를 경사지게 설치한 광원을 이용하여 그림 12-24와 같이 설치한 광원을 이용한다. 이러한 빛으로의 자극에 의해 방출되는 발광은 아주 미약하기 때문에 광전자증배관(PM tube)을 이용하여 검출한다. 이들 전체는 측정과 자극의 제어가 원활하게 이루어져야 하므로 전과정을 컴퓨터로 제어하게 된다.

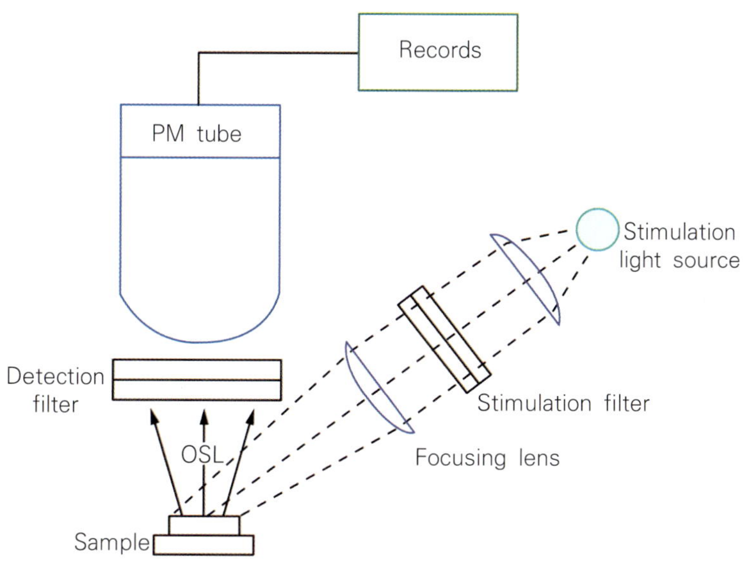

▼ 그림 12-24 광자극발광선량계의 개략도

① 주장치부

주장치부는 균일한 외부 자극광을 시료위에 정확히 조사하기 위해 60° 간격으로 6개의 광원홀드를 가지도록 설계하고, 자극광과 시료로부터 방출된 광신호 사이의 간섭효과를 최소화하기 위하여 광전자증배관과 시료대 사이에 광학적 필터들을 그림 12-25와 같이 장착한다.

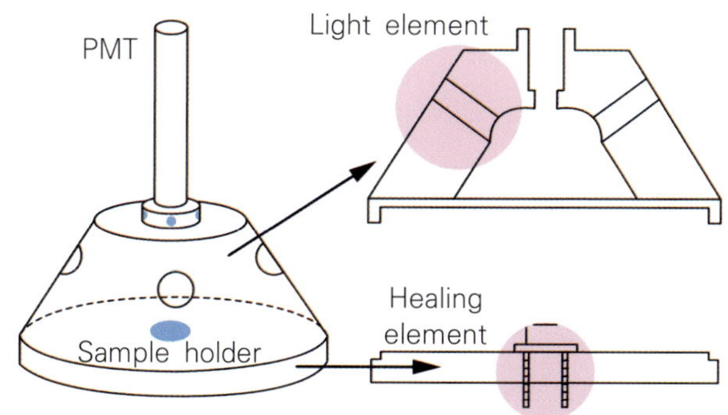

▼ 그림 12-25 주장치부(광원홀더. 시료홀드, 열원, PMT 홀더)의 개략도

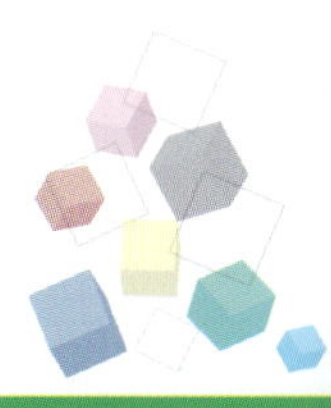

② 광원부와 광필터부

주장치부에 포함되는 광원부의 세부구성은 그림 12-26과 12-27과 같이 LED 광원, 집속렌즈, 그리고 필터들로 구성되어 있다. 시료위에 조사되는 자극광의 세기가 측정이 진행되는 동안 균일성을 유지하기 위하여 AD 변환기와 포토다이오드를 이용하여 자극광의 세기 변화를 제어할 수 있도록 되먹임회로(feedback circuit)를 장착한다. OSL 장치구성에 있어 자극광과 시료로부터 방출되는 광신호는 상호 독립적이어야 하기 때문에, 광자극발광 신호를 측정하는 동안 자극광에 의한 영향을 완전히 제거하기 다양한 광필터의 조합이 요구된다.

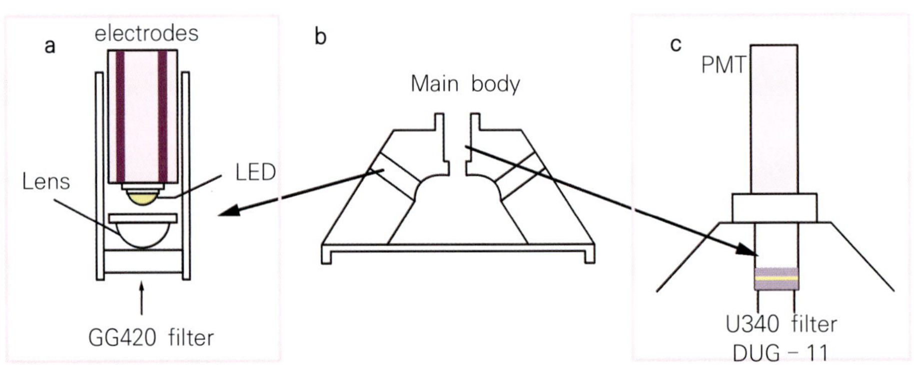

그림 12-26 **주장치부를 구성하는 광원부(a)와 PMT와 시료 사이의 광필터부(c)의 세부 단면도**

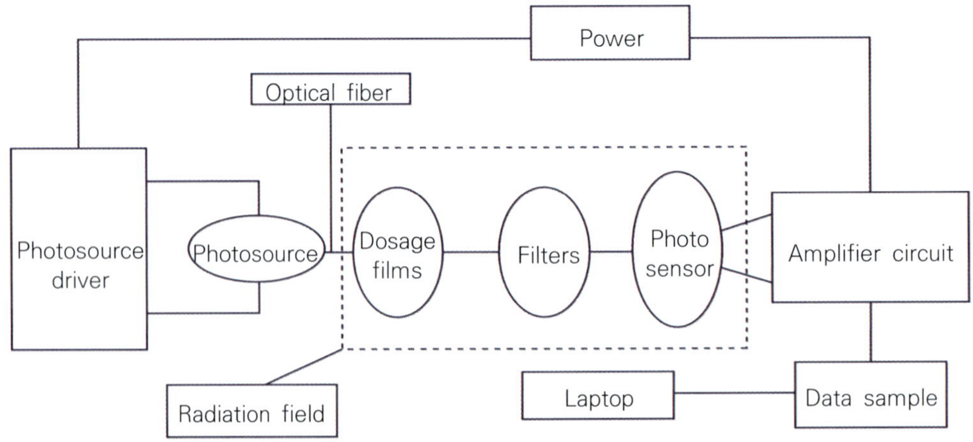

그림 12-27 **광자극발광선량계의 블록도**

(3) OSL 재료와 특성

높은 발광 수율로 알려진 주요 제품은 재료와 자극 및 방출 파장과 함께 표 12-6에 나열되어 있다. 장기간 전하를 저장할 수 있는 고유한 능력과 발광의 효율성은 OSL 재료를 선택하는 주요 기준이다. 이 효율은 첨가물이나 농도에 크게 의존한다. 또 다른 중요한 기준은 자극과 방출 스펙트럼의 분리라고 할 수 있다.

표 12-6 **주요 OSL 재료와 파장**

물질의 종류	자극 파장(nm)	방출 파장(nm)
MgS:Ce,Sm	800~1500	500~700
SrS:Eu,Sm	900~1400	550~750
BaFX, X=Cl,Br,I	470~630	350~450
NaCl:Cu	400~500	325~375
KCl:Eu	450~650	400~450
KBr:In	500~700	400~600
RbBr:Ti	600~800	300~450
RbI:In	600~800	350~450
A-Al_2O_3	300~450	350~500
CaS:Ce,Sm	850~1200	450~650

(4) 광자극발광선량계의 장점과 단점

① 장 점

(a) OSL은 레이저에 의해 방사선 정보가 특정 소량만 소멸되기 때문에 재판독이 가능
(b) 측정가능 선량 및 에너지 범위가 넓음
(c) 온도, 습도 등의 환경적인 요인에 안정적임
(d) 정적, 동적 피폭확인 가능
(e) 낮은 최소검출한도(0.01 mSv)
(f) 측정선량의 신뢰성이 매우 높음
(g) 측정방법 및 유지관리가 간편함
(h) 에너지 및 선량의존성이 매우 양호
(i) 경제적임

② 단 점

(a) 선량계의 반복 사용을 위하여 eraser가 필요함

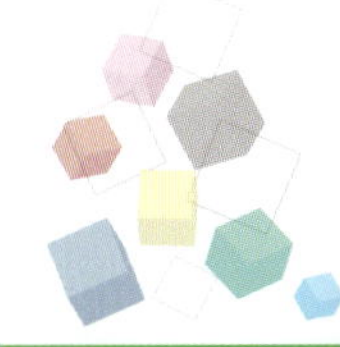

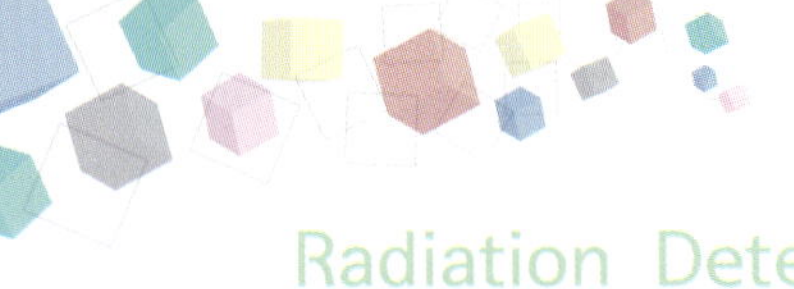

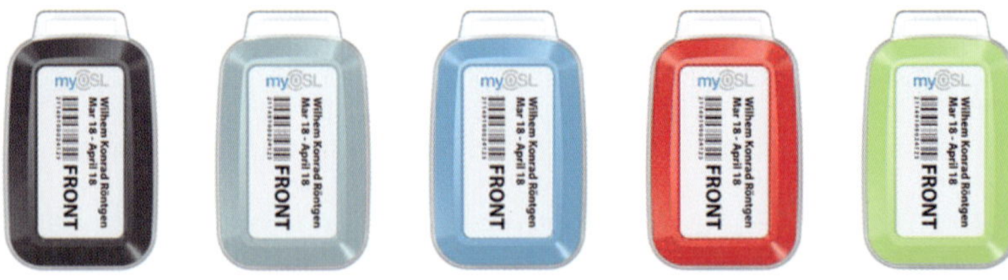

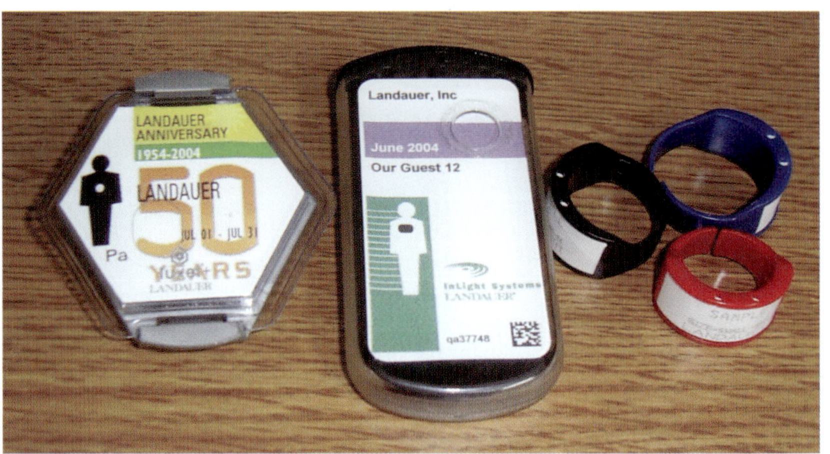

▼ 그림 12-28 OSLD 배지의 종류

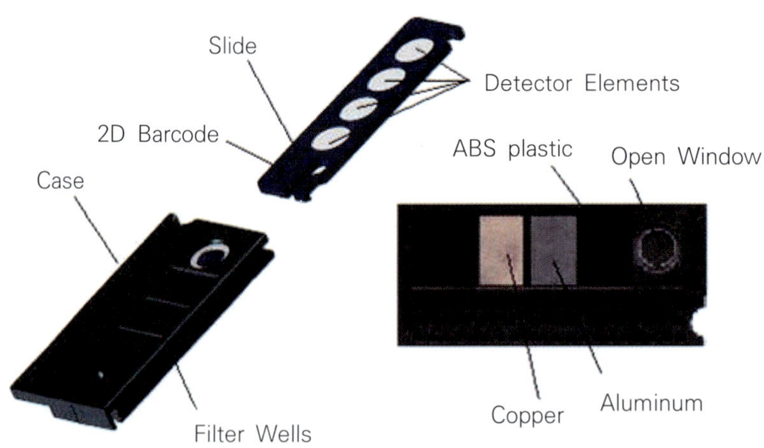

▼ 그림 12-29 OSLD 배지의 내부 구조

2. 체내피폭 모니터링

내부피폭(오염) 모니터링 방법에는 배설물을 시료로 하여 방사성물질을 분석하는 bioassay법과 생체를 직접 측정하는 전신계수기(whole body counter 또는 human counter)가 있으며 표 12-7에 비교하였다.

1) Bioassay법

방사성 물질이 체내로 섭취되어 장기와 조직에 침착한 후 신진대사에 의해 대, 소변으로 배출되는 방사성 물질의 양을 화학적 분석조작으로 방사능을 측정하여 체내피폭 선량을 측정하는 방법이다.

체내 오염량 측정과정은 시료가 되는 배설물 채취 → 전처리 → 시료의 화학적 처리 → 방사능 측정 → 측정치에서 체내피폭선량 추정의 순으로 진행된다.

2) 전신계수기(whole body counter)

체내에 들어간 방사성 물질이 어느 장기에 침착되었는지 측정하는 것으로 NaI(Tl) 신틸레이션, 반도체 검출기로 측정하여 체내피폭선량을 추정하는 방법이다.

NaI(Tl) 신틸레이션 및 반도체검출기와 다중파고분석기를 결합해서 미지의 핵종을 분석할 수 있다. 전신계측 시에는 측정할 체내의 방사성 물질이 미량이고 방출되는 감마선이 미약할 뿐 아니라 체내시료이므로 측정시간에 제한이 있고, 기하학적효율이 작으므로 검출감도를 높이기 위해서는 전신계수기의 background를 억제하기 위해 차폐를 두껍게 해야 한다.

▼ 표 12-7 Bioassay법과 체외계측법의 비교

비교 항목	Bioassay법	체외계측법
비 용	저 가	고 가
체내침착 방사능측정	배설물을 통한 간접측정	직접측정
피검자 행동 구속여부	시료채취시에만 제약	검사동안 제약
침착부위	측정곤란	측정가능
검출가능 핵종	전핵종	엑스, 감마선
가용성, 불용성판정	가능	불가능
처리수	대량처리가능	제 한

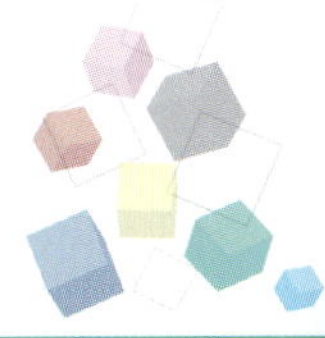

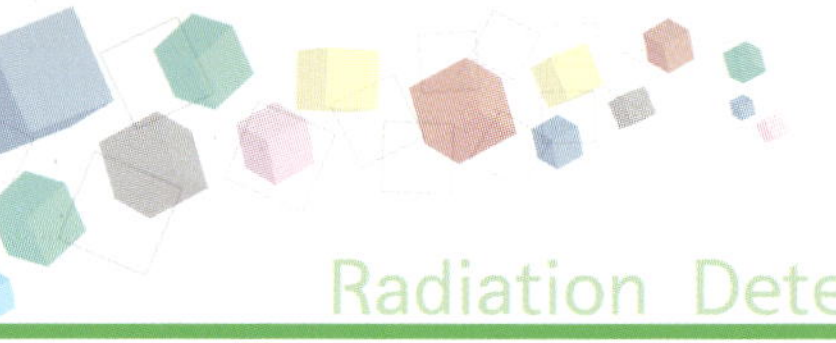

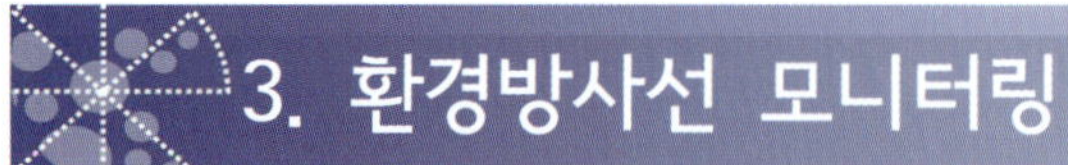

3. 환경방사선 모니터링

환경방사선 측정기는 크게 나누어 ① 공간선량률 측정기 ② 공기중 방사능 농도측정기 ③ 수중 방사능 농도측정기 ④ 표면 방사능 오염밀도측정기가 있다.

1) 공간선량률 측정기

방사선의 취급장소나 관리구역내에서 사람이 출입하는 장소의 공간선량률 분포를 수시로 이동시켜 측정하는 것이 필요하다. 이 때문에 휴대형 공간선량률 측정기라 한다.

휴대에 편리하도록 검출기 전기 회로 및 전원을 한곳에 집중시켜 부피를 작게 한 선량률 측정기를 서베이메터(surveymeter)라고 한다.

공간선량률 측정에는 엑스선, 감마선, 베타선, 중성자선이 측정대상이 되며 이들을 측정하는 서베이메터의 종류로서는 전리함식, GM계수관식, 신틸레이션식, 비례계수관식이 있다. 이들에 대한 자세한 특성을 표 12-8에 나타내었다.

일반 방사선 측정기는 인가전압 등을 변화시켜 그 특성을 상당히 변화시킬 수 있으나, 서베이메터 또는 모니터(monitor)는 그 사용목적이 확정되어 있기 때문에 인가전압을 변화시키지 않고 일정하게 유지하면서 사용하도록 만들어져 있다. 이들 측정기는 대부분 non-condenser type이며 검출기와 reader가 붙어 있고 휴대용으로 선량률 [mR/hr]이나 계수율(cpm)로 나타낸다.

서베이메터의 중요한 특성은 다음과 같다.

① 시정수(time constant)는 일정한 방사선 측정장소(field)에서 측정기가 일정한 지시치를 가리키는데 걸리는 시간이다. 좋은 서베이메터의 전형적인 시간정수(시상수, 시정수)는 1 또는 2 [s] 정도이다.

② 휴대성(portability)이 있어 이동이 쉽고, 취급하기에 충분히 작고 가벼우며 reader가 부착되어 있고 건전지로 작동되는 측정기가 바람직하다.

③ 검출기의 크기, 즉 방사선 검출기의 용적 선택은 측정할 방사선의 세기, 감도, 측정기 회로 등에 영향을 받을 수 있다. 방사선 측정장소에서 최대 측정치를 찾아내기 위해서는 측정기를 이리저리 이동시켜 보는 것이 좋다.

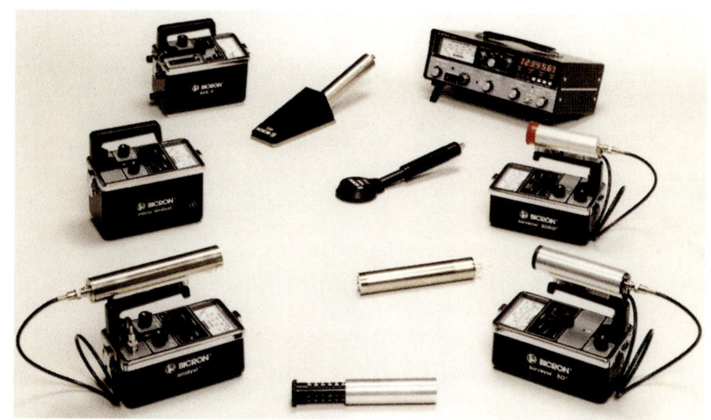

그림 12-30 각종 surveymeter의 종류

표 12-8 Surveymeter의 종류와 특성

종 류 / 특 성	GM계수관식 surveymeter	비례계수관식 surveymeter	전리함식 surveymeter	Scintillation식 surveymeter
검출부	단창형 GM계수관 횡창형 GM계수관 원통형 GM계수관	gas flow 비례 계수관, Hurst형 비례계수관	전리함	NaI(Tl)신틸레이터, 플라스틱신틸레이터, 플라스틱 ZnS+lucite, LiI 신틸레이터 ZnS 신틸레이터
측정대상 방사선	엑스선, 베타선, 감마선	알파선, 베타선, 감마선, 속중성자	엑스선, 감마선 (알파선, 베타선)	NaI(Tl) : 엑스(감마)선, 플라스틱 : 베타선 ZnS(Ag) : 속중성자 ZnS(Ag) : 알파선
에너지특성	전리함보다 열악	GM계수관식과 같다.	양호함	GM계수관식보다 열악
선량직선성	전리함보다 열악	GM계수관식과 같다.	양호함	제일 나쁘다.
방향의존성	전리함보다 열악	전리함보다 열악	양호함	전리함보다 열악
선량률특성	고선량률은 불가	GM계수관식과 같다.	양호함	GM계수관식보다 더 나쁨
최저검출선량	수 μR/hr	100μR/hr 정도	0.1mR/hr 이상	Background 정도

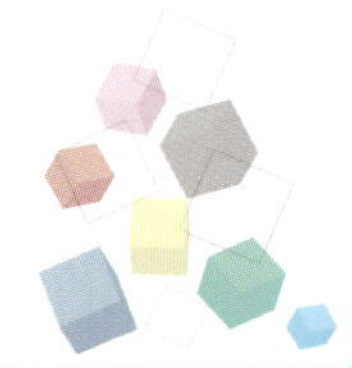

▼ 표 12-9 감마선용 surveymeter의 종류와 특성

특성 \ 종류	전리함식	GM계수관식	신틸레이션식
감도	저 전리에 의한 전류를 측정하기 위해	중 고전압을 걸어 전리를 증가하기 위해	고 광전자 증배관을 사용해서 증폭하기 위해서
에너지의존성	양호	불량 0.1 MeV 이하로 보정정수가 크게 변화한다.	불량 0.1 MeV 이하로 보정정수가 크게 변화한다.
측정강도	양호	불량 에너지의존성과 불감시간, 방정의 불규칙성에 의한다.	불량 에너지의존성과 검출부위 방향에 의존한다.
불감시간	없음	10^{-3}~10^{-4} sec	10^{-6}~10^{-8} sec
취급 및 보전성	불량 세로점 이동, 습기 등 평소에 주의할 필요가 있고, 기계적 강도도 약하다. 용적이 크기 때문에 측정 개소가 제한된다.	조금 양호 정기적으로 교정해 둘 필요가 있고 GM계수관은 기계적 강도가 약하다.	양호
수명	길다.	짧다. GM계수관에 주입된 알콜 가스가 열화되기 때문	길다.

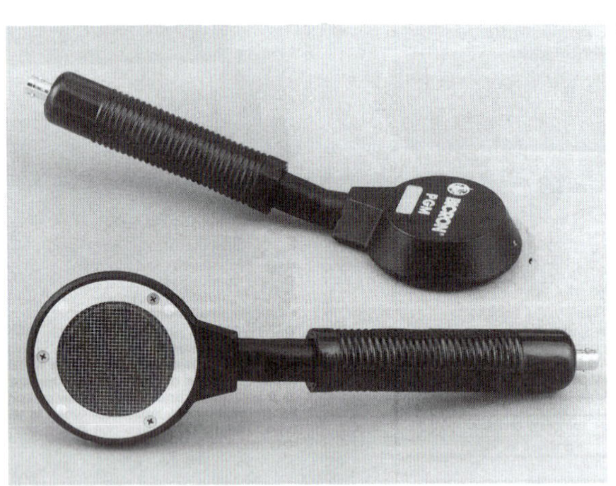

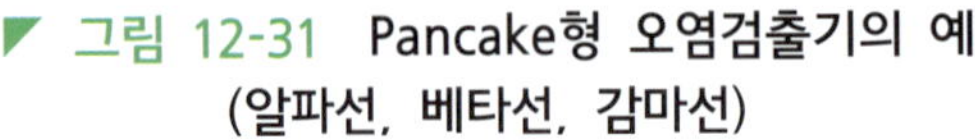

▼ 그림 12-31 Pancake형 오염검출기의 예 (알파선, 베타선, 감마선)

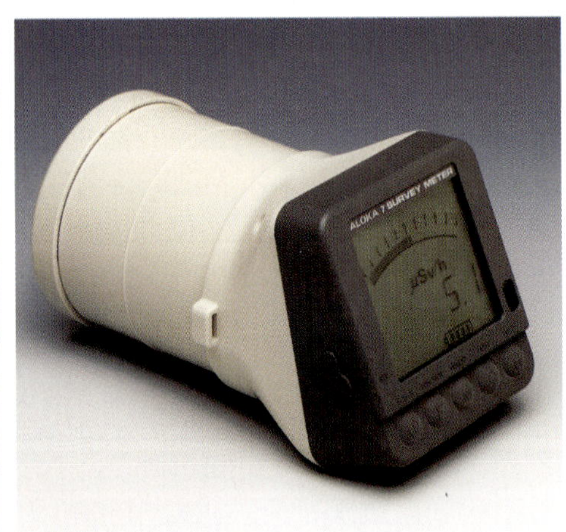

▼ 그림 12-32 전리함식 surveymeter (ICS-321, ALOKA)

(1) 전리함식 surveymeter

체적이 1 [ℓ] 정도의 전리함에 직렬형 직류증폭기가 접속되어 있고 1~100 [mR/hr]의 선량률을 측정할 수 있는 것이 많다.

전면의 벽이 분리되거나 180°회전할 수 있도록 되어 있어 비정이 짧은 베타선도 측정할 수 있도록 되어 있다. 또한 에너지의존성이 가장 적다.

(2) GM계수관식 surveymeter

표면오염 측정, 방사성물질의 탐사 등에 널리 이용되며 측정가능범위는 0.01 ~ 15 [mR/hr] 정도이다. 눈금은 cpm 단위와 mR/hr 단위 두 가지로 되어 있는 경우가 많다. 최근에는 디지털로 표시된 것도 있다.

가장 많이 사용되고 있으나, 필요한 정보를 정확히 구하기가 어렵고 에너지의존성이 있다.

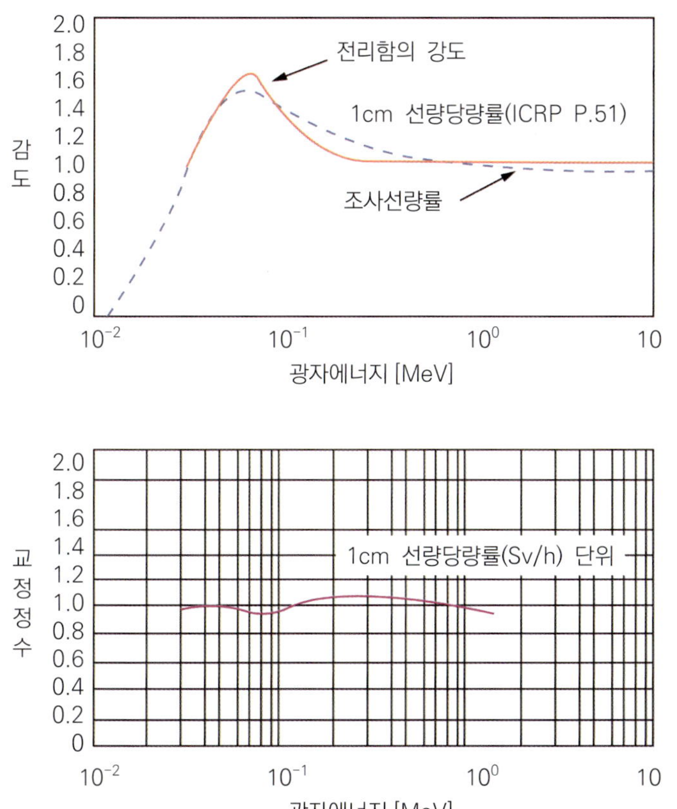

▼ 그림 12-33 **전리함식 surveymeter의 에너지 특성**

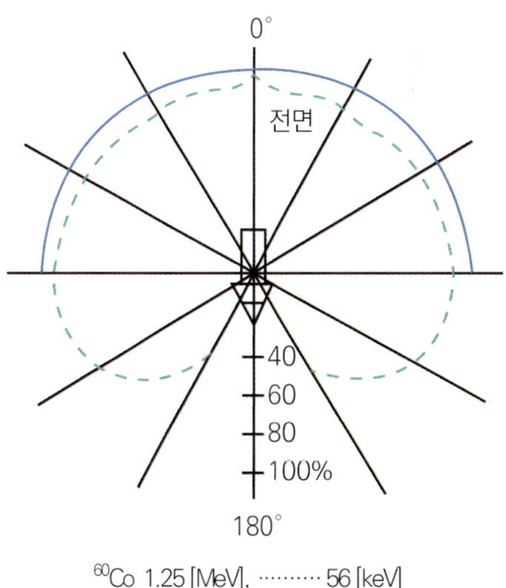

▼ 그림 12-34 **전리함식 surveymeter의 방향의존성의 한 예**

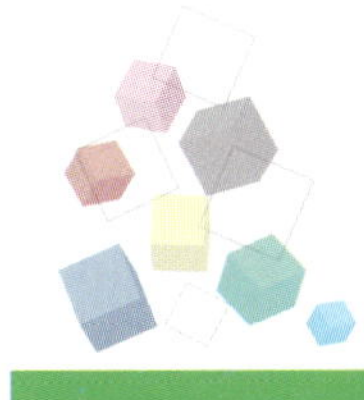

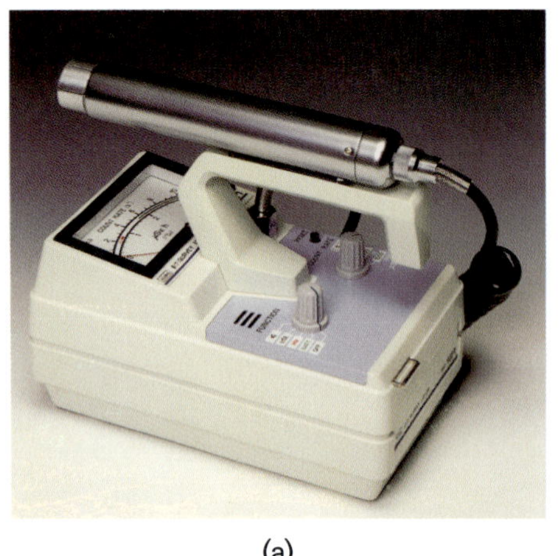

(a)

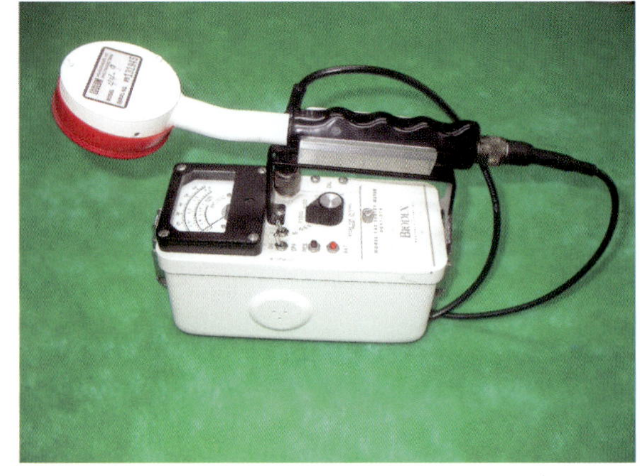

(b)

그림 12-35 GM계수관식 surveymeter의 종류

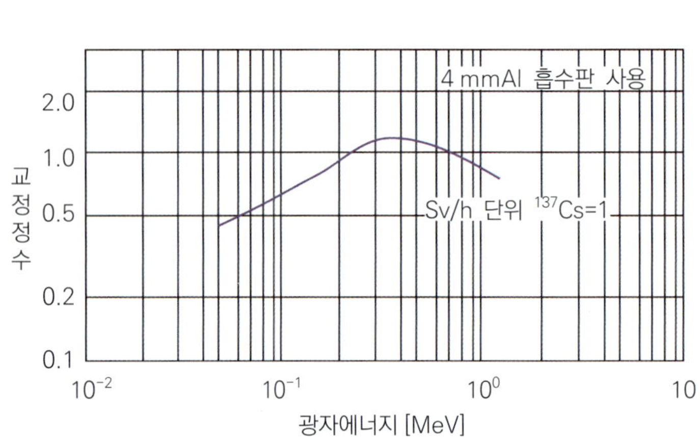

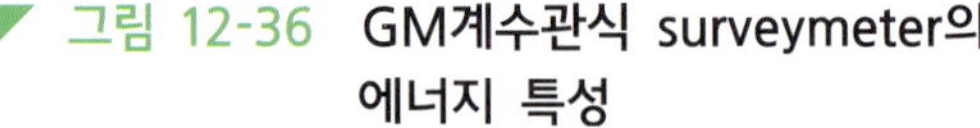

그림 12-36 GM계수관식 surveymeter의 에너지 특성

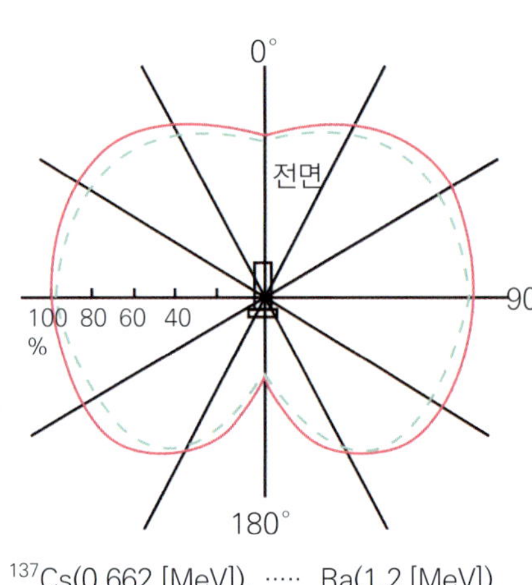

그림 12-37 GM계수관식 surveymeter의 방향의존성

(3) Scintillation식 surveymeter

알파선, 감마선 측정이나 선원탐사 등에 사용한다. 에너지의존성은 좋지 않으나 감도는 가장 좋다. 알파선 측정용은 ZnS(Ag), 감마선용은 NaI(Tl)을 주로 사용하고 있다.

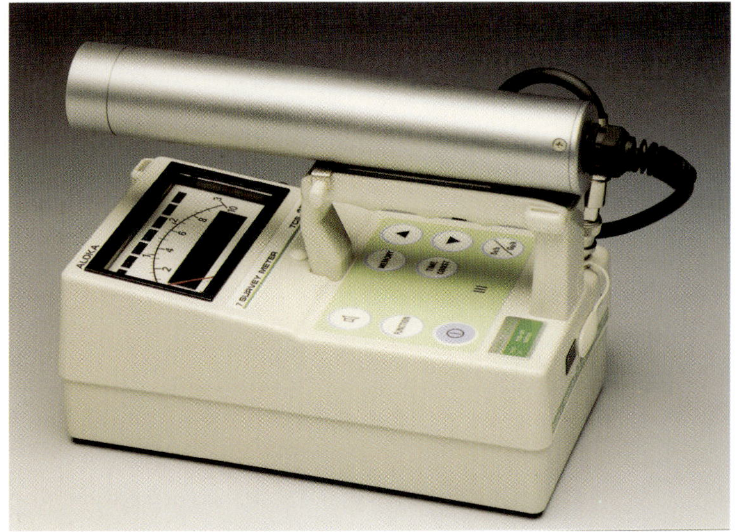

▼ 그림 12-38 신틸레이션식 surveymeter(TCS-171, ALOKA)

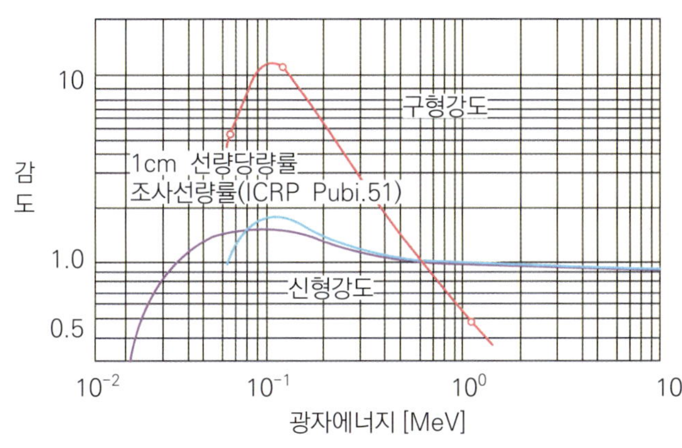

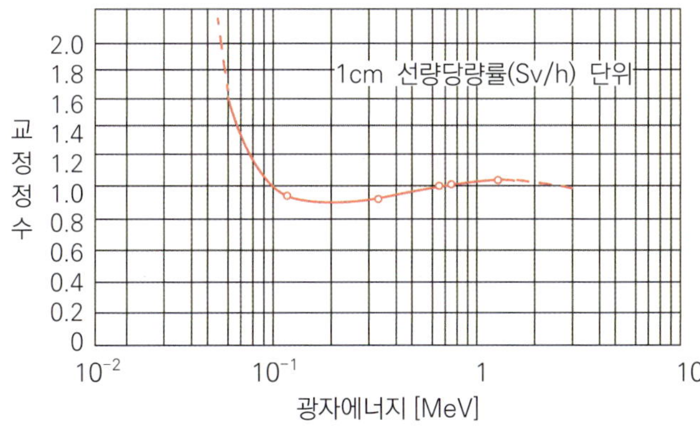

▼ 그림 12-39 Scintillation식 surveymeter의 에너지 특성

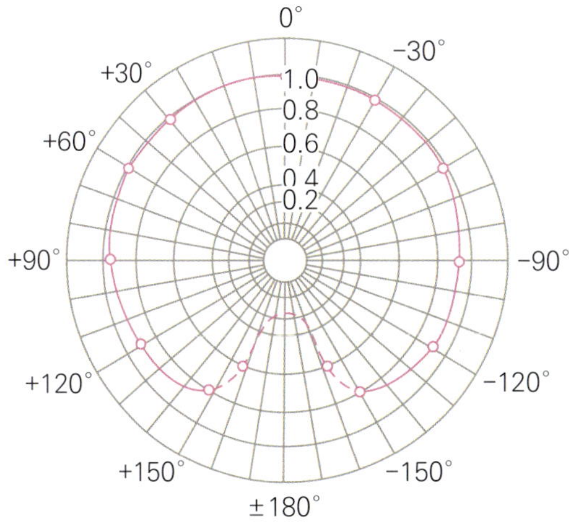

▼ 그림 12-40 Scintillation식 surveymeter의 방향 특성

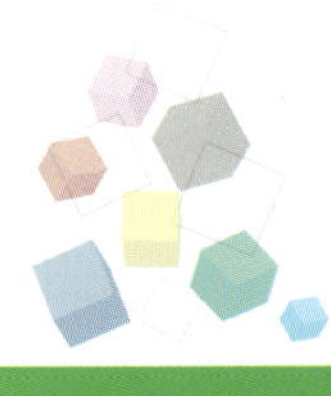

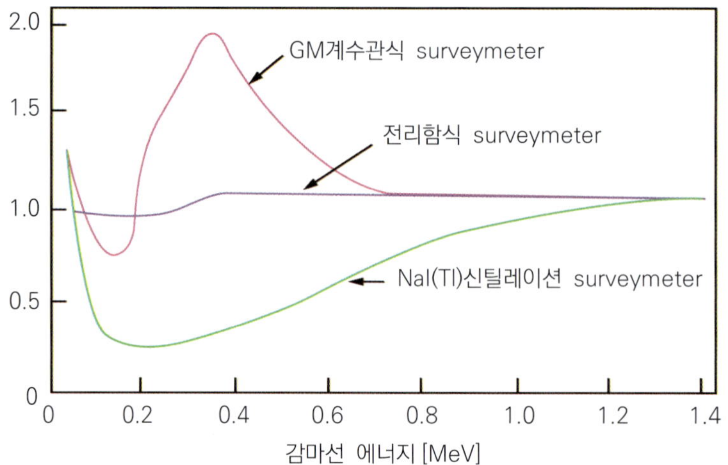

그림 12-41 **각종 surveymeter의 에너지 특성**

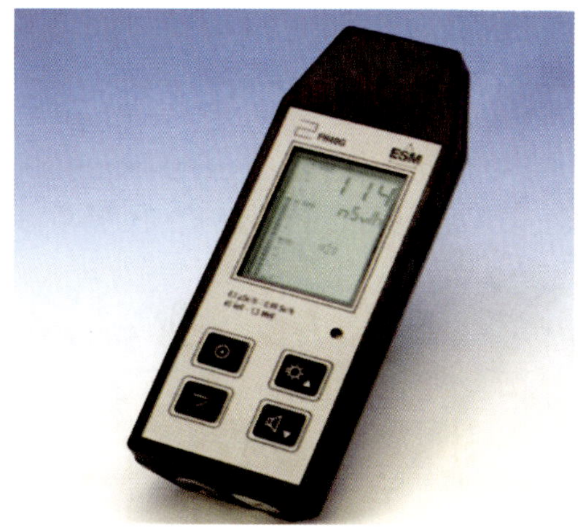

그림 12-42 **비례계수관식 surveymeter(FH40G, Eberline)**

(4) 중성자용 surveymeter

BF_3 계수관을 사용한 서베이메터로서 에너지가 높은 중성자 측정인 경우에는 적당한 감속재료를 사용한다. 중성자에 대한 감도는 사용한 ^{10}B의 양이나 중성자의 에너지에 의해 변화하므로 중성자의 플루언스를 선량으로 환산하기가 쉽지 않다.

이와 같이 엑스선, 감마선에 대해서는 전리함식, GM계수관식, 신틸레이션식이 사용되는데, 표 12-9에 나타낸 바와 같이 에너지의존성은 전리함식이 가장 적고, GM계수관식, 신틸레이션식의 순으로 커지는 반면, 검출감도는 이것과는 반대로 신틸레이션,

GM계수관식, 전리함식 순으로 나빠진다. 측정단위는 전리함식은 mR/h를 측정하는데 가장 좋고, 다른 2개는 계수관으로서 cpm측정에는 좋지만, mR/h단위는 ^{60}Co-감마선으로 교정한 값이 눈금으로 되어 있으므로 그 이외의 에너지에서는 서로 단위의 관련성이 없어서 교정이 필요하다.

베타선에 대해서는 GM계수관식, 플라스틱 신틸레이션식이 사용되는데 대부분은 GM계수관식이 사용되고 있다. 베타선의 외부피폭인 경우, 인체의 표면층(약 7 [mg/cm^2])을 경과한 다음의 베타선량을 측정하면 되므로, GM계수관의 창에도 약 7 [mg/cm^2]의 운모(mica)창을 붙인다. 베타선피폭의 등가선량을 구할 경우에는 이들의 서베이메타의 지시치[mR/hr]와의 사이에 나타나는 차이에 의하여 등가선량[μSv/hr]을 구한다.

중성자에 대해서는 BF_3 계수관식, Hurst형 비례계수관식, 신틸레이션식, rem계수관 등이 주로 사용된다.

BF_3 계수관은 비례계수관 내에 BF_3 가스를 봉입하고 $^{10}B(n, \alpha)^7Li$ 반응의 알파입자와 ^{7}Li핵을 파고선별기를 통하여 계측한다. 열중성자에 대한 반응단면적은 크지만 속중성자에 대해서는 계수관을 파라핀으로 덮고 감속시켜 측정하며 전환이 가능하도록 되어 있다.

Hurst형 비례계수관은 비례계수관의 벽의 일부를 폴리에틸렌 또는 파라핀으로 하고 내부는 메탄가스와 얇은 폴리에틸렌층에서, 또한 고에너지 중성자는 두꺼운 폴리에틸렌층에서 반도양성자를 방출하기 때문에 에너지 특성이 일정하게 되는 특징이 있다.

신틸레이션식은 중성자를 검출할 수 있는 아래의 신틸레이터를 선택함으로써 가능하다.

① ZnS와 함유된 수소물질의 결합(Hornyak button)
② ZnS와 붕소를 혼합한 플라스틱의 결합
③ 플라스틱 신틸레이터
④ LiI 신틸레이터

Rem계수관은 현재 선질계수를 사용하고 있기 때문에 등가선량을 표시하지는 않지만 중성자 에너지에 대한 흡수선량(D)과 방사선하중계수(W_R)의 곱에 의한 값은 감도특성이 있어 중성자선의 에너지에 관계없이 선량당량(등가선량)을 알 수가 있다.

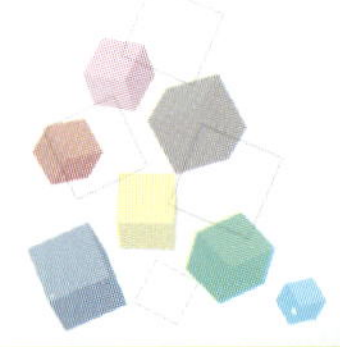

2) 공기중 방사능 농도측정기

방사성물질 처리작업실 등에서 배출되는 공기는 방사능 오염이 되어 있는 경우가 많다. 이들의 방사성 물질은 입자형인 것과 기체형인 것으로 크게 나눌 수 있다. 한편 측정방법도 오염 공기를 여과지 등을 통과시켜 방사성 물질의 시료를 채취하고 나서 시료측정을 하는 방법과 공기를 유동시키면서 연속측정을 하는 모니터 방식으로 크게 나눌 수 있다.

(1) 시료 채취 방식

시료 채취 방식에는 다음과 같은 방법이 있다.

① 입자형 방사성물질(^{60}Co, U, Pu 등) : 여과지에 흡착한다.

② 기체형 방사성물질(^{131}I, ^{35}S, ^{203}Hg) : 활성탄을 함유한 여과지, 활성탄 cartridge 등에 흡착시키거나 또한 ^{3}H, ^{14}C 등을 직접 기체에서 측정하는 방법이 있다.

③ 수증기형 방사성물질(^{3}H 등) : 실리카겔에 흡착시키거나, cold trap으로 냉각, 응축시켜 액체상으로 한다(표 12-12 참조).

채취한 시료는 핵종의 에너지와 방사능에 따라 GM계수관, NaI신틸레이션 검출기, 액체신틸레이션 검출기, 반도체 검출기 그리고 2π, 4π gas flow 비례계수관 등으로 계측한다. 또한 직접 기체형에서 측정하는 경우에는 기체 포집용 전리함을 사용한다. 이 전리함은 내부용적이 큰(1 [ℓ] 이상) 것이 있으며 그 속에 방사성 기체를 봉입하여 전리전류를 측정한다. 기타로는 용기에 기체를 포집하고 이것을 GM계수관, NaI신틸레이션 검출기 등으로 측정하는 방법도 있다.

표 12-10 휴대용 서베이메터

측정기기	검출기	검출되는 방사선	측정범위	용 도	비 고
큐티-파이형 서베이메터 (Cuti-Pie)	전리함 (공기)	γ, X	5~10,000 mrad/hγ	10% 오차내에서 γ선, X선(0.008~2 MeV)에 대한 조사선량률 측정	방사선 탐지에 가장 널리 사용되는 기기
		고에너지 β		β선량 측정 (50% 이상의 효율)	
주노형 서베이메터 (Juno)	전리함 (공기)	α	3영역 : 10,000, 100,000, 1,000,000 dpm	γ, β선의 선량을 측정, α선의 상대강도계	전영역에서 최대 오차 약 10%
		γ	3영역 : 50,500, 5,000 mR/hγ		
GM형 서베이메터	GM관	β 〉 0.2MeV γ	3영역 : ×1, ×10, ×100 : ×1은 600~800 cpm	β 〉 0.2 MeV γ선 선량률계	일부제품은 50~100 mR/h 이상에서 포화되므로 고선량률은 측정 불가능
가스유입식 알파비례계수관	비례계수관 (프로판가스)	α	1 rad/hγ의 γ선에 대한 50 dpm의 α입자를 검출 : 범위는 500,000 dpm까지	α의 β-γ를 식별	공기 비례계수기보다 더 안정
알파신틸레이션 계수관	신틸레이션 (형광체)	α	기하적 구조에 따라 약 15%의 오차 범위에서 약 1,000 cpm까지 측정	α방출기 분석, 누적계수 기록, 기록기와 가칭 신호 사용	작동하기가 쉽고 비례계수관 보다 유지비가 적다.
공기합산관 (Air-sampler)	없음	α, β, γ		교류로 동작시키는 송풍기에 의해 공기가 필터를 통해 들어옴	수집시간과 공기흐름율에 유의
열중성자 비례계수관	비례계수관 (BF_3가스)	열중성자 (n_{th})	열중성자 선속, ϕ_{th} = 20~20,000 n/cm^2 · s	강한 γ선으로부터 식별 가능 : 100 R/h의 γ선장(field)에서 ϕ_{th}=200n/cm^2 · s측정	$^{10}B + n \rightarrow Li + \alpha$
속중성자 비례계수관	비례계수관 (가스)	속중성자	2~2,500 mrem/h	오차±25% 내에서 중성자(0.15~10 MeV)선량률 측정	신체조직 등가 물질 사용
감마선 신틸레이션 계수관	NaI(Tl) 결정체	γ	저준위	매우 낮은 준위의 γ선 탐지기 0.001~1 mR/h	감도는 결정체의 크기에 의존 : 에너지의존성
베타신틸레이션 계수관	형광체 (인 : P)	β		휴대용으로는 매우 드물게 사용	GM관이 더 널리 사용됨
중성자 신틸레이션 계수관	ZnS(Ag)	속중성자		선량률 측정이 필요없는 속중성자 검출용	

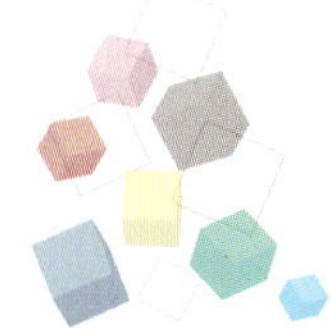

표 12-11 각종 방사선검출기와 특징

방사선 검출기		기 능		동작기구		전형적 구조 동작조건과 출력
타입	명 칭	검출 입자	입자에너지 입자종류 측정	동작원리	동작조건 · 형	
기체 전리형	전리함	α, p 중이온 γ, X	가능출력 ∝	전극간 봉입 가스 중의 1차 전리 이온 · 전자쌍의 무증배집전(이온화 영역 포화 전류 특성 동작) 봉입가스 : Ar	인가전압 1~1000V	용량 ~50 pF 전하수집시간 ~1μs (전리에너지 ~30 eV)
	BF_3 계수관	n	가능출력 ∝	비례계수관에 BF_3 가스를 첨가(고농도 ^{10}B 함유 BF_3를 사용)	인가전압 800~2000 V	
	비례계수관	α, β X, γ p, n 중이온	가능출력 ∝	전극간 봉입가스 중의 발생 이온의 2차 전리에 의한 증배 전권(비례영역동작) 증폭도 : 10^2 ~10^3 통상 Ar(90%)+CH_4(10%) 사용		
	가스 flow 계수관	α β		He(99%)+이소부탄(1%) 사용		
	GM계수관	β γ X	불가능 계수관	전극간 봉입 가스(Ar) 중 이온의 사태 증배(GM 영역 동작) 증폭도 : ~10^4 연속 방전 억제는 미량소멸 가스(유기가스, Ne+할로겐가스)에 의함	인가전압 700~3000 V 플래토우길이 150~300 V	출력 : 0.5~50 V 전기 증폭기 불필요, 방사선종류에 상관없이 파고와 파형의 전류 펄스 출력 (~10.$^{-10}$ C/펄스) 동작전압 : 700~1200 V
고체 전리형	반도체 검출기	α β γ	계수	반도체내 발생 전자-정공쌍의 전계에 의한 수집 광전효과(저에너지역) 컴프턴 효과(중에너지역) 쌍생성 효과(고에너지역)	표면 장벽형 확산 접합형 헤테로 접합형 Li 유동형 (Si, Ge, CdTe 등)	저전압(~10 V) 동작 가능 전류펄스 출력 (~10^{-14} C/펄스) 동작전압 : 〈100 V
		n	계수	^{10}B(n, α) 변환 반응		
여기 발광형	신틸레이션 계수관	α β γ		신틸레이터의 여기에 의한 형광을 광전자증배관으로 증폭(증폭도 ~10^8) 플라스틱신틸레이터: 용매 : 폴리스티렌/폴리비닐톨루엔 용질 : POP/POPOP	무기신틸레이터 : NaI(Tl), CsI(Tl), ZnS(Ag) 등 $Bi_4Ge_3O_{12}$ 유기신틸레이터 : $C_{14}H_{10}$, $C_{14}H_{12}$ 스틸벤 등	출력 수mV~수백 mV (광펄스 → 전압펄스) PM관 동작 전압 800~1200 V
	열형광 선량계	γ n		이온 결정 중에 방사선으로 발생한 엑시톤이 결함으로 포획되어 이것이 가열에 수반하여 발광하는 열자극 글로 곡선이 피크값을 reader로 측정	γ선용 $CaSO_4$: Mn CaF_2, CaF_2 : Mn γ선, 중성자용 LiF, $Li_2B_4O_7$: Mn	측정에는 reader를 사용

특 징	타 입	용 도 예		비 고
		원자력 시설 모니터 분야	공업계측분야	
	광전식 펄스검출식 방전식	γ선 에리어 모니터 가스 모니터(β, γ) RI 교정기(γ, X) 모니터링 포스트(γ) 선량률계(γ, X, β)	β선 두께계 γ선 두께계 (투과형) 진공계 연기 감지기	3 MeV 입자에 대하여 출력전압 ~0.5 mV 출력전류 ~16 nA(DC) (10^{-12} A/mR/h) 동작전압 ~600 V
		중성자속 에리어 모니터 중성자 서베이메터 (고속중성자, 열중성자)	중성자 수분계	
시간분해능 크고, 고속계수가 가능. 펄스파고가 방사선 에너지에 비례		α선 스펙트로메터 β선 스펙트로메터 X선 스펙트로메터		
β선 감도 〉γ선 감도 면적이 크고 얇은 창으로 β선 계수효율 크다. 유효면적이 크다.		수족착의모니터(α, β, γ) 표면 오염 모니터 [인체(β), 물품(β, γ)]		
불감시간 10~300μs β선 감도 크다(60~100%). γ선 감도 작다(1~2%). 구조적으로 완전치 못함. 에너지 분해능 없음.		포켓선량계(γ, X) 서베이메터(β, γ, X) γ선 에어리어 모니터 더스트 모니터(β) β선 수족 착의 모니터	밀도계 레벨계(β선 후방 산란계) 설량계(雪量計)	γ선 계측 〉60 keV, 10μR/h~5 R/h, 100 keV~1.3MeV±60% 100 keV~3 MeV
응답이 빠르다. 에너지 분해능이 크다. 확대 범위(0.1 mR/h~100 R/h)로 대수선형 응답. 소형 고효율.	표준형 dE/dλ형 위치민감형	포켓/휴대용 선량계 (γ, X)	X선 에너지 분석계 X선 회절계	자연계수율 작음 (〈2 cpm)
		중성자 서베이메터		
불감시간 1~5μs 에너지 분해능 8~10% 자계, 과전압, 누광에 약하다. 신틸레이터의 형광강도의 온도 의존성이 크다.	γ선: NaI(Tl) β선: 플라스틱 α선: ZnS	서베이메터(α, β, γ) 모니터링 포스트(γ) 더스트 모니터(α, γ) 가스 모니터(β, γ) ^{3}H 물모니터(β) 더스트 옥소모니터(γ) β선 스펙트로메터	레벨계 γ선 두께계 (투과형, 반사형)	
가열 · 판독에 의하여 기억을 잃음. 사전가열이 필요.		포켓선량계용		

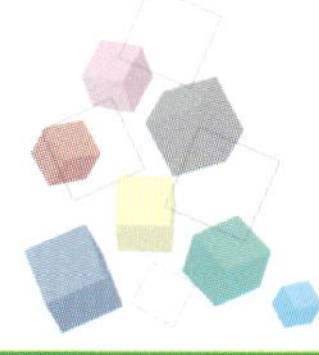

표 12-12 각 시료채취방법, 방사성물질의 형태 및 정량방법

시료채취방법	포집재, 포집기구	형 태	핵 종	방사성물질 정량방법*2)
여과포집방법	여과지	입자형	^{60}Co, U, Pu	α, β, γ방사능계측방법, α, β, γ선 스펙트럼분석방법, 형광강도분석방법*3)
개체포집방법*1)	활성탄 조침여과지	기체형	^{131}I, ^{35}S, ^{203}Hg	β, γ방사능계측방법, γ선스펙트럼분석방법
	활성탄 카트리지	기체형	^{131}I, ^{203}Hg	γ방사능계측방법, γ선스펙트럼분석방법
	실리카겔	수증기	^{3}H	액체신틸레이션계측방법*4)
직접포집방법	가스포집용 전리함	기체형	불활성가스, ^{3}H, ^{14}C	β, α방사능계측방법 (전리전류측정)
	포집용 가스용기	기체형	불활성가스	β, γ방사능계측방법, γ선스펙트럼분석방법
냉각응축방법	콜드트랩	수증기	^{3}H	액체신틸레이션계측방법*4)
액체포집방법	물바블러	수증기 (안개)	^{3}H, ^{14}C	액체신틸레이션계측방법*4)

*1) 일반적으로 여과포집방법과 병용한다.
*2) 여기서는 표시하지 않았지만 방사화학분석방법도 있다.
*3) 천연 U, ^{238}U 또는 열화 U의 경우에 한한다.
*4) 이 경우는 베타선스펙트럼 분석방법으로 볼 수 있다.

(2) 모니터 방식

방사성 물질을 포함한 공기를 직접 계수장치에 흐르게 하면서 모니터하는 방법으로 dust monitor 등이 있다. 이것은 여과지 집진기와 검출기를 결합시킨 것으로 긴 여과지를 이동시키면서 연속적으로 측정하는 방법과 여과지는 고정시키고 유적치를 연속적으로 측정하는 방법이 있다.

이 한 예를 그림 12-43에 나타내었다.

검출기로서는 베타선 방사핵종에는 GM계수관, 알파선 방사핵종에는 ZnS(Ag)신틸레이션 검출기가 사용되며 또한 플루토늄에는 실리콘 반도체 검출기가 사용된다.

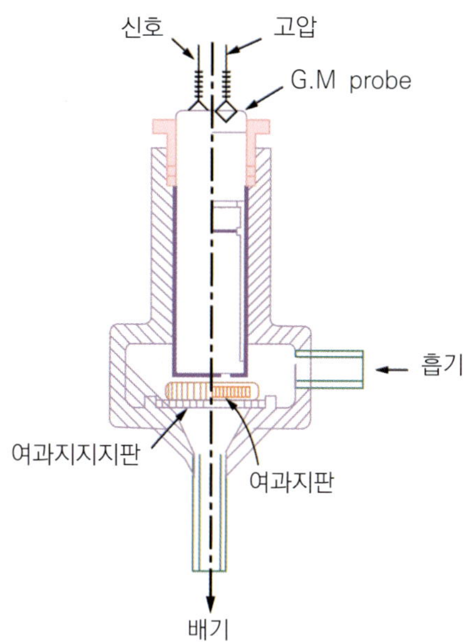

그림 12-43 **고정 여과지식 dust monitor의 구조**

3) 수중 방사능 농도측정기

수중 방사능 농도도 공기 중 방사능 농도의 측정과 마찬가지로 시료를 채취하는 방식과 물 모니터로 연속적으로 수중 방사능 농도를 직접 계측하는 방식이 있다.

(1) 시료 채취 방식

일반적으로 작업실내의 배수는 일단 저장탱크에 넣고 허용농도이하가 된 것을 확인하고 배수하므로 저장탱크의 물을 채취한다. 시료수를 그대로 액침형 계수관으로 측정하는 방법은 간단하고 편리하다. 농도가 낮은 경우는 시료수를 농축시켜 남은 앙금을 측정하는 경우이다. 이때는 농축공정 중에 기화나 비산, 수증기로서 증발하는 것도 있으므로 충분한 조심을 해야 한다.

시료의 측정은 공기 중 농도의 측정과 같은 계수장치를 사용하면 된다. 또한 시료수를 직접 계측하는 경우에는 액침형의 GM계수관 또는 신틸레이션 검출기가 사용된다. 단창형 GM계수관의 ^{14}C 베타선에 대한 검출한계는 7×10^{-4} [μCi/mℓ]이다.

(2) 모니터 방식

그림 12-44에 물 모니터의 한 예를 나타내었다. 플라스틱 신틸레이터는 물에 용해되지 않기 때문에 물에 직접 접할 수 있어서 그림과 같이 밑에서 위로 시료수를 유동시키면서 연속적으로 측정한다.

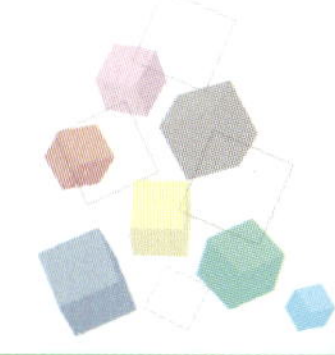

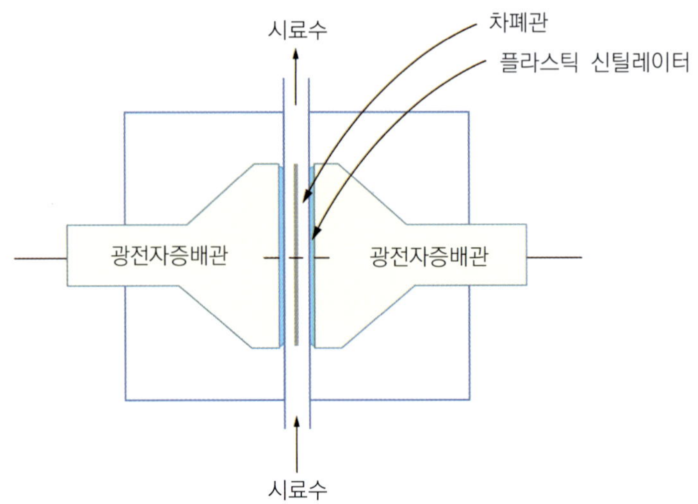

그림 12-44 물 monitor의 구조

검출감도를 높이기 위하여 신틸레이터의 면적을 크게 함과 동시에 구경이 큰 광전자증배관을 사용한다. 두 개의 검출기를 사용하여 반동시 계수회로에 접속시킴으로써 시료 이외의 계수를 제거할 수 있고 자연계수 등을 감소시킬 수 있다.

4) 표면방사능 오염밀도 측정기

(1) Smear법

스미어 법이란 물체표면의 유리성의 오염을 루즈(rouge) 등으로 닦아내고 루즈상의 방사능을 측정하여 간접적으로 표면 오염밀도를 측정하는 방법이다.

도말용 여과지로 오염표면을 닦아내고 그 여과지를 검출기가 오염되지 않도록 주의하면서 측정한다. 측정기는 베타선에서는 GM계수관 또는 gas flow(PR gas)계수관을 사용하고, 시료수가 많을 때는 sample changer를 사용하여 계측한다. 알파방사핵에서는 ZnS(Ag)신틸레이션 검출기, gas flow(PR gas)계수관으로 계측한다.

Smear법 이외의 시료채취법에 gumed paper법이나 test surface법이 있다. 전자는 접착 paper에 낙하진개를 포집하는 방법이고, 후자는 vinyl제 양면 점착원판의 한쪽면에 nylon을 바르고, 마루바닥에 일정한 기간 부착시켜 두는 방법이다. 어느 것이나 이들의 시료는 앞에서와 같은 방법으로 계측한다.

① 시료의 채취

a) 닦아내는 면적은 오염의 표면밀도의 평가를 목적으로 하는 경우 원칙으로서 100

[cm²]로 하지만 마루 등의 오염의 유무의 검출이 목적일 경우 더욱 넓은 면적에서도 좋다.

b) 시료채취에는 원형의 스미어 루즈를 사용한다. 표면이 곡면 혹은 넓은 면적에는 천이나 화학 걸레 등이 유효한 경우도 있다.

② 표면밀도의 계산, 평가

a) 핵종에 따라 GM계수관, NaI(Tl) 신틸레이션 카운터 등의 측정기를 선택한다. 오염핵종의 종류에 따라서는 액체 신틸레이션 카운터, 반도체검출기 등을 사용할 경우도 있다.

b) 닦아내는 효율은 표면의 상태가 염화비닐관, 유리판 등과 같이 평활, 비침투성에는 0.5를 목제판, 무처리 콘크리트 등의 침투성에는 0.05를 사용하지만 침투성, 비침투성의 구별을 설정 않을 때에는 0.1을 사용한다.

c) 표면오염밀도 A_s[Bq/cm²]는 아래 식에서 얻어진다.

$$A_s = \frac{(N - N_b)}{F \cdot S \cdot \epsilon} \qquad (12\text{-}1)$$

여기서

N : 측정된 계수율[cps]

N_b : background 계수율[cps]

F : 닦아내는 효율

S : 닦아내는 면적[cm²]

ϵ : 계수효율($\epsilon = \epsilon_1 \times \epsilon_s$)

(2) Survey법

오염표면을 직접 서베이메터로 측정하는 방법으로 넓은 마루바닥을 단시간에 측정할 목적으로 서베이메터를 손수레에 장착한 floor monitor도 있다. 서베이메터로는 GM계수관식, 신틸레이션식이 사용된다.

의료시설에서는 알파선은 사용 않으므로 감마선과 베타선을 방출하는 핵종의 표면오염을 고려하면 측정기는 GM계수관식 서베이메터, NaI(Tl) 신틸레이션식 서베이메터의 사용이 가능하며 측정대상이 되는 방사선의 종류, 에너지를 고려하여 선택한다.

신틸레이션식은 검출감도가 높지만 베타선의 검출은 안되므로 베타선, 감마선의 검출이 필요하다고 하면 일반적으로 입사창의 넓은 계수율 측정용의 GM계수관식 서베이미터를 사용한다.

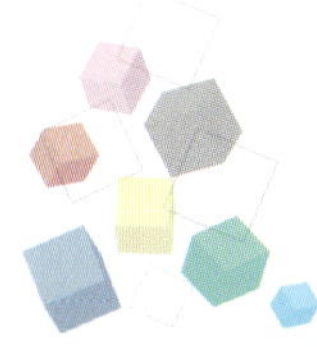

오염의 측정은 측정개시 전에 먼저 측정 장소의 background 이하(이하 BG) 계수율을 측정하여 확인한다. 다음으로 스크리닝에서는 측정기와 측정 장소 표면과의 거리를 될 수 있는 데로 짧게 잡고 시정수를 짧게 하여 일정의 저속도로 BG의 변동 폭을 확인 하면서 서베이메터의 주사를 행한다.

이 측정으로 오염의 의심이 있는 경우는 측정기의 시정수를 크게 하여, 측정시간을 시정수의 3배 정도의 시간으로 측정 장소와 BG를 계측한다. 오염이라고 간주하는 것은 검출한계 계수율 이상일 때로 검출한계 계수율 N_d는 측정기가 BG계수율의 통계적 변동이라 구별하여 검출되는 최소의 계수율이며 그 측정기의 BG계수율의 표준편차의 3배에 상당하는 계수율로 정의 되어 있다.

즉 σ을 BG의 표준편차, N_b을 BG계수율[cps], CR을 시정수[s]라고 하면, N_d [cps]를 아래 식으로 표시한다.

$$N_d \geqq \text{BG의 평균치} + 3\sigma \tag{12-2}$$

$$3\sigma = 3\sqrt{\frac{N_b}{2CR}} \tag{12-3}$$

여기서 계수율이 N_d로 했던 경우 약 99.7%의 신뢰로 오염에 의한 방사능의 계수인 것을 의미하고 있다. 더욱이 시설에 따라서는 2σ을 채용하고 있는 경우도 있다. 측정되었던 계수율이 N_d보다 클 경우 표면오염밀도 A_s[Bq/cm^2]는 아래 식에서 얻어진다.

$$A_s = \frac{(N - N_b)}{S \cdot \epsilon_1 \cdot \epsilon_s} \tag{12-4}$$

여기서

N : 측정된 계수율[cps] S : background 계수율[cps]

ϵ_1 : 기기의 측정효율 ϵ_s : 오염의 선원효율

측정효율 ϵ_1은 표준선원을 사용하여 구하게 되는 것으로 되어 있으나 표준선원이 없는 경우에는 간편법으로서 오염핵종을 수백 Bq 정도 유리판에 적하하여, 건조하여 계수측정을 행하고 [정미계수율/0.5×방사능]으로 측정효율이 구해진다. 선원효율 ϵ_s는 표면오염의 방사능에 대한 표면방출율의 비율이다. 베타선으로 이의 방출비율이 명백하지 않을 경우는 최대에너지가 0.4 [MeV] 이상에서는 0.5를 0.15 ~ 0.4 [MeV]에서는 0.25를 사용한다.

이 방법의 결점은 외부방사선의 선량율이 높은 데에서는 측정이 곤란하며 특히 신틸레이션식 서베이메터는 자연방사선 계수율이 높고 오염장소 이외의 방사선의 차폐를 고려하지 않으면 안 된다.

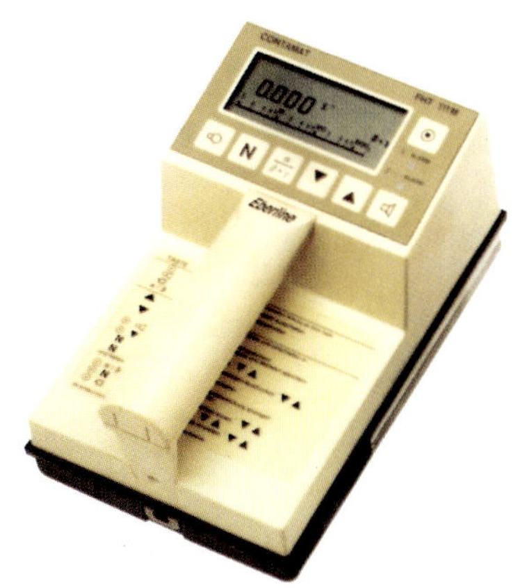

그림 12-45 **표면오염측정기의 종류(FHT 111M, Eberline)**

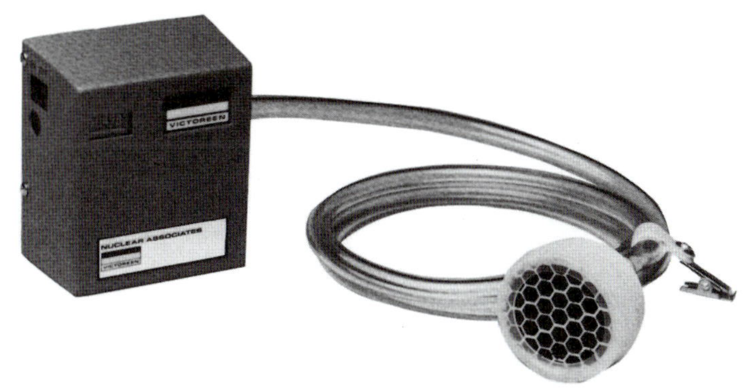

그림 12-46 **Dust monitor의 예**

① Hand, Foot, Clothes monitor(HFC monitor)

동위원소를 사용하는 도중에 오염여부와 실험실 등에서 나올 때 검사하는 것으로 전자동으로 측정할 수 있게 되어 있다.

손, 발, 의복의 오염을 독립적으로 측정하고 미리 설정한 허용밀도를 초과할 때 빨간불과 경보가 울리는 기구로 되어있다.

알파선 전용 : gas flow형

알파(베타, 감마)겸용 : gas flow형과 베타선, 감마선 전용 GM계수관

② Floor monitor, Dust monitor, 물 monitor

바닥의 오염검사, 공기중 방사능 검사, 수중의 방사능 농도를 검사하는 것이며 종류는 여러 가지가 있으나 측정기의 지시치는 선원의 종류, 크기 등에 따라 상당히 다르므로 정확한 값을 구하기 어렵다. 따라서 정확한 값은 별도의 측정기를 사용할 필요가 있다.

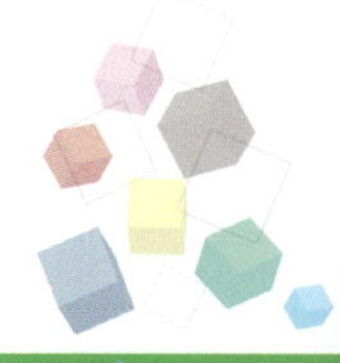

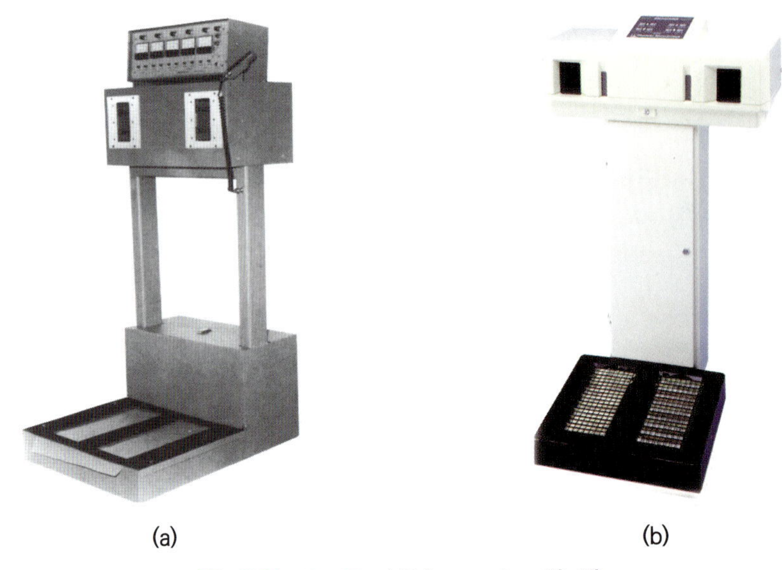

(a) (b)

그림 12-47 HFC monitor의 예

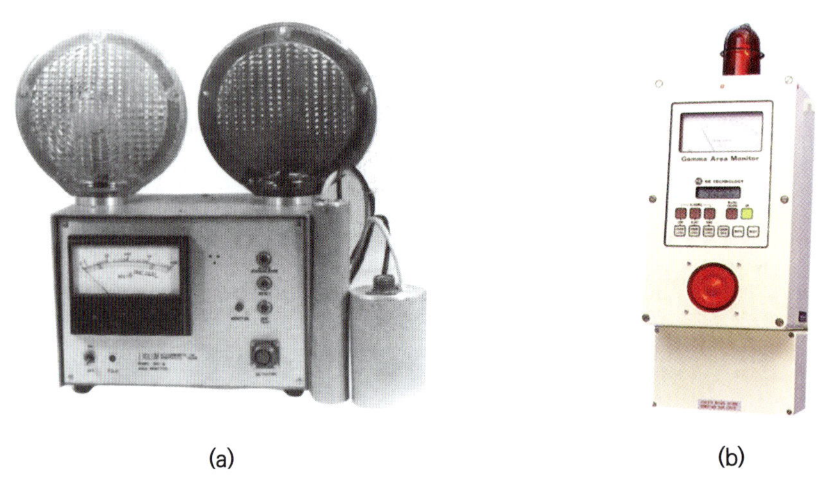

(a) (b)

그림 12-48 Area monitor의 예

③ Area monitor

관리구역의 경계 등 항상 선량률을 감시해야 하는 곳에 배치하는 monitor의 일종으로 어떤 설정치 이상이 되었을 때 경보가 울리도록 되어 있다. 설정치가 높은 곳에서는 전리함이 사용되고 낮은 곳에서는 고감도의 검출기가 사용된다.

5) 라돈 모니터링(radon monitoring)

(1) 라돈과 그 자핵종

지각 및 건축자재 등에 포함된 ^{238}U의 연쇄붕괴과정에서 생성되는 라돈(^{222}Rn, $T_{1/2}$ = 3.82일)은 다른 물질과 화학적으로 결합 또는 부착하지 않는 불활성기체이고 상대적으로 긴 반감기를 갖고 있기 때문에 충분한 시간동안 공기 중에 머물러 있으므로 다른 자연방사선원에 비하여 라돈과 라돈자손에 의한 연간유효선량에 기여도가 50% 이상으로 가장 높다.

호흡을 통해 라돈가스를 흡입하는 라돈은 불활성기체이기 때문에 붕괴를 하기 전에 다시 폐 밖으로 배출된다. 더구나 반감기가 3.8일이므로 폐에 머무르는 동안 붕괴의 정도는 극히 적다. 따라서 라돈에 의한 폐암의 위험을 언급할 때 라돈 그 자체로 인한 피폭보다는 자핵종에 의한 피폭으로 보는 것이 타당하다. 라돈의 붕괴과정에서 생성되는 ^{218}Po, ^{214}Pb, ^{214}Bi, ^{214}Po과 같은 라돈자손은 생성당시부터 정전기적으로 전하를 띤 입자이므로 공기 중에 존재하는 먼지, 담배연기 그리고 수증기에 즉시 부착하여 에어로졸을 형성하거나 벽 또는 물체의 표면에 흡착하게 된다.

(2) 측정의 필요성

라돈은 지구상에서 자연적으로 존재하는 가스상의 방사성동위원소로써 색깔이나 냄새가 없어 오감으로 감지가 불가능하지만 농도가 높은 경우에는 폐암 발생의 가능성이 있으므로 이를 측정하여 농도가 높은 경우에는 저감화하는 노력이 필요하다. 폐암의 한 원인으로 지목받고 있는 라돈과 라돈자손에 의한 건강상의 위해는 토양 중의 우라늄의 함량이 높은 지역과 광산의 갱내, 동굴 또는 주택과 같이 밀폐된 공간에서 특히 높아진다.

이와 같이 천연적으로 존재해 온 라돈이 근래에 와서 종종 문제로 제기되는 이유로는 주거건물의 에너지 절약이 강조되면서 실내공기의 환기율이 떨어짐에 따라 실내공기 중 라돈 농도가 증가한 점을 들 수 있다. 건물의 지반에서 방출된 라돈 가스가 건물바닥의 갈라진 틈새 등을 통해 실내로 들어옴으로써 실내 공기 중에 라돈이나 라돈 자핵종의 농도가 증가하게 된다.

라돈은 지반 뿐만 아니라 건축자재, 상수, 취사용 천연가스 등을 통해서도 실내로 들어오지만 일반적으로는 약 80%가 지반의 토양으로부터 방출된 것이다. 특히, 광산의 갱내, 지하철 등 환기상태가 나쁜 지하 공간에는 더욱 문제가 된다.

따라서 라돈 농도가 높게 나타날 가능성이 있는 장소를 정기적으로 측정하여 라돈에 의한 영향을 평가할 필요가 있다.

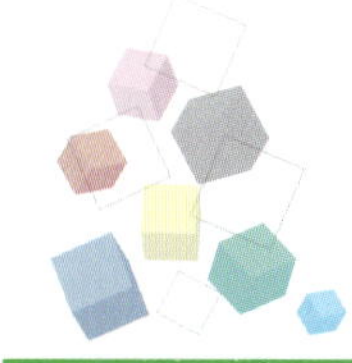

표 12-13 ICRP 및 USEPA의 라돈농도 조치준위

라돈에 대한 조치준위	평가량	조치준위
국제방사선방호위원회(ICRP)	유효선량 상당	연간 3~10 mSv
	주택의 라돈농도	200-600 Bq/㎥(4.8~16.2 pCi/ℓ)
	직장의 라돈농도	500-1500 Bq/㎥(13.5~40.2 pCi/ℓ)
미국 환경보호청(USEPA)	일반 라돈농도	150 Bq/㎥(4 pCi/ℓ)

(3) 라돈측정방법

라돈과 그 자핵종을 측정할 때는 각 핵종으로부터 방출되는 알파선, 베타선, 그리고 감마선을 이용하며 대표적인 검출기로는 펄스전리함, 충전막전리함, ZnS(Ag) 신틸레이션검출기, 알파입자 스펙트로메터, NaI(Tl)나 Ge(Li)를 이용한 감마선 스펙트로메터와 알파입자의 비적을 검출하는 고체형 검출기 등이 있다.

오늘날 사용되고 있는 검출기는 검출형태에 따라 적분형, 연속형 그리고 포집형으로 나누어지며 또한 검출기의 작동에 있어서 외부전원의 필요여부에 따라 외부전원이 필요하면 능동형(active), 필요치 않으면 수동형(passive)으로 구분된다. 능동형 검출기는 라돈의 단기간 측정에 주로 사용되며 관심 있는 장소에서의 라돈농도의 시간에 따른 변화를 측정하는데 유용하다. 그러나 수동형 검출기는 수 주에서 수 년에 이르는 라돈의 장기간 측정에 사용되며 따라서 적분형 검출기를 통해 일정기간 동안의 평균라돈농도를 얻어낼 수 있다.

① 수동적분형검출기(passive integrating detectors)

(a) 알파비적검출기(alpha track detectors)

알파비적검출기의 검출원리는 플라스틱 필름 또는 세룰로스 필름과 같은 고체형 물질 표면에서 라돈 및 자핵종의 알파붕괴로 인한 방사선 손상으로 생성되는 알파입자의 비적검출을 원리로 한다. 알파비적검출기는 기하학적 모양에 따라 개방형 컵(open cup), 필터 컵(filter cup), 멤브레인 컵(membrane cup), 노출형 검출기(bare detector)로 나누어진다.

(b) 차콜캐니스터(charcoal canisters)

차콜캐니스터는 확산에 의해 라돈 가스를 흡착할 수 있는 활성탄을 이용한다. 흡착된 라돈 가스는 짧은 반감기를 지닌 라돈자핵종으로 붕괴하는데 이 과정에서 ^{214}Bi와 ^{214}Po으로부터 방출되는 감마선을 계수함으로써 라돈의 농도를 결정할 수 있다.

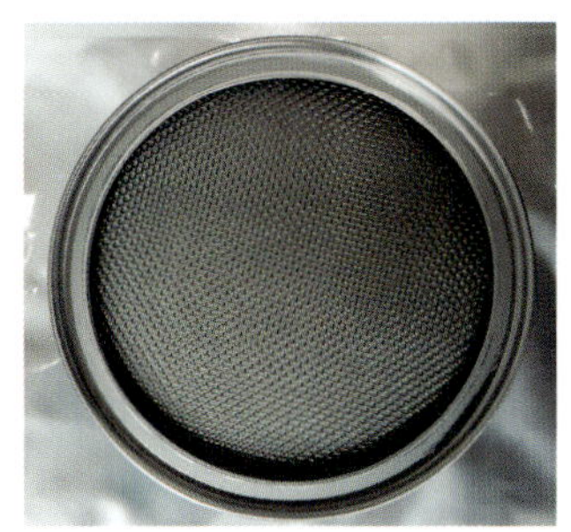
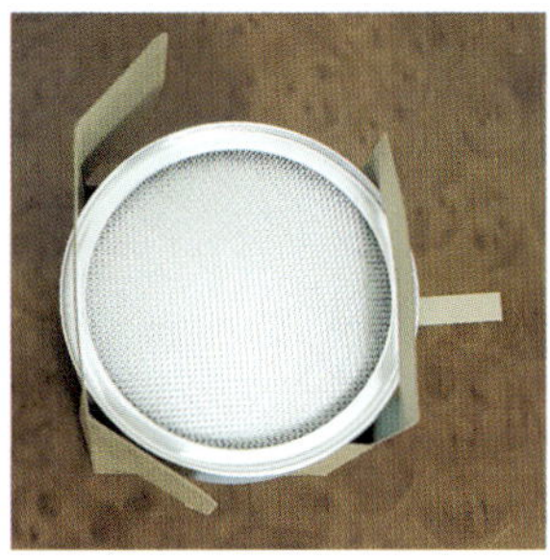

그림 12-49 charcoal canister kit

25~200 [g]의 활성탄을 포함한 차콜캐니스터를 수일간 라돈환경에 노출시켜 라돈가스가 활성탄에 흡착하도록 한 후 차콜캐니스터를 밀봉하여 NaI(Tl)을 이용한 감마스펙트로메트리 시스템으로 분석한 포집효율은 사전에 결정되어야 하며, 캐니스터의 종류와 크기 그리고 활성탄의 수분함유 정도에 따라 변화한다. 특히 활성탄에서의 수분함유 정도가 높을수록 라돈의 포집효율이 떨어지기 때문에 감시되는 환경중의 습도에 따른 다양한 교정인자를 교정설비(calibration chamber)를 이용하여 사전에 획득하여야 한다.

개방형 차콜캐니스터(open faced charcoal canister)의 라돈환경에의 최적노출기간은 2일이고 확산장벽형 차콜캐니스터(diffusion barrier charcoal canister)의 최적노출기간은 7일이다.

(c) 충전막전리함(electret ion chambers)

E-Perm(electret passive environment radon monitor)이라 부르며 전리함 내에서 라돈이 붕괴하여 생성된 이온과 전자를 측정함으로써 라돈의 농도를 알 수 있다. 필터를 거쳐 전리함으로 확산되어 들어간 라돈은 붕괴하여 결국 충전막에 포집되는 이온과 전자를 생성한다. 충전막의 전위는 포집되는 이온쌍의 수에 비례하여 강하하며 충전막 표면의 전압강하 정도를 전위계로 측정하여 라돈의 농도를 알 수 있다. 충전막이 두꺼울수록 감도가 향상되기 때문에 충전막은 2.7일 정도의 단기간 측정에 사용되고 얇은 충전막은 3~6개월 정도의 장기간 측정에 이용된다.

(d) 펄스형전리함(pulsed ionization chambers)를 이용한 연속라돈감시기

전위계와 데이터의 자동저장 시스템이 부착된 펄스형전리함은 라돈이 포함된 공기를 자연확산 또는 동력펌프를 통해 전리함 내부로 유입시킨 후 라돈의 붕괴로 생성되는 이온을 전위계에서 전기적인 펄스형태로 변환시킨다. 변환된 펄스는 교정인자에 의하여 다시 Bq/㎥으로 변환된다. 이때 라돈자손은 검출기로 유입되는 과정에서 필터에 의해 걸러지고 전리함 내부에서 생성된 라돈자손은 정전기적으로 제거되어 전리함의 유효감응체적에까지 도달하지 못한다. 펄스형전리함에는 능동형과 수동형이 있다.

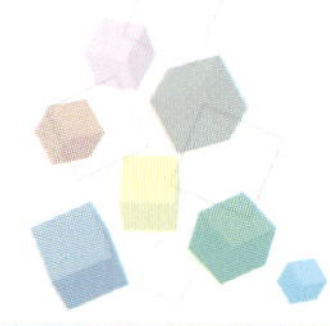

② 연속라돈감시기(continuous radon monitors)

(a) 신틸레이션셀(scintillation cell)을 이용한 연속라돈감시기

루카스셀(Lucas cell)이라고 불리우는 신틸레이션(섬광)셀을 이용한 라돈의 감시는 포집형과 연속형 샘플링에서 고전적이면서 가장 일반적으로 사용된다. 신틸레이션셀은 0.09~3.0 [ℓ]의 다양한 크기가 있으며 금속 또는 플라스틱 용기에 내부벽이 ZnS(Ag) 분말로 도포되어 있다. 대개의 경우 셀의 바닥은 빛의 투과를 간섭하지 않도록 투명하게 구성된다. 검출의 원리는 필터를 거친 후 자연확산 또는 동력펌프를 통해 셀내로 유입된 라돈과 셀 내부에서 생성된 리돈자손에서 방출되는 알파입자와 ZnS(Ag)가 반응하여 나온 빛을 광전자증배관으로 증폭하여 계수하는 것이다.

(b) Si을 이용한 연속라돈감시기

Si을 이용한 연속라돈감시기는 용기벽과 실리콘 검출기 사이에 걸려진 2,200 [V]에 이르는 높은 전위차를 이용하여 용기 내부로 유입된 라돈의 붕괴로 생성된 라돈자손(양의 전하를 띰)을 실리콘 검출기 표면에서 포집하는 원리이다.

검출효율을 향상시키기 위하여 건조된 공기가 용기로 분당 1 [ℓ]의 유입율을 가지고 유입되며, 용기 내부에서는 10분이 경과하면 ^{218}Po과 라돈은 평형상태에 도달하게 된다. 따라서 ^{218}Po의 농도측정을 통해 라돈의 농도를 알 수 있다. 그러나 ^{218}Po의 검출효율이 45%로 낮기 때문에 유용한 계수통계치를 얻기 위해서는 라돈환경에서의 측정시간을 충분히 길게 해야 한다.

(c) 라돈 포집샘플법(radon grab samples)

라돈 포집샘플법에서 사용하는 검출기는 신틸레이션셀을 이용한 연속라돈감시기와 동일하다. 정확도를 극대화하기 위하여 셀 내에서 라돈과 라돈자손이 영속평형에 도달할 때까지 기다려야 하며 이를 위해 포집 후 약 4시간 정도를 기다린 후 신틸레이션셀의 투명한 창을 광전자증배관 위에 두고 알파입자와 ZnS(Ag)와의 상호작용으로 생성되는 빛을 계수한다. 연속라돈감시기의 예를 그림 12-51에 나타내었다.

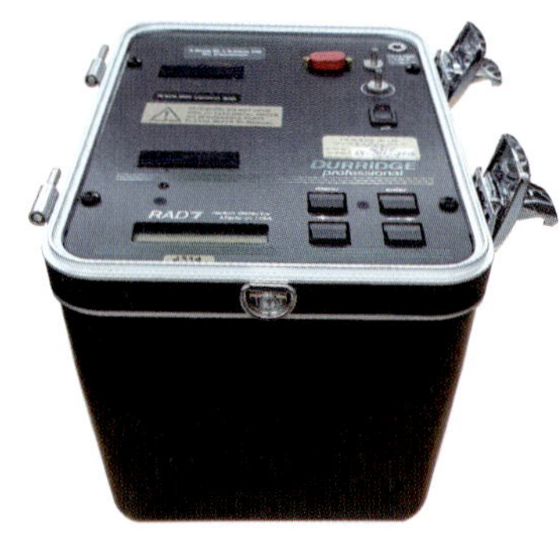

▼ 그림 12-50 반도체를 이용한 라돈 검출기(RAD7)

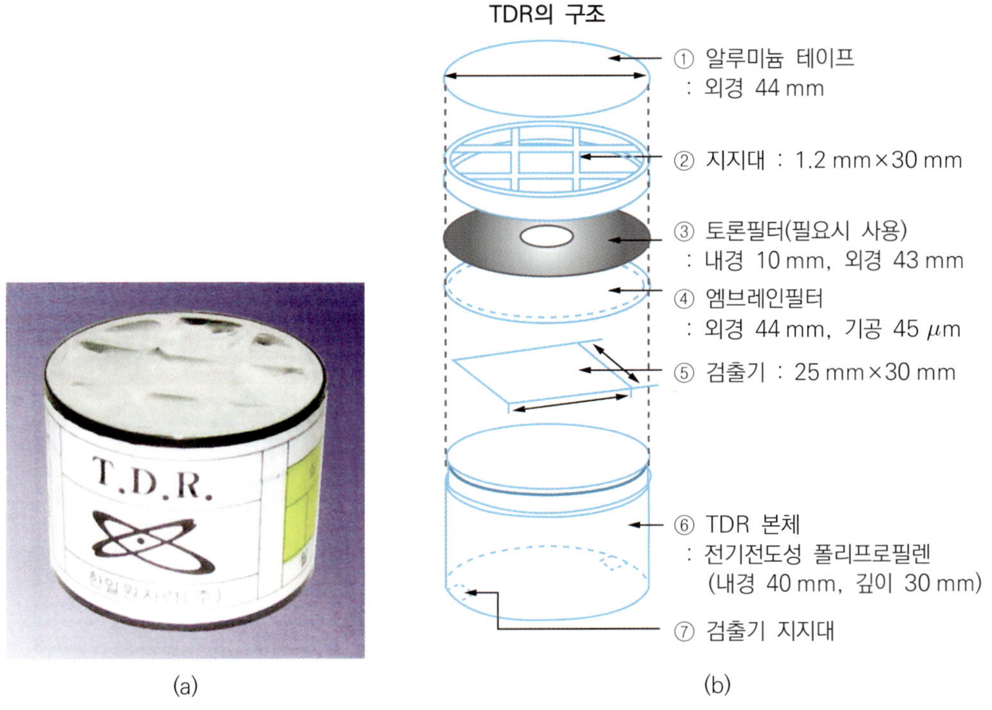

그림 12-51 **라돈시간적분검출기(time integrated detector for radon measurement)의 외형(a) 및 구조(b)의 예**

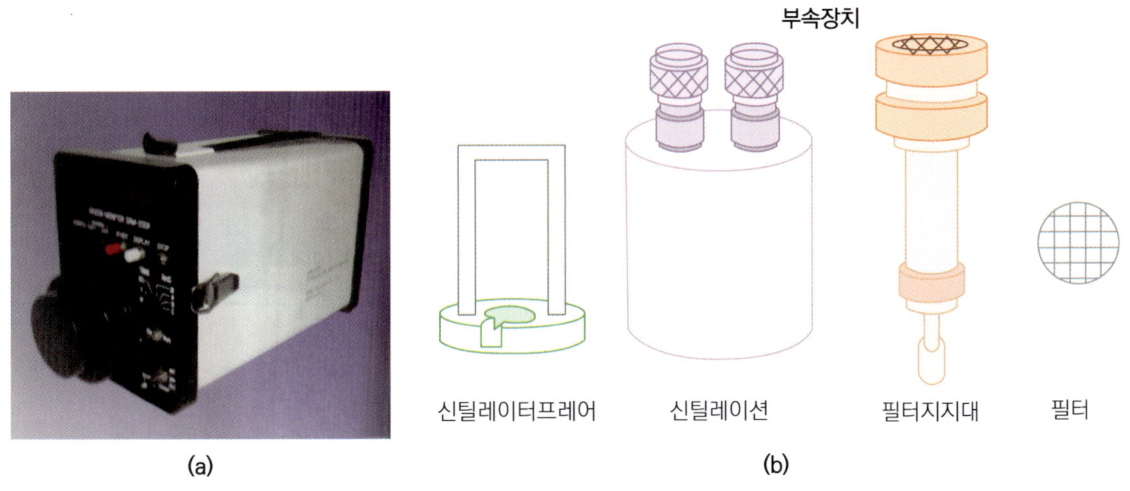

그림 12-52 **신틸레이션 라돈 모니터의 외형(a) 및 부속장치(b)**

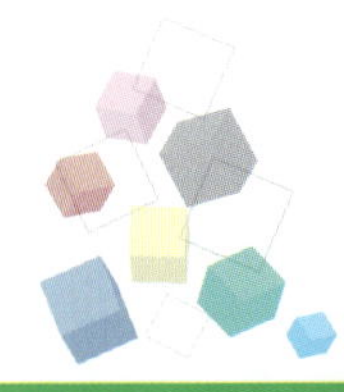

Radiation Detection & Measurement

Chapter 13
중성자 검출기
(Neutron Detector)

학습목표

● **일반적 학습목표**

· 중성자 검출기를 이용한 중성자 계측의 원리와 목적 그리고 특성을 이해한다.

● **구체적 학습목표**

· 중성자의 선원과 종류를 이해한다.
· 중성자 검출의 원리를 이해한다.
· 중성자와 물질과의 상호작용을 이해한다.
· 중성자 검출기의 종류와 구조 및 특성을 이해한다.

1. 서 론

중성자는 원자를 직접적으로 전리하지 않기 때문에 어떤 다른 핵에 접근했을 때 다른 하전 입자와는 달리 쿨롱장벽(Coulomb barrier)을 투과하여 핵반응이 일어나 하전입자 또는 광자를 만들고 그것을 적당한 검출기로 계수하는 방법을 이용해서 간접적으로 중성자를 검출한다.

중성자와 원자핵과의 상호작용의 결과 하전입자 또는 광자가 만들어지는 것이다. 상호작용의 결과가 알려져 있는 경우에는 핵반응의 생성입자를 측정함으로써 중성자에 관한 정보를 아는 것이 가능하다. 그리고 상호작용에는 여러 종류가 이용되고 있지만 흡수반응과 산란반응의 2종류로 분류가 가능하다.

중성자가 물질과의 상호작용에 의해 흡수 소멸되어 다른 하나 또는 둘 이상의 입자를 생성하는 반응으로는 (n, α), (n, p), (n, γ), (n, 핵분열) 등의 반응이 있다. 그 예를 표 13-1에서 보여준다.

이 중에서 (n, γ) 반응의 경우에는 중성자를 포획할 때에 방출되는 감마선의 상호작용 때문에 검출되는 경우가 있으며, 중성자 포획 후에 만들어진 방사성동위원소에서 방출되는 방사선에 의해 검출되는 경우가 있다.

그 방사성동위원소가 β^- 입자, β^+ 입자 그리고 감마선 중 어느 것인가 또는 이들이 조합하여 방출하는 경우도 있다. 이러한 동위원소의 방사능이 감쇠하여 가는 양을 측정함으로써 이것을 만든 중성자속에 관한 정보가 얻어진다. 이것을 방사화법이라고 한다. 핵반응이 핵분열 하는 경우 2개의 핵분열파편이 방출되며 이것들은 중하전입자이기 때문에 쉽게 검출하는 것이 가능하다.

표 13-1 중성자와 물질과의 반응식

반 응 식	반 응 명
$n+{}^{A}_{Z}X \rightarrow {}^{A}_{Z-1}Y+p$	(n, p)반응
$n+{}^{A}_{Z}X \rightarrow {}^{A-3}_{Z-2}Y+{}^{4}_{2}\alpha$	(n, α)반응
$n+{}^{A}_{Z}X \rightarrow {}^{A-1}_{Z}Y+2n$	(n, 2n)반응
$n+{}^{A}_{Z}X \rightarrow {}^{A+1}_{Z}Y+\gamma$	(n, γ)반응
$n+{}^{A}_{Z}X \rightarrow {}^{A_1}_{Z_1}Y_1+{}^{A_2}_{Z_2}Y_2+\ldots n+n+\ldots$	핵분열

중성자 검출에 이용되고 있는 중요한 탄성산란 반응은 양성자반도법(proton recoil method)으로 중성자와 양성자의 탄성산란에서 튀어나온 양성자가 검출되는 입자가 된다. 이때 중성자에너지가 0~100%의 범위로 양성자에 전달된다.

중·고속 중성자(E_n〉1.0 [keV])만 동작하는 양성자반도법을 제외한 다른 모든 상호작용이 임의의 에너지의 중성자에 대해서 이용된다. 그러나 각 중성자는 에너지마다 가장 좋은 측정방법이 있다. 중성자에너지의 실험목적은 중성자의 에너지를 측정할 것인가, 중성자의 갯수를 측정할 것인가 혹은 양쪽을 다 측정할 것인가를 결정하나 측정의 물리적 제한(예로 원자로의 노심 내(內)인가 외(外)인가) 등을 고려하여 최선을 선택하여야 한다.

2. 중성자 선원의 분류

방사성동위원소를 이용한 중성자 선원에는 방사성동위원소를 이용한 선원과 가속기를 이용한 선원 및 자발적 핵분열 선원 등이 있다.

방사성동위원소를 이용한 선원으로는 (α, n)핵반응형으로서 ^{226}Ra-Be, ^{229}Pu-Be, ^{210}Po-Be, ^{241}Am-Be 및 ^{227}Ac-Be 등이 있으며 이들 선원들은 열중성자의 에너지 0.025 [eV]에서부터 10 [MeV] 이상의 속중성자 에너지까지 광역의 에너지 스펙트럼을 갖는 중성자를 방출한다.

이밖에도 ^{235}U핵분열시 방출되는 것과 같은 핵분열 스펙트럼의 중성자를 방출하는 ^{252}Cf, ^{240}Pu 등이 있는데 이들은 모두 자발적 방출(spontaneous emission)을 한다.

가속기에 의해 얻어지는 중성자는 단일에너지를 가지며, 반데그래프형 가속기, 사이클로트론 및 선형 입자가속기(LINAC) 등과 같은 가속장치를 사용한다. 또한 자발적 중성자 방출에 의한 중성자 선원으로는 ^{252}Cf와 ^{240}Pu 등이 있는데 이들은 ^{235}U가 핵분열시 중성자를 방출하는 핵분열 스펙트럼(fission spectrum)의 중성자를 방출한다.

중성자는 그 에너지에 따라서 일반적으로 다음과 같이 구분된다.

1) 열중성자(thermal neutron)

열중성자는 실온에 해당되는 에너지(0.025 [eV];V_{th} = 2,200 [m/s]) 영역에 있는 중성자를 말하며 빠른 중성자가 감속제 속에서 감속되어 평형상태(Maxwell 분포를 이룸)에 도달함으로써 얻어진다.

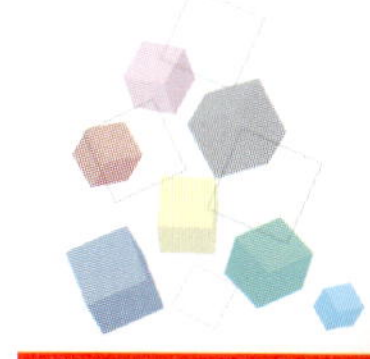

표 13-2 중성자의 에너지에 따른 분류

분 류	에너지 영역	에너지 분포
열중성자	0.025 eV(V_{th} = 2,200m/s)	맥스웰 분포
고온열중성자	0.025eV ~ 수 eV	1/E분포
느린중성자	1 eV ~ 0.1 keV	공명흡수영역
중속중성자	0.1 keV ~ 500 keV	-
속중성자	0.5 MeV ~ 100 MeV	-

2) 고온열중성자(epithermal neutron)

감속제 속에서 중성자의 에너지 스펙트럼이 1/E의 분포를 갖는 중성자들을 말하며 대개 0.025 [eV]에서 수 [eV]의 에너지를 갖는다.

3) 느린중성자(slow neutron)

대개 1 [eV]에서 0.1 [keV] 에너지 영역의 중성자를 말하며 대부분의 핵종에 의해서 공명흡수(resonance absorption)가 많이 되는 영역이다.

4) 중속중성자(intermediate neutron)

0.1 [keV]에서 500 [keV] 영역의 중성자와 물질과의 상호작용에 의해 탄성산란이 일어난다.

5) 속중성자(fast neutron)

0.5 [MeV]에서 100 [MeV] 영역의 에너지를 갖는 중성자를 말한다.

중성자는 가지고 있는 속도분포와 에너지 분포에 따라 표 13-2와 같이 분류한다.

3. 중성자 검출기의 종류

중성자의 검출에 이용되고 있는 (n, 하전입자)반응은 여러 종류가 있다. 일반적으로 고속 중성자 검출에는 흡열반응이, 열중성자 검출에는 발열반응이 이용되고 있다. 가장 많이 이용되고 있는 발열반응과 그 Q값, 열중성자에 대한 단면적은 표 13-3과 같다.

표 13-3에서 나타난 중성자와 물질과의 반응에서 생성 하전입자는, E_n을 중성자의 운동에너지로 하면, $(Q+E_n)$과 같은 운동에너지로 나눌 수 있다. Q값이 가장 큰 경우에는 E_n의 값에 관계없이 생성입자의 검출은 쉽게 되지만 느린 중성자의 에너지 측정은 불가능하게 된다. 측정되는 펄스 파고는 $(Q+E_n)$에 비례하며 이 펄스 파고에서 중성자의 에너지 E_n을 구할 수 있다. 그러나 Q값의 펄스파고가 MeV 정도의 에너지에 상당하는 경우, E_n의 적은 변화에 대한 펄스파고의 변화는 검출 불가능한 정도로 된다.

예를 들면 중성자의 운동에너지가 1 [keV] 변화한 경우 1 [MeV] 펄스파고가 변화하는 비율은 (1.001-1.000)/1.000=0.1%로 되며, 알파입자검출기의 최고의 에너지 분해능보다도 적다. 따라서 E_n이 Q값의 상당한 배율로 되는 경우 중성자 에너지 측정은 불가능하게 된다.

1) BF_3 비례계수관

${}^{10}_{5}B(n, \alpha){}^{7}_{3}Li$ 반응은

① 반응 단면적이 크다.

② 단면적의 에너지의존성은 $\frac{1}{v}$ 형이다.

③ ${}^{10}_{5}BF_3$를 함유하는 화합물 BF_3 가스가 비례계수관 가스로서 사용 가능하다는 특징을 가지고 있어 열중성자의 검출에 가장 많이 이용되고 있다.

BF_3 계수관은 통상 90% 이상 농축한 ${}^{10}B$가스를 충만시킨 비례계수관(천연붕소 약 19.8%가 ${}^{10}B$이고 나머지는 ${}^{11}B$이다)이 있다.

BF_3 계수관의 핵반응 식은 다음과 같다.

$$ {}^{10}_{5}B + {}^{1}_{0}n \rightarrow {}^{4}_{2}He + {}^{7}_{3}Li + 2.78\ [MeV] $$

핵반응에서 만들어진 알파입자와 ${}^{7}_{3}Li$ 입자를 검출한다.

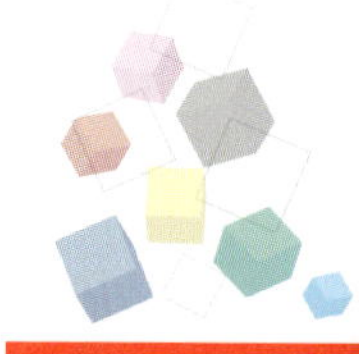

표 13-3 중성자 검출에 이용되는 핵반응

핵반응	중성자 검출반응식	Q값 [MeV]	단면적 [barn]	생성핵의 에너지 [MeV]
${}^{10}_{5}B(n, \alpha){}^{7}_{3}Li$	${}^{10}_{5}B + {}^{1}_{0}n \rightarrow {}^{7}_{3}Li + \alpha$ ${}^{7}_{3}Li^{*} + \alpha$	2.782 2.300	3,840	E_{Li}=0.83 E_{α}=1.46
${}^{6}_{3}Li(n, \alpha){}^{3}_{1}H$	${}^{6}_{3}Li + {}^{1}_{0}n \rightarrow {}^{3}_{1}H + \alpha$	4.78	940	$E_{{}^{3}H}$=2.73 E_{α}=2.05
${}^{3}_{2}He(n, p){}^{3}_{1}H$	${}^{3}_{2}He + {}^{1}_{0}n \rightarrow {}^{3}_{1}H + p$	0.76	5,330	E_{p}=0.573 $E_{{}^{3}H}$=0.19

열중성자의 경우 이 반응으로 만들어진 ${}^{7}_{3}Li$ 원자핵의 약 96%는 여기상태로 된다. 이 반응의 Q값은 2.30 [MeV]이며 ${}^{7}Li$ 원자핵은 (2.78 - 2.30) = 0.480 [MeV]와 같은 에너지의 감마선을 방출해서 기저상태로 떨어진다. 이 광자도 때로는 중성자의 검출에 이용된다.

열중성자에 의한 반응으로 직접 기저상태에 도달하는 확률은 0.064에 지나지 않는다. 1.8 [MeV] 중성자 환경에서 그 확률은 최대로 약 0.7, 에너지가 커지면 그 확률은 줄어들어 2.5 [MeV]에서 0.5 이하가 된다.

에너지 E의 중성자를 흡수하면 E+2.30 [MeV] 혹은 E+2.78 [MeV]의 운동에너지 E_{Ke}가 알파입자와 ${}^{7}_{3}Li$ 반도핵이 갖는 전운동에너지가 된다. 포획된 중성자가 열중성자였다고 하면 E는 2.30 [MeV], 2.78 [MeV]에 비교해서 문제가 되지 않을 만큼 작고 무시할 수가 있다. 이때 대부분의 ${}^{7}_{3}Li$핵과 알파입자가 갖는 에너지는 각각 다음 식과 같다.

$$E_{Li} = \frac{E_{Ke} \cdot M_{\alpha}}{M_{\alpha} + M_{Li}} = \frac{(2.30) \cdot (4.00)}{4.00 + 7.02} = 0.83\,[MeV] \quad (13\text{-}1)$$

$$E_{\alpha} = \frac{E_{Ke} \cdot M_{Li}}{M_{\alpha} + M_{Li}} = \frac{(2.30) \cdot (7.00)}{4.00 + 7.02} = 1.46\,[MeV] \quad (13\text{-}2)$$

여기서 M_{α} 및 M_{Li}은 알파입자 및 ${}^{7}Li$의 질량이다.

이와 같이 전운동에너지는 두 개의 핵에 분배되지만, 계수가스로서 반응체가 봉입되어 있을 경우에는 양성자의 운동에너지는 결과적으로 전리나 여기에 소비되므로, W값과 알파선이나 반도핵에 대해서도 같다고 하면 전 운동에너지에 비례한 펄스파고를 얻게 된다. BF_3계수관은 열중성자에 대한 감도가 좋기 때문에 열중성자 검출에 잘 쓰인다. 중성자에너지가 높아지면 거의 중성자에너지의 제곱근에 역비례로 감도는 감소한다. 이것은 상기 반응의 반응 단면적이 에너지의 제곱근, 즉 속도에 거의 역비례(이것을 1/v 법칙이라 한다)하기 때문이다.

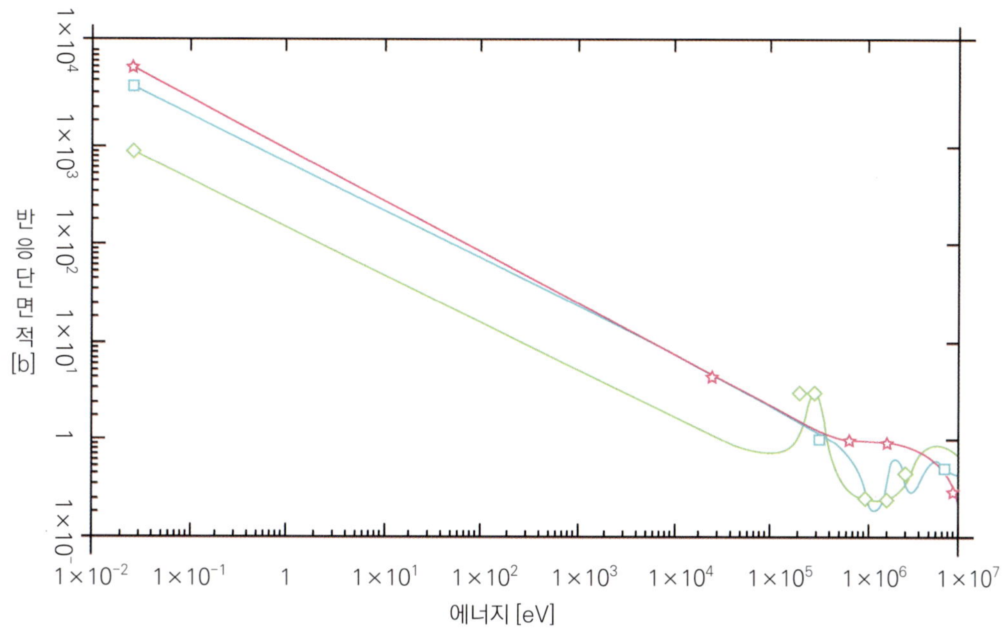

그림 13-1 중성자 검출과정의 반응단면적

$^{10}_{5}B(n, \alpha)^{7}_{3}Li$ 반응 단면적의 에너지 특성은 그림 13-1에 나타난 것과 같이 30 [keV]까지 1/v 의존성을 갖고 있기 때문에 E가 이 범위에서 단면적은 다음 식과 같다.

$$\sigma = \sigma_0 v_0 / v \quad (13\text{-}3)$$

여기서 $v_0 = 2.2 \times 10^5$ [cm/s], $\sigma_0 = 3{,}840$ [b]이다.

2) 붕소도포계수관

붕소도포계수관(boron lined counter)은 BF_3 가스 대신에 고체인 $m^{10}B$를 비례계수관의 내면에 도포하고 계수관 안에는 아르곤 등의 기체를 봉입한다. 중성자가 바깥쪽에서 조사되면 $^{10}B(n, \alpha)^7Li$ 반응으로 생긴 알파입자와 Li핵이 관내에서 전리를 일으키고 이 이온쌍을 비례계수관에서 검출한다. ^{10}B로 계수관 내벽을 도포하고 있는 점을 제외하면 계수관과 같은 핵반응을 이용하는 가스주입형 비례계수관이다.

그림 13-2에 나타낸 관의 내벽상의 엷은 박막이 (n, α)반응이 일어나기 때문에 생성입자의 한쪽 방향만 계수관의 유효체적이 된다. 다른 한 방향의 입자는 벽중에서 반응한다. 이 계수관의 감도는 ^{10}B 도포의 두께와 같이 높아지지만 이 두께는 만들어진 알파입자의 비정 이상으로는 불가능하다.

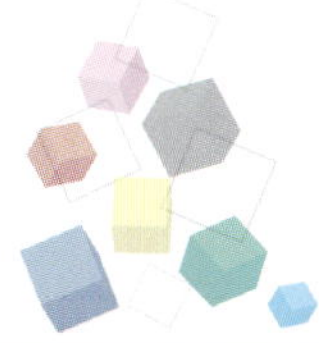

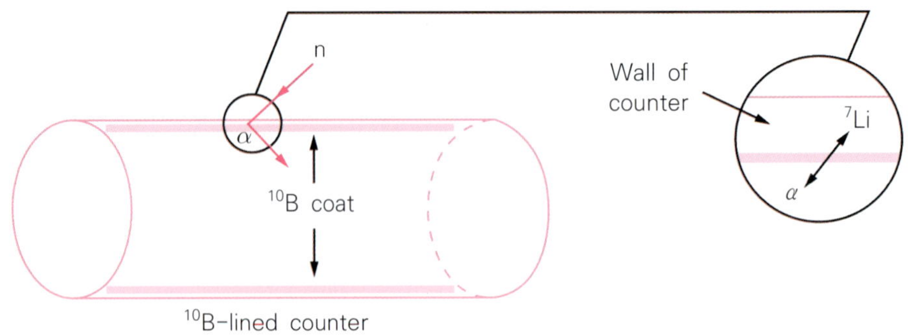

그림 13-2 ^{10}B 붕소도포계수관

BF_3계수관에 비해서 붕소도포 계수관이 우수한 점은 BF_3보다도 적절한 다른 계수가스를 선택한다는 점이다. 계수가스를 이용한 경우에는 동작전압은 낮게 되며 감마선에 어렵게 생긴다. 이 이유에서 붕소도포관은 강한 감마선상에서 중성자를 검출하는데 이용되고 있다.

BF_3계수관과 붕소도포 계수관은 중성자 에너지의 측정에는 부적당하며 중성자 갯수의 측정에 이용되고 있다.

3) $^{6}_{3}Li(n,\alpha)^{3}_{1}H$ 반응을 이용한 중성자 검출기

^{6}Li에 의한 중성자검출은

$$^{6}_{3}Li + ^{1}_{0}n \rightarrow ^{4}_{2}He + ^{3}_{1}H + 4.78\ [MeV]$$

핵반응에 기초한 것이다. 이 반응의 단면적은 10 [keV]까지 $1/v$형을 가리키고 0.025 [eV]에서 937 [b]이다. LiF 또는 신틸레이터의 성분으로 Li이 이용된다.

상기 반응의 경우 방출된 운동에너지는 $^{3}_{1}H$와 알파입자에 분배된다. 만약 $^{6}_{3}Li$을 가스형태로 이용할 수 있으면, $^{3}_{2}He$계수관의 경우와 같이 전운동에너지는 계수가스에 주어지고, 그 출력펄스파고와 중성자에너지와의 사이에는 일관성 있는 관계가 성립하지만 Li은 가스형태로 이용할 수 없기 때문에 박막형태로 이용한다. 이 경우 알파선과 $^{3}_{1}H$의 양쪽 운동에너지의 합에 해당하는 펄스를 얻기 위하여, 일반적으로 ^{6}Li박막을 두 개의 표면장벽형 반도체 검출기로 샌드위치하여 그 양쪽 출력을 합하는 방법을 선택한다.

LiF를 이용한 중성자 스펙트로메타는 2개의 표면장벽형 실리콘 검출기의 사이에 ^{6}LiF의 엷은 박막(~1.5×10^{-3} [kg/m^2] = 150 [μg/cm^2])으로 한 것이다. 중성자가 LiF에 충돌하면 하전입자(^{4}He → ^{3}H)가 만들어지며 2개의 검출기에 동시에 검출된다. 양 검출기의 신호 펄스를 증폭하고 가산하면 중성자에너지와 반응의 Q값을 더한 값과 같은 파고를 가진 펄스가 만들어진다. 이 스펙트로메타의 에너지 분해능은 열중성자에 대해서 약 270 [keV]이다. 고속중성자에 대한 에너지 분해능은 중성자에너지와 같이 변화한다.

Li의 핵반응을 이용하는 무기신틸레이터는 여러 종류가 있다. ^{6}LiF(Eu)는 에너지분해능 10%로 1~14 [MeV]의 중성자에너지 측정에 이용되고 있다. 저에너지 중성자에 대해서 좋은 검출효율을 가지고 있지만 붕소의 방사화가 문제로 된다. 리튬을 함유한 신틸레이터에서 가장 널리 이용되고 있는 것은 Li_2O를 함유한 Cs활성화 신틸레이터유리이다.

Cs활성체의 비율이 발광효율에 영향을 준다. 유리신틸레이터의 제 특성이 ① 여러 가지 두께(0.5~25 [mm]), ② 직경(125 [mm]까지), ③ Li의 함유량(11%까지), ④ ^{6}Li의 농축도(95%까지)인 유리신틸레이터가 시판되고 있다. ^{6}Li 유리의 중성자에너지와 검출효율과의 관계는 그림 13-3에 나타내고 있다.

검출효율을 증가시키기 위해서 두께 13 [mm], 직경 110 [mm]의 ^{6}Li유리신틸레이터를 파이프를 통해서 1개 또는 1개 이상의 광전자증배관에 광학적으로 결합한다. 입사중성자의 산란을 피하기 위해서 광파이프는 수소를 함유하지 않는 물질일 필요가 있다. 이와 같은 두꺼운 신틸레이터의 문제점 하나는 입사중성자의 산란이다. 산란중성자는 일차중성자 신호에 지수함수의 말단부분을 부가하기 때문에 이 말단부분을 비행시간법의 장치에서 시간 분해능 함수에 부가하면 없어지게 된다.

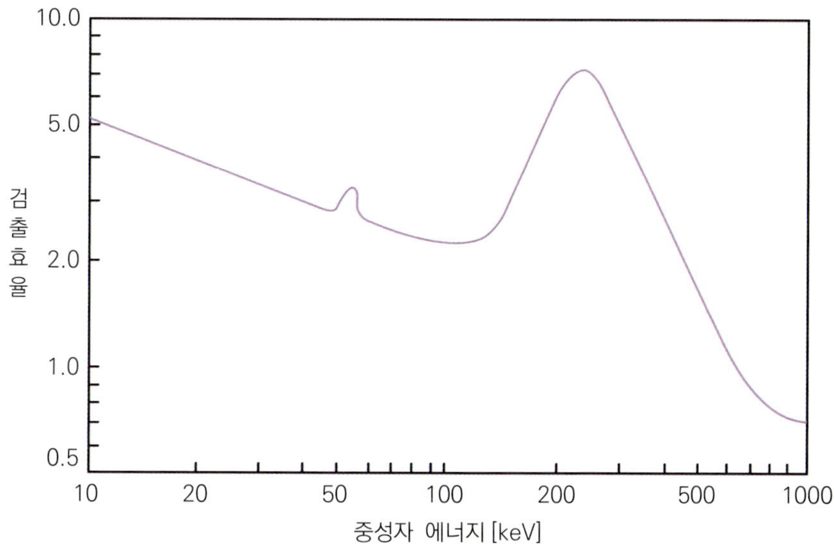

그림 13-3 두께 12.7 [mm]의 ^{6}Li 유리의 효율과 중성자 에너지의존성

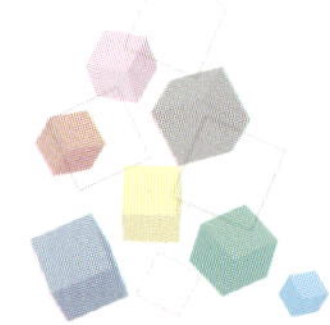

중성자를 감속한 ^{6}LiI(Eu)신틸레이터를 이용하여 검출하는 장치와 Bonner구가 있다. Bonner구의 경우에는 직경 51~305 [mm](2~12인치)의 폴리에틸렌구의 중심에 ^{6}LiI(Eu) 신틸레이터를 두고 중성자를 검출한다. Bonner구를 이용해서 중성자에너지를 측정함에는 여러 가지 종류의 구에서 검출기 효율의 차를 이용한다. 어느 에너지중성자에 대해서 구의 크기는 감속 정도를 맞추어 ^{6}LiI(Eu)신틸레이터 검출효율에 영향을 미친다. 강도를 알고 있는 단일에너지 중성자원을 이용해서 여러 가지 크기의 폴리에틸렌 구에 관해서 측정을 행한다. 중성자 에너지와 구의 함수로서 계수율의 교정표를 구한다. 이 교정표를 이용해서 미지중성자 스펙트럼 에너지와 개수를 결정한다. Bonner구는 연속 스펙트럼 측정에 특히 유용하다.

4) ^{3}He계수관

^{3}He계수관은 ^{3}He가스를 함께 계수관에 봉입한 것으로서 다음과 같은 발열핵반응을 이용하고 있다.

$$^{3}_{2}\mathrm{He} + ^{1}_{0}\mathrm{n} \rightarrow ^{1}_{1}\mathrm{H} + ^{3}_{1}\mathrm{H} + 765\,[\mathrm{keV}]$$

이 반응의 단면적은 열중성자에 대해서 매우 크며(0.025 [eV]에서 5,400 [b]), 0.001 [eV] ~ 0.04 [MeV]에서 1/v 특성을 나타낸다. 이 경우도 에너지 E를 갖는 중성자에 대하여 0.765 + E의 에너지를 방출하지만, 이 에너지가 ^{3}H핵과 양성자에 분배되는 것은 BF_3계수관의 경우와 같다. ^{3}He계수관은 고속중성자의 스펙트럼측정에 적합하다.

^{3}He중성자 스펙트로메터의 하나는 대면한 2개의 표면장벽형 실리콘 검출기의 공간에 수 기압의 ^{3}He가스를 채워 넣은 것이다. 이것은 ^{6}LiF스펙트로메터와 비슷한 것이다. 열중성자에 대한 에너지 분해능은 약 100 [keV]이다. 고속중성자에 대한 에너지 분해능은 중성자에너지와 같이 변한다. ^{3}He가스를 넣은 비례계수관도 널리 이용되고 있으며 특히 비행시간법에 이용되고 있다. 이 계수관의 검출효율은 그 가스를 증가시키면 증대한다. 그림 13-4에 3종류의 가스에 대한 중성자에너지와 ^{3}He계수관 검출효율에 관한 것을 나타내고 있다.

^{3}He계수관의 문제점의 하나는 벽효과(wall effect)이다. 계수관의 내벽 근처에서 핵반응이 일어나면 그 하전입자 에너지의 일부밖에 계수관에 부여되지 않을 확률이 증가한다. 그 결과 적은 파고의 펄스가 만들어지고 주 peak보다도 낮게 된다.

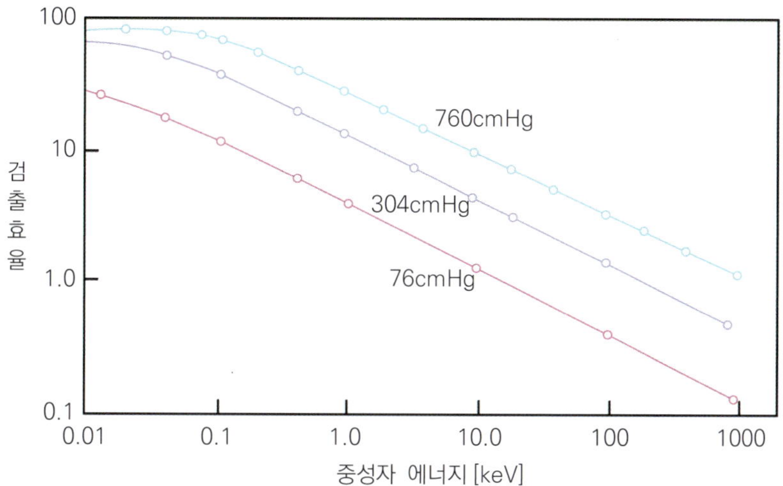

그림 13-4 ^{3}He 충전비례계수관의 효율과 중성자 에너지의존성

이 효과를 제거하기 위한 2가지 방법이 있다. 하나는 큰 직경의 계수관을 이용하는 것으로 이 경우에는 벽 근처에서 일어나는 핵반응의 비율을 적게 한다. 다른 한가지의 방법은 저지능을 크게 하는 것이다. 저지능의 증대는 가스압을 증가시키든지 높은 저지능을 가진 다른 가스, 예를 들면 크립톤 가스를 미량 첨가하는 것으로서 실현이 가능하다. 그러나 저지능을 증가시키면 감마선 감도가 증가하고 펄스의 회복시간이 크게 된다. 비행시간 법에서는 회복시간이 짧은 것이 중요하다. ^{3}He계수관의 가스압과 동작전압은 BF_3계수관의 경우보다도 크다. ^{3}He계수관의 가스압은 보통 404 ~ 1,010 [kPa](4 ~ 10기압), 동작전압은 3,000 ~ 5,000 [V]이다.

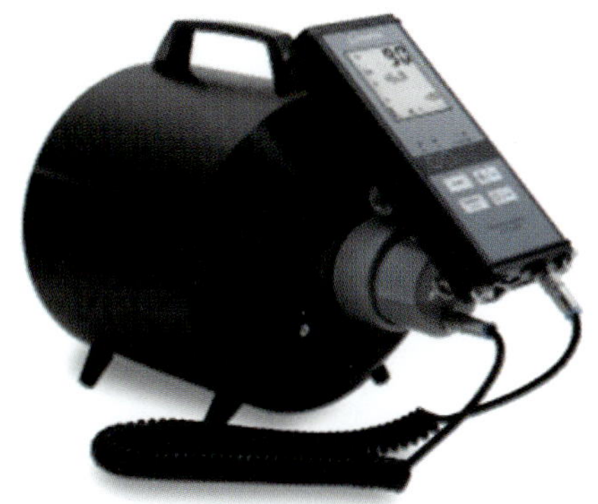

그림 13-5 ^{3}He 계수관

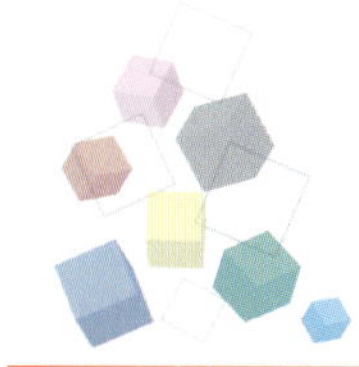

5) 핵분열 계수관

핵분열계수관(fission counter)은 ^{235}U에 열중성자를 조사하면 $^{235}U(n, f)$반응에 의하여 핵분열이 일어나 다수의 핵분열편(fission product)을 발생시킨다. 핵분열편 f의 대부분은 방사성 핵종이어서 여기에서 방출되는 중하전입자를 계수관으로 계측하여 열중성자를 측정하는 계수관으로 핵분열로 만들어진 핵분열편을 검출하는 가스봉입 계수관이다.

핵분열편은 Z≈+20e, 운동에너지 60~100 [MeV]를 가진 무거운 하전입자이며 가스 중에도 비정은 짧다. 비전리가 크며 가스증폭을 필요로 하지 않기 때문에 핵분열계수관은 전리함 영역에서 동작시킨다. 가장 보통의 핵분열계수관은 그 내면을 그림 13-6에 나타낸 것과 같이 핵분열성 동위원소로 피복한 것이다.

핵분열이 일어나면 핵분열편의 하나(FF_1)는 계수관의 중심을 향해서 방출되며 나머지 핵분열편(FF_2)은 핵분열성 물질 또는 계수관의 내벽 중에서 멈춘다. 핵분열계수관의 계수율은 핵분열율에 비례하고 따라서 중성자속에 비례한다. 이들 3개 양의 관계는 BF_3계수관의 경우에 나타낸 것과 비슷하게 된다. 상대측정에서는 핵분열성 물질의 피복층의 두께는 핵분열편의 비정보다 얇게 되지 않으면 안되는 것을 제외하면 그만큼 중요하지 않다.

그러나 절대측정의 경우 즉 각각의 핵분열을 검출하지 않으면 안될 경우에는 각 핵분열마다 적어도 1개의 핵분열편이 1개의 펄스를 만들지 않으면 안된다. 이 때문에 피복의 두께를 제한해서 핵분열성 물질층 중의 어떠한 장소에서 만들어진 핵분열편도 항상 존재하고 있는 알파입자, 베타입자, 감마선보다도 큰 파고를 가진 펄스로 발생시키지 않으면 안된다.

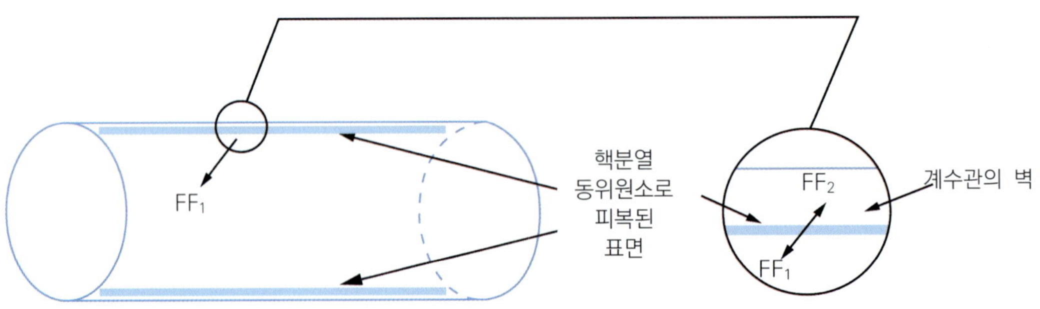

그림 13-6 핵분열계수관

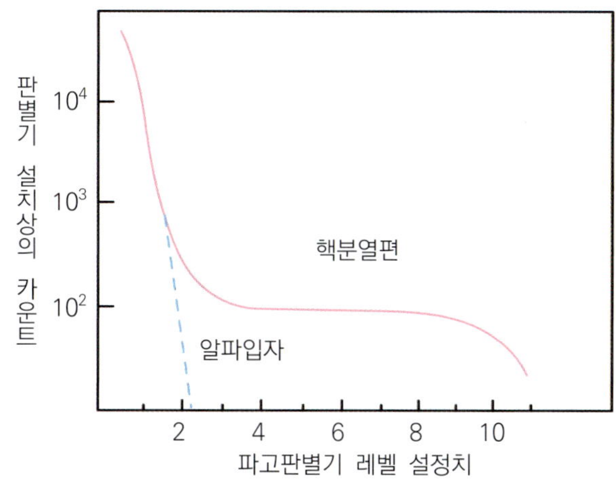

그림 13-7 핵분열 계수관의 측정과 적분펄스 파고 스펙트럼

감마선에서의 펄스는 매우 강한 감마선상에서 계수관을 사용하는 경우에만 문제로 된다. 그러나 알파입자에 의한 펄스는 항상 존재하고 있으며 핵분열편에 의한 펄스와 변별할 필요가 있다. 그러나 알파입자와 핵분열편에 의해서 만들어진 전리에는 큰 차이가 있기 때문에 쉽게 파고변별이 가능하다.

그림 13-7에 적분 펄스파고 스펙트럼의 예를 나타낸다. 알파입자를 계수하지 않도록 파고선별수준의 설정이 가능하다. 핵분열계수관은 고속중성자와 열중성자 어느 것도 검출이 가능하다. ^{235}U를 피복한 계수관에서는 ^{235}U의 열중성자에 대한 핵분열 단면적이 고속중성자의 단면적에 비해서 500배 크기 때문에 열중성자만을 검출할 수 있다.

^{238}U 또는 ^{232}Th를 피복한 계수관에서는 핵분열 단면적이 약 1 [MeV]에 임계값 에너지를 가지기 때문에 핵분열 계수관에서는 중성자의 에너지를 측정하지 못하고 중성자의 갯수만을 검출하는데 이용되고 있다. 그러나 ^{235}U 피복계수관과 ^{238}U 피복계수관의 조합을 이용하면 열중성자와 고속 중성자의 식별이 가능하게 된다.

핵분열 계수관은 중성자 조사와 같이 핵분열성 물질이 감소하는 것으로 그 감도가 감소한다. 이것은 붕소원자의 감도와 같은 현상이다. 계수관에 핵분열성 물질과 친물질의 혼합물을 피복하면 어느 정도 감도의 저하를 막는 것이 가능하다. 이 예는 90% ^{234}U와 10% ^{235}U의 피복 (^{234}U(n, γ)^{235} U반응), ^{235}U와 ^{238}U의 조합도 ^{238}U의 중성자 포획에 의해 ^{239}Pu이 만들어지기 때문에 (^{238}U + n → ^{239}U(23.5min) → ^{239}Np(2.35d) → ^{239}Pu) 같은 효과를 얻는다.

핵분열 계수관은 원자로의 노심내 및 노심외 중성자수 측정에 널리 이용되고 있다. 노심외의 측정에서 출력상승은 처음 단계에서 중성자속 레벨이 매우 낮은 경우 중성자 밀도 측정에 이용되고 있다. 노심내 측정에서는 중성자속 공간 분포 측정에 이용되면

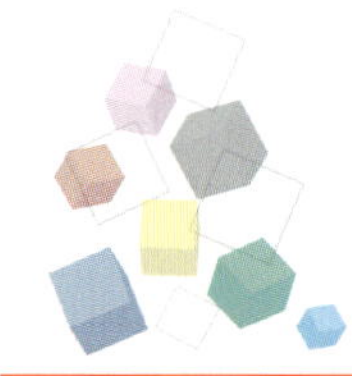

노심내 출력 분포의 측정을 목적으로 하고 있다.

즉 출력 운전중 원자로의 노심내 및 노심외를 이동 가능한 좁고 긴 원통형 prone 형으로 구성되고 있다. 노심내 측정용의 핵분열 계수관은 외경 약 1.5 [mm](0.06인치)로, 적어도 90%로 농축된 ^{235}U를 이용하고 있으며, 10^{18}중성자/[m^2/s](=10^{14}중성자/[cm^2 · s])까지의 중성자속을 측정하는데 이용된다.

핵분열율을 측정하는 또 하나의 방법은 핵분열 비적검출기의 사용방법이 있다.

6) 반도양성자를 이용한 가스봉입 계수관

반도양성자에 의한 중성자의 검출은 (n, p) 산란반응을 이용한 것으로 중성자와의 충돌의 결과 중성자의 운동에너지는 모두 반도양성자에 전달되고 반도양성자는 전리에 의하여 에너지를 상실하기 때문에 이 전리전하를 측정함으로써 중성자를 측정할 수 있다. 이것을 반도양성자 계수관이라고 한다. 중성자와 양성자는 거의 같은 질량을 가지고 있기 때문에 일회의 충돌로 중성자는 그 전 운동에너지를 양성자에 부여하여 양성자가 여기하는 이온화현상, 여기현상의 결과를 검출에 이용하는 것이다. 그러나 중성자의 에너지 스펙트럼과 충돌양성자의 펄스파고분포의 관계는 간단하지는 않기 때문에 충돌된 양성자는 0에서 최대값은 임의의 에너지를 가진다.

반도양성자 계수관에 필요한 수소원자는 수소가스 또는 메탄가스를 채운 비례계수관이나 관벽에 파라핀, 폴리에틸렌 등 수소를 많이 포함한 물질을 사용한 비례계수관 등이 있다. 이러한 물질을 방사체(radiator)라고 부르며, 검출기의 유효영역에 들어가는 양성자발생의 근원이 된다. 또한 기체로서는 수소가스가 직접 사용된다. 그러나 수소가스는 고체에 비하여 저지능이 작으므로 반도양성자의 운동에너지가 충분히 소비되지 않는 결점이 있다.

반도양성자가 발생시키는 전리전하는 비례계수관 등에서 측정되며 BF_3계수관에 비하면 감도는 나쁘다. 플라스틱 신틸레이션계수관이나 액체 신틸레이션계수관도 반도양성자계수관으로서 중성자의 검출에 이용할 수 있다. 이들 계수관은 수소 등 가벼운 핵과의 탄성산란에 의하여 반도(recoil)된 양성자의 운동에너지를 이용하기 때문에, 비교적 높은(0.1 [MeV] 이상) 중성자의 검출에만 이용된다.

반도양성자계수관의 주입가스는 수소를 사용한다. 그 결점은 반도양성자에 대해서는 저지능이 적다는 점이다. 그러나 수소가스와 동시에 아르곤, 크립톤, 크세논 같은 무거운 불활성가스를 혼합하여 사용하면 이러한 점을 개선할 수 있다.

그리고 무거운 수소가 많이 든 화합물인 에탄과 메탄 같은 것도 사용된다. 그러나 이온의 이동도(mobility)가 너무 적기 때문에 펄스 전리함으로 양이온을 모을 필요가 있는 경우에는 적합하지 않는다.

7) 고속중성자 스펙트럼 측정장치로서의 비례계수관

수소 또는 메탄을 충전한 비례계수관이 에너지 영역 1 [keV] 〈 E_n 〈 2 [MeV]의 중성자 스펙트럼의 측정에 이용된다. 그러나 수소와 메탄이 이 전 영역에서 똑같이 유용하다는 것은 아니다. 수소를 충전한 계수관은 E_n 〈 100 [keV]에 이용되지만 중성자 에너지가 높게 되면 큰 저지능이 필요하게 되며, 이 이유에서 수소 대신에 메탄이 이용된다. 메탄충전 계수관은 탄소 반도에 의한 스펙트럼 불안정에 기인해서 E_n 〈 100 [keV]에 대해서는 좋은 결과를 가져오지 않는다.

다른 가스가 들어간 계수관과 같이 비례계수관의 검출효율은 그 크기의 가스조성과 압력, 입사 중성자의 에너지에 의존한다.

목적하는 에너지 범위에서 수소 및 탄소와의 상호작용 단면적이 검출효율의 계산에 필요하다. 수소의 단면적은 0.2~22 [MeV]의 중성자에너지에 대해서 정밀도 1% 이하로 알려져 있다. 탄소의 단면적은 E_n 〉 2 [MeV]으로 알려져 있다. 탄성산란과 더불어 (n, n), (n, α), (n, p) 등의 탄소핵반응이 E_n 〉 4.8 [MeV]로 중요하게 되며 계수관의 응답계수 중에 포함되어야 한다.

표 13-4는 0.2 [MeV] 〈 E_n 〈 20 [MeV]중성자에 대한 수소 및 탄소의 단면적이다. 중성자 스펙트럼 측정과 펄스파고 분포의 관계를 구할 때에는 다음의 효과를 고려할 필요가 있다.

표 13-4 0.2 [MeV] 〈 E_n 〈 20 [MeV] 중성자에 대한 수소와 탄소의 전단면적

중성자에너지 [MeV]	$\sigma(^{1}H)$ [b]	$\sigma(^{12}C)$ [b]
0.2015	9.523	4.260
0.3220	7.719	3.857
0.4265	6.712	3.583
0.6170	5.532	3.174
0.9035	4.515	2.720
1.205	3.902	2.345
1.613	3.287	1.965
2.234	2.737	1.606
3.329	2.183	1.760
4.236	1.827	1.943
4.919	1.616	1.198
6.017	1.422	1.094
7.038	1.246	1.023
8.029	1.137	1.466
10.00	0.940	1.140
11.98	0.801	1.259
14.01	0.693	1.360
16.06	0.605	1.431
17.81	0.541	1.448
19.91	0.483	1.450
21.81	0.442	1.445

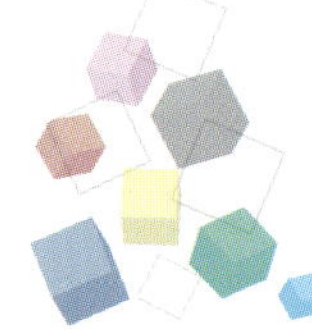

(1) 벽효과(wall effect)와 말단효과(end effect)

계수관의 벽 또는 말단부분에 만들어진 양성자의 비적은 불완전한 전리 및 에너지 대여를 일으키는 확률이 높다. 벽 부근의 반도양성자의 비적은 계수관내에 전 에너지를 부여하기 전에 벽물질과 충돌해서 끝난다. 계수관의 끝부근에 만들어진 양단부의 어느 쪽에 움직이는 양성자는 전계가 약한 영역에 들어가 거기서 대부분 가스증폭을 일으키지 않으므로 불완전한 전하 수집을 가져온다.

이 벽효과와 말단효과에 의해서 저에너지 펄스를 발생하고 그림 13-8에 가리키듯이 저에너지 측에서 불안정한 응답계수가 얻어진다. 이 효과의 보정의 계산은 특정의 기하조건 밖에 적용 불가능하다. 벽효과와 말단효과의 크기는 계수관의 크기를 줄이면 증대한다. 실제 MeV 영역의 중성자에 대해서 이들의 효과에 의한 스펙트럼의 찌그러짐은 매우 크게 되며 스펙트로메터로서의 비례계수관의 사용의 상한을 약 2 [MeV]로 제한한다.

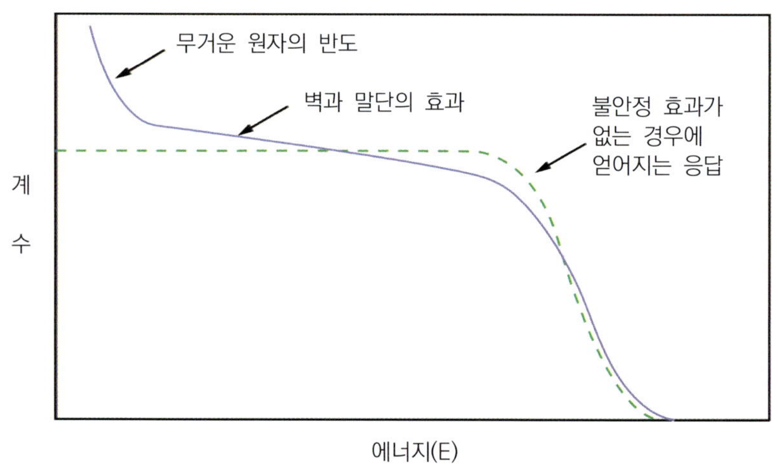

그림 13-8 **벽과 말단의 효과 및 무거운 원자의 반도에 의한 응답함수의 찌그러짐**

(2) 전계의 불안정

비례계수관 중의 가스 증폭도는 전계강도에 의존한다. 원통형 계수관의 말단부근에서는 계수관의 중심 부분보다도 전계 강도가 서서히 약해지고 있다. 이 효과는 계수관의 끝부분에서 만들어진 반도양성자의 펄스파고를 낮게 한다. 이 효과는 길이/직경의 비가 큰 계수관에서는 적게 된다. 이 효과의 이론적인 보정법이 개발되어 좋은 결과가 얻어지고 있다.

(3) 반도 탄소의 영향

메탄을 충전해도 계수관에서 검출되는 중성자는 수소원자핵만이 아닌 탄소원자와도 충돌한다. 반도탄소로 만들어진 전리는 양성자로 만들어진 전리와 구별이 불가능하다. 그러나 운동학과 전리능의 차에 의해서 반도 탄소는 반도양성자보다도 낮은 펄스를 발생한다.

8) 중성자용 신틸레이션 검출기

대개의 고속중성자용 신틸레이션 검출기는 반도양성자 과정에 따르지만 열중성자 검출용에는 (n, γ)반응이 널리 쓰이고 있다. 그리고 (n, p), (n, f), (n, α) 반응 등도 쓰이고 있다. 신틸레이터로서는 LiI신틸레이터에 붕소 등을 넣은 액체 신틸레이터 등과 같이 중성자와 반응을 일으키는 물질을 포함한 것이 쓰이고 있다.

Li원자핵은 중성자에 대하여 $^{6}Li(n, \alpha)^{3}H$의 반응이 생기고 반응생성물인 알파입자와 $^{3}_{1}H$ 핵의 운동에너지로 신틸레이터가 발광된다. 이것은 열중성자에 대하여 높은 검출효율을 가지고 있지만 감마선에 대해서도 상당한 감도를 가지고 있어 자연계수율이 증가하는 것이 결점이다. LiI 신틸레이터는 열중성자에 대하여 높은 효율을 갖고 있고 혹시 다중 산란을 무시할 수 있다고 하면 그 효율은 $I = I_0 e^{-N\sigma d}$의 식을 사용하여 $1 - e^{-N\sigma d}$로 나타내어진다. 여기서 d는 결정의 두께[cm], N은 1 [cm^3] 중의 Li의 원자수, σ는 (n, α)반응의 반응 단면적이다.

천연의 Li에서는 N=1.827×10^{22} [원자/cm^3]이고, 25 [eV]의 중성자에 대해서 σ=71 [b]이다. 이들의 상수를 이용하여 계산하면 1 [cm] 두께의 결정은 열중성자에 관해서 69%의 효율을 갖고, 2 [cm]의 두께 결정으로는 90%의 효율을 갖는 것으로 된다. 이 결과로부터 알 수 있는 것과 같이 LiI검출기를 BF_3계수기와 비교하면 같은 효율을 나타낼 때 체적이 작은 장점을 갖고 있다.

그러나 감마선에 대하여 좋은 감도를 가지고 있어 중성자와의 차별이 어렵다는 결점이 있다. 이 신틸레이터는 전자에 대하여 알파입자와 거의 같은 효율을 갖기 때문에 감마선 펄스의 결과, 감마선이 20 [mR/h]를 넘어 결과를 측정하는 것이 불가능하게 된다.

LiI가 고속중성자용으로서 쓸 수 있는 것과 고속중성자 스펙트럼의 측정에 사용 할 수 있는 것에 관해서 많은 연구가 있었다. 스펙트럼 측정용으로서는 분해능은 좋지 않고, 열중성자와 감마선의 자연계수율이 중대한 문제가 된다.

ZnS(Ag)신틸레이터의 α/β비(감마선을 분리하는 점에서 중요한 인자이다)가 상당히

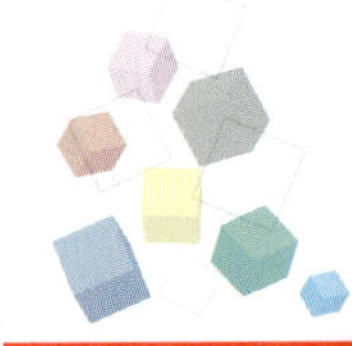

크기 때문에 ZnS를 혼합한 신틸레이터가 중성자검출에도 잘 쓰이고 있다. 더욱이 ZnS (Ag) 발광의 기본 성분의 감쇠정수는 거의 4 [μs] 정도로 짧은 분해능을 요하는 경우에도 사용할 수 있다. 저속중성자의 고감도 검출기로서 붕소를 포함하는 플라스틱과 ZnS(Ag)에 붕소 플라스틱의 비율을 2 : 1로 한 성형 플라스틱 원판상의 것이 적당하다. 붕소 플라스틱으로서는 붕산과 글리세린을 무게비로 6 : 1 혼합하여 가열한 것이 사용된다. 그와 같은 신틸레이터의 효율은 1.2 [mm] 두께의 것으로 열중성자에 대하여 33%이었다. 감마선에 대한 분리도 양호하다.

그림 13-9는 Ra 감마선과 Po-Be중성자원에 대해서는 파고선별준위(discriminator) 위치 변화에 대한 상대계수율의 변화로서 감마선에 대한 분리특성도 가지고 있다.

이러한 종류의 신틸레이터와 사진 필름을 사용한 중성자검출이 가능한 것이 알려져 있다. 이것의 구체적인 방법은 고감도 필름상에 1 [mm] 두께의 신틸레이터가 놓여 있는 구조로 되어 있다. 가스 신틸레이터는 감마선에 대하여는 감도가 낮고 또한 응답이 약 2 [ns]로 빨라 중성자 검출기로도 사용이 가능하다.

핵분열 물질을 포함한 가스 신틸레이션 계수기를 사용하여 측정도 이루어지고 있다. 10%의 Xe과 He 90%를 포함한 가스 신틸레이션 계수기의 성능이 양호하고 ^{3}He를 사용한 중성자 검출기 뿐만 아니라 스펙트로메터로서 사용할 수 있다.

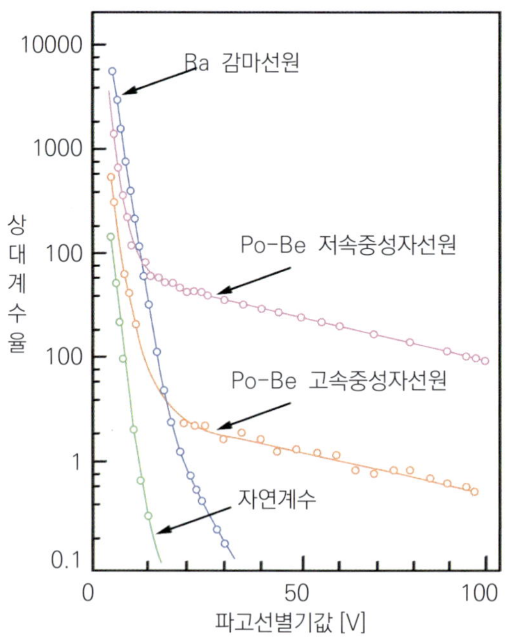

그림 13-9 붕소 플라스틱과 ZnS(Ag)을 혼합한 신틸레이터에 감마선과 중성자의 상대계수율

9) Hornyak button scintillation 검출기

ZnS(Ag)의 분말을 파라핀 혹은 투명합성수지, 플라스틱에 녹인 ZnS(Ag)-수소계 화합물은 감마선에는 감도가 낮지만 고속중성자에 대해서는 검출효율이 상당히 높은 검출기이다.

Hornyak에 의해서 개발된 Hornyak button계수기는 ZnS(Ag)의 입자를 루사이트와 혼합하여 파라핀과 샌드위치식으로 겹쳐서 결합시킨 신틸레이터이고, 파라핀속의 수소원자에 중성자가 충돌하여 산란된 반도양성자에 의하여 ZnS(Ag)가 발광하는 것을 이용한 것이다.

형태는 원통형이고 ZnS(Ag)가 중하전입자에 대하여 감도가 높아 중성자 측정에 널리 사용된다. 신틸레이터는 10 [g]의 투명합성 수지 중에 1.5 [g]의 ZnS(Ag)를 포함하여 직경 1인치, 높이 5/8인치의 원통형인 이 신틸레이터가 중성자와 감마선에 대한 감도를 그림 13-10, 13-11에 나타내었다.

"Hornyak button"이라고 하는 검출기는 반도양성자를 이용한 중성자용 신틸레이션 검출기로 중성자의 선량을 측정하는 경우에 널리 사용되고 있다.

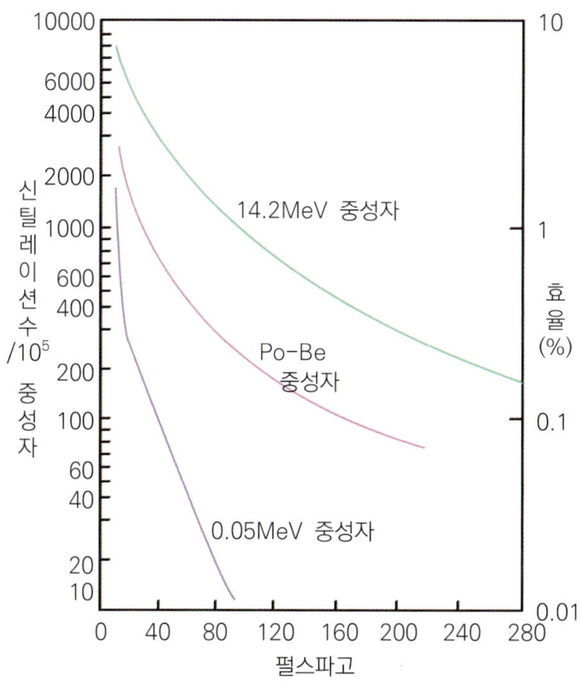

그림 13-10 파고선별기값에 대한 펄스파고 적분분포와 효율(중성자)

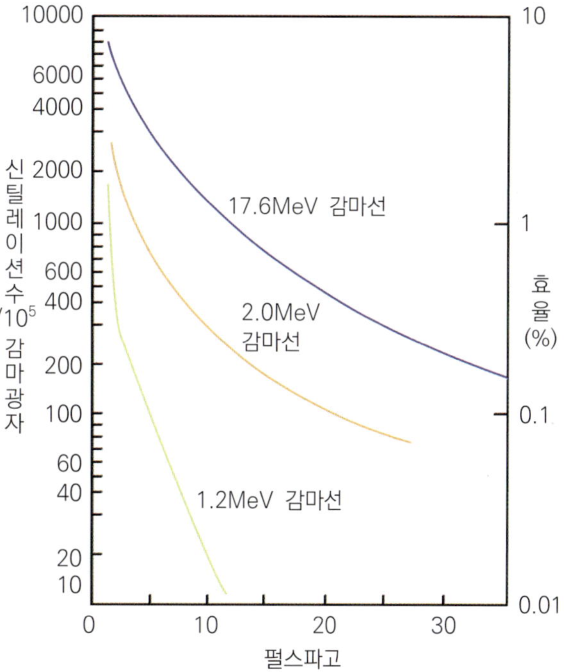

그림 13-11 파고선별기값에 대한 펄스파고 적분분포와 효율(광자)

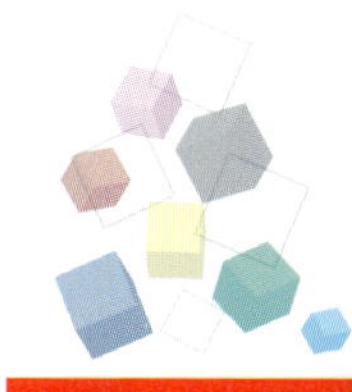

유기 신틸레이터는 반도양성자의 발생과정을 통해 생성된 고속중성자에도 감도가 있다. 그러나 전자에 대하여도 상당한 감도가 있는 것으로 감마선속 level이 높은 곳에서는 에너지의 차이가 충분히 크지 않는 한 중성자 계수에는 사용할 수 없다. 유기 신틸레이터의 성분은 크실렌에 디페닐을 녹인 것을 사용하고 ^{60}Co-감마선(≒1.25 [MeV]), ThC-감마선(2.6 [MeV]), 14 [MeV] 중성자의 최대 pulse 파고의 비가 1 : 1.4 : 2.4이다. 이것들의 감마펄스를 14 [MeV] 중성자로부터 분리하는 것이 용이하다. 그래서 유기 신틸레이터는 고속중성자의 검출용에 널리 사용되고 있다.

10) 핵비적검출기

중성자는 에너지에 따라 물질과의 상호작용에서 많은 변화를 가져오므로 중성자 에너지 분광분석(neutron energy spectrometry)은 상당히 중요한 분야이다. 중성자 에너지 분광분석 장치로는 ^{3}He 및 LiF-분광분석장치가 개발되고 있으며 중성자 에너지 스펙트럼 표준확립을 위하여는 단일에너지 중성자를 발생하는 가속기가 필수적이다.

핵비적검출기(solid state nuclear track detector)는 붕소 등과 같은 결정체에 운모, 플라스틱, 폴리에틸렌 등의 얇은 필름을 붙여 입사된 중성자가 붕소와의 반응에서 방출되는 알파입자가 필름에 남긴 흔적을 화학적으로 부식(etching)시켜 현미경으로 계수하는 방법으로 최근에는 image processing computer program의 개발로 정확도가 크게 개선되고 있으며 따라서 이 장치는 최근에 크게 활성화되고 있는 라돈의 비적검출기로 응용될 수 있다.

11) 중성자용 반도체 검출기

반도체 방사선 검출기는 중성자에 의한 핵반응의 결과 생성되는 하전입자의 검출에 본질적인 장점을 가지고 있다.

중성자는 간접전리방사선이므로 결국은 중하전입자나 알파선, 베타선의 직접전리방사선으로 에너지를 전환하여 이것을 비례계수관이나 신틸레이션 계수관에서 측정하는 방법을 사용한다. 따라서 이들의 계수관을 대신하여 실리콘 표면장벽형 반도체 검출기가 하전입자의 검출에 이용된다.

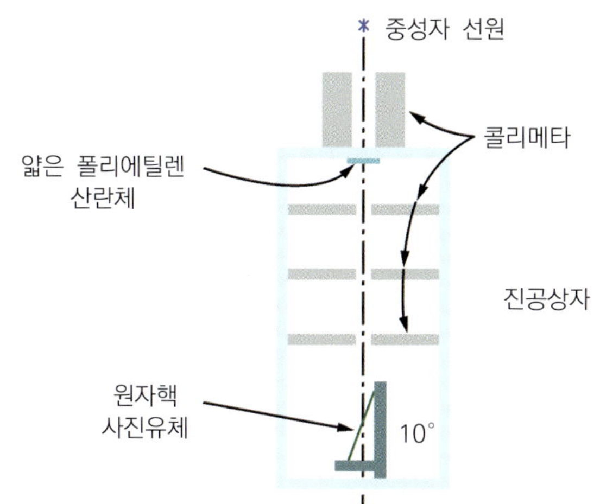

그림 13-12 **중성자 에너지 결정용 원자핵건판 카메라**

중성자의 표적은 검출기 창문에 밀착한 박막이다. ^{3}He 가스의 경우에는 적당한 압력 밑에 창문에 접하여 가스를 가두는 상자로 되어있다. 이러한 장치로는 방사체(radiator) 속에서 생겨난 하전입자가 검출기에 도달하기 위해서 방사체를 통과하여야 하기 때문에 검출기 효율 및 스펙트로메타 분해능에 한계가 있다.

방사체 중에서의 에너지 손실을 위해서 ^{10}B를 직접 확산 시킨 n형 silicon과 Li를 확산시킨 p형 silicon으로 되어 있다. 그렇지만 이것들의 첨가물 허용농도 범위로서는 열중성자에 대해서는 효율이 1%에 지나지 않는다. 한편 ^{10}B와 ^{6}Li를 합쳐서 방사체로 하면 열중성자 검출기로서 30%까지의 효율을 갖게 된다.

12) 임계검출기(threshold detector)

임계 방사화 반응에 의한 고속중성자의 검출은 중성자가 원자핵과 핵반응을 일으키는데 에너지의 임계값이 존재하는 것을 이용한 것이다. 따라서 그와 같은 원자핵에서 이루는 박막을 방사화하면 박막의 방사능은 임계값 보다도 높은 에너지를 가진 중성자속을 주는 것으로 된다.

예를 들면 그림 13-13에 나타낸 ^{27}Al의 (n, α)와 ^{46}Ti의 (n, 2n)의 단면적을 생각하면 Al과 Ti의 시료는 조사한 경우에 만들어진 방사능(^{24}Na와 ^{45}Ti의 방사능)은 각각 5 [MeV] 이상과 13 [MeV] 이상의 에너지를 가진 중성자속을 나타내는 것으로 된다.

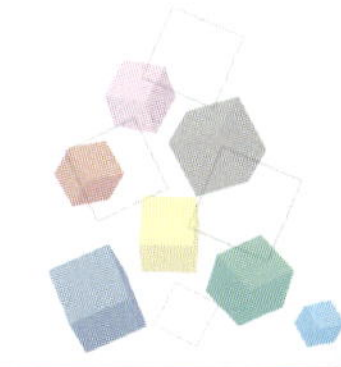

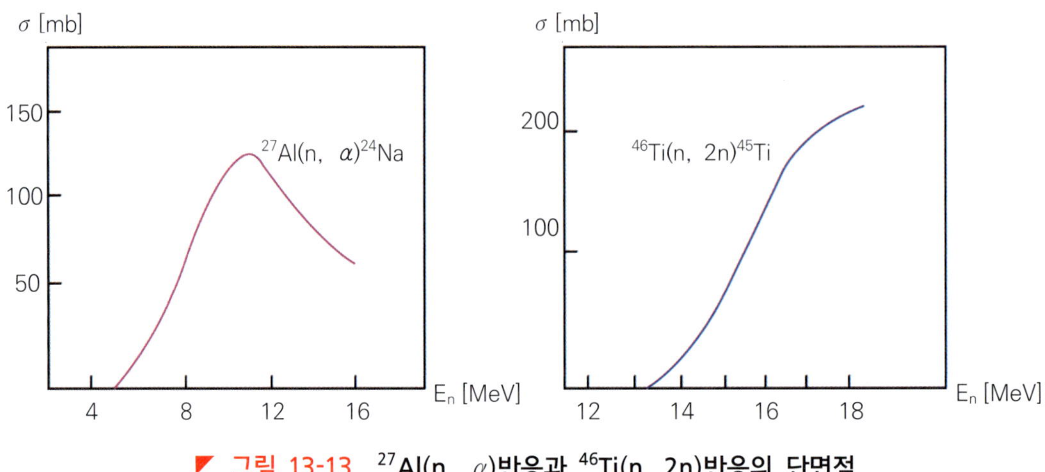

그림 13-13 $^{27}Al(n, \alpha)$반응과 $^{46}Ti(n, 2n)$반응의 단면적

다른 스펙트럼 측정 장치와 비교한 임계 방사화 반응법의 주된 장점은 다음과 같다.

① 박막이 아주 얇으며 단면적은 적기 때문에 중성자장을 왜곡시키지 않는다.
② 박막은 감마선에 영향이 적다.
③ 박막이 얇기 때문에 다른 스펙트럼 측정장치를 사용 불가능한 장소에 두는 것이 가능하다.
④ 계수장치를 그 방사선장으로 옮길 필요가 없다.

박막의 포화 방사능 As는 식 (13-4)와 같다.

$$As = N\int_0^{\infty} \sigma(E)\phi(E)dE \tag{13-4}$$

표 13-5에 임계검출기로서 사용 가능한 다수의 핵반응의 예를 나타낸다.

일반적으로 중성자 스펙트럼의 에너지범위와 사용 가능한 계수장치를 고려해서 핵반응을 선택한다. 그러나 어느 핵반응에 의한 박막의 선택기준은 다음과 같다.

① 에너지의 함수로서 핵반응의 단면적이 잘 알려져 있을 것
② 핵반응의 생성 핵종이 방출하는 방사선의 종류, 에너지 상대강도가 잘 알려져 있을 것
③ 제작된 방사성 핵종의 반감기가 잘 알려져 있으며 적어도 수분 이상일 것
④ 불순물에 의한 방해 핵반응을 피하기 위해서 고순도의 박막 물질이 얻어지는 것

임계반응법으로 에너지의 함수로서 중성자속을 구함에는 먼저 n개의 박막을 조사해서 타켓트 원자핵당 포화방사능의 식을 n개 만든다. 그리고 반감기가 너무 길어 포화방사능이 얻어지지 않을 경우에는 적절한 시간 보정계수를 사용하여야 한다.

$$A_i = \int \sigma_i(E)\phi(E)dE \qquad i = 1, \cdots\cdots n \tag{13-5}$$

를 만든다.

방사능 A_i는 박막의 전방사능만은 아니며, 단면적 $\sigma_i(E)$와 관련된 핵반응만에 의한 방사능인 것에 주의 할 필요가 있다. 예를 들면 알루미늄 박막을 조사한 경우, 표 13-5에 나타낸 (n, γ), (n, p)반응만으로 그치지 않고 그 외의 (n, γ)반응에 의해서도 방사능이 만들어진다. 이 내부의 (n, p)반응을 조사할 경우에는 식 (13-5)에 사용하는 방사능은 ^{27}Mg의 방사능이다.

(n, α)반응에 의한 ^{24}Na 및 (n, γ)반응에 의한 ^{28}Al의 방사능은 버리지 않으면 안 된다. 꼭 필요한 것은 아니지만 모든 사용 박막이 방출하는 방사능의 종류가 같게 되도록 핵반응을 선택하면 편리하다.

모든 박막의 측정에 같은 계수장치가 사용 가능하기 때문이다. 감마선이 가장 자주 이용되며 이 경우 검출기는 Ge(Li)검출기가 사용되고 있다.

식 (13-5)를 이용하여 ϕ(E)의 계산을 나타내는 다른 하나의 방법이다. 보통 중성자 속은 에너지군의 수 G로 나타낸다. G 〈 n의 경우 식 (13-5)의 다른 하나의 방법은 최소자승당 부가한 가장 간단한 경우가 된다. 실제로는 G 〉 n의 경우가 많으며 ϕ(E)를 구하는 방법은 최초 어느 형을 가정해서 최초의 추정값(initial guess)을 개선하도록 노력하는 방법이다. 이 결과는 스펙트럼의 선택된 임계 반응조의 조합, 측정 방사능의 오차, 단면적의 오차에 의존한다. 이용되고 있는 수종의 다른 하나의 방법 코드는 주로 그 스펙트럼의 선택이 다르다.

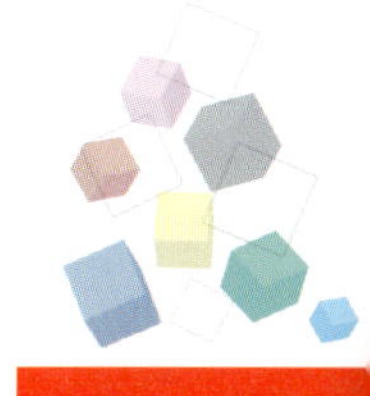

▼ 표 13-5 임계 반응의 표

Material	Reaction	Threshold [MeV]	Half-life of product
Teflon	$^{19}F(n, 2n)^{18}F$	11.6	109.7 min
Li	$^{7}Li(n, \alpha n')^{3}H$	3.8	12.3y
Mg	$^{24}Mg(n, p)^{24}Na$	6	15h
Al	$^{27}Al(n, \alpha)^{24}Na$	4.9	15h
Al	$^{27}Al(n, p)^{27}Mg$	3.8	9.46min
Ti	$^{46}Ti(n, p)^{46}Sc$	5.5	83.3d
Ti	$^{47}Ti(n, p)^{47}Sc$	2.1	3.35d
Ti	$^{48}Ti(n, p)^{48}Sc$	6.8	43.7h
Fe	$^{56}Fe(n, p)^{56}Mn$	4.9	2.58h
Fe	$^{54}Fe(n, p)^{54}Mn$	2.2	312.5d
Co	$^{59}C(n, \alpha)^{56}Mn$	5.2	2.58h
Ni	$^{58}Ni(n, 2n)^{57}Ni$	13	36h
Ni	$^{58}Ni(n, p)^{58}Co$	2.9	70.8d
Cu	$^{63}Cu(n, 2n)^{62}Cu$	11.9	9.74min
Cu	$^{63}Cu(n, \alpha)^{60}Cu$	6.1	5.27y
Zn	$^{64}Zn(n, p)^{64}Cu$	2	12.7h
I	$^{127}I(nm 2n)^{126}I$	9.3	13d
Au	$^{197}Au(n, 2n)^{196}Au$	8.6	6.183d
Np	$^{237}Np(n, fission)^{140}Ba^{*}$	0.5	12.75d
U	$^{238}U(n, fission)^{140}Ba^{*}$	1.45	12.75d

Radiation Detection & Measurement

Chapter 14
방사선 계측기의 교정 (Calibration of Radiation Detector)

학습목표

● 일반적 학습목표

- 방사선 검출원리가 각각 다른 계측기들은 그 구조와 특성상 성능이 차이가 날 수도 있으므로 그 교정방법을 이해한다.

● 구체적 학습목표

- 계측기의 특성을 정확하게 이해한다.
- 계측기의 보관상태에 따른 오차를 이해한다.
- 계측 당시의 환경상태에 따른 교정을 이해한다.
- 계측치의 오차 원인을 이해한다.
- 계측기의 교정방법에 대하여 이해한다.

1. 방사선 계측기의 조정과 교정 및 보정

방사선 계측기는 바르게 조정되고 바르게 취급될 때 비로소 성능이 제대로 발휘된다. 방사선 계측에서 주의할 점을 살펴보도록 한다.

1) 조정(調整)

정확한 결과를 위해서는 측정에 들어가기 전에 꼭 방사선 계측기를 조정하여야 한다. 예로 천칭(天秤)에서는 그에 부착되어 있는 수준기를 보면서 장치 전체가 수평이 되도록 한다. 또 나이프엣지가 바른자리에 있는지를 확인할 필요가 있다.

방사선 계측기의 경우 가로형인지 세로형인지에 주의하고 가로로 놓고 사용하여야 하는 계기를 세로로 놓거나 하는 일이 없어야 한다. 특히 계기의 영점이 맞지 않은 때에는 합치시켜 놓고 사용하여야 한다.

2) 교정(校正)

실험장치와 계기에 대한 조정이 끝나면 기존에 알고 있는 양을 측정하여 정도와 감도가 충분한지의 여부를 확인한다. 교정은 실험을 시작하기 전에 하는 것이 보통이지만, 실험과 계기의 종류에 따라 실험의 전후 또는 중도에서 몇 번이고 교정하여야 하는 경우가 있다.

3) 보정(補正)

방사선 계측기의 지침(바늘의 편위의 자리)이 일정한 값 또는 눈금만큼 벗어나 있을 경우의 보정과 온도계의 노출점의 보정 등이 있다.

방사선 계측기 자신의 보정 이외에 외부조건에 의한 보정도 추가해야 하는 경우도 많다. 이를 테면 열량계로서 물체의 비열을 측정할 때 열의 일부는 반드시 이탈한다. 따라서 이탈한 만큼의 보정이 필요하다.

측정대상이 생물체인 경우 측정대상물의 조건이 일정하다는 것은 엄밀한 의미에서 충족되지 않는다는 점에 주의하여야 한다.

2. 방사선 계측기의 교정 목적, 대상 및 주기

방사선 측정에 사용되는 선량계측기는 측정대상 방사선의 종류와 에너지에 따라서 동일한 방사선량에 대하여 서로 다른 반응을 보이므로 정확한 측정값을 얻기 위하여는 각 기기의 방사선의 종류 및 에너지에 대한 반응도를 알고 있어야 한다.

그러므로 측정 현장에서 계측기를 사용함에 있어서 그 계측기가 방사선에 대해 어떠한 반응을 보이고 있는 지에 대한 평가는 대단히 중요한 선결요인이 된다. 이러한 요구는 교정(calibration)에 의해 충족되어진다.

교정이란 방사선의 종류, 에너지 및 선량이 정확하게 알려진 지점에서 대상기기에 대한 교정인자(calibration factor)를 표준기 또는 기준기와 비교하여 정확하고 정밀한 측정을 통해 결정하는 전 과정을 말하며 방사선 계측기의 교정시기는 다음과 같다.

① 신규로 구입하여 사용하기 전에 교정한다.
② 규정에 따른 교정주기가 되었을 때 교정한다.
③ 고장으로 인해 수리했을 때 교정한다.
④ 충격 등과 같은 물리적 요인으로 반응도에 변화가 예상될 때 교정한다.
⑤ 사용자가 교정의 필요성을 인지할 때 교정한다.

교정주기는 기술표준원이 제공한 “계량계측기의 교정검사주기”에 따른다.

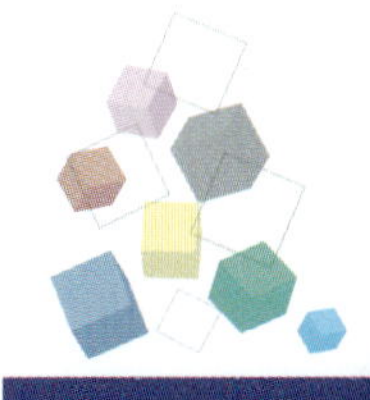

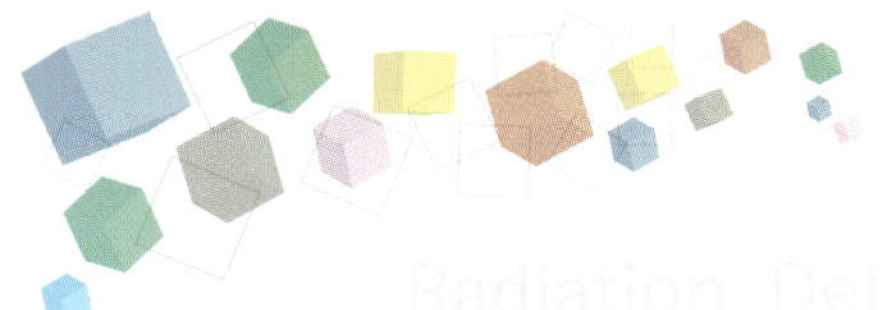

▼ 표 14-1 측정기의 교정대상 및 주기(교정대상 및 주기설정을 위한 지침(한국인정기구))

(단위 : 개월)

분류번호	소분류명	교정용 표준기	정밀계기
방사선(Dosimetry)			
80101	공기커마 세기 (Air kerma strength)	12	12
80102	개인피폭선량계 (Personal dosimeters; ADR, pocket)	-	6
80103	표준조사; 베타, 엑스, 감마 (Standard irradiations; β, X, γ)	-	6
80104	환경선량률 감시기 (Environmental monitors)	-	12
80105	전리함 선량계; 공기커마, 물흡수선량 (Ionization chambers; air kerma, water absorbed dose)	12	12
80106	베타/전자 조사장치 (β/electron irradiators)	12	-
80107	광자 조사장치; X선, γ선 (Photon irradiators; X-ray, γ-ray)	12	-
80108	베타 서베이미터 (β survey meters)	-	6
80109	엑스/감마 서베이미터 (X/γ survey meters)	-	6
방사능(Radioactivity)			
80201	핵종 교정기 (Isotope calibrators)	12	12
80202	표면오염 감시기; α, β, γ (Contamination counters; α, β, γ)	-	6
80203	가이거-뮐러 계수기 (Geiger-Müller counters)	-	6
80204	개봉 알파선원 (Unsealed α sources)	수시	수시
80205	개봉 베타선원 (Unsealed β sources)	수시	수시
80206	개봉 엑스/감마선원 (Unsealed X/γ sources)	수시	수시
80207	밀봉 알파선원 (Sealed α sources)	수시	수시
80208	밀봉 베타선원 (Sealed β sources)	수시	수시
80209	밀봉 엑스/감마선원 (Sealed X/γ sources)	수시	수시
80210	비례 계수기 (Proportional counters)	12	6
80211	섬광 검출기; α, β, X/γ (Scintillation detectors; α, β, X/γ)	12	6
80212	반도체 검출기; α, β, X/γ (Semiconductor detectors; α, β, X/γ)	12	6
80213	액체 섬광계수기 (Liquid scintillation counters)	-	12
중성자(Neutron Measurements)			
80301	중성자 개인선량계; 전자선량계, 직독식선량계 (Neutron personal dosimeters; ADR, pocket)	-	6
80302	중성자 조사장치 (Neutron irradiators)	24	-
80303	중성자 선원 방출율 (Neutron emission rate)	60	-
80304	중성자 선량계 (Neutron dose/rate meters)	12	6
80305	중성자 표준조사 (Neutron standard irradiation)	-	12

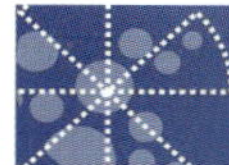

3. 방사선 계측기의 분류와 용어의 정의

1) 방사선 계측기기의 분류

방사선 계측기기는 사용자 또는 그 용도에 따라서 다음과 같이 분류한다.

① 표준방사선계측기

방사선량의 단위를 규정하고 보존·유지하며 재현할 수 있는 기기로서 다른 방사선 계측기기의 교정에 사용된다.

② 일차 표준방사선계측기

기본물리량의 측정으로부터 양의 단위를 결정하는 기기로 국제적인 표준계측시스템과 상호비교를 통하여 정확도가 인정된 표준 방사선 측정기이다.

③ 이차 표준방사선계측기

일차표준기로 교정된 표준 방사선 계측기이다.

④ 삼차 표준방사선계측기

이차표준기로 교정된 표준 방사선 계측기이다.

⑤ 국가표준방사선계측기

국가표준을 확립하고 유지하기 위해 공인된 표준 방사선 측정기이다.

⑥ 기준방사선계측기

충분한 안정도를 유지하는 기기로 다른 기기의 교정에만 사용되는 방사선 계측기기이다.

⑦ 현장방사선계측기

작업현장에서 일반적인 측정에 사용가능 하도록 충분한 인정도를 갖고 있는 방사선 계측기이다.

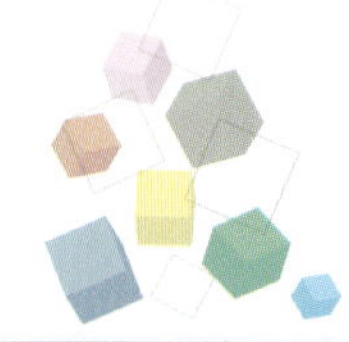

2) 방사선 계측기의 교정에 따른 용어의 정의

① 교정

방사선 계측기의 교정장치에 의하여 결정된 조사선량(률)과 피교정계측기(경보기) 지시값과의 관계를 구하는 것

② 교정장치

기준조사선량(률)을 설정하기 위한 교정용 기준방사선계측기와 기준조사장치

③ 교정용 기준방사선계측기

교정 수행시 기준이 되는 방사선계측기

④ 피교정방사선계측기

교정의 대상이 되는 방사선계측기

⑤ 기준 조사선량(률)

교정장치에 의해 설정된 조사선량(률)

⑥ 기준조사장치

기준조사선량(률) 설정을 위한 엑스선 또는 감마선 조사장치

⑦ 부가 필터

엑스선 에너지 스펙트럼 변화를 위해 엑스선관 바깥에 설치한 필터

⑧ 반가층

조사선량률을 초기값의 1/2로 하는데 필요한 임의 흡수물질의 두께를 제 1반가층이라 한다. 제 2반가층은 초기값을 1/4로 하는데 필요한 임의 흡수물질의 두께에서 제 1반가층을 뺀 나머지 두께

⑨ 실효에너지

연속에너지를 갖는 엑스선에 대하여 등가의 반가층을 갖는 단일에너지 광자의 에너지

⑩ 직접법

방사선 계측기의 교정장치를 사용하여 산출된 기준조사선량(률)로 피교정방사선계측기를 교정하는 방법

⑪ 교정인자

조사선량(률)의 참값을 구하기 위하여 피교정 방사선계측기의 지시값에 곱해야 하는 인자

⑫ 에너지 특성

방사선 계측기에 있어 선량 또는 선량률이 같더라도 방사선의 에너지에 의해 그 지시값이 다른 경우가 있다(에너지 의존성). 이 경우 에너지와 이에 대한 지시값의 관계를 나타내는 것을 에너지 특성이라고 한다.

그림 14-1은 GM계수관식, 전리함식 및 신틸레이션식 surveymeter의 감마선에 대한 에너지 특성의 예이다. 에너지 특성을 나타내는 곡선은 평탄한 것이 바람직하다. 에너지 특성으로부터 교정계수를 구하고 여기에 측정치를 곱해 정확한 값을 구한다.

⑬ 지시값

방사선계측기기의 눈금 지시값(scale reading)×눈금배수(scale factor : ×1, ×10, ×100)

⑭ 참값

방사선 계측기기로 측정하고자 하는 실제의 값

⑮ 관습적 참값

방사선 계측기의 교정에 사용되는 기준기에 의해 결정된 실제의 값

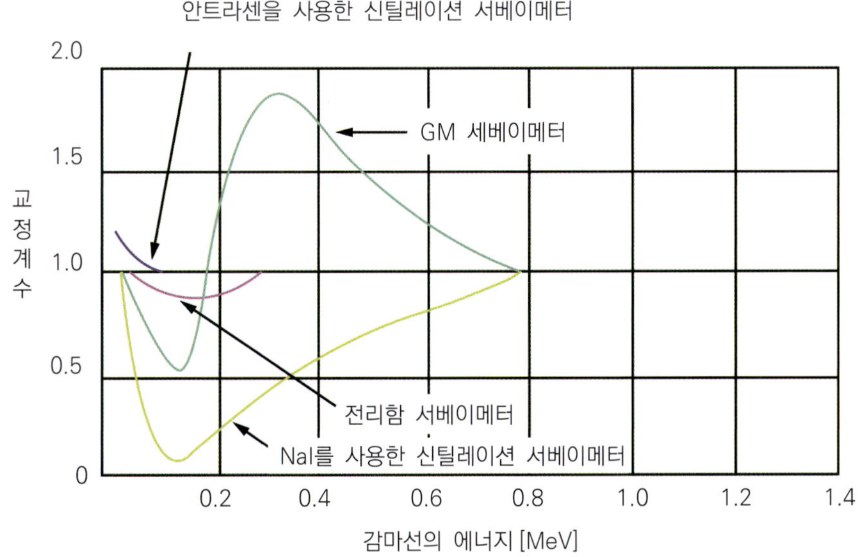

▼ 그림 14-1 Surveymeter의 감마선에 대한 에너지 특성

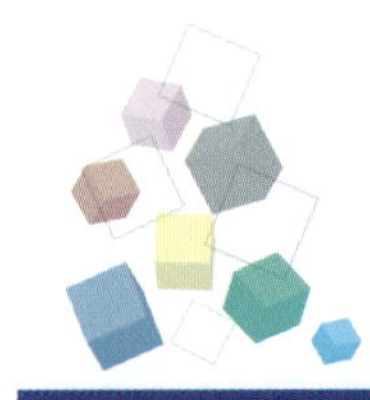

⑯ 측정값

방사선 계측기기의 지시값에 적절한 교정인자로 보정한 값

⑰ 측정오차

방사선 측정값에서 참값과 측정값과의 차이

⑱ 우연오차

방사선 측정시점의 변화에 따른 측정값의 우발적인 변화에 기인된 오차

⑲ 계통오차

방사선 측정에 적용되는 각종 상수 및 우발적이 아닌 원인에 기인된 오차

⑳ 우연 부정확도

우연오차가 발생될 수 있는 한계로서 확률적 신뢰도로 표현된다.

㉑ 계통 부정확도

계통오차가 발생될 수 있는 한계

㉒ 전체 부정확도

우연 및 계통 부정확도의 원인에 의한 측정의 부정확도

4. 방사선 계측기의 교정방법

방사선 계측기의 교정방법으로는 다음과 같은 직접법(tip-to-tip method)과 간접법(substitution method)의 두가지 방법이 사용되고 있다.

1) 직접법(절대측정법)

방사선 계측기의 교정은 직접법으로 많이 수행하며 이 경우 교정장치의 선원으로부터 알려진 기준조사선량(률)을 기준으로 하여 교정에 필요한 조사선량(률) 또는 그에 상응하는 거리를 구하여 방사선 계측기를 교정한다. 한편 방사선 계측기는 선속의 중심축이 검출기의 중심축과 수직이 되도록 배열한다.

이때 방사선 검출기의 중심점은 선속의 중심축상에 위치하여야 한다. 방사선장내에 두 개의 이온전리함을 위치시키고 동시에 측정하여 그 결과를 비교하는 방법이다.

2) 간접법(상대측정법)

표준기를 사용하여 일차 측정한 후 피교정기를 동일한 위치에서 측정하여 두 측정결과를 비교하는 방법이다. 이와 같은 두 가지 방법은 각각의 장·단점을 가지고 있으며 각기 현장의 사용목적에 따라 선택되며 그 기준은 다음과 같다.

첫째, 직접법을 사용할 경우 동일한 방사선장에 두 개의 측정기를 대칭이 되게 위치시키므로 방사선원의 변화에 영향을 받지 않으나 산란방사선이 서로에게 영향을 끼치므로 방사선장의 균일성을 보장하기 위하여 측정기의 위치를 교환하여 2회의 측정이 필요하다.

또한 산란 방사선의 기여도가 같아지도록 하기 위하여 표준기와 피교정기가 같은 형태(type)와 같은 기하학적 크기(dimension)를 갖는 경우에만 사용이 가능하다.

둘째, 간접법의 경우에는 표준기를 사용하여 측정한 후 피교정기를 동일한 위치에 놓고 측정하므로 방사선장의 균일성에는 영향을 받지 않으나 표준기와 피교정기의 측정시간이 다르므로 온도·기압 등의 환경조건의 변화가 있으며 측정시점의 차이에 따른 방사선장의 변화를 보정하기 위하여 별도의 감시용 이온전리함의 사용이 필요하게 된다.

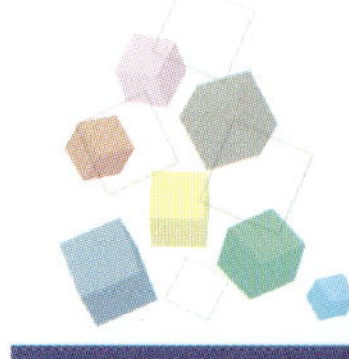

그러나 직접법과는 달리 산란방사선의 영향이 없으므로 모든 측정기의 교정에 이용할 수 있다.

3) 준 직접 측정법

이 방법은 방사능을 직접 계수하지는 않으나 그 방사능으로부터 유도되는 어떤 물리량을 직접 측정하고 그로부터 방사능을 계산하는 방법이다.

동위원소의 존재 비를 알고 있는 시료의 질량 측정, 발생된 열량을 측정하여 추정하는 칼로리 측정, 전리에 의해 생성된 전류를 측정하는 전리량 측정, 방사선을 조사시켜 생성된 생성자료의 붕괴특성을 통한 생성자료 산출법, 하전입자 방사선이 가지고 나간 전하의 손실량을 측정하는 전하손실측정법 등이 있다.

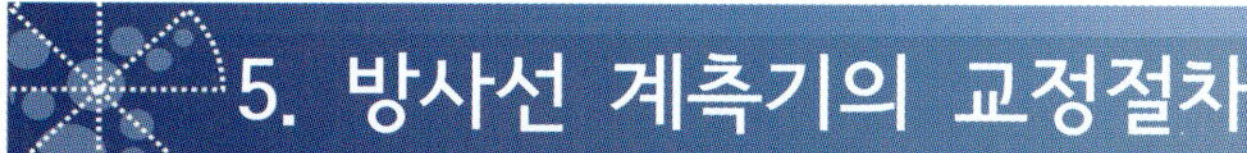

5. 방사선 계측기의 교정절차

1) 표준선원

국제적 소급성을 유지한 국가표준 1차기관에서 표준화하여 제작된 선원을 말하며 방사능 측정오차가 일반적으로 1% 미만이다.

2) 자연방사선(background)

측정하고자 하는 선원의 방사능 외에 측정장치 주위에 우주선이나 건물 및 구조재료 등에 함유되어 있는 자연에 존재하는 방사성동위원소에 기인하는 것을 말한다. 자연방사선의 측정은 계수관을 50 [mm] 두께의 납과 3 [mm] 정도 두께의 구리판이나 주석판으로 차폐되어야 하며 최대의 계수율로 나타낸 수치를 자연계수율로 정한다.

3) 방사선 선량(률) 특성

방사선 선량(률) 설정치를 최대설정치의 1/2 부근으로 하고 기준조사장치 또는 기준감마선원으로 조사하여 방사선측정기의 작동선량(률)을 측정한다.

4) 방사선 계측시 환경조건

교정수행시 표준환경조건은 표 14-2와 같다.

5) 방사선 선질의 표시

방사선의 선질은 관전압 및 제 1반가층(실효에너지)으로 나타내고 방사성동위원소를 이용하는 감마선의 선질은 방사성동위원소의 기호와 감마선의 문자를 병기하여 나타낸다.

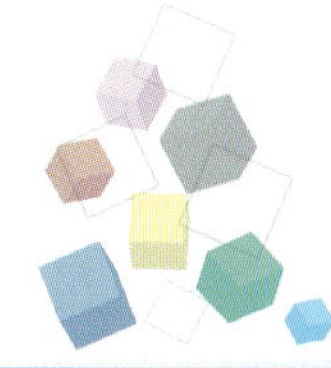

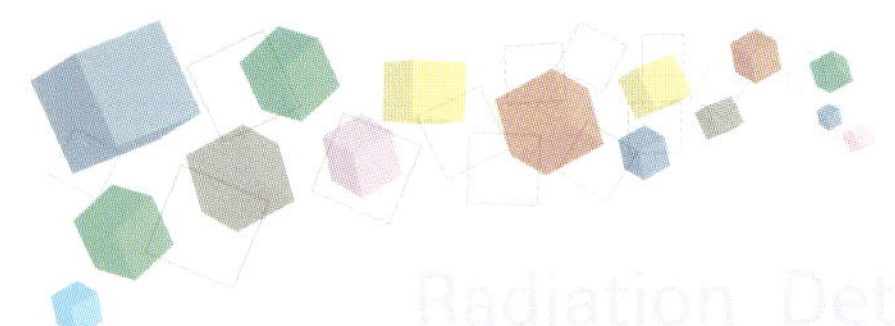

▼ 표 14-2 **표준교정 환경조건**

구 분	범 위
주변온도	20±5℃
상대습도	65±20%
기압	101.3±2kPa
자연방사선량률	6.45×10^{-9}C/kg · h=25μR/h 미만

6) 방사선 계측기 교정결과의 이용

임의의 방사선 에너지에 대한 교정인자는 피교정 방사선 계측기의 제작회사에서 제시한 에너지응답곡선과 동일한 율로 변화한 것으로 간주하여 교정이 수행된 에너지에서의 교정인자에 에너지응답보정을 한 후 측정기 지시값에 곱하여 선량(률)의 참값을 구한다.

7) 방사선 계측기의 교정단계

방사선 계측기를 보다 정밀한 측정기로 교정하기 위한 단계로 표준 방사선 계측기에 의해서 차례로 교정되어 국가표준 방사선 계측기에서 현장 방사선 계측기로 이어지는 경로가 확립되어야 한다.

$$\text{표준방사선계측기} \xrightarrow{\text{교정}} \text{국가표준 방사선계측기} \xrightarrow[\text{검정}]{\text{교정}} \text{기준방사선계측기} \xrightarrow[\text{보정}]{\text{교정}} \text{현장방사선계측기}$$

8) 방사선 계측기의 교정방법

동일 조건의 방사선 조사실에서 기준 방사선 계측기를 사용하여 측정을 한다. 이때 기준 방사선 계측기의 감도와 교정 상수는 다음과 같다.

$$\text{감도} = \frac{\text{실측값}}{\text{참값}} \qquad \text{교정상수(K)} = \frac{\text{참값}}{\text{실측값}}$$

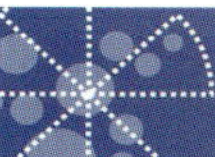

6. 방사선 계측기의 교정계산

1) 조사선량률 계산

교정장치로부터 알려진 기준조사선량률 $\dot{X}_1$으로부터 교정에 필요한 기준조사선량률 $\dot{X}_2$는 다음 식으로부터 구한다.

$$\dot{X}_2 = \dot{X}_1 \ \exp\left(-\frac{\ln 2}{T_{1/2}}t\right) \cdot \exp[-\mu(r_2 - r_1)] \cdot \frac{r_1^2}{r_2^2} \qquad (14\text{-}1)$$

여기에서 $\dot{X}_1$[mR/h] : 선원으로부터 거리 r_1에서의 기준조사선량률

$\dot{X}_2$[mR/h] : 선원으로부터 거리 r_2에서의 기준조사선량률

r_1[cm] : 선원으로부터 기준조사선량률이 알려진 지점까지의 거리

r_2[cm] : 선원으로부터 교정점까지의 거리

μ[cm^{-1}] : 공기의 선감약계수

$T_{1/2}$[년] : 감마선원의 반감기(엑스선 발생장치인 경우

$\exp[(\frac{\ln 2}{T_{1/2}} \cdot t) = 1$이 됨]

t [년] : $\dot{X}_1$이 측정된 시점으로부터 $\dot{X}_2$를 산출하는 시점까지의 경과시간

2) 조사선량 계산

교정장치로부터 알려진 기준조사선량률 $\dot{X}_1$으로부터 교정에 필요한 기준조사선량 X_2는 다음 식으로부터 구한다.

$$X_2 = \dot{X}_1 \cdot \exp\left(-\frac{\ln 2}{T_{1/2}}t\right) \cdot \exp[-\mu(r_2 - r_1)] \cdot \frac{r_1^2}{r_2^2} \cdot \Delta t \qquad (14\text{-}2)$$

$$= \dot{X}_2 \cdot \Delta t$$

여기에서 X_2 : 선원으로부터 거리 r_2인 지점에서 조사시간 Δt동안의 조사선량

Δt : 조사시간

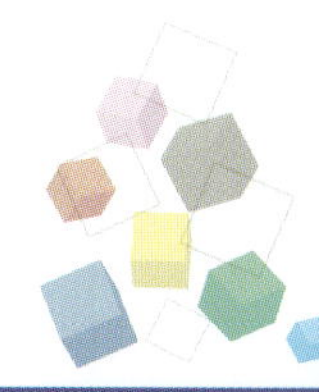

3) 방사선 계측기에서 선량률 교정인자 계산

방사선계측기의 측정 선량률 교정인자를 구하는 식은 다음과 같다.

$$N_x = \frac{\dot{X}_2}{M} \tag{14-3}$$

여기에서 N_X : 방사선 측정 설정 선량률 교정인자
$\dot{X}_2$[mR/h] : 방사선 계측기의 측정선량률[식 (14-1) 참고]
M[mR/h] : 방사선 계측기의 설정 선량률

4) 방사선 계측기의 설정선량 교정인자 계산

방사선 계측기의 설정선량 교정인자를 구하는 식은 다음과 같다.

$$N_x = \frac{X_2}{M} \tag{14-4}$$

여기에서 N_X : 방사선 계측기의 설정선량 교정인자
X_2[mR] : 방사선 계측기의 작동선량[식 (14-2) 참고]
M[mR] : 방사선 계측기의 설정선량

5) 방사선 교정에 필요 장비

방사선 계측기를 교정할 때 필요한 장비는 표 14-3과 같다.

표 14-3 방사선 교정장비의 규격

장 비 명	비 고	장 비 명	비 고
표준선원	◦ 핵 종 : 감마선 방출 표준점선원 ◦ 정확도 : ±1% 이내	타이머	◦ 최소예약시간 간격 〈 0.1초 ◦ 예약시간 가능
고전압공급기	◦ 전압 : 0~3000 V ◦ 전압변화 : 1 V 간격	오실로스코우프	◦ 100MHz ◦ 저장가능
전치증폭기	◦ 신틸레이션 계수기용	계수기	
증폭기		펄 서	
단일파고분석기		프린터	
다중파고분석기		기타 필요장비	

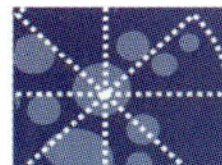

7. 방사선 계측기의 교정계산과 오차

1) 검출효율

측정거리에서의 감마선 에너지에 대한 신틸레이션 검출기의 검출효율(ε)은 측정된 표준선원의 방사능을 A, 평균계수율을 $\bar{s}$, 평균 자연계수율을 $\bar{B}$로 하면

$\varepsilon = \frac{\bar{s} - \bar{B}}{A} \times 100\%$ 이다.

이때 표준선원의 방사능은 측정시간 현재로 환산하여야 하며 단위는 Bq로, 측정계수율은 cps로 한다.

2) 에너지 분해능의 계산

방사선계측기로부터 얻어진 스펙트럼으로부터,

$$R(E_\gamma) = \frac{FWHM}{E_\gamma} \times 100\% \qquad (14\text{-}5)$$

의 식으로 에너지 분해능을 계산한다.

3) 우연오차

방사선 측정값의 우연오차는 다음 식으로 구한다.

$$\begin{aligned} L(p, n) &= \pm tV \qquad (14\text{-}6) \\ &= \pm t \cdot \frac{100s(x)}{x} \\ &= \pm t \frac{100}{x} \sqrt{\frac{1}{n(n-1)} \cdot \sum_{i=1}^{n} (x_i - x)^2} \end{aligned}$$

여기에서 $L(p, n)$: 평균값에 대한 신뢰도 한계

P : 신뢰도(95%)

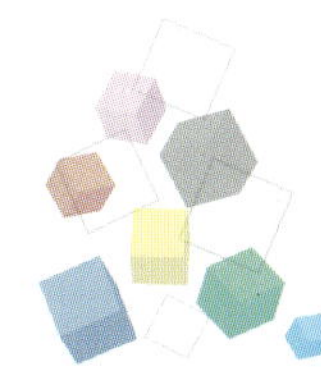

▼ 표 14-4 측정회수에 따른 t값의 변화

측정회수(n)	t값	
	95% 신뢰도	99% 신뢰도
3	4.3	9.9
4	3.2	5.8
5	2.8	4.6
6	2.6	4.0
8	2.4	3.5
10	2.3	3.2
20	2.1	2.9
∞	2.0	2.6

n : 측정회수

V : 평균값의 표준오차

x_i : i번째 측정값

x : x_i의 평균값

이때 측정회수에 따른 t값의 변화는 표 14-4와 같다.

4) 계통오차

측정에 적용되는 각종 상수 및 우발적이 아닌 원인에 기인된 오차(기준선량(률), 거리, 온도, 기압, 습도 등)

5) 전체오차

우연 및 계통오차를 고려한 측정값이 갖는 전체오차는 95% 신뢰도를 적용하는 경우 다음 식과 같다.

$$U = \sqrt{(tV)^2 + 1.13\sum_i(\triangle x_i)^2} \qquad (14\text{-}7)$$

여기에서 U : 전체오차

tV : 우연오차

$\triangle x_i$: 계통오차

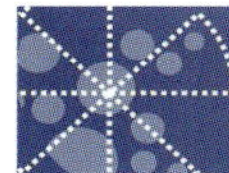

8. 방사선 계측기의 교정순서

1) 방사선 계측기의 검출효율 측정

신틸레이션검출기는 검출효율이 다른 검출기에 비해 양호하므로 방사능 측정에 널리 사용된다. 그러나 검출효율은 신틸레이터의 종류, 크기 및 방사선의 에너지와 측정거리에 따라 큰 차이가 있고 측정 조건에 따라 검출효율이 변할 수 있다.

검출효율 측정에는 전계수 효율과 광피크 효율의 두가지 방법이 있다. 그러나 전계수 효율 측정방법은 측정선원에 불순물이 없어야 하고 백그라운드, 잡음 등에 영향을 받기 때문에 광피크 효율방법을 많이 사용한다.

광피크 효율 방법은 표 14-5에서 보는 바와 같이 검출효율은 떨어지나 측정 정확도는 높일 수 있다.

① 측정장치를 구성한다.
② 검출효율은 측정하고자 하는 거리에 감마선 방출 표준선원을 놓는다. 이때 표준선원은 검출기 중심축 선상에 위치하도록 한다.
③ 검출기에 작동전압을 공급하고 전압이 안정될 때까지 기다린다.
④ 증폭기의 이득(gain)을 조정하여 측정하고자 하는 감마에너지와 채널수를 맞춘다.

표 14-5 **전계수 효율과 광피크 효율**

형광체의 크기 (inch)	전계수 효율(%)		광피크 효율(%)		광피크 계수율(cpm)	
	0.5MeV	2MeV	0.5MeV	2MeV	0.5MeV	2MeV
1 × 1	0.17	0.09	0.06	0.0007	1.3×10^3	1.5×10^2
2 × 2	0.75	0.49	0.40	0.07	9.0×10^3	1.5×10^3
3 × 3	2.00	1.30	1.20	0.30	2.6×10^4	3.2×10^4
4 × 4	6.10	4.40	4.50	1.45	1.0×10^5	3.2×10^4
5 × 5	15.0	12.5	12.6	6.40	2.8×10^5	1.4×10^5

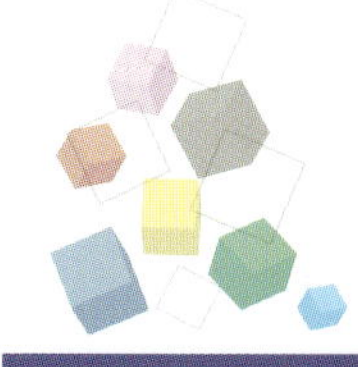

⑤ 증폭기에서 나오는 펄스신호를 다중파고분석기에 연결하여 감마선 스펙트럼을 확실하게 구별할 수 있는 정도의 시간(1,000초) 동안 측정한다.

⑥ 감마스펙트럼이 얻어지면 광전피크만을 측정하기 위해 pulser를 이용해 단일파고분석기에 측정 펄스파고를 다음과 같이 설정한다.

⑦ 스펙트럼에서 측정하고자 하는 광전피크의 채널 수를 적는다. 이때 저준위는 컴프턴단(compton edge)과 광전피크 사이에서 가장 적은 계수율의 채널을, 고준위는 피크로부터 가장 낮은 계수율의 채널을 각각 적는다.

⑧ 펄서를 이용하여 다중파고분석기에 측정된 채널수에 정확한 펄스파고를 기록한다.

⑨ 측정된 펄스파고를 단일파고분석기에 공급하여 측정펄스파고를 고정한다.

⑩ 표준선원을 제거하고 자연계수율을 10회 측정하여 표 14-6의 자연계수율(1) 난에 기록한다.

⑪ 표준선원을 같은 거리에 위치시킨 후 10분 동안 10회 측정하여 계수율을 측정계수율 난에 기록한다.

⑫ 표준선원을 제거한 후 다시 백그라운드 계수율을 측정하여 자연계수율(2) 난에 기록한다.

표 14-6 측정데이터 (표준선원 방사능 : 5.84 × 10^3 Bq)

측 정 회 수	자연계수율(cps)(1)	측정계수율(cps)	자연계수율(cps)(2)
1	3.24	148.34	3.24
2	3.32	142.61	3.41
3	3.21	144.27	3.36
4	3.40	141.03	3.40
5	3.27	146.24	3.28
6	3.19	150.21	3.30
7	3.24	146.34	3.24
8	3.42	148.83	3.19
9	3.34	143.72	3.38
10	3.60	145.56	3.44
평 균		145.71±2.89	3.31±0.10

2) 에너지 분해능

에너지 분해능은 방사성 물질로부터 방출되는 인접된 광자에너지들을 분리할 수 있는 능력을 말한다. 에너지 분해능 $R(E_\gamma)$의 감마선측정은 단일 광자에너지를 방출하는 선원을 측정하여 그 에너지 E_γ에서의 피크의 반치폭(FWHM)의 관계로 나타낸다(식 (14-5) 참고).

에너지 분해능에 영향을 주는 인자는

① 전자·정공쌍 생성수의 변화
② 누설전류나 불완전한 전하 수집에 의한 검출기로부터의 잡음
③ 전기적 잡음효과
④ 전기적 안정성
⑤ ADC(analog to digital converter)의 정확성

등이 있다.

여기서 가장 큰 영향을 주는 인자는 검출기내에서 전자, 정공쌍 생성수의 변화로써 각 검출기마다 이 전자, 정공쌍을 생성하는데 필요한 에너지가 다르다. 예로서, Ge 반도체검출기는 약 2.98 [eV], 비례계수기는 30 [eV], 신틸레이션 검출기는 300 [eV] 정도이다.

3) 방사선 계측기의 교정성적서에 포함할 사항

방사선 계측기의 교정 성적서에 일반적으로 포함시켜야 할 사항은 다음과 같다.

① 교정기관과 교정의뢰 기관명
② 교정되는 기기의 종류, 제작회사, 제작형식, 용량 및 고유번호
③ 교정일자 및 교정성적 유효기간
④ 교정환경(온도, 습도 등)
⑤ 사용된 교정절차
⑥ 사용된 표준선원의 핵종 및 형태
⑦ 교정결과(보정값, 오차)
⑧ 기타 사용자의 편의를 위해 교정기관이 필요하다고 인정되는 사항

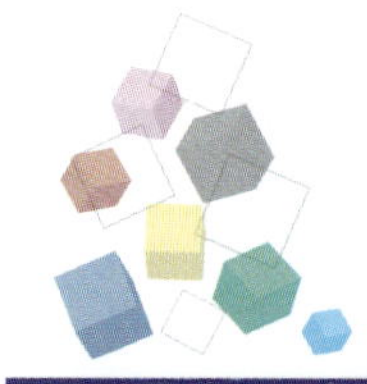

Radiation Detection & Measurement

Chapter 15
방사선 계수치의 통계처리 (Statistics of Counting Value)

학습목표

● **일반적 학습목표**

· 방사선 계측치의 절대값과 상대값의 개념을 이해하고 가장 정확한 값에 근접하도록 하는 방법을 이해한다.

● **구체적 학습목표**

· 계측치에 대한 통계처리의 필요성을 이해한다.
· 평균과 표준편차의 의미를 이해한다.
· 계측치의 정확도, 정밀도 및 정도에 대하여 이해한다.
· 계측치의 분포에 대하여 이해한다.
· 방사선의 계측시간에 대하여 이해한다.
· 방사선 계측시의 배후방사선에 대하여 이해한다.
· 계측치의 유의성에 대하여 이해한다.

방사붕괴는 임의적 현상으로, 방사성핵종으로부터 방출되는 방사선을 계측할 때 측정치에 변동이 따른다. 또 자연방사선(background)도 임의적 현상으로 방사선 계수에서 자연방사선을 감산할 때 통계처리에 기초한 계산이 필요하게 된다. 본 장에서는 방사선 계측에 필요한 통계처리에 대하여 기술한다.

1. 오차(error)

어느 양을 측정하는 경우 매회의 측정치는 반드시 일정하지는 않고, 여러모로 오차가 생긴다. 이 오차에는 시스템 오차(systematic error)와 임의 오차(random error)의 2개의 형이 있다.

물건의 길이를 자로 정밀하게 측정하는 경우 조건이나마 정비되면 그 오차는 적게 된다. 이와 같이 부적당한 실험 조건이나 측정기로부터 생기는 오차는 오차가 생기는 원인을 수정함으로서 매우 적게 된다. 이 오차를 시스템 오차라 한다.

이에 대하여 방사능을 계측하는 경우나 실험 중에 있어서 전압변동은 시간적으로 불확실하고 순간적으로 변화하여 여러 오차가 생기는 현상으로 아무리 측정조건을 갖추었어도 일점의 오차가 생긴다. 이 오차를 임의오차라 한다.

예를 들면 ^{60}Co 감마선을 어느 검출기로 계측하는 경우, 선원에서 적당한 거리에 계수관을 놓고, 1분간 계수를 i회 계측했다고 한다. 이때 얻은 계수치를 n_1, n_2, n_3, ……n_i이라고 하면 이들의 값은 완전히 동일하지 않고 조금씩 상이한 값이 된다. 그 원인은 방사성핵종의 붕괴이며 또 우주선이나 기타의 background에 의한 것으로 이들은 인위적으로 그것을 제어할 수 없기 때문에 하나하나의 현상은 전혀 타의 현상과

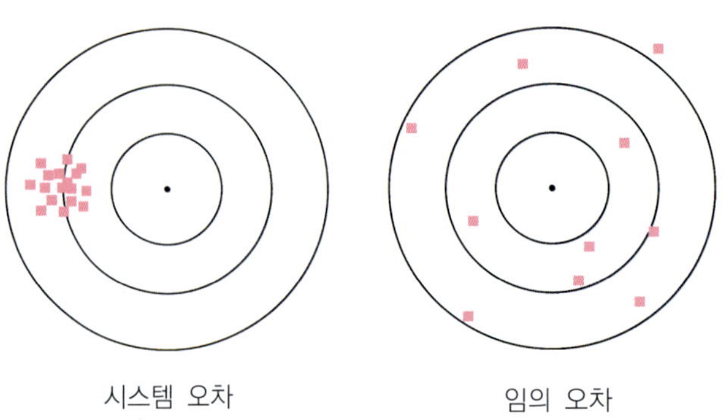

그림 15-1 **시스템 오차와 임의 오차**

는 독립하여 일어나고, 시간적으로는 불규칙하게 일어나고 있다. 이 통계적 변동은 확률론으로서 도출되어 있으며 측정후 이 계측치를 통계처리 하지 않으면 신뢰도가 높은 계측치로는 되지 않는다. 신뢰도가 높은 계측치라고 하면 측정정도가 참값에 대하여 가까운 값으로 표시하는 것이다.

2. 평균치(mean value)

^{60}Co 감마선을 어느 검출기로 i회 측정했을 때, 얻어진 측정치를 n_1, n_2, n_3, …… n_i이라 한다. n_1부터 n_i까지의 측정치는 어느 분포를 갖는 수치로서 이들의 수치 전체를 하나의 수로 대표 시킬 때 그 대표치를 평균치라 한다. 이 평균치는 전측정치의 합계 $n_1+n_2+n_3 \cdots +n_i$를 측정회수 i로 나눈 것으로 이들의 관계를 아래 식에 표시한다.

$$\bar{n} = \frac{n_1+n_2+n_3 \cdot \cdot \cdot +n_i}{i} = \frac{1}{i}\sum_{j=1}^{i} n_j \qquad (15\text{-}1)$$

3. 정규분포(normal distribution)

^{60}Co 감마선을 어느 검출기로 i회 측정했을 때, n_1부터 n_i까지의 측정치가 제대로 되어 있지 않는 것은 임의적 오차에 의한 것이다. 이 측정치에 대하여 횡축에 측정치의 최대치와 최소치 사이를 구분한 계급의 수를 취하고 종축에 그 계급 내에 들어가는 도수를 취하여 도수분포곡선을 작성한다.

측정회수 i가 매우 많을 경우 도수분포곡선은 그림 15-2에 표시하게 되는 바와 같이 평균치에 대하여 대칭한 형으로 후지산을 닮은 분포를 나타낸다. 이 곡선은 정규분포곡선으로 이 분포곡선의 이론 근거는 수학자 가우스(Gauss)가 행했던 것으로서 이 이름을 따서 가우스분포곡선이라고도 불러지고 있다.

어느 상황이 일어날 확률을 p, 어느 상황이 일어나지 않는 확률을 q라고 하면(동전의 앞뒤를 생각해봐도 좋음), 이들의 관계를 아래 식과 같다.

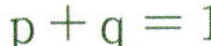

$$p+q=1$$

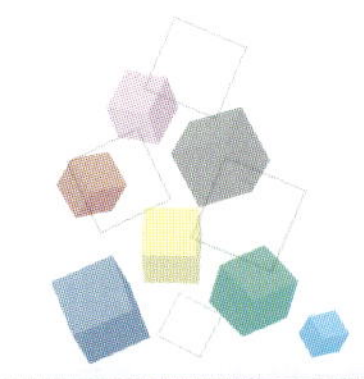

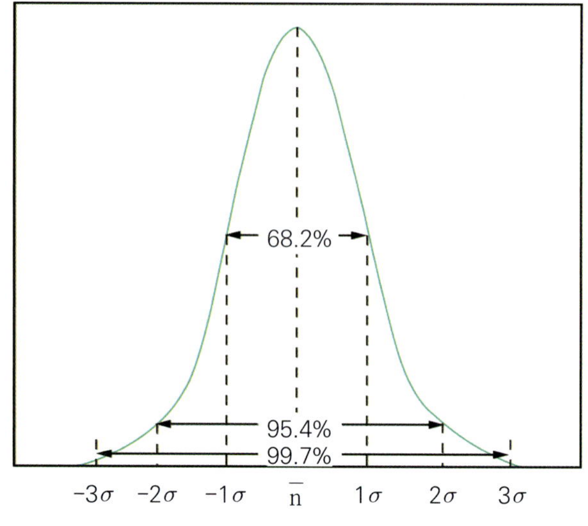

그림 15-2 **정규분포곡선**

이 확률로 i회 시도해 보면, i회 전부 일어나는 확률은 p^i이며, 전혀 일어나지 않는 확률은 q^i이며, 1회 일어나고 $(i-1)$회 일어나지 않는 확률은 ipq^{i-1}이 된다. 이때에 $p=q=0.5$가 되면 i의 크기의 여하에 불구하고, 도수분포곡선은 대칭이 된다. 나아가 $i=\infty$으로 정규분포곡선이 된다.

그러나 $p \neq q$로 i가 적을 때에는, 분포곡선은 p 또는 q의 큰 방향에 치우쳐, 곡선의 형도 비대칭이 된다.

그러나 $p \neq q$가 되었어도 i가 충분히 크다고 하면 평균치를 중심으로 한 좌우대칭의 형태가 된다(그림 15-2). 이 곡선을 포아슨(Poisson)분포라고 한다.

정규분포곡선은 다음의 성질을 갖고 있다.

a) 평균치 $\bar{n}$는 곡선의 피크치에 위치한다.
b) 횡축은 표준편차 σ로 표시된다. 또한 표준편차와 곡선하의 면적의 관계를 그림 15-2에 표시한다.

정규분포곡선은 그림 15-2에 표시한 바와 같이 $\bar{n}\pm\sigma$간의 면적은 68.26%, $\bar{n}\pm 2\sigma$간의 면적은 95.44%, $\bar{n}\pm 3\sigma$간의 면적은 99.73%, 그 이외의 면적은 0.27%가 포함되어 있는 것으로 된다. 여기서 68%, 95%, 99%를 신뢰도, 그 범위를 신뢰구간이라 한다.

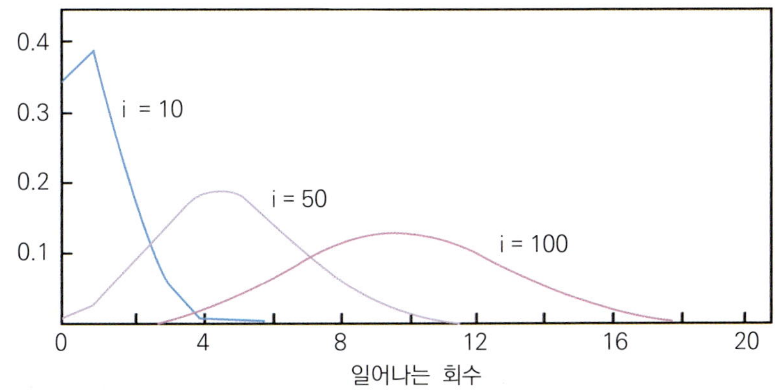

그림 15-3 (0.9+0.1)^{i}의 전개

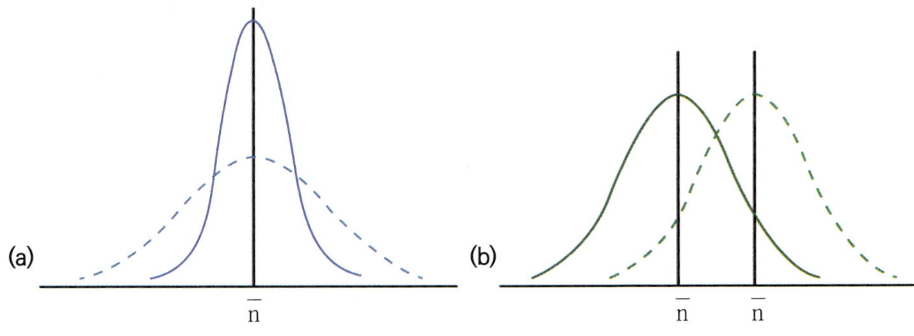

그림 15-4 평균치와 편차값이 다른 정규분포곡선

정규분포곡선에 있어서 그림 15-4(a)와 같이 평균치는 같지만 표준편차(σ)가 다른 경우를 나타내었으며, 표준편차가 크면 곡선은 평평해지고, 표준편차의 값이 작으면 폭이 좁고 높아진다. 곡선이 평평한 경우 표준편차가 크다는 것을 의미한다. 그리고 그림 15-4(b)와 같은 경우는 평균치가 다르고 표준편차가 같은 경우를 표시한다. 표준편차가 같으면 곡선의 모양은 같게 된다.

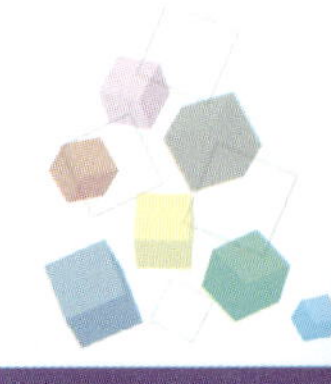

4. 표준편차(standard deviation)

^{60}Co 감마선을 어떤 검출기로 i 회 측정했을 때, 측정치 n_1, n_2, n_3, ……n_i의 편차를 알기 위해서는 각 측정치에 대하여 $(n_1-\bar{n})$, $(n_2-\bar{n})$, $(n_3-\bar{n})$, …… $(n_i-\bar{n})$ 즉 (측정치) - (평균치)로 편차를 구한다. 그리고 이 편차의 평균값을 구하기 위하여 편차값을 그대로 더하면 플러스 값과 마이너스 값이 그대로 가산되어 총합이 0이 된다. 따라서 편차의 음부호를 지우기 위하여 제곱한 값을 구한다. 제곱한 편차값의 평균을 구하기 위하여 제곱한 편차값을 더하고 이것을 측정회수 i 로 나눈 것을 분산이라 부르고 σ^2 로 표시한다.

분산의 그 제곱근의 값이 표준편차 σ이며 표준편차는 아래 식으로 얻어진다.

$$\sigma = \sqrt{\frac{(n_1-\bar{n})^2+(n_2-\bar{n})^2+(n_3-\bar{n})^2 \cdot\cdot\cdot + (n_i-\bar{n})^2}{i}} \qquad (15\text{-}2)$$

표준편차는 평균값에서의 편차를 표시하고, 측정정도를 의미한다. 그리고 각 측정치의 대표치가 되는 평균치는 $\bar{n}\pm\sigma$라고 표시된다.

포아슨 분포의 표준편차는 평균값의 제곱근이 된다.

어떤 검출기로 방사선을 측정했을 때의 계수치가 n_1으로, 이 모집단이 포아슨 분포를 표시하고 있는 경우, 이 계수치 n_1은 모집단의 평균값 $\bar{n}$에 가까운 치가 되어, 이 때의 표준편차는 $\sigma=\sqrt{n_1}$로 된다. 그리고 평균값은 68.26%의 확률로 $n_1\pm\sqrt{n_1}$의 범위에 드는 것으로, 참값은 $n_1\pm\sqrt{n_1}$으로 표시한다.

예를 들면 계수치가 100 counts일 때, 참값은 68%의 확률로 90~110 counts의 사이에, 95%의 확률로 80~120 counts의 사이에 들어가야 된다.

또 하나의 계측의 통계처리로 유효한 양은 % 표준편차로, 이것을 아래 식에 나타내었다.

$$\%\sigma = \frac{\sigma}{n}\times 100 = \frac{100\sqrt{n}}{n} = \frac{100}{\sqrt{n}}$$

위 식에서 계수치가 크게 되면 %σ는 감소하고, 측정정도는 높게 된다. 방사선 계측을 행할 때, 1회 측정으로 큰 counts 수를 득하게 되면 측정 정도는 높게 된다.

예를 들면 10,000 counts에 대하여 %σ는 1%, 1,000,000 counts에 대하여 %σ는 0.1%가 된다.

5. 오차의 전파(propagation of errors)

지금 A와 B의 2개의 모집단이 있으며, 그 평균치가 $\bar{n}_1$와 $\bar{n}_2$, 표준편차가 σ_1과 σ_2라고 한다. 이때 각각의 모집단에서 임의적으로 1개씩 시료를 가지고 새로운 모집단을 만든다. 이와 같은 조작을 몇 번이고 되풀이하여 얻어진 새로운 모집단의 평균치를 $\bar{n}_3$, 표준편차를 σ_3라고 하면, 아래 식과 같은 관계가 성립된다.

$$\bar{n}_3 = \bar{n}_1 + \bar{n}_2 \quad (15\text{-}3)$$

$$\sigma_3 = \sqrt{\sigma_1^2 + \sigma_2^2} \quad (15\text{-}4)$$

따라서 2개의 모집단을 합하는 경우, 아래 식의 관계가 성립된다.

$$(\bar{n}_1 \pm \sigma_1) + (\bar{n}_2 \pm \sigma_2) = (\bar{n}_1 + \bar{n}_2) \pm \sqrt{\sigma_1^2 + \sigma_2^2} \quad (15\text{-}5)$$

다음에 2개의 모집단의 차는 아래 식에 표시된다.

$$(\bar{n}_1 \pm \sigma_1) - (\bar{n}_2 \pm \sigma_2) = (\bar{n}_1 - \bar{n}_2) \pm \sqrt{\sigma_1^2 + \sigma_2^2} \quad (15\text{-}6)$$

위 식은 방사선 계측치가 $(\bar{n}_1 \pm \sigma_1)$, background가 $(\bar{n}_2 \pm \sigma_2)$일 때, 참값을 계산할 때에 잘 사용하는 식이다.

다음에 2개의 모집단의 곱과 나눔의 계산은 아래 식에 표시한다.

$$(\bar{n}_1 \pm \sigma_1)(\bar{n}_2 \pm \sigma_2) = \bar{n}_1\bar{n}_2 \pm \bar{n}_1\bar{n}_2\sqrt{\left(\frac{\sigma_1}{\bar{n}_1}\right)^2 + \left(\frac{\sigma_2}{\bar{n}_2}\right)^2} \quad (15\text{-}7)$$

$$(\bar{n}_1 \pm \sigma_1)/(\bar{n}_2 \pm \sigma_2) = \frac{\bar{n}_1}{\bar{n}_2} \pm \frac{\bar{n}_1}{\bar{n}_2}\sqrt{\left(\frac{\sigma_1}{\bar{n}_1}\right)^2 + \left(\frac{\sigma_2}{\bar{n}_2}\right)^2} \quad (15\text{-}8)$$

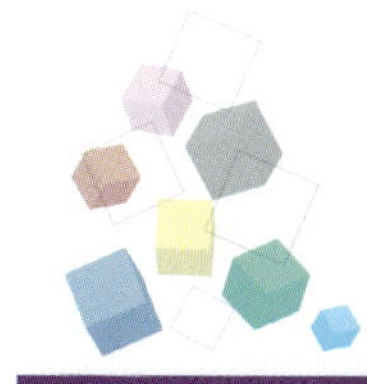

6. 평균치형 검출기의 통계처리 (statistics for integrated total charge mode)

지금까지 기술해 왔던 것은 펄스 방식의 검출기에 대한 통계처리였으나, 여기서는 적분형이나 계수율형의 검출기에 대한 통계처리에 대하여 기술한다.

적분형 전리함의 경우는 일정의 시간 내에 전리에 의하여 생긴 전하를 모아서 측정을 행한 것으로 지금 어느 방사선을 계측 했을 때의 전 전하량을 Q, 방사선의 입자 1개당 생성하는 전하를 q로 하면, 검출기의 안에서 상호작용을 행한 입자수는

$$n = Q/q$$

이때 Q의 표준편차를 아래 식에 표시한다.

$$\sigma_Q = (Qq)^{1/2} \quad (15\text{-}9)$$

다음으로 계수율형 전리함의 경우 선량율이 일정한 방사선을 계측하여도 선량계의 순간지시치가 변동한다. 이 변동의 크기는 전리함에 결선되어 있는 전위계의 입력저항 R과 회로의 전 입력용량 C의 곱 즉 시정수에 의하여 결정된다.

어느 방사선을 계측 했을 때, 지시침이 평형으로 되어 있는 상태에서 표준편차는 다음 식으로 표현한다.

$$\sigma_I = \left(\frac{qI}{2RC}\right)^{1/2} \quad (15\text{-}10)$$

여기서

q : 방사선의 입자 1개당에 생기는 전하량 [C]

I : 평균전류 [A]

7. 방사선 계측에서 측정값의 검정

방사선 계수치가 통계법칙에 따라 분포되어 있는지 또는 외부나 내부의 잡음 등에 의한 계수치 인가를 판단하여야 한다. 방사선 측정값에서 나타난 요동과 통계적인 예측치(포아송 또는 정규분포)와의 일치 여부를 평가함으로써 계측시스템의 동작상태를 평가하는 방법이 $x^2(\chi - Sqiare)$시험으로 관계식은 다음과 같이 표시한다.

$$x_f^2 = \sum_{i=1}^{n} \frac{(\bar{x} - x_i)}{\bar{x}} \tag{15-11}$$

여기서 $\bar{x}$는 측정값의 평균치, x_i는 i번째의 방사선 측정치, n은 측정회수, 자유도 $f = n-1$이고 측정값의 범위는 아래의 표와 같이 표시한다.

표 15-1 x_f^2 테스트 테이블

df	$\chi^2_{.995}$	$\chi^2_{.990}$	$\chi^2_{.975}$	$\chi^2_{.950}$	$\chi^2_{.900}$	$\chi^2_{.100}$	$\chi^2_{.050}$	$\chi^2_{.025}$	$\chi^2_{.010}$	$\chi^2_{.005}$
1	0.000	0.000	0.001	0.004	0.016	2.706	3.841	5.024	6.635	7.879
2	0.010	0.020	0.051	0.103	0.211	4.605	5.991	7.378	9.210	10.597
3	0.072	0.115	0.216	0.352	0.584	6.251	7.815	9.348	11.345	12.838
4	0.207	0.297	0.484	0.711	1.064	7.779	9.488	11.143	13.277	14.860
5	0.412	0.554	0.831	1.145	1.610	9.236	11.070	12.833	15.086	16.750
6	0.676	0.872	1.237	1.635	2.204	10.645	12.592	14.449	16.812	18.548
7	0.989	1.239	1.690	2.167	2.833	12.017	14.067	16.013	18.475	20.278
8	1.344	1.646	2.180	2.733	3.490	13.362	15.507	17.535	20.090	21.955
9	1.735	2.088	2.700	3.325	4.168	14.684	16.919	19.023	21.666	23.589
10	2.156	2.558	3.247	3.940	4.865	15.987	18.307	20.483	23.209	25.188
11	2.603	3.053	3.816	4.575	5.578	17.275	19.675	21.920	24.725	26.757
12	3.074	3.571	4.404	5.226	6.304	18.549	21.026	23.337	26.217	28.300
13	3.565	4.107	5.009	5.892	7.042	19.812	22.362	24.736	27.688	29.819
14	4.075	4.660	5.629	6.571	7.790	21.064	23.685	26.119	29.141	31.319
15	4.601	5.229	6.262	7.261	8.547	22.307	24.996	27.488	30.578	32.801
16	5.142	5.812	6.908	7.962	9.312	23.542	26.296	28.845	32.000	34.267
17	5.697	6.408	7.564	8.672	10.085	24.769	27.587	30.191	33.409	35.718
18	6.265	7.015	8.231	9.390	10.865	25.989	28.869	31.526	34.805	37.156
19	6.844	7.633	8.907	10.117	11.651	27.204	30.144	32.852	36.191	38.582
20	7.434	8.260	9.591	10.851	12.443	28.412	31.410	34.170	37.566	39.997
21	8.034	8.897	10.283	11.591	13.240	29.615	32.671	35.479	38.932	41.401
22	8.643	9.542	10.982	12.338	14.041	30.813	33.924	36.781	40.289	42.796
23	9.260	10.196	11.689	13.091	14.848	32.007	35.172	38.076	41.638	44.181
24	9.886	10.856	12.401	13.848	15.659	33.196	36.415	39.364	42.980	45.559
25	10.520	11.524	13.120	14.611	16.473	34.382	37.652	40.646	44.314	46.928

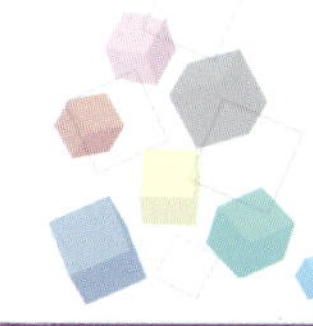

측정값의 정상 범위는 0.1 〈 p 〈 0.9 혹은 관대한 측면에서 0.05 〈 p 〈 0.95 범위로 측정회수가 5회일 때는 0.711 ~ 9.488 사이가 정상 범위이다. p값이 0.95보다 크다면 즉 x_f^2값이 작은 경우에는 방사선 계측기의 감도가 좋지 않아 방사성핵종 붕괴의 확률적 요동과 계측의 무작위성을 반영하지 못함을 의미하고, p값이 0.05보다 작다면 즉 x_f^2값이 큰 경우에는 계측시스템의 외적인 요인으로 인해 계측시스템의 분산값이 과다함을 의미한다.

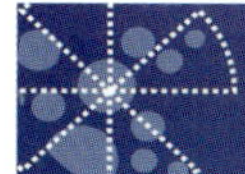

8. 통계치의 오차 계산

검출기에서 측정된 오차 값의 계산에서 전파되는 오차는 다음의 식으로 계산한다.

측정값 : A, B A, B의 표준편차 : σ_A, σ_B

N_b : 측정값의 자연계수율 σ_b : 자연계수율의 표준편차

t : 시료의 측정시간 t_b : 자연계수율의 측정시간

RC : 시정수

① 총계수 $= n \pm \sigma_n = n \pm \sqrt{n} = \dfrac{N}{t} \pm \dfrac{\sqrt{N}}{t} = n \pm \dfrac{\sqrt{N}}{t}$

② 계수율 $= \left(\dfrac{N}{t} - \dfrac{N_b}{t_b}\right) \pm \sqrt{\dfrac{N}{t^2} + \dfrac{N_b}{t_b^2}}$

③ 측정값의 합 $= (A \pm \sigma_A) + (B \pm \sigma_B) = (A + B) \pm \sqrt{{\sigma_A}^2 + {\sigma_B}^2}$

④ 측정값의 차 $= (A \pm \sigma_A) - (B \pm \sigma_B) = (A - B) \pm \sqrt{{\sigma_A}^2 + {\sigma_B}^2}$

⑤ 측정값의 곱 $(A \pm \sigma_A) \times (B \pm \sigma_B) = (A \cdot B) \pm (A \cdot B)\sqrt{\left(\dfrac{\sigma_A}{A}\right)^2 + \left(\dfrac{\sigma_B}{B}\right)^2}$

⑥ 측정값의 제 $= (A \pm \sigma_A) \div (B \pm \sigma_B) = \left(\dfrac{A}{B}\right) \pm \left(\dfrac{A}{B}\right)\sqrt{\left(\dfrac{\sigma_A}{A}\right)^2 + \left(\dfrac{\sigma_B}{B}\right)^2}$

⑦ 시정수와 표준편차(σ) $= \sqrt{\dfrac{n}{2RC}}$

⑧ 상대오차(%) $= \dfrac{\sigma}{n} \times 100(\%) = \dfrac{1}{\sqrt{2nRC}} \times 100(\%)$

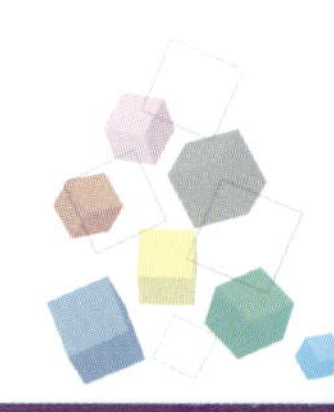

Radiation Detection & Measurement

Chapter 16

방사선 측정기의 전자회로 (Electronics Circuit of Radiation Detector)

학습목표

● **일반적 학습목표**

· 방사선 측정기의 구조와 특성에 따라 전자회로의 구성을 이해한다.

● **구체적 학습목표**

· 출력펄스파형을 이해한다.
· 전자회로의 미분회로를 이해한다.
· 전자회로의 적분회로를 이해한다.
· 방사선 측정기의 증폭회로의 종류와 원리를 이해한다.
· 방사선 측정에서 논리회로를 이해한다.
· 파고분석기의 종류와 원리를 이해한다.
· 방사선 출력 카운터를 이해한다.

지금까지 각 장에서 언급한 여러 가지 검출기의 출력은 대개의 경우 전기신호로 발생되기 때문에 방사선 검출기의 측정장치로서 쓰이는 전자회로 또는 전자기기의 종류가 많았다. 지금까지 검출기 및 검출계 자체의 이해를 깊게 하기 위해서 전자회로에 관해서 서술하고자 한다.

이 장에서는 전자회로, 특히 펄스형 검출기에 부착하여 사용하는 펄스회로에 관하여 논하고자 한다. 여기서는 펄스형 전리함, 비례계수관, 신틸레이션 검출기 및 반도체검출기의 경우를 예로서 설명하고 이들의 검출기의 특성을 생각하면 다른 검출기의 동작도 이해할 수 있다.

또한 이 장의 뒷부분에는 전류의 시간평균을 문제 삼는 전류형 전리함 등에 쓰이는 증폭기 회로를 예로 들었다. 전자공학을 응용한 각 분야에서는 고체회로소자가 중요한 위치를 차지하고 있지만 방사선계측의 분야에서도 회로가 집적화되어 가는 경향은 현저하다.

진공관에 비교하여 트랜지스터 또는 반도체 다이오드, 집적회로(IC) 등을 이용한 반도체소자는 수명이 길고 열손실이 적어 전력손실이 적다는 장점이 있다.

그렇지만 이것들의 소자를 실제 회로에 응용할 때에는 문제점도 적지 않다. 예를 들면 반도체 소자의 일반적인 특성인 온도변화, 누설전류와 온도변화, 잡음 등이 크고 입출력사이의 차단을 완전히 하는 것이 곤란하다고 하는 단점을 갖고 있다.

방사선의 선량을 전기적 신호로 측정하는데는 일정 시간 동안 검출기에서 생긴 전류펄스를 적분하여 그 적분선량을 측정하는 방법, 방사선 입사에 따라 검출기에 생긴 전류를 측정하여 그 선량율을 측정하는 방법, 입사한 방사선을 측정하는 펄스 측정법이 있다. 전류에 의하여 방사선을 측정하는 방법은 그 전류가 매우 미약하기 때문에 검출기에서 얻어지는 펄스가 가지고 있는 정보를 증폭하여 계수장치에서 계측한다.

1. 파고선별기(discriminator)

어느 준위이상에 도달한 비례증폭기의 출력신호에는 잡음이나 파고가 큰 것, 작은 것 등 여러 가지 신호가 혼재하고 있기 때문에 그대로는 계수회로를 구동하기에는 적합하지 않다. 그래서 파고치가 어느 일정한 전기적 펄스가 정해진 파고치 이상일 때 이것을 식별하는 전자회로로 Schmitt의 회로가 잘 쓰인다.

파고선별기는 검출기로 부터의 출력 펄스를 계수기에 보내는 경우 등에서 일정 준위 이상의 펄스를 고르는데 쓰인다. 따라서 파고선별기는 어느 준위 이상에 달한 신호에 대하여 논리펄스의 출력을 주고 이 준위 이하의 신호에 대해서는 응답하지 않는 회로이다.

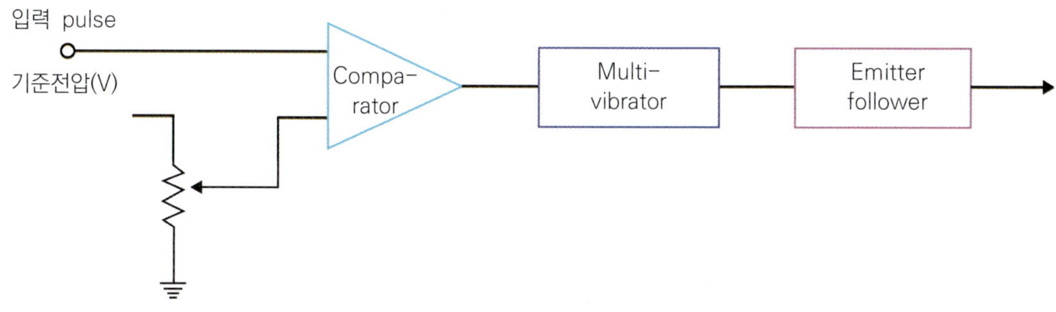

그림 16-1 **파고선별기의 구성 예**

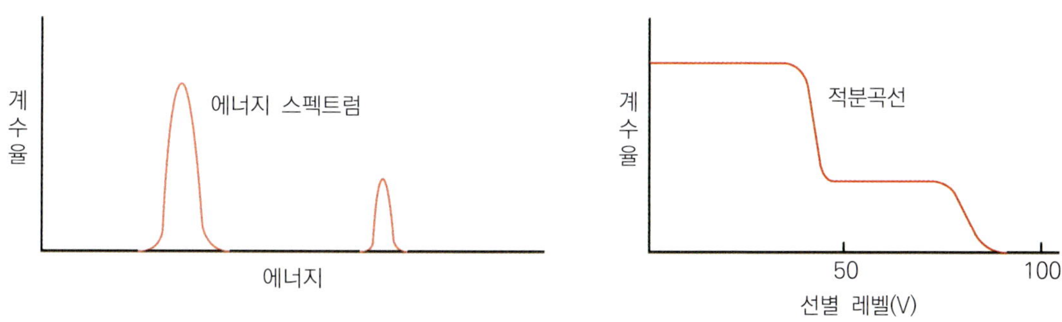

그림 16-2 **에너지 스펙트럼과 적분곡선**

예를 들면, 미소한 잡음을 차단하여 신호만을 수집하는데 쓰인다. 선별준위는 0~10 [V] 정도로 가변할 수 있다. 출력 논리 펄스폭은 0.5 [μs], 파고 5 [V]가 표준이다. 이 회로는 그림 16-1과 같이 전압비교기와 univibrator로 구성되어 있다.

이와 같은 목적을 위하여 만들어진 것이 파고선별회로이며, 이 회로에 의하여 알파선과 베타선을 선별하거나 방사선의 에너지를 측정할 수 있게 된다.

이 회로는 비례증폭기에 내장되어 있는 경우도 있다.

일반적으로 사용되고 있는 파고선별회로에 있어서 선별할 수 있는 파고치의 범위는 진공관식은 2~100 [V], 트랜지스터식은 0.2 ~ 10 [V]인 것이 많고 정확도는 0.5% 정도이다. 파고선별기가 선별하는 전압레벨을 선별레벨이라 부르고, 이것을 변경시키면서 계수율의 변화를 측정하면 그림 16-2와 같은 펄스파고분포의 적분곡선이 얻어지고 이것을 미분해 주면 미분의 펄스파고분포, 즉 에너지스펙트럼이 구해진다.

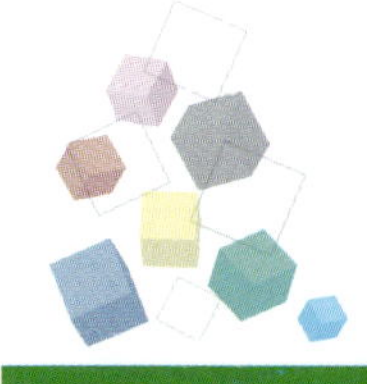

2. 단일채널 파고분석기 (single channel pulse height analyzer; SCA)

단일채널 파고분석기는 입력펄스의 파고가 전압 E와 E+ΔE 사이에 있을 때만 출력펄스를 내며, 이때 E를 차례로 변경하면 ΔE내의 전압을 가진 입력신호의 펄스파고 분포를 얻을 수 있다.

SCA는 2개의 파고선별기와 역동시계수회로(anticoincidence gate)로 구성되며, 그림 16-3은 전형적인 SCA 회로를 보여주고 있다. 단일채널 파고분석기는 출력펄스의 timing 취급법에 따라 zero-cross SCA와 constant-fraction SCA로 구분된다. 방사선 신호처리회로의 개발을 위해서는 출력펄스 신호의 특성이 파악되어야 하며, 잡음으로부터 신호를 보호하기 위한 잡음 제거 기술, 필터링, 신호보상회로 설계기술 및 안정된 고전압을 검출기에 인가하는 기술 등이 필요하다.

이 경우 E를 base전압, ΔE를 channel 폭 또는 window폭이라고 부른다. ΔE를 일정하게 유지하여, E를 차례로 바꾸면서 그때마다 출력펄스의 계수율을 구하면 입력신호의 펄스파고 분포를 얻을 수 있다. 또한 ΔE구간을 측정할 수 있으므로 단일 채널이라고 할 수 있다. E의 변화를 자동 연속적으로 하게 하여, 각 순간에서의 계수율을 기록지 위에 그리게 하도록 한 것이 잘 쓰인다.

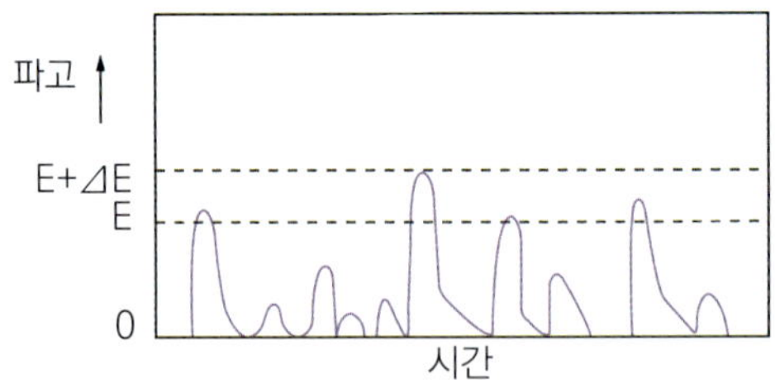

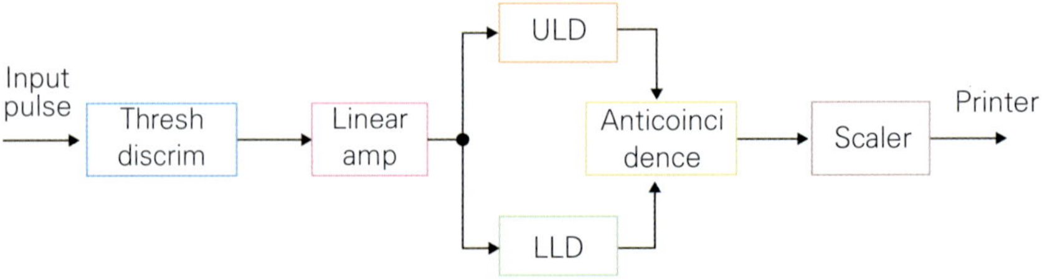

그림 16-3 단일채널파고분석기의 분석

SCA는 출력펄스의 timing 취급법에 따라 다음과 같이 분류된다.

① 펄스가 E준위를 넘어 최대치에 도달한 후, 다시 E준위와 교차하는 점에서 timing을 취하는 방식(그림 16-4(b)). 이 방식은 E준위 설정치나 펄스파고에 의하여 timing이 어긋나는 결점이 있다.

② 입력신호로서 쌍극성 펄스를 이용하여 이 신호가 선준위와 교차하는 점에서 timing을 취하는 방식(그림 16-4(c)). 이 방식은 E준위의 설정이나 펄스높이에 의하여 timing에 영향이 없는 특징이 있고, 이 방식을 특히 zero-cross SCA라 한다.

③ 입력펄스의 파고에 대하여 어느 일정한 율로 되었을 때, timing을 취하는 방식(그림 16-4(d)). 이 방식도 E준위나 펄스높이에 무관한 timing을 설정할 수 있다. 이 방식을 constant fraction SCA라 한다.

시제품에는 이들 3가지 모드를 스위치로 교환하여 임의로 선택할 수 있게 되어 있는 것도 있다. 또 E준위만을 사용하여 단순히 파고선별기로서 이용할 수 있는 것이 많다. SCA는 어떤 모드일지라도 입력펄스와 출력펄스사이에 다소의 지연이 생긴다는 것에 주의해야 한다.

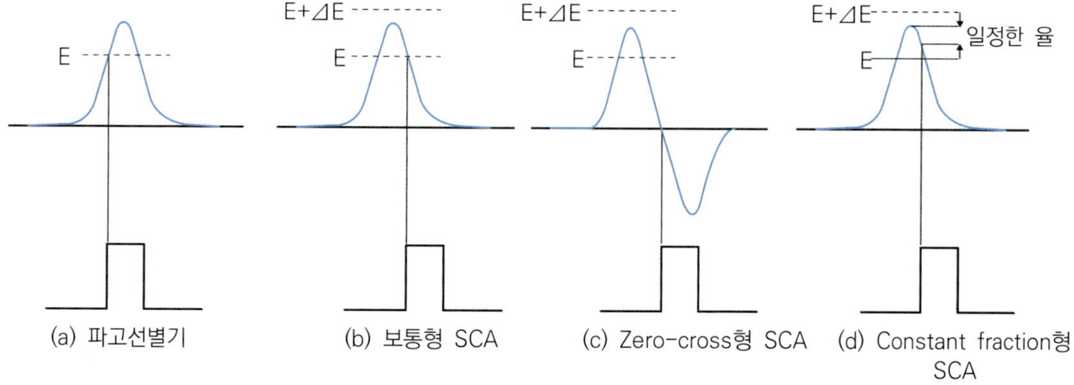

그림 16-4 **파고선별기, SCA 출력펄스의 timing**

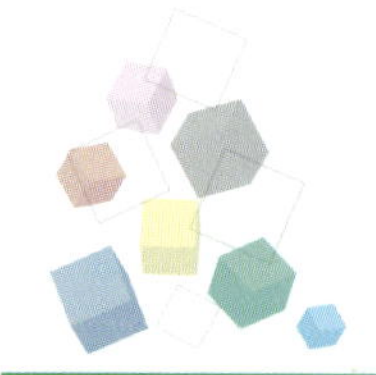

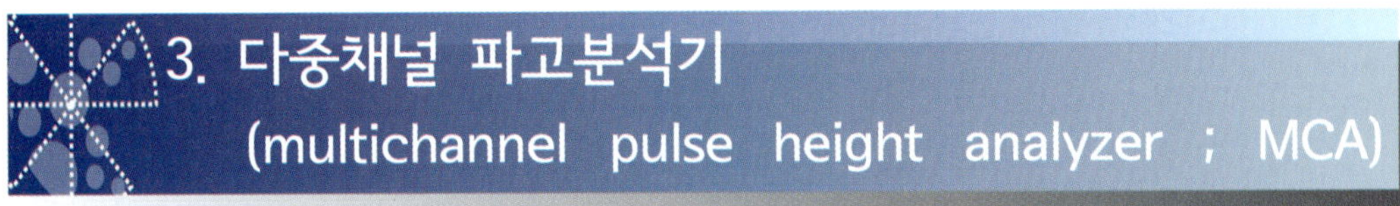

3. 다중채널 파고분석기 (multichannel pulse height analyzer ; MCA)

다중채널분석기는 펄스진폭을 디지털 수로 변환하는 A/D변환기(analog to digital converter)와 각 채널에 대한 디지털 수를 기록, 분석하는 분석기로 구성된다.

MCA는 각 채널당 펄스빈도를 기록하여 펄스파고 분포도를 표시하는 방법과 일정시간 간격에 따라 입력된 펄스의 수를 기록하여 펄스의 시간분포를 표시하는 방법 등으로 사용된다.

A/D변환기는 Wilkinson-type의 변환기를 주로 사용하며, 이는 펄스의 첨두치에 해당하는 전압으로 충전된 캐패시터의 전하를 일정한 전류로 방전시킴으로써 펄스 높이에 비례하는 시간만큼 게이트를 열어 펄스 수를 통과시키면 펄스신호가 클럭신호로 A/D변환이 된다. 그림 16-5는 전형적인 Wilkinson-type의 A/D변환기를 보여주고 있다. 현재 MCA는 하나의 보드(board circuit) 형태로 개발되어 컴퓨터에 직접 연결되어 사용되고 있다. MCA를 개발하기 위해서는 펄스신호를 디지털 신호로 변환하는 기술이 확보되어야 한다.

MCA는 방사선계측에 있어서 가장 중요한 위치를 차지하고 있는 장치로서, 소위 방사선계측 계통 내에서 두뇌라고 볼 수 있다. 이것은 그림 16-5와 같이 펄스높이를 디지털신호로 변환시키는 A/D변환기와 이 디지털신호에 의하여 구분된 신호의 수를 기억시키는 메모리부로 구성된 통계해석장치이다. MCA는 통상 다음과 같은 두 가지 사용법이 있다.

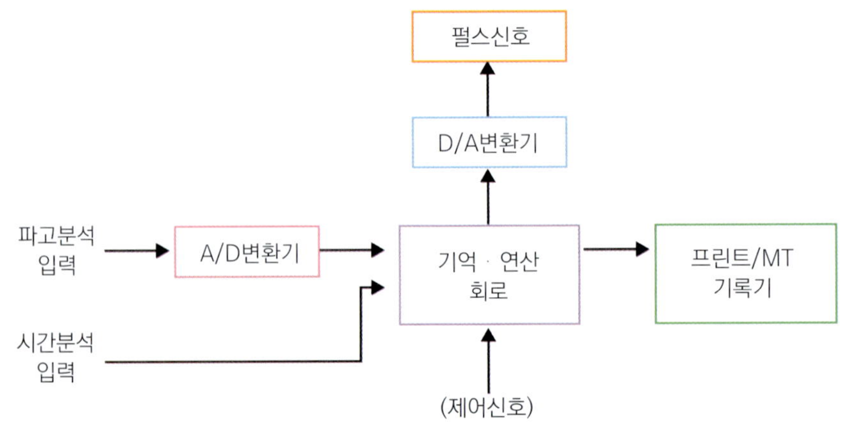

그림 16-5 다중채널 분석기의 구성

① 다중채널펄스파고분석(MCA) : 펄스를 그 파고치에 따라 많은 채널로 구분하여 각 채널 당에 대한 펄스빈도의 도수분포도(histogram)를 취하여 방사선의 에너지를 분석할 수 있다.

② 시간분포측정(multiscaling) : 다수의 계수기를 나란히 하여 이들 계수기를 시간과 함께 차례로 바꿔가는 등가동작을 시킨다. 즉, 어느 기준시간에서 Δt까지의 사이에 들어온 펄스 수를 채널 1에, 시각 Δt에서 $2\Delta t$까지에 들어온 수를 채널 2에, ……와 같이 펄스빈도의 시간적 추이를 차례로 메모리에 축적해 나가는 것으로 기준시간은 외부에서 시작신호를 걸어줌으로써 설정할 수 있게 되어 있다. 또한 채널당의 체류시간을 dewell time이라 부르고 이 시간은 광범위에 걸쳐서 임의로 설정 가능하다. 상기의 multiscaling은 1회의 sweep로 종료할 때도 있고 몇 번씩 반복 sweep하는 것도 있다.

이와 같이하여 10~100채널의 분석기를 얻을 수 있지만, 이와 같은 방식으로는 채널 수만큼의 파고선별기와 계수회로가 필요하여 회로의 연결점이 너무 많아져서 채널 수를 보다 많게 하는 것은 곤란하여 현재는 별로 사용하지 않는다.

현재 널리 사용되고 있는 것은 자기 코어 메모리(core memory)를 이용한 일종의 전자계산기이다. 이 방식으로는 A/D변환기를 사용하여 파고를 디지털량으로 변환시켜 그 디지털량으로 채널수를 정하고 계수치를 그 채널의 코아메모리에 기억시킨다.

이 메모리의 출력을 디지털프린터나 자기테이프 등에 취하거나 또는 X-Y레코더 등으로 직접 그릴 수 있도록 되어 있다. 채널수는 100~20,000 정도의 것도 있지만 신틸레이션 검출용이면 200채널 정도 있으면 충분하다.

MCA에 필요한 입력 파형은 기종에 따라 매우 다르지만, 신틸레이션 검출기의 출력을 지연선으로 클립핑한 것이면 어느 기종에도 충분히 양호한 입력 파형으로서 받아들일 수 있다.

그러나 CR 회로로 뾰족하게 클립핑한 것이나 오름 시간이 매우 늦은 비례계수기 등이 입력 파형으로 주어졌을 경우는 현저하게 직선성이 나빠지고, 방사선의 에너지값과 측정된 펄스파고와의 사이에 직선성인 관계가 없어지므로 입력펄스의 파형에는 충분한 배려가 있어야 한다.

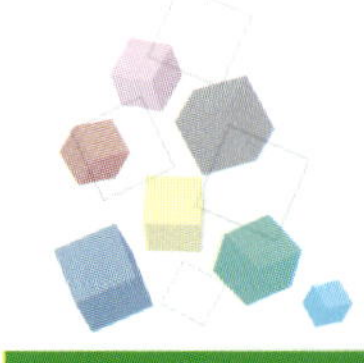

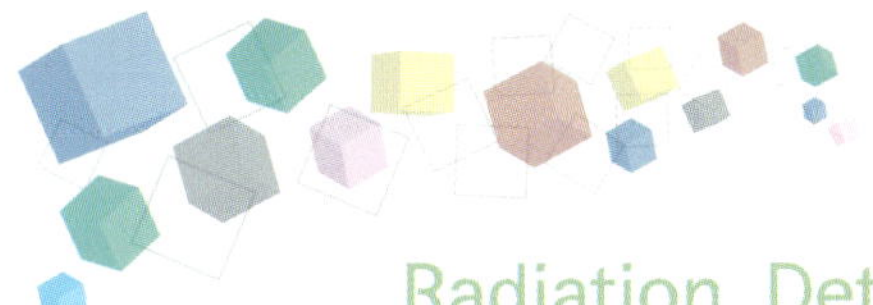

4. 카운터(counter)

입력에 의해 생성된 펄스의 수를 2진법 등의 표시로 출력하는 회로를 카운터회로라고 한다. 이것은 주파수나 전압 등의 전기적 양 외에 물품의 개수나 물리화학적 여러 양도 펄스로 변화할 수가 있으므로 디지털계측기, 전자계산기 등에 널리 사용되고 있다.

1) 카운터의 분류

(1) 출력의 표시법

카운터의 출력은 보통 2진수 표시로 나타내게 되고 10진법 등으로 표시를 하는데는 뒤에 decoder를 붙여서 표시변환을 한다.

(2) n진 카운터

출력의 2진수가 n개의 펄스마다 처음 상태로 복귀하는 카운터를 n진 카운터라고 한다.

(3) 동기식, 비동기식 카운터회로

카운터회로는 사용하는 수많은 플립플롭에 동시에 입력펄스를 가하고 이 입력펄스가 가해짐으로써 플립플롭의 상태가 결정되는 것 같은 회로형식을 동기식 카운터라고 한다(그림 16-6).

이에 반해서 한 개 또는 소수개의 플립플롭에만 입력펄스를 가하고 다른 플립플롭은 앞뒤의 플립플롭의 상태변하에 따라서 상태가 결정되는 것 같은 회로형식을 비동기식 카운터라고 한다(그림 16-7).

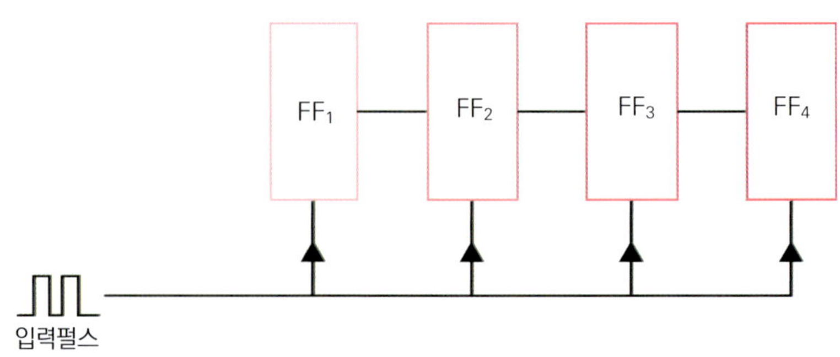

그림 16-6 동기식 카운터

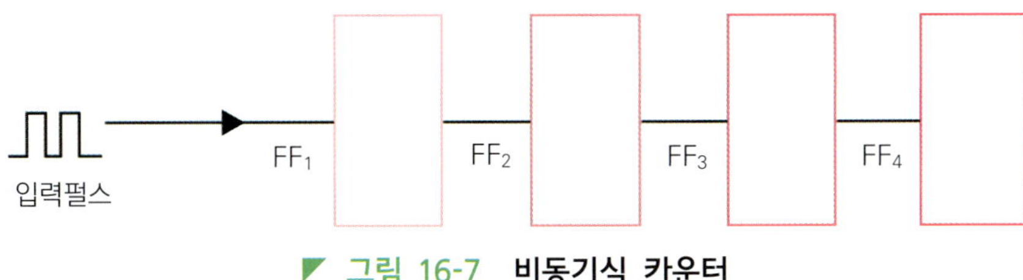

그림 16-7 **비동기식 카운터**

동기식은 회로가 복잡해지나 입력펄스와 출력이 동기되어 있으므로 전반 지연시간이 작고 고속동작이 가능하다. 이런 까닭에 전자계산기 내의 카운터는 거의 동기식이 사용된다.

비동기식은 입력펄스가 가해지고서 출력이 행하여지는 사이에 시간이 걸리고 또 그 기간에 이상출력이 단시간 나타나는 수가 있다. 이것을 스파크현상이라 한다. 그러나 회로가 간단하기 때문에 고속화를 필요로 하지 않는 계측기 등에 사용된다.

(4) 가산감산카운터

입력펄스가 가해질 때마다 출력이 가산되는 카운터회로를 가산카운터(업카운터)라고 한다.

반대로 입력이 가해질 때마다 출력이 감산되는 카운터를 감산카운터(다운카운터)라고 한다. 이 두 가지의 기능을 갖게 한 것을 업다운카운터라고 한다.

2) 지연회로(delay circuit)

회로의 출력신호를 입력신호로부터 일정시간 늦게 하는 회로로 아날로그신호의 파형을 그대로 시간적으로 늦추는 회로이다. 지연케이블만을 사용하는 것과 집중정수회로를 몇 가지 갖춘 지연소자와 증폭기를 결합한 것이 있다. 지연시간은 스위치 교환으로 최대 5 [μs] 정도까지 0.1 [μs] 스텝으로 변경시킬 수 있는 것 또는 수십 [μs]의 지연시간을 설정하는데 편리한 것 등이 있다.

3) 동시계수회로(coincidence circuit)

2계통 또는 그 이상의 계통에서 펄스간의 시간적 일치유무를 조사하는 것으로서 그림 16-8과 같은 AND회로에 논리펄스를 가하도록 한 것이다. 일정폭의 논리펄스를 발생시키는 회로를 집어넣은 것과 논리펄스로서 외부로부터의 신호를 그대로 이용하는

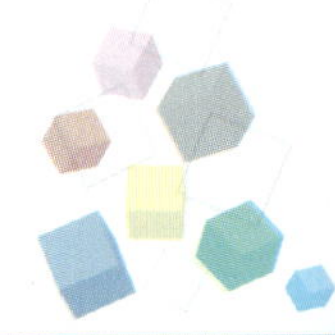

것이 있다. 동시계수회로는 시간적으로 2계통의 펄스가 완전히 일치할 때만 출력을 내어야 하지만 실제로는 유한폭의 펄스를 AND 회로에 가하기 위하여 다소 시간이 어긋나도 펄스에 중첩이 생겨 출력이 나타난다. 따라서 시간분해능은 각 입력에 가해지는 펄스폭의 합으로 결정된다.

분해시간에는 수 [μs] 정도에서 수 [ns] 정도까지 여러 가지가 있으며 목적에 따라 사용법이 분류된다. 편의상 분해시간이 수 [μs] 정도의 것을 늦은 동시계수회로(slow coincidence circuit) 수십 [ns] 이하의 것을 빠른 동시계수회로(fast coincidence circuit)라 부르고 있다.

4) 역동시계수회로(anticoincidence circuit)

두 선원으로부터 나오는 펄스 중 시간적으로 일치하는 것을 제외하고 계수(반동시계수)하기 위한 회로, 단일채널(single channel) 파고분석기의 상한, 하한 판별기로부터의 출력 펄스 중 동시 펄스를 제외하고 두 판별 level 사이에 들어가는 펄스만을 계수회로(scaler)로 보내는 회로이다.

역동시계수회로에는 입력단자 A와 금지신호단자 B가 있고 단자 A에 논리펄스를 가하면 출력에서 논리펄스가 나오지만 단자 B에 금지 신호를 걸거나, H level로 설정되어 있는 경우에는 단자 A에 신호를 가해도 출력이 나타나지 않는다. 역동시회로를 이용하여 특정한 방사선을 선별계수할 때 등에 쓰이는 계수법이다.

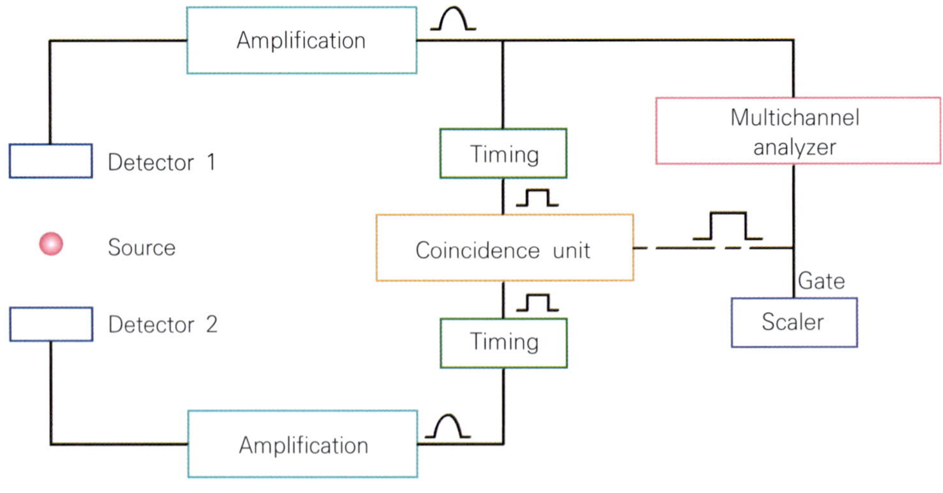

그림 16-8 동시계수회로 구성도

측정용 계수관의 주위를 차폐용 계수관(또는 계수관군)으로 둘러싸고 우주선이 양 계수관을 동시에 작동시킨 계수를 제거하여 시료의 방사선만을 계수하는 저 자연계수율 계수장치가 그 예이다.

5) 게이트회로(gate circuit)

논리회로의 하나이며 게이트가 on일 때 신호를 통과하며 off일 때 신호를 통하지 않는 회로로 게이트에는 입력단자 A와 게이트신호단자 B가 있고, 게이트단자 B에는 논리펄스를 가하거나 H level로 설정할 경우에 한하여 단자 A에 가한 신호와 같은 신호가 출력으로 얻어진다.

6) 계수회로(scaler)

펄스를 헤아리는 장치이다. 종전에는 방전현상을 이용한 dekatron, 자장내의 전자운동을 이용한 trochotron, 전자의 정전편향과 bean mask를 조합한 EIT 등, 계수와 표시를 동시에 해주는 계수용 특수전자관이 주였으나 최근에는 SN7490 등의 10진 계수용의 IC와 발광 다이오드 등의 표시장치를 조합한 것이 많이 사용되고 있다.

IC 도입에 따라 계수속도는 크게 향상되어 20 [MHz] 정도의 것은 보통이며, 계수회로에는 프린터를 접속시켜 결과를 찍어내는 것도 있다.

7) 계수율계(count rate meter)

펄스의 계수율을 아날로그량으로 변환시켜 이것을 계기에 표시해주는 동시, 기록계(chart recorder 등)용의 신호를 출력하는 것이다.

지시방식으로 계기의 움직임이 계수율에 비례하는 선형표시방식과 계수율의 대수값에 비례하는 대수표시방식이 있으며, 몇 가지의 선형영역(linear range)과 대수영역(log range)으로 적절히 바꿀 수 있게 되어있다.

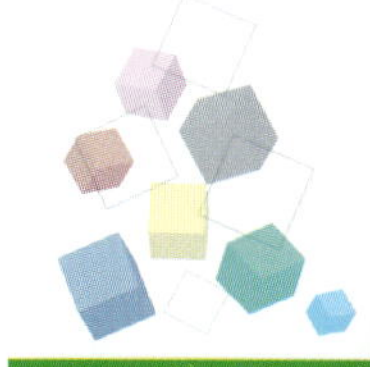

8) 고압전원(high voltage supply)

여러 가지 방사선검출기 동작에 필요한 고전압을 공급하기 위한 것으로서 필요로 하는 전압은 검출기에 따라 다르지만 어느 경우일지라도 안정하며 hum, ripple 및 잡음 등이 겹치지 않아야 한다. 특히 반도체검출기용의 전원은 검출기자체 및 전치증폭기 초단의 FET의 보호를 위하여 천천히 전압을 상승(또는 하강)시킬 필요가 있다. 따라서 서서히 전압을 제어할 수 있는 전원을 사용하거나 시정수가 매우 큰 RC 회로를 통해서 전압을 인가하는 등의 배려가 필요하다.

고전압을 얻는 방법으로는 사용전원에서 변압기를 사용하여 승압시키는 방식과 진공관이나 트랜지스터에 의하여 직류전원을 switching하여 이것을 특수한 변압기로 승압시키는 방식이 있다. 어느 것이나 승압 후에 정류, 평활, 안정화시킨다. 전압의 제어는 안정화회로의 기준전압을 가감시켜서 하는 경우가 많다.

9) 케이블(cable)과 콘넥터(connector)

앞에 기술한 여러 가지 회로를 상호 접속시키는 케이블로서는 오로지 동축케이블만 사용된다. 케이블의 지름은 2.5 C, 2 V 등 가느다란 것이 취급하기 쉽다. 현재 각종 module의 출력임피던스는 제품에 따라 47 [Ω], 50 [Ω], 75 [Ω], 93 [Ω] 등 여러 가지며, 입력임피던스는 1 [kΩ] 정도의 것이 많다. 따라서 원칙적으로는 A장치의 출력임피던스와 같은 특성임피던스의 케이블을 쓰고, B장치의 출력단에서 케이블의 특성임피던스와 같은 저항으로 종단하여 정합시켜야 한다.

그러나 실제적으로는 특히 오름 시간이 빠른 펄스($t_r < 10$ [ns])를 취급하거나 수 [m] 이상의 긴 케이블을 사용하지 않으면 임피던스 정합은 그토록 신경 쓸 필요가 없고, 종단저항을 사용하지 않아도 된다.

케이블 콘넥터도 여러 종류가 있지만 BNC형이 가장 보편적이며 그 외에 검출기부에 소형의 나사형 microduct 등이 사용된다. 검출기 바이어스전원 등 고전압이 걸리고 또 누설을 피해야 할 회로에는 BNC-HV, SHV 등의 콘넥터가 쓰인다.

메탄 가스를 사용한 비례계수관처럼 ~5 [kV] 정도의 고압을 걸어줄 경우에는 대형 HN콘넥터가 좋다. 또한 고압을 취급하는 회로의 콘넥터는 이것을 잘못하여 신호계에 접속하지 않도록 신호계의 콘넥터와 모양이 다른 것을 사용하는 것이 바람직하다.

〈부 록〉

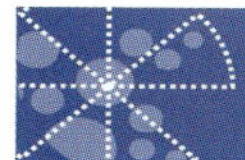

1. 그리스 문자

대문자	소문자	문자의 명칭		대문자	소문자	문자의 명칭	
A	α	alpha	알파	N	ν	nu	뉴
B	β	beta	베타	Ξ	ξ	xi	크사이
Γ	γ	gamma	감마	O	o	omicron	오미크론
Δ	δ	delta	델타	Π	π	pi	파이
E	ε	epsilon	입실론	P	ρ	rho	로우
Z	ζ	zeta	제타	Σ	σ	sigma	시그마
H	η	eta	에타	T	τ	tau	타우
Θ	θ	theta	시타	Υ	υ	upsilon	웁실론
I	ι	iota	이오타	Φ	φ	phi	파이
K	κ	kappa	캅파	X	χ	chi	카이
Λ	λ	lambda	람다	Ψ	ψ	psi	프사이
M	μ	mu	뮤	Ω	ω	omega	오메가

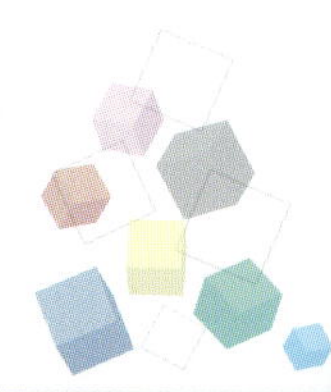

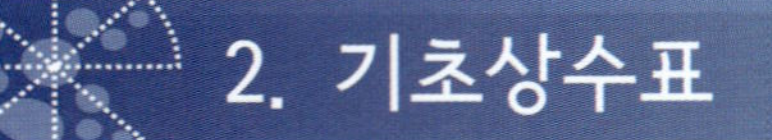

2. 기초상수표

명 칭	기 호	수 값	오 차 (ppm)	단 위	
				SI	CGS
진공 속에서의 광속도	c	299792458	0.004	$m \cdot s^{-1}$	$10^{2} cm \cdot s^{-1}$
진공에서의 자기투자율	μ_0	$4\pi = 12.5663706144$		$10^{-7} H \cdot m^{-1}$	
진공에서의 유전상수	$\varepsilon_0 = 1/\mu_0 c^2$	8.854187818	0.008	$10^{-12} F \cdot m^{-1}$	
만유인력 상수	G	6.6720	615	$10^{-11} m^3 \cdot s^{-2} \cdot kg^{-1}$	$10^{-8} cm^3 \cdot s^{-2} \cdot g^{-1}$
미세구조 상수	$\alpha = [\mu_0 c^2/4\pi] e^2/\hbar c$	7.2973506	0.82	10^{-3}	10^{-3}
	α^{-1}	137.03604	0.82		
전기소량	e	1.6021892	2.9	$10^{-19} C$	$10^{-20} emu$
	$e^{\bullet}$	4.803242	2.9		$10^{-10} esu$
플랑크 상수	h	6.626176	5.4	$10^{-34} J \cdot s$	$10^{-27} erg \cdot s$
	$\hbar = h/2\pi$	1.0545887	5.4	$10^{-34} J \cdot s$	$10^{-27} erg \cdot s$
아보가드로 상수	N_A	6.022045	5.1	$10^{23} mol^{-1}$	$10^{23} mol^{-1}$
페러데이 상수	$F = N_A e$	9.648456	2.8	$10^{4} C \cdot mol^{-1}$	$10^{3} emu \cdot mol^{-1}$
	$= N_A e^{\bullet}$	2.8925342	2.8		$10^{14} esu \cdot mol^{-1}$
기체상수(1몰)	$R = p_0 V_m / T_0$	8.31441	31	$J \cdot mol^{-1} \cdot K^{-1}$	$10^{7} erg \cdot mol^{-1} \cdot K^{-1}$
볼쯔만 상수	$k = R/N_A$	1.380662	32	$10^{-23} J \cdot K^{-1}$	$10^{-16} erg \cdot K^{-1}$
시테판볼쯔만 상수	$\sigma = \pi^2 k^4 / 60 \hbar^3 c^2$	5.67032	125	$10^{-8} W \cdot m^{-2} \cdot K^{4}$	$10^{-5} erg \cdot s^{-1} \cdot cm^{-2} \cdot K^{-4}$
원자질량단위	$\mu = 10-3 kg/mol \cdot N_A$	1.6605655	5.1	$10^{-27} kg$	$10^{-24} g$
전자의 정지질량	m_e	9.109534	5.1	$10^{-31} kg$	$10^{-28} g$
	$m_e c^2$	0.5110034	2.8	(MeV)	

명 칭	기 호	수 값	오 차 (ppm)	단 위	
				SI	CGS
양성자의 정지질량	m_p	1.6726485	5.1	10^{-27}kg	$10^{-24}g$
전자의 비전하	e/m_e	1.7588047	2.8	$10^{11}C \cdot$ kg^{-1}	$10^{7}emu \cdot g^{-1}$
	e^{*}/m_e	5.272764	2.8		$10^{17}esu \cdot g^{-1}$
자기선속양자	$\Phi_0=[c]^{-1}hc/2e$	2.0678506	2.6	$10^{-15}Wb$	$10^{-7}G \cdot$ ㎠
조세프슨주파수전압비	$2e/h$	4.835939	2.6	$10^{14}Hz \cdot V^{-1}$	
순환양자	$h/2m_e$	3.6369455	1.6	$10^{-4}J \cdot s \cdot$ kg^{-1}	$erg \cdot s \cdot g^{-1}$
리드베리상수	$R_\infty=\left[\frac{\mu_0 c^2}{4\pi}\right]^2 \frac{m_e e^4}{4\pi\hbar^3 c}$	1.097373177	0.075	$10^{7}m^{-1}$	10^{5}㎝$^{-1}$
전압파장변환계수	$hc=eV \cdot \lambda$	1.2398520	2.6	$(10^{-6}eV \cdot m)$	$(10^{-4}eV \cdot$ ㎝)
보어반지름	$a_0=\alpha/4\pi R_\infty$	5.2917706	0.82	$10^{-11}m$	10^{-9}㎝
고전전자반지름	$r_e=\alpha^3/4\pi R_\infty$	2.8179380	2.5	$10^{-15}m$	10^{-13}㎝
자유전자의 g인자	$g_e/2=\mu_e/\mu_B$	1.0011596567	0.0035		
보어마그네톤	$\mu_B=[c]e\hbar/2m_e c$	9.274078	3.9	$10^{-24}J \cdot T^{-1}$	$10^{-21}erg \cdot G^{-1}$
전자의 자기모멘트	μ_e	9.284832	3.9	$10^{-24}J \cdot T^{-1}$	$10^{-21}erg \cdot G^{-1}$
양성자의 자기모멘트	μ_p	1.4106171	3.9	$10^{-26}J \cdot T^{-1}$	$10^{-23}erg \cdot G^{-1}$
핵마그네톤	$\mu_N=[c]e\hbar/2m_p c$	5.050824	3.9	$10^{-27}J \cdot T^{-1}$	$10^{-24}erg \cdot G^{-1}$
양자의 자기각운동량비	$\gamma_p=2\mu_p/\hbar$	2.6751987	2.8	$10^{8}s^{-1} \cdot T^{-1}$	$10^{4}s^{-1} \cdot G^{-1}$
전자의 컴프턴파장	$\lambda_c=h/m_e c=\alpha^2/2R_\infty$	2.4263089	1.6	$10^{-12}m$	10^{-10}㎝
양성자의 컴프턴파장	$\lambda_{cp}=h/m_p c$	1.3214099	1.7	$10^{-15}m$	10^{-13}㎝
이상기체1몰의 부피	V_m	22.41383	31	$10^{-3}m^3 \cdot$ mol^{-1}	10^{3}㎝$^3 \cdot$ mol^{-1}

* 표가 있는 식은 gauss 단위

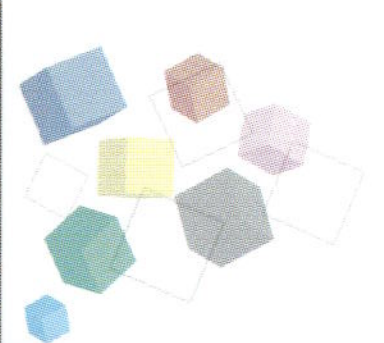

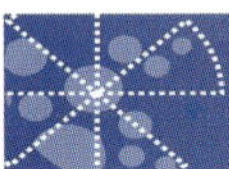

3. 원자단위계에서의 단위량

물 리 량		수 값	SI	CGS-GAUSS
길이(보어반지름)	$a_0 = \hbar^2/m_e e^2$	0.52917706	10^{-10}m	10^{-8}cm
에너지(2리드베리)	$m_e e^4/\hbar^2$	4.359814	10^{-18}J	10^{-11}erg
		27.211608		eV
빠르기(수소원자의 제1보어궤도)	$v_0 = e^2/\hbar$	2.1876907	10^6m · s^{-1}	10^8cm · s^{-1}
시간	$\tau_0 = a_0/v_0 = \hbar^3/me^4$	2.4188843	10^{-17}s	10^{-17}s
각진동수	$1/\tau_0 = m_e e^4/\hbar^3$	4.1341374	$10^{16}s^{-1}$	$10^{16}s^{-1}$
전기모먼트	$ea_0 = \hbar^2/m_e e$	2.541765		10^{-18}esu
		8.478418	10^{-30}C · m	
전기장세기	$e/a_0^2 = m_e^2 e^5/\hbar^4$	1.7152700		10^7esu
		5.142250	10^{11}V · m^{-1}	
자기모먼트(2/α 보어 마그네톤)	$e\hbar/m_e c\alpha$	2.541766	10^{-21}J · T^{-1}	10^{-18}erg · G^{-1}
자기선속밀도	$B_0 = m_e^2 e^5/\hbar^4 e$	1.7152700	10^3T	10^7G

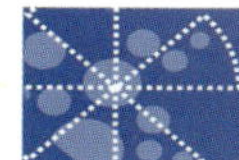

4. 사용되지 않기를 바라는 단위

(현재 사용하더라도 가급적 사용하지 않기를 바라는 단위)

명 칭	기 호	SI 단위와의 관계
에르그(erg)	erg	1 erg=10^{-7} J
다인(dyne)	dyn	1 dyn=10^{-5} N
포아즈(poise)	P	1 P=1 dyn · s/cm^2=0.1 Pa · s
스토우크스(stokes)	St	1 St=1 cm^2/s=10^{-4} m^2/s
가우스(gauss)	G	1 G=10^{-4} T
에르스텟(oersted)	Oe	1 Oe=(1000/4μ) A/m
맥스웰(maxwell)	Mx	1 Mx=10^{-8} Wb
스틸브(stilb)	sb	1 sb=1cd/cm^2=10^4 cd/m^2
포트(phot)	ph	1 ph=10^4 lx
페르미(fermi)	f	1 f=1fm=10^{-15} m
카라트(carat)	ct	1 et=200mg=2×10^{-4} kg
토르(torr)	torr	1 torr=(101325/760) Pa
표준대기압	atm	1 atm=101325 Pa
킬로그램중(kilogram-force)	kgf	1 kgf=9.80665 N
칼로리(calorie)	cal	1 cal=4.1868 J
마이크론(micron)	μ	1μ=1μm=10^{-6}
x단위(x unit)	x	1 x unit=1.002×10^{-4} nm
감마(gamma)	γ	1 γ=1nT=10^{-9} T

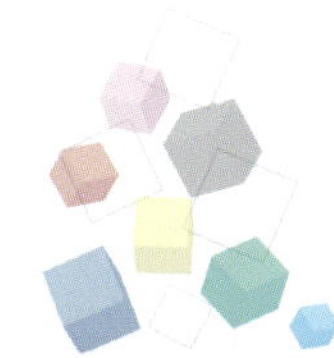

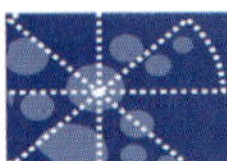

5. SI와 임시사용이 허용되는 단위

명 칭	기 호	SI 단위와의 관계
해리(nautical mile)		1 해리=1852 m
놋트(knot)		1 놋트=1해리/h=(1852/3600) m/s
옹스트롬(angstrom)	Å	1 Å=0.1 nm=10^{-10} m
아르(arc)	a	1 a=1 dam^2=10^2 m^2
헥타아르(hectare)	ha	1 ha=1 hm^2=10^4 m^2
바안(barn)	b	1 b=$(10\ fm)^2$=10^{-28} m^2
바아(bar)	bar	1 bar=0.1 MPa=10^5 Pa
갈(gal)	Gal	1 Gal=1cm/s^2=10^{-2} m/s^2
큐리(curie)	Ci	1 Ci=3.7×10^{10} Bq
뢴트겐(roentgen)	R	1 R=2.58×10^{-4} C/kg
라드(rad)	rad	1 rad=1 cGy=10^{-2} Gy
렘(rem)	rem	1 rem=1 cSv=10^{-2} Sv

6. 전자기파, 에너지 양자에 관한 환산표

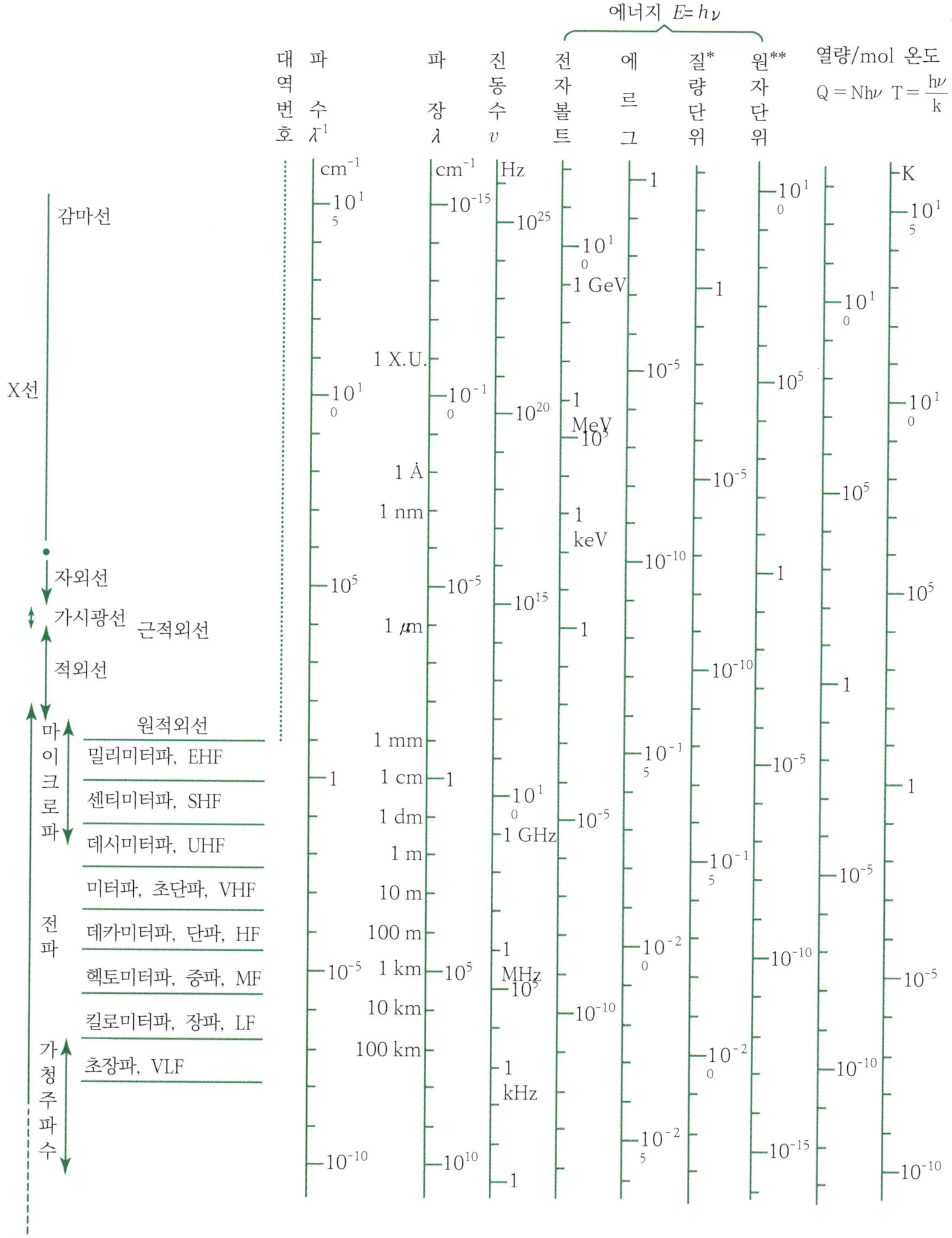

에너지 $E = h\nu$

대역번호	파수 λ^{-1}	파장 λ	진동수 v	전자볼트	에르그	질*량단위	원**자단위	열량/mol $Q = Nh\nu$	온도 $T = \frac{h\nu}{k}$
	cm^{-1}	cm^{-1}	Hz						K
	10^{15}	10^{-15}	10^{25}	10^{10}	1	1	10^{10}	10^{10}	10^{15}
				1 GeV					
	10^{10}	10^{-10}	10^{20}	1 MeV	10^{-5}	10^{-5}	10^{5}	10^{5}	10^{10}
				10^{5}					
				1 keV	10^{-10}	10^{-10}	1	1	
	10^{5}	10^{-5}	10^{15}	1	10^{-15}	10^{-15}	10^{-5}	10^{-5}	10^{5}
	1	1	10^{10}	10^{-5}					1
			1 GHz						
	10^{-5}	10^{5}	1 MHz	10^{-10}	10^{-20}	10^{-20}	10^{-10}	10^{-10}	10^{-5}
			10^{5}						
			1 kHz						
	10^{-10}	10^{10}	1		10^{-25}		10^{-15}		10^{-10}

파장 눈금: 1 X.U., 1 Å, 1 nm, 1 ㎛, 1 mm, 1 cm, 1 dm, 1 m, 10 m, 100 m, 1 km, 10 km, 100 km

대역: 감마선, X선, 자외선, 가시광선, 근적외선, 적외선, 원적외선, 마이크로파, 전파, 가청주파수

- 밀리미터파, EHF
- 센티미터파, SHF
- 데시미터파, UHF
- 미터파, 초단파, VHF
- 데카미터파, 단파, HF
- 헥토미터파, 중파, MF
- 킬로미터파, 장파, LF
- 초장파, VLF

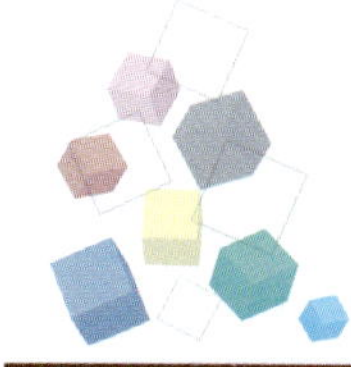

7. 주기율

● 부록 원소의 주기율표와 원자량

원자번호
원소기호
원소명
원자량

족 / 주기		2A	3A	4A	5A	6A	7A	8			1B	2B	3B	4B	5B	6B	7B	0	족 / 주기
1	1 H Hydrogen 1.0079																	2 He Helium 4.00260	1
2	3 Li Lithium 6.941	4 Be Beryllium 9.0128											5 B Boron 10.81	6 C carbon 12.011	7 N Nitrogen 14.0067	8 O Oxygen 15.9994	9 F Fluorine 18.998403	10 Ne Neon 20.179	2
3	11 Na Sodium 22.98977	12 Mg Magnesium 24.305											13 Al Aluminium 26.98154	14 Si Silicon 28.0856	15 P Phosphorus 30.97376	16 S Sulfur 32.06	17 Cl Chlorine 35.453	18 Ar Argon 39.948	3
4	19 K Potassium 39.0983	20 Ca Calcium 40.08	21 Sc Scandium 44.9559	22 Ti Titanium 47.90	23 V Vanadium 50.9414	24 Cr Chromium 51.9961	25 Mn Manganese 54.847	26 Fe Iron 55.847	27 Co Cobalt 58.9332	28 Ni Nickel 58.70	29 Cu Copper 63.546	30 Zn Zinc 65.38	31 Ga Gallium 69.72	32 Ge Germanium 72.59	33 As Arsenic 74.9216	34 Se Selenium 78.96	35 Br Bromine 79.904	36 Kr Krypton 83.80	4
5	37 Rb Rubidium 85.4678	38 Sr Strontium 87.62	39 Y Yttrium 88.9059	40 Zr Zirconium 91.22	41 Nb Niobium 92.9064	42 Mo Molybdenum 95.94	43 Tc Technetium (97)	44 Ru Ruthenium 101.07	45 Rh Rhodium 102.9055	46 Pd Palladium 106.4	47 Ag Silver 107.868	48 Cd Cadmium 112.42	49 In Indium 114.82	50 Sn Tin 118.69	51 Sb Antimony 121.75	52 Te Tellurium 127.60	53 I Iodine 126.8045	54 Xe Xenon 131.30	5
6	55 Cs Cesium 132.9054	56 Ba Barium 137.33	57~71 La Lanthanum 138.9055	72 Hf Hafnium 178.49	73 Ta Tantalum 180.9479	74 W Tungsten 183.84	75 Re Rhenium 186.207	76 Os Osmium 190.2	77 Ir Iridium 192.22	78 Pt Platinum 195.09	79 Au Gold 196.9665	80 Hg Mercury 200.59	81 Tl Thallium 204.37	82 Pb Lead 207.2	83 Bi Bismuth 208.9804	84 Po Polonium (209)	85 At Astatine (210)	86 Rn Radon (222)	6
7	87 Fr Francium (223)	88 Ra Radium 226.0254	89~103 Ac Actinium 227.0381																

( )안의 수치는 가장 안정된 동위체의 질량수를 나타냄.

57~71 Lanthanum	57 La Lanthanum 138.9055	58 Ce Cerium 140.12	59 Pr praseodymium 140.9077	60 Nd Neodymium 144.24	61 Pm promethium (145)	62 Sm Samarium 150.4	63 Eu Europium 151.96	64 Gd Gadolinium 157.25	65 Tb Terbium 158.9254	66 Dy Dysprosium 162.50	67 Ho Holmium 164.9304	68 Er Erbium 167.26	69 Tm Thulium 168.9342	70 Yb Ytterbium 173.04	71 Lu Lutetium 174.97
89~103 Actinium	89 Ac Actinium 227.0381	90 Th Thorium 232.0381	91 Pa Protactinium 231.0359	92 U Uranium 238.029	93 Np Neptunium 237.0482	94 Pu Plutonium (244)	95 Am Americium (243)	96 Cm Curium (247)	97 Bk Berkelium (247)	98 Cf Californium (947)	99 Es Einsteinium (254)	100 Fm Fermium (257)	101 Md Mendelevium (258)	102 No Nobelium (259)	103 Lr Lawrencium (260)

* 103~112까지의 원소가 발견되었으나 이들은 안정된 동위체가 존재하지 않는다.

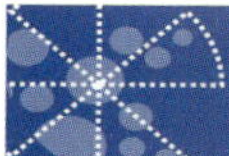

8. 핵종의 질량과 존재비

(12C=12.0000000)

원자번호	핵종	존재비(%)	질량
1	^{1}H	99.985	1.0078250
	^{2}H	0.0148	2.0141018
2	^{3}He	$1.4\times10^{-}$	3.0160293
	^{4}He	99.9999	4.0026033
3	^{6}Li	7.5	6.015123
	^{7}Li	92.5	7.016005
4	^{9}Be	100	9.012183
5	^{10}B	19.1~20.3	10.012938
	^{11}B	79.7~80.9	11.009305
6	^{12}C	98.89	12.0000000
	^{13}C	1.11	13.0033548
7	^{14}N	99.63	14.0030740
	^{15}N	0.366	15.0001090
8	^{16}O	99.76	15.9949146
	^{17}O	0.038	16.999131
	^{18}O	0.204	17.999159
9	^{19}F	100	18.998403
10	^{20}Ne	90.51	19.992439
	^{21}Ne	0.27	20.99385
	^{22}Ne	9.22	21.991384
11	^{23}Na	1000	22.989770
12	^{24}Mg	78.99	23.985045
	^{25}Mg	10.00	24.98584
	^{26}Mg	11.01	25.98260
13	^{27}Al	100	26.981541
14	^{28}Si	92.23	27.976928
	^{29}Si	4.67	28.976496
	^{30}Si	3.10	29.97377
15	^{31}P	100	30.973763
16	^{32}S	95.02	31.972072
	^{33}S	0.75	32.971459
	^{34}S	4.21	33.967868
	^{36}S	0.017	35.96708
17	^{35}Cl	75.77	34.9688527
	^{37}Cl	24.23	36.965903
18	^{36}Ar	0.337	35.967546
	^{38}Ar	0.063	37.962732
	^{40}Ar	99.600	39.962383
19	^{39}K	93.26	38.963708
	^{40}K	0.0117	39.963999
	^{41}K	6.73	40.961825
20	^{40}Ca	96.94	39.962591
	^{42}Ca	0.647	41.95862
	^{43}Ca	0.135	42.95877
	^{44}Ca	2.09	43.95548
	^{46}Ca	0.0035	45.95369
	^{48}Ca	0.187	47.95253
21	^{45}Sc	100	44.95591

원자번호	핵종	존재비(%)	질량
22	^{46}Ti	8.2	45.95263
	^{47}Ti	7.4	46.95176
	^{48}Ti	73.7	47.94795
	^{49}Ti	5.4	48.94795
	^{50}Ti	5.2	49.94479
23	^{50}V	0.250	49.94716
	^{51}V	99.750	50.94396
24	^{50}Cr	4.35	49.94605
	^{52}Cr	83.79	51.94051
	^{53}Cr	9.50	52.94065
	^{54}Cr	2.36	53.93888
25	^{55}Mn	100	54.93805
26	^{54}Fe	5.8	53.93961
	^{56}Fe	91.8	55.93494
	^{57}Fe	2.15	56.93540
	^{58}Fe	0.29	57.93328
27	^{59}Co	100	58.93350
28	^{58}Ni	68.3	57.93535
	^{60}Ni	26.1	59.93079
	^{61}Ni	1.13	60.93106
	^{62}Ni	3.59	61.92835
	^{64}Ni	0.91	63.92797
29	^{63}Cu	69.2	62.92960
	^{65}Cu	30.8	64.92779
30	^{64}Zn	48.6	63.92915
	^{66}Zn	27.9	65.92604
	^{67}Zn	4.10	66.92713
	^{68}Zn	18.8	67.92485
	^{70}Zn	0.62	69.92532
31	^{69}Ga	60.1	68.92558
	^{71}Ga	39.9	70.92470
32	^{70}Ge	20.5	69.92425
	^{72}Ge	27.4	71.92208
	^{73}Ge	7.8	72.92346
	^{74}Ge	36.5	73.92118
	^{76}Ge	7.8	75.92140
33	^{75}As	100	74.92160
34	^{74}Se	0.87	73.92248
	^{76}Se	9.2	75.91921
	^{77}Se	7.6	76.91991
	^{78}Se	23.5	77.91730
	^{80}Se	49.8	79.91652
	^{82}Se	9.2	81.9167
35	^{79}Br	50.69	78.91834
	^{81}Br	49.31	80.91629
36	^{78}Kr	0.356	77.92040
	^{80}Kr	2.27	79.9164
	^{82}Kr	11.6	81.91348

원자번호	핵종	존재비(%)	질량
	^{83}Kr	11.5	82.91413
	^{84}Kr	57.0	83.91151
	^{86}Kr	17.3	85.91061
37	^{85}Rb	72.17	84.91180
	^{87}Rb	27.83	86.90918
38	^{84}Sr	0.56	83.91343
	^{86}Sr	9.8	85.90927
	^{87}Sr	7.0	86.90889
	^{88}Sr	82.6	87.90562
39	^{89}Y	100	88.90586
40	^{90}Zr	51.5	89.90471
	^{91}Zr	11.2	90.90564
	^{92}Zr	17.1	91.90504
	^{94}Zr	17.40	93.90632
	^{95}Zr	2.80	95.90827
41	^{93}Nb	100	92.90638
42	^{92}Mo	14.8	91.90681
	^{94}Mo	9.3	93.90509
	^{95}Mo	15.9	94.90584
	^{96}Mo	16.7	95.90468
	^{97}Mo	9.6	96.90602
	^{98}Mo	24.1	97.90541
	^{100}Mo	9.6	99.90747
44	^{96}Ru	5.5	95.90760
	^{98}Ru	1.86	97.90529
	^{99}Ru	12.7	98.90594
	^{100}Ru	12.6	99.90422
	^{101}Ru	17.0	100.90558
	^{102}Ru	31.6	101.90435
	^{104}Ru	18.7	103.90542
45	^{103}Rh	100	102.90550
46	^{102}Pd	1.0	101.9056
	^{104}Pd	11.0	103.90403
	^{105}Pd	22.2	104.90508
	^{106}Pd	27.3	105.90348
	^{108}Pd	26.7	107.90389
	^{110}Pd	11.8	109.90517
47	^{107}Ag	51.83	106.90510
	^{109}Ag	48.17	108.90475
48	^{106}Cd	1.25	105.90646
	^{108}Cd	0.89	107.90419
	^{110}Cd	12.5	109.90301
	^{111}Cd	12.8	110.90418
	^{112}Cd	24.1	111.90276
	^{113}Cd	12.2	112.90440
	^{114}Cd	28.7	113.90336
	^{115}Cd	7.5	115.90476
49	^{113}In	4.3	112.90406

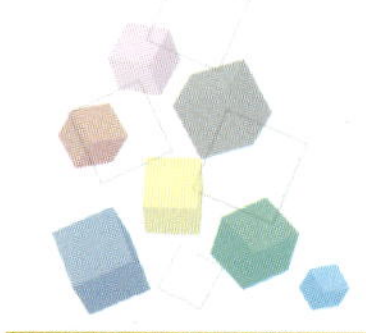

원자번호	핵종	존재비 (%)	질량	원자번호	핵종	존재비 (%)	질량	원자번호	핵종	존재비 (%)	질량
	^{115}In	95.7	114.90388		^{144}Nd	23.8	143.91010		^{177}Hf	18.6	176.94323
50	^{112}Sn	1.01	111.90482		^{145}Nd	8.3	144.91258		^{178}Hf	27.1	177.94371
	^{114}Sn	0.67	113.90278		^{146}Nd	17.2	145.91313		^{179}Hf	13.7	178.94583
	^{115}Sn	0.38	114.90334		^{148}Nd	5.7	147.91690		^{180}Hf	35.2	179.94656
	^{116}Sn	14.8	115.90174		^{150}Nd	5.6	149.92090	73	^{180}Ta	0.0123	179.9475
	^{117}Sn	7.75	116.90295	62	^{144}Sm	3.1	143.91201		^{181}Ta	99.9877	180.94801
	^{118}Sn	24.3	117.90161		^{147}Sm	15.1	146.91491	74	^{180}W	0.13	179.94673
	^{119}Sn	8.6	118.90331		^{148}Sm	11.3	147.91483		^{182}W	26.3	181.94823
	^{120}Sn	32.4	119.90220		^{149}Sm	13.9	148.91719		^{183}W	14.3	182.95025
	^{122}Sn	4.56	121.90344		^{150}Sm	7.4	149.91729		^{184}W	30.7	183.95095
	^{124}Sn	5.64	123.90527		^{152}Sm	26.6	151.91974		^{186}W	28.6	185.95438
51	^{121}Sb	57.3	120.90382		^{154}Sm	22.6	153.92222	75	^{185}Re	37.40	184.95298
	^{123}Sb	42.7	122.90422	63	^{151}Eu	47.9	150.91986		^{187}Re	62.60	186.95577
52	^{120}Te	0.091	119.9040		^{153}Eu	52.1	152.92124	76	^{184}Os	0.018	183.95251
	^{122}Te	2.5	121.90306	64	^{152}Gd	0.20	151.91980		^{186}Os	1.6	185.95385
	^{123}Te	0.89	122.90428		^{154}Gd	2.1	153.92088		^{187}Os	1.6	186.95576
	^{124}Te	4.6	123.90283		^{155}Gd	14.8	154.92263		^{188}Os	13.3	187.95585
	^{125}Te	7.0	124.90444		^{156}Gd	20.6	155.92213		^{189}Os	16.1	188.95816
	^{126}Te	18.7	125.90331		^{157}Gd	15.7	156.92397		^{190}Os	26.4	189.95846
	^{128}Te	31.7	127.90446		^{158}Gd	24.8	157.92411		^{192}Os	41.0.	191.96149
	^{130}Te	34.5	129.90623		^{160}Gd	21.8	159.92706	77	^{191}Ir	37.3	190.96060
53	^{127}I	100	126.90448	65	^{159}Tb	100	158.92535		^{193}Ir	62.7	192.96294
54	^{124}Xe	0.096	123.906	66	^{154}Dy	0.057	155.92429	78	^{190}Pt	0.013	189.9599
	^{126}Xe	0.090	125.90428		^{155}Dy	0.100	157.92441		^{192}Pt	0.78	191.96105
	^{128}Xe	1.92	127.90353		^{160}Dy	2.3	159.92520		^{194}Pt	32.9	193.96268
	(^{129}Xe)	26.4	128.90478		^{161}Dy	19.0	160.92694		^{195}Pt	33.8	194.96479
	^{130}Xe	4.1	129.90351		^{162}Dy	25.5	161.92681		^{194}Pt	25.3	195.96495
	^{131}Xe	21.2	130.90508		^{163}Dy	24.9	162.92874		^{198}Pt	7.2	197.9679
	^{132}Xe	26.9	131.90415		^{164}Dy	28.1	163.92918	79	^{197}Au	100	196.96656
	^{134}Xe	10.4	133.90540	67	^{165}Ho	100	164.93033	80	^{196}Hg	0.15	195.9658
	^{136}Xe	8.9	135.90722	68	^{162}Er	0.14	161.92879		^{198}Hg	10.0	197.96676
55	^{133}Cs	100	132.90543		^{164}Er	1.56	163.92921		^{199}Hg	16.8	198.96827
56	^{130}Ba	0.106	129.9063		^{166}Er	33.4	165.93031		^{200}Hg	23.1	199.96832
	^{132}Ba	0.101	131.9050		^{167}Er	22.9	166.93206		^{201}Hg	13.2	200.97029
	^{134}Ba	2.42	133.90449		^{168}Er	27.1	167.93238		^{202}Hg	29.8	201.97063
	^{135}Ba	6.59	134.90567		^{170}Er	14.9	169.93548		^{204}Hg	6.9	203.97348
	^{136}Ba	7.85	135.90456	69	^{169}Tm	100	168.93423	81	^{203}Tl	29.5	202.97234
	^{137}Ba	11.2	136.90582	70	^{170}Yb	0.135	167.93391		^{205}Tl	70.5	204.97441
	^{138}Ba	71.7	137.90524		^{171}Yb	3.1	169.93477	82	^{204}Pb	1.42	203.97304
57	^{138}La	0.089	137.90711		^{172}Yb	14.4	170.93634		^{206}Pb	24.1	205.97446
	^{139}La	99.911	138.90636		^{173}Yb	21.9	171.93639		^{207}Pb	22.1	206.97589
58	^{136}Ce	0.190	135.9071		^{174}Yb	16.2	172.93822		^{208}Pb	52.3	207.97664
	^{138}Ce	0.254	137.9060		^{175}Yb	31.6	173.93887	83	^{209}Bi	100	208.98039
	^{140}Ce	88.5	139.90544		^{176}Yb	12.6	175.94258	90	^{232}Th	100	232.03805
	^{142}Ce	11.1	141.90925	71	^{175}Lu	97.39	174.94079	92	^{234}U	0.0054	234.04095
59	^{141}Pr	100	140.90766		^{176}Lu	2.61	175.94269		^{235}U	0.720	235.04393
60	^{142}Nd	27.2	141.90773	72	^{174}Hf	0.16	173.94007		^{238}U	99.275	238.05079
	^{143}Nd	12.2	142.90982		^{176}Hf	5.2	175.94142				

이 표에서 존재비는 C.M.Lederer, V.S.Shirley, Table of Isotopes, 7th ed. 1978에 의한 것이고, 질량은 A.H.Wapstra, K.Bos, Atomic Data and Nuclear Data Tables 19, 177(1977)에 의한 것임.

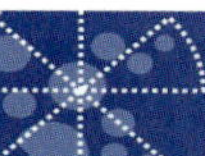

9. 각종 원소의 특성

한국명	Z	원소명	A	질량과잉 (μu)	존재비 (%)	반감기	방사선에너지 (MeV)
중성자	0	Neutron	1	8 665		12.8min	e^-(0.782)
수소	1	Hydrogen	1	7 825	99.98		
			2	14 102	0.0156		
			3	16 050		12.4a	e^-(0.018)
헬륨	2	Helium	3	16 030	~10^{-5}		
			4	2 603	~100		
			5	12 297		10^{-22}s	α ; n
			6	18 893		0.85s	e^-(3.7)
리튬	3	Lithium	6	15 125	7.4		
			7	16 004	92.6		
			8	22 487		0.88s	e^-(12.0)
			9	26 802		0.17s	
베릴륨	4	Beryllium	7	16 929		54d	γ(0.485) ; K
			8	5 308		10^{-22}s	2α
			9	12 186	100		
			10	13 354		2.7×10^6a	e^-(0.56)
붕소	5	Boron	9	13 332		10^{-18}s	
			10	12 939	18.8		
			11	9 305	81.2		
			12	14 354		0.027s	e^-(13.4)
탄소	6	Carbon	10	16 810		19.1s	e^+(2.2)
			11	11 432		20.5min	e^+(0.95)
			12	0 000	98.9		
			13	3 354	1.1		
			14	3 242		5730a	e^-(0.155)
질소	7	Nitrogen	12	18 641		0.0125s	e^+(16.6)
			13	5 738		10.0min	e^+(0.92, 1.24)
			14	3 074	99.62		
			15	108	0.38		
			16	6 103		7.4s	e^-(10.0) ; γ(6.4)
			17	8 450		4.14s	e^-(3.7)

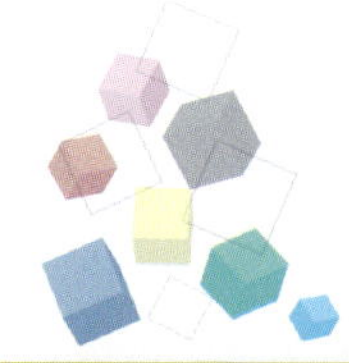

한국명	Z	원소명	A	질량과잉 (μu)	존재비 (%)	반감기	방사선에너지 (MeV)
산소	8	Oxygen	14	8 597		76.5s	e^+(1.8) ; γ(2.3)
			15	3 070		126s	e^+(1.7)
			16	- 5 085	99.76		
			17	- 867	0.04		
			18	- 840	0.20		
			19	3 578		29.5s	e^-(3.0, 4.5) ; γ
플루오르	9	Fluorine	17	2 095		66s	e^+(1.7)
			18	937		112min	e^+(0.6)
			19	- 1 595	100		
			20	-13		12s	e^-(5.0) ; γ(2.2)
네온	10	Neon	19	1 881		18.2s	e^+(2.20)
			20	- 7 560	90.52		
			21	- 6 151	0.27		
			22	- 8 615	9.21		
			23	- 5 527		40s	e^-(4.1)
나트륨	11	Sodium	21	- 2 345		23s	e^+(2.53)
			22	- 5 563		2.6a	e^+(1.8, 0.54) ; γ(1.28)
			23	-10 229	100		
			24	- 9 038		14.8h	e^-(1.39) ; γ(2.758, 1.38)
			25	-10 045		62s	e^-(3.7, 2.7) ; γ
마그네슘	12	Magnesium	23	- 5 875		11.9s	e^+(2.82)
			24	-14 958	78.6		
			25	-14 161	10.1		
			26	-17 407	11.3		
			27	-15 655		9.6min	e^-(1.8, 0.8) ; γs
알루미늄	13	Aluminum	25	- 9 588		7.3s	e^+
			26	-13 109		6.3s	e^+(2.99)
			27	-18 461	100		
			28	-18 095		2.4min	e^-(3.0) ; γ(1.8)
			29	-19 558		6.7min	e^-(2.5, 1.4) ; γ(2.3, 1.2)
규소	14	Silicon	27	-13 297		4.92s	e^+(3.64)
			28	-23 070	92.3		
			29	-23 504	4.7		
			30	-26 237	3.0		
			31	-24 651		170min	e^-(1.486)

한국명	Z	원소명	A	질량과잉 (μu)	존재비 (%)	반감기	방사선에너지 (MeV)
인	15	Phosphorus	29	-18 192		4.6s	e^+(3.63)
			30	-21 683		2.55min	e^+(3.5)
			31	-26 235	100		
			32	-26 091		14.3d	e^-(1.718)
			33	-28 272		25d	e^-(0.26)
황	16	Sulphur	31	-20 389		2.8s	e^+(3.9)
			32	-27 926	95.1		
			33	-28 538	0.74		
			34	-32 135	4.2		
			35	-30 469		87.1d	e^-(0.17)
			36	-32 910	0.0136		
			37	-28 990		5.0min	e^-(4.3, 1.6) ; γ(2.7)
염소	17	Chlorine	33	-22 560		2.8s	e^+(4.13)
			34	-26 250		33min	e^+(4.5, 2.6, 1.3) ; γs
			35	-31 149	75.4		
			36	-31 691		4×10^5a	e^+ ; e^-(0.66) ; K
			37	-34 102	24.6		
			38	-31 995		38min	e^-(4.81, 2.77, 1.11) ; γs
			39	-31 992		56min	e^-(2.5)
아르곤	18	Argon	35	-24 746		1.86s	e^+(4.38)
			36	-32 456	0.307		
			37	-33 228		34d	K
			38	-37 272	0.061		
			39	-35 683		2.4min ; 265a	e^-(2.1, 0.565)
			40	-37 616	99.632		
			41	-35 500		110min	e^-(2.55, 1.25) ; γ(1.3)
칼륨	19	Potassium	37	-26 635		1.3s	e^+(4.57)
			38	-30 903		7.5min	e^+(2.53) ; γ(2.1)
			39	-36 290	93.1		
			40	-36 000	0.011	1.25×10^9a	e^-(1.33) ; γ(1.46) ; K
			41	-38 168	6.9		
			42	-37 594		12.4h	e^-(3.55, 1.99) ; γ(1.53, 0.31)
			43	-37 960		22h	e^+(1.84, 1.22) ; γs
			44	-37 960		22min	e^-(4.9, 1.5) ; γ(1.16)

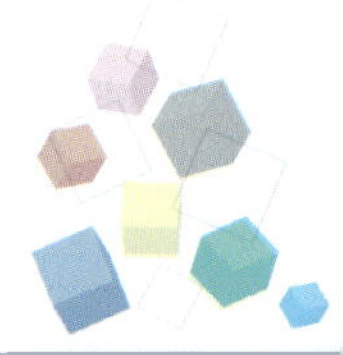

한국명	Z	원소명	A	질량과잉 (μu)	존재비 (%)	반감기	방사선에너지 (MeV)
칼슘	20	Calcium	39	-29 309		1.1s	$e^+(5.13)$
			40	-37 411	96.96		
			41	-37 725		1.1×10^5a	K
			42	-41 375	0.64		
			43	-41 220	0.145		
			44	-44 510			
			45	-43 811		164d	$e^-(0.256)$
			46	-46 311	0.0033		
			47	-45 462		5.35d	$e^-(1.4,\ 0.46)$; γs
			48	-47 469	0.185		
			49	-44 325		8.5min	$e^-(2.0)$; γ(3.0)
스칸듐	21	Scandium	40	-22 430		0.3s	$e^-(9.0)$; γ(3.75)
			41	-30 753		0.87s	$e^+(4.94)$
			42	-34 505		13.5d	$e^+(1.4)$
			43	-38 835		4h	$e^+(1.18,\ 0.80,\ 0.39)$; γs
			44	-40 594		3.9h	$e^+(.1.47)$; γ(2.54, 1.17)
			45	-44 081	100		
			46	-44 827		85d	$e^-(0.36)$; γ; K
			47	-44 587		80h	$e^-(0.61,\ 0.45)$; γ(0.159)
			48	-47 779		44h	$e^-(0.64)$; γs
			49	-49 974		57min	$e^-(2.1)$
티타늄	22	Titanium	43	-31 500		0.58s	
			44	-40 28			
			45	-41 871		3.0h	$e^+(1.02)$
			46	-47 368	7.94		
			47	-48 231	7.75		
			48	-52 049	73.45		
			49	-52 129	5.52		
			50	-55 214	5.34		
			51	-53 397		5.9min	$e^-(2.13,\ 1.5)$; γs
바나듐	23	Vanadium	46	-39 786		0.4s	$e^+(6.2)$
			47	-45 101		33min	$e^+(1.9)$
			48	-47 741		16d	$e^+(0.7)$; γ(1.04) ; K
			49	-51 477		330d	K
			50	-52 836	0.23		
			51	-56 038	99.77		
			52	-55 220		3.8min	$e^-(2.73)$; γ(1.45)

한국명	Z	원소명	A	질량과잉 (μu)	존재비 (%)	반감기	방사선에너지 (MeV)
크롬	24	Chromium	49	-48 729		42min	e^+(1.54, 1.45, 1.39) ; γs
			50	-53 945	4.49		
			51	-55 231		27.5d	e^+(0.75, 0.43) ; γ(0.32)
			52	-59 486	83.78		
			53	-59 347	9.43		
			54	-61 118	2.30		
			55	-59 167		3.5min	e^-(2.85)
망간	25	Manganese	50	-45 785		0.28s	e^+(6.5)
			51	-51 810		46min	e^+(2.0)
			52	-54 432		21min ; 5.7d	e^+(2.6) ; γ(1.4)
			53	-58 705		140a	e^+(0.57)
			54	-59 638		290d	K ; γ(0.84)
			55	-61 949	100		
			56	-61 089		2.59h	e^-(0.7, 1.09, 2.88) ; γs
			57	-59 740		1.7min	e^-(2.6) ; γs
철	26	Iron	52	-51 833		8.3h	e^+(0.80)
			53	-54 428		8.9min	e^+(2.7) ; γs
			54	-60 383	5.81		
			55	-61 701		2.9a	K
			56	-65 063	91.64		
			57	-64 602	2.21		
			58	-66 718	0.34		
			59	-65 122		46d	e^-(1.56, 0.46, 0.27) ; γs
코발트	27	Cobalt	54	-51 525		0.18s	e^+(7.7)
			55	-57 987		18.2h	e^+(1.5, 1.03, 0.53) ; γs
			56	-60 153		77d	e^+(1.5, 0.98, 0.32) ; γs
			57	-63 704		270d	K ; γ(0.137, 0.123, 0.014)
			58	-64 239		72d	e^+(0.47) ; γ(0.805)
			59	-66 810	100		
			60	-66 186		5.3a	e^-(1.48, 0.31) ; γ(1.332, 1.172)
			60	-66 186		10.5min	e^-(1.54) ; γ(1332)
			61	-67 560		1.7h	e^-(1.42, 1.0) ; γ
			62	-66 054		13.8min	e^-(2.5) ; γ(1.17)

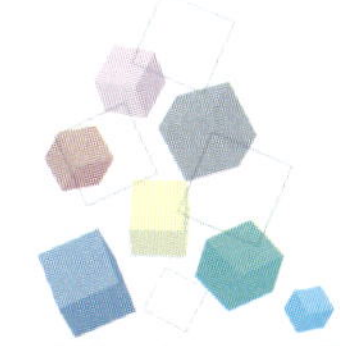

한국명	Z	원소명	A	질량과잉 (μu)	존재비 (%)	반감기	방사선에너지 (MeV)
니켈	28	Nickel	57	-60 231		36h	e^+(0.84) ; γs
			58	-64 458	67.7		
			59	-65 657		75×10^4a	K
			60	-69 213	26.2		
			61	-68 944	1.2		
			62	-71 658	3.7		
			63	-70 336		85a	e^-(0.062)
			64	-72 042	1.2		
			65	-69 928		2.6h	e^-(2.10, 1.01, 0.60) ; γs
			66	-70 915		56.0h	e^-(0.3)
구리	29	Copper	58	-55 459		3s	e^+(8.2)
			59	-60 504		81s	e^+
			60	-62 638		24.6min	e^+(3.92, 3.0, 2.0) ; γs
			61	-66 543		3.4h	e^+(1.21, 1.11, 0.55, 0.23) ; γs
			62	-67 434		9.8min	e^+(2.9)
			63	-70 408	69.1		
			64	-70 241		12.8h	e^-(0.573) ; e^+(0.565) ; K
			65	-72 214	30.9		
			66	-71 129		5min	e^-(2.63, 1.65) ; γ(1.05)
			67	-72 241		59h	e^-(0.577, 0.484, 0.395) ; γs
			68	-70 230		38s	e^-(3.0)
아연	30	Zinc	62	-65 620		9.3h	e^+(0.69, 0.64) ; γ(0.042)
			63	-66 794		38min	e^+(2.32) ; γ
			64	-70 855	48.9		
			65	-70 766		250d	e^+(0.33) ; K ; γ(1.11)
			66	-73 948	27.8		
			67	-72 855	4.0		
			68	-75 143	18.6		
			69	-73 459		51min	e^-(0.90)
			70	-74 666	0.7		
			71	-72 490		2.2min ; 3h	e^+(2.4, 1.5) ; γs
			72	-73 157		49h	e^-(1.6, 0.3)

한국명	Z	원소명	A	질량과잉 (μu)	존재비 (%)	반감기	방사선에너지 (MeV)
갈륨	31	Gallium	64	-63 263		2.6min	e^+
			65	-67 267		15min	e^+(2.1) ; γs
			66	-68 393		9.4h	e^+(4.15, 1.38, 0.90, 0.40) ; γs
			67	-71 784		78h	K ; γs
			68	-72 008		68min	e^+(1.9)
			69	-74 426	60.2		
			70	-73 965		21min	e^-(1.65, 0.6, 0.4) ; γs
			71	-75 294	39.8		
			72	-73 628		14.2h	e^-(3.16, 2.53, 1.51, 0.96) ; γs
			73	-74 874		5h	e^-(1.4) ; γs
게르마늄	32	Germanium	66	-65 200		140min	e^+
			67	-67 060		20min	e^+(3.4)
			68	-71 470		250d	e^+
			69	-72 036		40h	e^+(1.22, 0.61, 0.22) ; γs
			70	-75 748	20.6		
			71	-75 044		11d	K
			72	-77 918	27.4		
			73	-76 537	7.6		
			74	-78 819	36.8		
			75	-77 117		82min	e^-(1.19, 0.98, 0.92, 0.55) ; γs
			76	-78 594	7.6		
			77	-76 400		12h	e^-(2.9, 2.7, 2.2, 0.74) ; γs
			78			86min	e^-(0.9)
비소	33	Arsenic	71	-72 887		62h	e^+(0.81)
			72	-73 237		26h	e^+(3.34, 2.5, 1.84, 0.67) ; γs
			73	-76 139		76d	K ; γ(0.052)
			74	-76 067		17d	e^-(1.36, 0.69) e^+(1.53,0.92) ; γs
			75	-78 403	100		
			76	-77 603		26.8h	e^-(2.97, 2.41, 1.76, 0.36) ; γs
			77	-79 354		40h	e^-(0.68, 0.43, 0.16) ; γs
			78	-78 100		90min	e^-(4.1, 1.4) ; γs
			79	-79 110		9min	e^-(2.2)

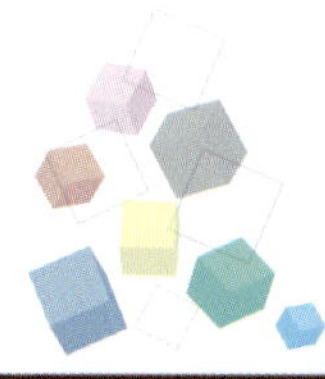

한국명	Z	원소명	A	질량과잉 (μu)	존재비 (%)	반감기	방사선에너지 (MeV)
셀렌	34	Selenium	70			44min	e^+
			72	-72 590		9.5d	K
			73	-73 186		7.1h	e^-(1.68, 1.32) ; γ
			74	-77 524	0.9		
			75	-77 475		125d	K ; γs
			76	-80 793	9.0		
			77	-80 089	7.6	17.5s	γ(0.14)
			78	-82 686	23.5		
			79	-81 505		6.5×10^4a	e^-(0.16)
			80	-83 472	49.8		
			81	-82 016		19min	e^-(1.38)
			82	-83 293	9.2		
			83			25min	e^-(1.5) ; γs
			84			3min	e^-
브롬	35	Bromine	75	-74 553		1.7h	e^+(1.7, 0.8, 0.6, 0.3)
			76	-75 820		17h	e^+(3.5, 1.7, 1.1, 0.8, 0.6) ; γs
			77	-78 624		57h	e^+(0.36) ; K ; γs
			78	-78 850		6.4min	e^+(2.3)
			79	-81 670	50.6		
			80	-81 464		4.4h	γ(0.048, 0.036)
			80	-81 464		18min	e^-(2.0, 1.38) ; e^+(0.886)
			81	-83 708	49.4		
			82	-83 198		36h	e^-(0.465) ; γs
			83	-84 832		140min	e^-(0.96) ; γ(0.051)
			84	-83 450		33min	e^-(4.68, 3.56, 2.53, 1.72) ; γs
			85	-84 470		3.0min	e^-(2.5)
			87			55s	e^-(8.0,2.6) ; γs
			88			16.0s	e^-(2.7, 0.52) ; γs
크립톤	36	Krypton	77	-75 520		1.1h	e^+(1.86, 1.67, 0.85) ; γs
			78	-79 597	0.35		
			79	-79 932		34h	e^+(0.60, 0.34); K ; γs
			80	-83 620	2.22		
			81	-83 390		2×10^5a	K
			82	-86 518	11.53		
			83	-85 868	11.55	1.89h	γ(0.032, 0.009)

한국명	Z	원소명	A	질량과잉 (μu)	존재비 (%)	반감기	방사선에너지 (MeV)
			84	-88 496	57.00		
			85	-87 477		4h ; 10.6h	e^-(0.85) ; (0.672, 0.15) ; γs
			86	-89 384	17.37		
			87	-86 635		78min	e^-(3.8, 3.3, 1.3) ; γs
			88	-85 730		2.8h	e^-(2.7, 0.9, 0.52) ; γs
			89	-83 400		3.2min	e^-(4.0, 2.0)
			90	-80 280		0.5min	e^-(3.2)
			91			9.3s	e^-(3.6)
			92			2.3s	e^-
			93			2.2s	e^-
			94			1.4s	e^-
루비듐	37	Rubidium	81	-80 980		4.7h	e^+(0.9) ; γ(0.95)
			82	-82 041		1.3min	e^+(3.15)
			82	-82 041		6.4h	e^+(0.775) ; γs
			83	-85 270		83d	K ; γ(0.525)
			84	-85 619		34d	e^+(1.63, 0.82), e^-(0.44)
			85	-88 200	72.3		
			86	-88 807		19.5d	e^-(1.77, 0.68) ; γ(1.0)
			87	-90 813	27.7	5×10^{10}a	e^-(0.275)
			88	-88 730		18min	e^-(5.3, 3.6, 2.5) ; γs
			89	-88 350		15min	e^-(3.8) ; γ
			90	-85 180		2.7min	e^-(5.7)
			91	-83 930		1.7min	e^-(4.6, 3.0)
스트론튬	38	Strontium	83	-82 800		38h	e^+(1.15)
			84	-86 569	0.56		
			85	-87 011		65d	K ; γ(0.513)
			85	-87 011		70min	K ; γs
			86	-90 715	9.86		
			87	-91 107	7.02	2.7h	γ(0.386)
			88	-94 359	82.56		
			89	-92 558		51d	e^-(1.48)
			90	-92 253		28a	e^-(0.6)
			91	-89 839		9.8h	e^-(2.67, 2.03, 1.36, 1.09, 0.61)
			92	-89 020		2.7h	e^-(0.55)
			93	-85 290		7min	e^-

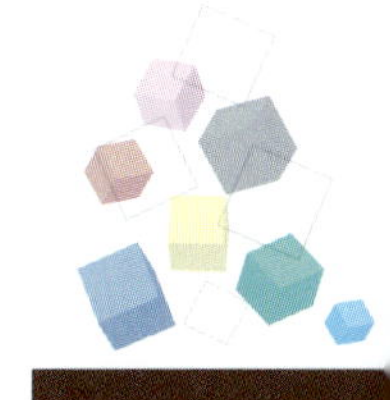

한국명	Z	원소명	A	질량과잉 (μu)	존재비 (%)	반감기	방사선에너지 (MeV)
이트륨	39	Yttrium	86	-85 054		15h	e^+(1.8, 1.19) ; γs
			87	-89 260		14h	K ; γ(0.38)
			87	-89 260		80h	e^+(0.7)
			88	-90 472		105d	e^+(0.83) ; γs
			89	-94 128	100		
			90	-92 837		64h	e^-(2.4)
			91	-92 705		61d ; 50min	e^-(1.6) ; γ(1.22, 0.55)
			92	-91 074		3.5h	e^-(3.6, 2.68, 1.3) ; γs
			93	-90 448		10.5h	e^-(3.1)
			94	-88 320		16.5min	e^-(5.4) ; γ(1.4)
지르코늄	40	Zirconium	87	-85 510		94min	e^+(2.10) ; γ(3.81)
			88	-89 940		85d	K
			89	-91 086		4.5min ; 79h	K;e^+(0.90) ; γs
			90	-95 300	51.4		
			91	-94 358	11.2		
			92	-94 969	17.1		
			93	-93 550		5×106a	e^-(0.060)
			94	-93 686	17.4		
			95	-91 965		63d	e^-(1.0) ; γs
			96	-91 714	2.8		
			97	-89 034		17h	e^-(2.5) ; γs
니오브	41	Niobium	89	-86 920		1.9h	e^+(2.9)
			90	-88 741		15.6h	e^+(1.5, 0.86, 0.55) ; γs
			91	-93 140		62d	K
			92	-92 789		11d	K ; γs
			93	-93 618	100	42d	γ(0.15)
			94	-92 697		6.6min	e^-(1.4, 0.4)
			95	-93 168		35d ; 90h	e^-(0.163) ; γs
			96	-91 944		22.9h	e^-(0.75, 0.37) ; γs
			97	-91 904		74min	e^-(1.267) ; γ(0.665)
			98	-89 650		30min	e^-
몰리브덴	42	Molyb-denum	91	-88 350		15.5min ; 75s	e^+(3.7, 2.6) ; γs
			92	-93 189	15.9		
			93	-93 170		2a ; 6.8h	K ; γs
			94	-94 909	9.1		

한국명	Z	원소명	A	질량과잉 (μu)	존재비 (%)	반감기	방사선에너지 (MeV)
			95	-94 161	15.7		
			96	-93 326	16.5		
			97	-93 978	9.5		
			98	-94 591	23.8		
			99	-92 280		68.3h	e^-(1.23, 0.445) ; γs
			100	-92 525	9.5		
			101	-89 647		15min	e^-(2.2, 1.0) ; γs
			102	-89 750		12min	e^-
테크네튬	43	Techne-tium	92	-84 540		4.5min	K ; γ(1.51)
			93	-84 749		44min	e^+(0.8) ; γ(1.32)
			94	-90 357		53min	e^+(2.41) ; γs
			95	-92 380		62d ; 20h	e^+(0.4) ; K ; γs
			96	-92 170		4.3d	K ; γs
			97	-93 660		93d	γ(0.097)
			98	-92 890		2.7d	e^- ; e^+ ; γs
			99	-93 751		5×10^5a	e^-(0.32)
			100	-92 160		16s	e^-(2.8) ; γ
			101	-92 674		14min	e^-(1.3) ; γ
			102	-90 820		1min	e^-(3.7) ; γ
루테늄	44	Ruthe-nium	94			57min	e^+
			95	-90 199		1.6h	e^+(1.1) ; γ(0.95)
			96	-92 402	5.68		
			97	-92 370		2.9d	K ; γ(0.22)
			98	-94 711	2.22		
			99	-94 064	12.81		
			100	-95 782	12.70		
			101	-94 423	16.98		
			102	-95 652	31.34		
			103	-93 694		40d	e^-(6.84, 0.22) ; γs
			104	-94 570	18.27		
			105	-92 321		4.4h	e^-(1.15) ; γs
			106	-92 678		1a	e^-(0.03)
			107	-89 870		4min	e^-(4.0)

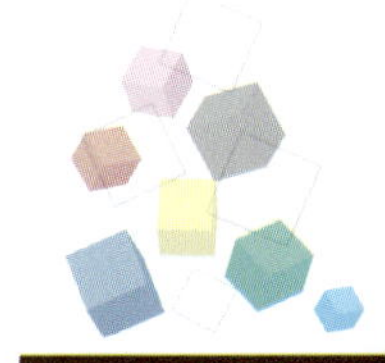

한국명	Z	원소명	A	질량과잉 (μu)	존재비 (%)	반감기	방사선에너지 (MeV)
로듐	45	Rhodium	100	-91 874		21h	e^+(3.0, 1.3) ; γ(1.8)
			101	-93 822	0.08		
			102	-93 158		210d	e^-(1.1) ; e^+ ; γ
			103	-94 489	99.92	57min	γ
			104	-93 341		4.2min	γ(0.055, 0.080)
			104	-93 341		44s	e^-(2.3) ; γs
			105	-94 329		36h	e^-(0.57, 0.25) ; γs
			106	-92 721		30s	e^-(3.5)
			107	-93 247		24min	e^-(1.2)
팔라듐	46	Palladium	100	-91 230		4.0d	γ(1.8) ; K
			101	-91 930		9h	e^+(2.3)
			102	-94 391	0.8		
			103	-93 893		17d	
			104	-95 989	9.3		
			105	-94 936	22.6		
			106	-96 521	27.2		
			107	-94 868		7×10^6a	e^-(0.035)
			108	-96 109	26.8		
			109	-94 046		13h	e^-(1.03)
			110	-94 836	13.5		
			111	-92 330		22min	e^-(2.15) ; γs
			112	-92 614		21h	e^-(0.2)
은	47	Silver	102	-88 700		73min	e^+
			104	-91 404		16.3min	e^+
			105	-95 540		40d	K ; γs
			106	-93 339		24.5min	e^+(2.04)
			106	-93 339		8.6d	K ; γs
			107	-94 906	51.9	42s	γ(0.093)
			108	-94 051		2.3min	e^-(1.49, 0.83) ; γs
			109	-95 244	48.1	40s	γ(0.0875)
			110	-93 905		24s	e^-(2.8)
			110	-93 905		282d	e^-(0.53, 0.087) ; γs
			111	-94 684		7.5d	e^-(1.04, 0.80, 0.70) ; γs
			112	-92 936		3.2h	e^-(3.5) ; γ(0.86)
			113	-93 444		5.3h	e^-(2.1)
			115	-91 070		20min	e^+(3.0)

한국명	Z	원소명	A	질량과잉 (μu)	존재비 (%)	반감기	방사선에너지 (MeV)
카드뮴	48	Cadmium	105	-90 530		38min	e^+(1.5) ; γ
			106	-93 537	1.21		
			107	-93 385		6.7h	e^+(0.32) ; γ(0.847)
			108	-95 813	0.87		
			109	-95 072		330d	K ; γ(0.080)
			110	-96 988	12.40		
			111	-95 811	12.75	48.7min	γ(0.243)
			112	-97 237	24.07		
			113	-95 591	12.26		
			114	-96 639	28.86		
			115	-94 569		2.3d	e^-(1.11) ; γs
			115	-95 569		43d	e^-(1.41) ; γ(1.10)
			116	-95 238	7.58		
			117	-92 761		2.8h	e^-(1.5)
인듐	49	Indium	107	-89 640		33min	e^+
			109	-92 904		4.2h	e^+(0.75) ; γ(0.5)
			110	-92 769		65min	e^+(2.25) ; γ(0.65)
			111	-94 640		2.8d	K ; γ(0.33, 0.246, 0.172)
			112	-94 456		9min	e^+(1.5) ; e-(1.0)
			112	-94 456		23min	γ(0.095)
			113	-95 911	4.3	105min	γ(0.39)
			114	-95 095		48d	γ(0.1909)
			114	-95 095		72s	e^-(1.98) ; e+(0.65) ; γs
			115	-96 129	95.7	4.5h	γ(0.34)
			116	-94 683		13s	e^-(2.8)
			116	-94 683		54min	e^-(1.0, 0.87, 0.6) ; γs
			117	-95 466		117min	e^-(1.95)
			118	-93 890		4.5min	e^-(1.5)
주석	50	Tin	111	-91 940		35min	e^+(1.51)
			112	-95 168	0.9		
			113	-94 813		118d	K ; γ(0.401, 0.255)
			114	-97 227	0.6		
			115	-96 654	0.4		
			116	-98 255	14.1		
			117	-97 041	7.5	14.5d	γ(0.162)

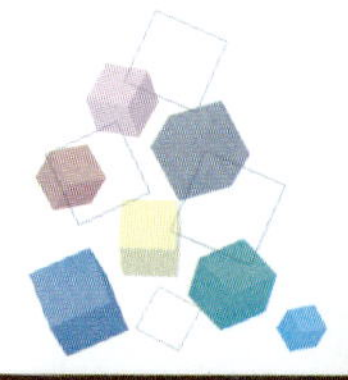

한국명	Z	원소명	A	질량과잉 (μu)	존재비 (%)	반감기	방사선에너지 (MeV)
			118	-98 394	24.0		
			119	-96 686	8.6	245d	γ
			120	-97 801	33.0		
			121	-95 773		27h	e^-(0.4)
			122	-96 558	4.8		
			123	-94 262		125d ; 40min	e^-(1.42, 1.26) ; γs
			124	-94 728	6.1		
			125	-92 254		10min ; 9.5d	e^-(2.3, 2.0, 1.17) ; γs
			126	-92 360		70min	e^-(2.7, 0.7) ; γ(1.2)
안티몬	51	Antimony	116	-93 370		60min	e^+(1.45) ; γ
			117	-95 088		2.9h	e^+ , γ
			118	-94 426		3.5h	e^+(3.1)
			119	-96 065		39h	K
			120	-94 919		17min ; 6d	e^+(1.7) ; K ; γs
			121	-96 182	57.2		
			122	-94 817		2.8d ; 3.5min	e^-(1.94, 1.36) ; γs
			123	-95 787	42.8		
			124	-94 027		60d ; 21min	e^-(3.2, 2.5, 0.60) ; γs
			125	-94 768		2.7a	e^-(0.616, 0.299, 0.128) ; γs
			126	-92 680		9h	e^-(1.0) ; γs
			127	-93 023		90h	e^-(1.2) ; γs
			129	-90 746		4.2h	e^-
			132			2.2min	e^-
			133			4.5min	e^-
텔루트	52	Tellurium	118	-94 100		6.0d	K
			119	-93 602		4.5d	K ; γ(1.6)
			120	-95 977	0.1		
			121	-94 801		17d ; 154d	K ; γ(0.575, 0.213)
			122	-96 934	2.5		
			123	-95 723	0.9	121d	γ
			124	-97 158	4.6		
			125	-95 582	7.0	58d	γ
			126	-96 678	18.7		
			127	-94 791		113d	e^- ; γ(0.086)

한국명	Z	원소명	A	질량과잉 (μu)	존재비 (%)	반감기	방사선에너지 (MeV)
			127	-94 791		9.3h	e^-(0.70)
			128	-95 524			
			129	-93 425		32d	e^- ; γ
			129	-93 425	31.7	72min	e^-(1.8) ; γ(0.3)
			130	-93 762			
			131	-91 425		30h	e^- ; γ
			131	-91 425	34.5	25min	e^-(2.0) ; γ
			132	-91 477		77h	e^-(0.35) ; γ(0.22)
			133			60min ; 2min	e^-(2.4, 1.3) ; γs
			134			43min	e^-
			135			2min	e^-
요드	53	Iodine	122	-92 989		3.6min	e^-(3.1)
			124	-93 754		4.0d	e^+(2.2, 1.5, 0.67) ; γs
			125	-95 422		56d	K ; γ
			126	-94 369		13.0d	e^-(1.24, 0.85) ; e+ ; γs
			127	-95 530	100		
			128	-94 162		25.0min	e^-(2.02, 0.85) ; e+ ; γs
			129	-95 013		1.57×10^7a	e^-(0.13);γ(0,039)
			130	-93 324		12.6h	e^-(0.61, 1.03) ; γs
			131	-93 872		8.0d	e^-(0.60, 0.32) ; γs
			132	-92 019		2.4h	e^-(2.2, 1.5) ; γs
			133	-92 250		22h	e^-(1.4, 0.5) ; γs
			134	-90 150		54min	e^-(3.9, 1.6) ; γs
			135	-89 980		6.6h	e^-(1.4, 1.0, 0.47) ; γs
			136	-85 260		1.5min	e^-(6.5) ; γ
			137			22s	e^-
			138			5.9s	e^-
크세논	54	Xenon	124	-93 880	0.094		
			125	-93 380		18h	K ; γs
			126	-95 712	0.088		γ(0.175, 0.125)
			127	-94 780		75s	K ; γs
			127	-94 780		34d	
			128	-96 460	1.90		
			129	-95 216	25.23		
			130	-96 491	4.07		

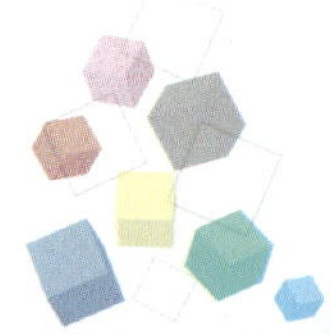

한국명	Z	원소명	A	질량과잉 (μu)	존재비 (%)	반감기	방사선에너지 (MeV)
			131	-94 914	21.17	12d	γ
			132	-95 839	26.96		
			133	-94 185		5.3d ; 2.3d	e⁻(0.346) ; γs
			134	-94 602	10.54		
			135	-92 980		9.4h	e⁻(0.9)
			135	-92 980		15.6min	e⁻(0.65) ; γ
			136	-92 779	8.95		
			137	-88 900		3.9min	e⁻(4.0)
			138	-86 190		17min	e⁻
			139	-82 160		40s	e⁻
			140			16s	e⁻
			141			3s	e⁻
			143			1.3s	e⁻
			145			0.8s	e⁻
세슘	55	Cesium	128	-92 241		3.1min	e⁺(3.0)
			129	-94 040		31h	K ; γ
			130	-93 280		30min	e⁺ ; K
			131	-94 534		10.2d	e⁺ ; K
			132	-93 607		7.1d	K ; γ(0.62)
			133	-94 645	100		
			134	-93 177		3h	e⁻(2.4) ; γ(0.7)
			134	-93 177		2.3a	e⁻(0.648, 0.092) ; γs
			135	-94 230		2.9×10^6a	e⁻(0.19)
			136	-92 660		13.3d	e⁻(0.35, 0.28) ; γs
			137	-93 230		35a	(0.17, 0.518) ; γ(0.662)
			138	-89 200		33min	e⁻(2.6) ; γ
			139	-87 100		9.5min	e⁻
			140	-82 890		66s	e⁻
바륨	56	Barium	129	-91 410		2h	e⁺
			130	-93 755	0.10		
			131	-93 284		13d	K ; γs
			132	-94 880	0.09		
			133	-94 121		38.8h	γ(0.276)
			133	-94 121		10a	K ; γ(0.32, 0.085)
			134	-95 388	2.42		

한국명	Z	원소명	A	질량과잉 (μu)	존재비 (%)	반감기	방사선에너지 (MeV)
			135	-94 450	6.59		
			136	-95 700	7.81		
			137	-94 500	11.32	2.6min	γ
			138	-95 000	71.66		
			139	-91 400		85min	e^-(2.27) ; γs
			140	-89 425		12.8d	e^-(1.02, 0.48) ; γs
			141	-85 950		18min	e^-(2.8) ; γ
			142	-83 650		30s	e^-
란탄	57	Lanth-	134	-91 340		6.5min	e^+(2.7) ; K
		anum	135	-93 110		18.5h	K ; γ(0.76)
			136	-92 620		9.5min	e^+(2.1) ; K
			137	-93 960		400a	e^-
			138	-93 090	0.09		
			139	-93 860	99.91		
			140	-90 562		41.4h	e^-(2.26, 1.67, 1.32) ; γs
			141	-89 172		3.6h	e^-(2.8)
			142	-86 020		74min	e^- ; γ
			143	-84 130		20min	e^-
			144	-80 400		1s	e^-
세륨	58	Cerium	135	-90 860		22h	e^+(0.8)
			136	-92 900	0.19		
			137	-92 670		36h	K ; γ(0.75, 0.28)
			138	-94 170	0.25		
			139	-93 570		140d	K ; γ(0.137, 0.144)
			140	-94 608	88.49		
			141	-91 781		32d	e^-(0.56, 0.41) ; γ(1.41)
			142	-90 860	11.07		
			143	-87 673		33h	e^-(1.36) ; γs
			144	-86 409		290d	e^-(0.45, 0.307) ; γs
			145	-82 730		1.8h	e^-
			146	-81 330		14.6min	e^-
프라세오	59	Praseod -	138	-89 540		2.0h	e^+(1.4) ; γs
디뮴		ymium	140	-90 993		3.5min	e^+(2.40) ; γ
			141	-92 404	100		
			142	-90 022		19.2h	e^-(2.14) ; γs

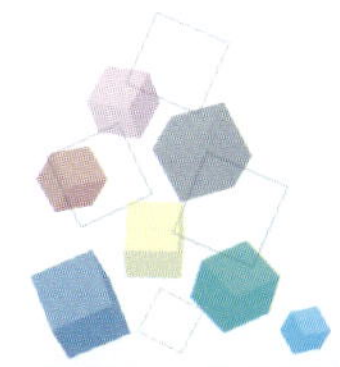

한국명	Z	원소명	A	질량과잉 (μu)	존재비 (%)	반감기	방사선에너지 (MeV)
			143	-89 219		13.5d	e^-(0.95)
			144	-86 752		17min	e^-(2.87) ; γs
			145	-85 524		4.5h	e^-(3.2)
			146	-82 410		24.7min	e^-(3) ; γ
네오디뮴	60	Neody - mium	140	-90 670		3.3d	K ; γ
			141	-90 472		2.5h	e^+(0.78) ; γ(1.05)
			142	-92 337	27.13		
			143	-90 221	12.20		
			144	-89 961	23.87		
			145	-87 462	8.30		
			146	-86 914	17.18		
			147	-83 926		11.8d	e^-(0.78, 0.35) ; γs
			148	-83 131	5.72		
			149	-79 878		18h	e^-(1.5, 1.1, 0.95) ; γs
			150	-79 085	5.60		
			151	-76 230		12min	e^-(1.93) ; γs
프로메튬	61	Prome-thium	141	-86 590		20min	e^+(2.6)
			142	-87 180		2min	e^+(3.8) ; γ(1.6)
			143	-89 010		285d	K;γ
			146	-85 368		2.7h	e^-(2.0) ; γ
			147	-84 892		2.7a	e^-(0.2)
			148	-82 579		5.3d	e^-(2.5) ; γ(0.8)
			149	-81 670		47h	e^-(1.1) ; γ(0.25)
			150	-79 040		2.7h	e^-(3.0, 2.01) ; γs
사마륨	62	Samarium	143	-85 450		8min	e^+
			144	-88 011	3.16		
			145	-86 606		410d	K ; γ(0.061)
			147	-85 133	15.07	6.7×10^{11}a	α(2.1)
			148	-85 209	11.27		
			149	-82 820	13.84		
			150	-82 724	7.47		
			151	-80 081		70a	e^-(0.75)
			152	-80 244	26.63		
			153	-77 898		50h	e^-(0.82) ; γs
			154	-77 718	22.53		

한국명	Z	원소명	A	질량과잉 (μu)	존재비 (%)	반감기	방사선에너지 (MeV)
			155	-75 299		23min	e^-(1.8) ; γs
			156	-74 431		10h	e^-(0.8)
유로퓸	63	Europium	146	-82 862		38h	e^+(0.4)
			147	-83 200		24d	e^+(1.0, 0.4) ; K ; γ
			148	-81 890		58.3d	K ; γ(0.69)
			149	-82 000		14d	K ; γ(1.0)
			150	-80 311		13.1h	e^+(1.8) ; e-(1.1, 0.8)
			151	-80 162	47.8		
			152	-78 251		9.2h ; 5.3a	e^-(1.8, 0.9, 0.36) ; γs
			153	-78 758	52.2		
			154	-76 947		5.4a	e^-(1.9, 0.7, 0.3) ; γs
			155	-77 070		1.7a	e^-(2.23, 0.24) ; γs
			156	-75 198		15.4d	e^- ; γ
			157	-74 610		15.4h	e^- ; γ
가돌리늄	64	Gadol-inium	149	-80 700		9d	K ; γ(3.0)
			150	-81 395		104a	α(2.7)
			151	-79 730		150d	K ; γ(2.65)
			152	-80 206	0.20		
			153	-78 497		236d	K ; e^- ; γ
			154	-79 071	2.15		
			155	-77 336	14.78		
			156	-77 825	20.59		
			157	-75 975	15.71		
			158	-75 822	24.78		
			159	-73 632		18h	e^-(1.1, 1.9) ; γs
			160	-72 885	21.79		
			161	-70 280		3.7min	e^-(1.6) ; γs
테르븀	65	Terbium	152	-75 720		4.5h	K
			153	-76 510		5.1d	e^+
			154	-75 420		17.2h	e^+(2.6) ; γ
			155	-76 370		190d	K ; γ
			157	-75 910		4.7d	K ; γ(1.4)
			159	-74 649	100		
			160	-72 854		76d	e^-(0.59)
			161	-72 248		6.8d	e^-(0.5) ; γ(0.049)

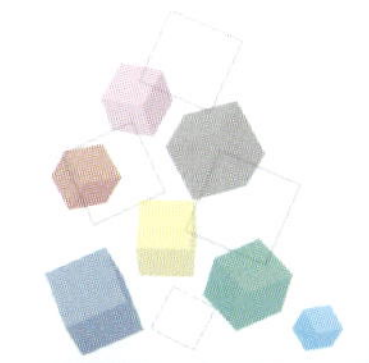

한국명	Z	원소명	A	질량과잉 (μu)	존재비 (%)	반감기	방사선에너지 (MeV)
디스 프로슘	66	Dys-prosium	156	-76 070	0.05		
			158	-75 551	0.09		
			159	-74 241		134d	e+ ; K
			160	-74 798	2.29		
			161	-73 055	18.88		
			162	-73 197	25.53		
			163	-71 245	24.97		
			164	-70 800	28.19		
			165	-68 184		145min	e^-(1.25, 0.88, 0.42) ; γs
			166	-67 193		81h	e^-(0.4) ; γ
홀뮴	67	Holmium	160	-71 260		20min	e^+(1.3) ; γ(1.2)
			161	-72 200		4.6h	K ; γ
			162	-70 878		65d	e^+(0.8) ; γ
			163	-71 234		5.2d	K ; γs
			164	-69 610		34min	e^-(0.95)
			165	-69 579	100		
			166	-67 711		28h	e^-(1.8, 0.55) ; γs
에르븀	68	Erbium	162	-71 260	0.1		
			163	-69 935		11.2h	K ; γ(1.1)
			164	-70 713	1.5		
			165	-69 181		10h	K
			166	-69 693	32.9		
			167	-67 940	24.4		
			168	-67 617	26.9		
			169	-65 390		9d	e^-(0.33)
			170	-64 440	14.2		
			171	-61 870		7.6h	e^-(1.49, 1.05, 0.67) ; γs
톨륨	69	Thulium	166	-66 490		7.7h	e^+(2.1) ; γ
			167	-66 970		9d	K ; γ(0.95, 0.22)
			168	-65 770		85d	e^-(0.5) ; K ; γs
			169	-65 775	100		
			170	-63 940		120d	e^-(0.99, 0.87) ; γ
이테르븀	70	Ytterbium	168	-65 840	0.14		
			169	-64 470		30.6d	K ; γs
			170	-64 980	3.03		

한국명	Z	원소명	A	질량과잉 (μu)	존재비 (%)	반감기	방사선에너지 (MeV)
			171	-63 570	14.24		
			17217	-63 640	21.68		
			3	-61 940	16.18		
			174	-61 260	31.77		
			175	-58 860		4.2d	e^-(0.47, 0.37) ; γs
			176	-57 320	12.65		
			177	-54 590		1.88h	e^-(1.3) ; γs
루테늄	71	Lutetium	170	-61 170		1.72d	e^+ ; K ; γ
			171	-61 860		8.5d	K ; γs
			172	-60 740		6.7d	K
			175	-59 360	97.5		
			17617	-57 340	2.5	7.3×10^{10}a	e^-(0.40) ; γ(0.26)
			6	-57 340		3.7h	e^-(1.15)
			177	-56 070		6.7d	e^-(0.44) ; γs
하프늄	72	Hafnium	173			23.6h	K ; γ(1.0)
			174	-59 640	0.18		
			176	-58 430	5.30		
			177	-56 600	18.47		
			178	-56 120	27.13		
			179	-53 970	13.85	19s	γ(0.215)
			180	-53 180	35.14	5.5h	e^-(0.44, 0.33) ; γ
			181	-50 895		43d	e^-(0.41) ; γs
탄탈	73	Tantalum	176			8.0h	e^+ ; K ; γ(1.3)
			177	-55 350		22.d	K ; γ
			178	-54 070		9.3min ;	
						2.1h	K ; γs
			180	-52 456		8.2h	e^-(0.7, 0.6) ; γs
			181	-51 993	100		
			182	-49 833		115d	e^-(0.53) ; γs
			182	-49 833		16.2min	e^-(0.2) ; γ
			183	-48 530		4.8d	e^-(0.6)
텅스텐	74	Tungsten	178			21.5d	e^+ ; γ
			179			5.2min ;	
						39min	K ; e^-
			180	-53 000	0.13		K ; e^- K ; e^-

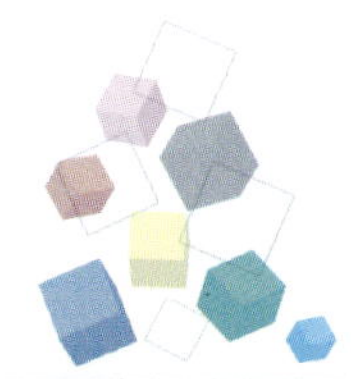

한국명	Z	원소명	A	질량과잉 (μu)	존재비 (%)	반감기	방사선에너지 (MeV)
			182	-51 699	26.3		
			183	-49 676	14.2		
			184	-48 975	30.6		
			185	-46 481		74d	e^-(0.43) ; γ(0.134)
			186	-45 560	28.6		
			187	-42 756		24.1h	e^-(1.32, 0.63) ; γs
			188	-41 184		65d	e^-
레늄	75	Rhenium	182	-48 628		14h	K ; γs
			183	-48 740		240d	K ; γs
			183	-48 740		67h	K ; γs
			184	-47 220		52d ; 2d	K ; γs
			185	-46 941	37.1		
			186	-44 980		91h	e^-(1.07, 0.93, 0.3) ; γs
			187	-44 167	62.9	4×10^{12}a	e^-(0.043)
			188	-41 647		16h	e^-(2.1) ; γs
오스뮴	76	Osmium	184	-47 250	0.018		
			185	-45 887		96d	K ; γ
			186	-46 130	1.59		
			187	-44 168	1.64		
			188	-43 919	13.3		
			189	-41 700	16.1		
			190	-41 370	26.4		
			191	-39 030		16d ; 14h	e^-(0.15) ; γs
			192	-38 550	41.0		
			193	-35 773		32h	e^-(1.10) ; γ(1.5)
이리듐	77	Iridium	188	-40 878		41.5h	e^+(2.0) ; γ(1.8)
			190	-39 170		12.6d ; 3h	K ; γ
			191	-39 360	38.5		
			192	-37 300			e^- ; γs
			193	-36 988	61.5		
			194	-34 875		19h	e^-(2.18) ; γ(1.35)
			195	-34 110		2.3h	e^-(1.0)
백금	78	Platinum	190	-40 050	0.01		
			191	-38 550		3.0d	K ; γs
			192	-38 850	0.8		

한국명	Z	원소명	A	질량과잉 (μu)	존재비 (%)	반감기	방사선에너지 (MeV)
			193	-36 940		4.3d	K ; γs
			194	-37 275	32.8		
			195	-35 187	33.7	3.8d	γ(0.337, 0.126)
			196	-35 033	25.4		
			197	-32 653		17.4h	e^-(0.68) ; γs
			197	-32 653		82min	γs
			198	-32 105	7.3		
			199	-29 420		31min	e^-(1.8)
금	79	Gold	190	-35 290		4.3min	e^+
			191	-36 450		18h	e^+
			192	-35 380		4.0h	e^-(1.9) ; K ; γ
			193	-35 760		15.8h	K ; γ
			194	-34 582		39.2h	K ; γ
			195	-34 949		182d	K ; γ
			196	-33 445		14h	K ; γ
			196	-33 445		5.6d	e^-(0.36) ; γs
			197	-33 459	100		
			198	-31 769		2.7d	e^-(1.38, 0.96, 0.29) ; γs
			199	-21 227		3.3d	e^-(0.46, 0.30, 0.25) ; γs
			200	-29 300		48min	e^-(2.5)
			201	-28 080			
수은	80	Mercury	196	-34 180	0.15		
			197	-32 640		23h	γ(0.275) ; e^-(0.165) ; K
			197	-32 640		64h	γ(0.191, 0.077) ; K
			198	-33 244	10.1		
			199	-31 721	17.0	43min	γ(0.53)
			200	-31 673	23.1		
			201	-29 692	13.2		
			202	-29 358	29.7		
			203	-27 120		46.5d	e^-(0.208) ; γ(0.279)
			204	-26 505	6.8		
			205	-23 790		5.5min	e^-(1.75)
탈륨	81	Thallium	198	-29 530		1.8h	K;γ ; e^-
			199	-30 540		7.2h	K;γ ; e^-
			200	-29 038		27h	e^-(0.40) ; γs

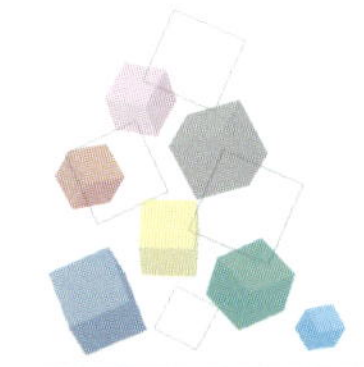

한국명	Z	원소명	A	질량과잉 (μu)	존재비 (%)	반감기	방사선에너지 (MeV)
			201	-29 250		72h	K ; γ
			202	-28 050		11.4d	K ; γ(0.435) ; e^-(0.35)
			203	-27 647	29.5		
			204	-26 135		2.7a	e^-(0.76) ; K
			205	-25 558	70.5		
			206	-23 896		4.2min	e^-(1.8)
		(Ac C″)	207	-22 550		4.76min	e^-(1.47) ; γ
		(Th C″)	208	-17 987		3.1min	e^-(1.82) ; γ(2.62)
			209	-14 704		2.2min	e^-(1.8)
		(Ra C″)	210	- 9 946		1.32min	e^-(1.80)
납	82	Lead	199	-27 140		1.5h	K
			200	-28 040		18h	K
			201	-27 140		7h	e^+ ; K
			202	-27 997		500a	K
			203	-26 771		52h	K ; γs
			204	-26 956	13	68min	γ(0.90)
			205	-25 520		10min	e^+
			206	-25 532	26.3		
			207	-24 097	20.8		
			208	-23 350	51.5		
			209	-18 918		3.3h	e^-(0.72)
		(Ra D)	210	-15 813		25a	e^-(0.025) ; γs
		(Ac B)	211	-11 258		36.1min	e^-(0.5, 1.4) ; γ(0.83)
		(Th B)	212	- 8 095		10.6h	e^-(0.59, 0.36)γ
		(Ra B)	214	- 234		26.8min	e^-(0.65) ; γs
비스무스	83	Bismuth	197			2min	α(6.2)
			198			7min	α(5.8) ; K
			199	-21 560		27min	α(5.47) ; K
			200	-21 060		90min	α(5.1)
			204	-22 190		12h	K
			206	-21 611		6.4d	γ(0.93) ; K
			207	-21 562		50a	γs ; K
			208	-20 269			K
			209	-19 606	100		
		(Ra E)	210	-15 879		4.8d	α(5.0) ; e^-(1.65, 1.080) ; γ

한국명	Z	원소명	A	질량과잉 (μu)	존재비 (%)	반감기	방사선에너지 (MeV)
		(Ac C)	211	-12 700		2.16min	α(6.619) ; e^- ; γ
		(Th C)	212	- 8 721		60.5min	α(6.054) ; e^-(2.25) ; γ
			213	- 5 683		46.5min	α ; e^-(1.2)
		(Ra C)	214	- 1 314		19.7min	α(5.502) ; e^-(3.15)
			215	1 830		8min	α(8.3)
			216	6 330			
폴로늄	84	Polonium	203	-18 530		47min	α ; K
			205	-18 800		4h	α(5.17) ; K
			206	-19 676		9d	α(5.2) ; K ; γs
			207	-18 442		5.7h	α(5.1) ; γ ; K
			208	-18 757		3a	α(5.1)
			209	-17 574		200a	α(4.09)
			210	-17 124		140d	α(5.298) ; γ
		(Ac C´)	211	-13 343		0.5s	α(7.434)
		(Th C´)	212	-11 134		3×10^{-7}s	α(8.776)
			213	- 7 175		3.2×10^{-6}s	α(8.3)
		(Ra C´)	214	- 4 799		1.6×10^{-4}s	α(7.68)
		(Ac A)	215	- 577		1.83×10^{-9}s	α(7.365)
		(Th A)	216	1 922		1.58×10^{-1}s	α(6.774) ; e^-
			217	6 064		1s	α(6.5)
		(Ra A)	218	8 930		3.05min	α(5.998)
			219				
			220				
아스타틴	85	Astatine	207	-14 440		1.7h	α(5.7)
			208	-13 390		6.5h	α(5.6)
			210	-12 964		8.3h	K
			211	-12 538		7.5h	α(5.94) ; γ ; K
			212	- 9 276		0.25s	α
			213	- 6 930			
			214	- 3 660			α(8.78)
			215	- 1 337		10^{-4}s	α(8.04)
			216	2 411		3×10^{-4}s	α(7.64)
			217	4 648		0.02s	α(7.0)
			218	8 607		2s	α(6.63)

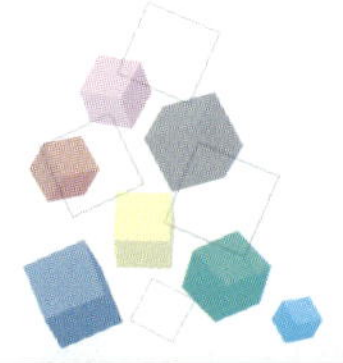

한국명	Z	원소명	A	질량과잉 (μu)	존재비 (%)	반감기	방사선에너지 (MeV)
			219	11 290		54s	α(6.27) ; e-
			220	15 370			
라돈	86	Radon	212	- 9 293		23min	α(6.17) ; K
			214	- 4 310		1s	α(8.6)
			215	- 1 310		1s	α(8.0)
			216	272		1s	α(8.1)
			217	3 896		1×10^{-3}s	α(7.7)
			218	5 603		0.019s	α(7.1)
		(An)	219	9 481		3.92s	α(6.824)
		(Tn)	220	11 401		54.5s	α(6.282)
			221	15 230		24min	α ; e-
		(Rn)	222	17 531		3.825d	α(5.486)
			223				
			224				
프란슘	87	Francium	219	9 257		0.02s	α(7.3)
			220	12 337		27.5s	α(6.7)
			221	14 183		4.8min	α(6.3)
			222	17 630		14.8min	e-
			223	19 736		21min	e-(1.2) ; γ
			224	23 590			
			225				
			226				
라듐	88	Radium	218	7 170			
			219	10 050			α(8.0)
			220	11 029			α(7.49)
			221	13 892		30s	α(6.71)
			222	15 376		38s	α(6.51)
			223	18 501		11.2d	α(5.719, 5. 607) ; γs
			224	20 218		3.6d	α(5.66, 5.44) ; γ(0.25)
			225	23 528		14.8d	e-(0.2)
			226	23 360		1620a	α(4.79, 4.61, 4.21) ; γ(0.25)
			227	29 159		41.2min	e-
			228	31 138		6.7a	e-(0.030)
			229				
			230			1h	e-(1.2)

한국명	Z	원소명	A	질량과잉 (μu)	존재비 (%)	반감기	방사선에너지 (MeV)
악티늄	89	Actinium	221	15 680			
			222	17 760		5.5s	α(6.96)
			223	19 144		2.2min	α(6.64) ; K
			224	21 690		2.9h	α(6.17) ; K
			225	25 153		10.0d	α(5.8)
			226	26 160		22h	e^-
			227	27 753		27.7a	α(4.94) ; e^-(0.02) ; γ
			228	31 080		6.13h	α(4.54) ; e^-(1.5, 2.0) ; γ
			229	32 800		66min	α
			230	36 210		1min	e^-(2)
			231	38 550			
			232				
토륨	90	Thorium	222				
			223	20 920		0.1s	α(7.55)
			224	21 477		1s	α(7.13)
			225	23 927		8.0min	α(6.57) ; K
			226	24 901		30.9min	α(6.30)
			227	27 706		18.6d	α(6.05, 5.67) ; γ
			228	28 750		1.9a	α(5.42, 5.34) ; γ
			229	31 652		7340a	α(5.02, 4.94, 4.85)
			230	33 087		8×10^4a	α(4.68, 4.61) ; γ
			231	36 291		25.6a	e^-(0.302, 0.216) ; γ
			232	38 124	100	1.39×10^{10}a	α(3.98);γ(0.055)
			233	41 469		23.5min	e^-(1.23)
			234	43 583		24.1d	e^-(0.192, 0.104);γ
프로트 악티늄	91	Prot-actinium	225	26 230		2.0s	α
			226	27 810		1.8min	α(6.81)
			227	28 811		38.3min	α(6.46) ; K
			228	31 010		22h	α(6.09, 5.85) ; K
			229	32 022		1.5d	α(5.69) ; K
			230	34 433		17.7d	α, e^-(1.1) ; K
			231	35 877		34300a	α(4.66, 5.04)
			232	38 612		1.32d	e^-(0.28)
			233	40 132		27.4d	e^-(0.53)
			234	43 298		1.14min	e^-(2.32, 0.8)

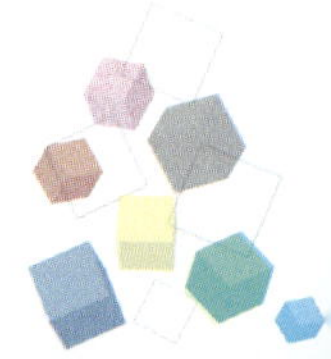

한국명	Z	원소명	A	질량과잉 (μu)	존재비 (%)	반감기	방사선에너지 (MeV)
			235	45 420		23.7min	e^-(1.4)
			236	49 230			
우라늄	92	Uranium	226				
			227				
			228	31 387		9.3min	α(6.72)
			229	33 481		58min	α(6.42)
			230	33 937		20.8d	α(5.85)
			231	36 270		4.2d	K
			232	37 168		70a	α(5.31)
			233	39 522		1.63×10^5a	α(4.83) ; e^- ; γ ; K
			234	40 904	0.006	2.5×10^5a	α(4.76)
			235	43 915	0.71	7.1×10^8a	α(4.52)
			236	45 637		2.46×10^7a	α(4.49) ; γ(0.05)
			237	48 608		6.7d	e^-(0.26) ; γ(0.5)
			238	50 770	99.28	4.50×10^9a	α(4.18) ; γ(0.045)
			239	54 300		23.5min	e^-(0.56, 1.2) ; γ
			240	56 594		18h	e^-
			241				
			242				
넵투늄	93	Nep-	229				
		tunium	230	37 680			
			231	38 280		50min	α(6.2) ; K
			232	39 860		13min	γ ; K
			233	40 670		35min	α(5.53) ; γ ; K
			234	42 860		4.4d	γ(1.9) ; K
			235	44 049		435d	α(5.06) ; K
			236	46 624		22h	e^-(0.51, 0.36) ; γ(0.15)
			237	48 056		2.2×10^7a	α(4.77) ; γ(0.065)
			238	50 896		2.1d	e^-(0.258, 1.272) ; γs
			239	52 924		2.33d	e^-(0.676) ; γ(0.023)
			240	56 080		7.3min	e^-(1.30)
			241	58 200		60min	e^-(0.89) ; γ
			242	61 840			
플로토늄	94	Plutonium	232	41 180		36min	α(6.6) ; K
			233	42 972			

한국명	Z	원소명	A	질량과잉 (μu)	존재비 (%)	반감기	방사선에너지 (MeV)
			234	43 315		8.5h	α(6.2) ; K
			235	45 270		26min	α(5.85) ; K
			236	46 071		2.7a	α(5.75) ; γ(0.045)
			237	48 298		40.0d	K
			238	49 511		90a	γ(0.0436, 0.100)
			239	52 146		2.4×10^4a	α(5.1) ; γ(0.035, 0.050)
			240	53 882		6700a	α(5.16)
			241	56 737		14a	α(4.91) ; e^-(0.01)
			242	58 725		5×10^5a	α(4.88)
			243	61 972		5h	e^-(0.39) ; γ(0.095, 0.12)
			244	64 100			
			245	67 830			
			246	70 090			
아메리슘	95	Americ-ium	236	49 160			
			237	49 840		1.3h	α(6.01) ; K
			238	51 940		1.9h	γ(1.35) ; K
			239	53 016		12h	α(5.77) ; γ(0.28) ; K
			240	55 280		51h	γ(1.4) ; K
			241	56 714		460a	α(5.48) ; γ(0.06)
			242	59 502		16.0h ; 100a	e^-(0.63) ; γ(0.04)
			243	61 367		104a	α(5.27) ; γ(0.75)
			244	64 355		10h	e^-(0.39) ; γ(0.4)
			245	66 340		2h	e^-(0.91) ; γ(0.36)
			246	69 660		25min	e^-(2.10) ; γ(0.10)
			247	72 090			
			248				
퀴륨	96	Curium	236				
			237				
			238	53 036		2.5h	α(6.5) ; K
			239	54 880		2.8h	γ(0.19) ; K
			240	55 545		27d	α(6.26) ; K
			241	57 542		35d	α(5.95) ; γ(1.45) ; K
			242	58 788		162d	α(6.11) ; γ(0.044)
			243	61 370		32a	α(5.78) ; γ(0.28) ; K
			244	62 821		18a	α(5.8) ; γ(0.43)

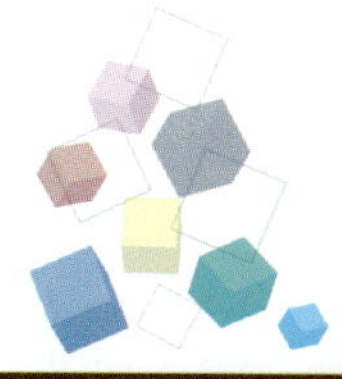

한국명	Z	원소명	A	질량과잉 (μu)	존재비 (%)	반감기	방사선에너지 (MeV)
			245	65 371		920a	α(5.15) ; γ(0.17)
			246	67 202		550a	α(5.37)
버클륨	97	Berkelium	240				
			241	60 100			
			242	61 790			
			243	62 965		4.5h	α(6.7) ; γ(0.84)
			244	65 170		4.5h	α(6.67) ; γ(1.06) ; K
			245	66 272		4.9d	α(6.37) ; γ(0.38) ; K
			246	68 770		45h	γ(1.09) ; K
			247	70 260		950a	α(5.6) ; γ(0.27) ; K
			248	72 960		2.3h	e^-(0.65) ; K
			249	74 883		310d	e^-(0.125) ; γ(0.32) ; α(5.4)
			250	78 270		3.2h	e^-(1.76)
칼리 포르늄	98	Cali-fornium	242				
			243	65 310			
			244	65 969		25min	α(7.17)
			245	67 905		45min	α(7.11) ; K
			246	68 766		56h	α(6.75) ; γ(0.42)
			247	71 070		2.4h	γ(0.3) ; K
			248	72 262		350d	α(6.26)
			249	74 749		360a	α(6.2) ; γ(0.39)
			250	76 384		10a	α(6.0) ; γ(0.43)
			253	85 020		19d	e^-(0.27)
아인시 타미늄	99	Ein-steinium	244				
			245	71 060		1.2min	α(7.7)
			246	72 430		7min	α(7.35)
			247	73 580			
			248	75 280		25min	α(6.87) ; K
			249	76 258		2h	α(6.76) ; K
			250	78 610		7.7h	K
			253	84 730		200d	α(6.6) ; γ(0.5)
			254	87 900		1.3a	α(6.42) ; γ(0.6)
페르뮴	100	Fermium	246				
			247				
			248	77 092		36s	α

한국명	Z	원소명	A	질량과잉 (μu)	존재비 (%)	반감기	방사선에너지 (MeV)
			249	79 140		150s	α(7.9)
			250	79 490		30min	α(7.43)
			251	81 190		7h	α(6.89) ; K
			252	82 562		23h	α(7.04)
			254	86 839		3.2h	α(7.2) ; γ(0.04)
			255	89 640		20h	α(7.02) ; γ(0.58)
멘델레븀	101	Mende-	250				
		levium	251	84 620			
			252	86 120			
			253	86 940			
			254	89 470			
			255	90 550		30min	α(7.30) ; K
			256			90min	K
노벨륨	102	Nobelium	253	91 340			
			254	91 140		3s	α(8.8)
			255	92 730		15s	α(8.2)
로렌슘	103	Lawrencium	257	98 940		8s	α(8.6)

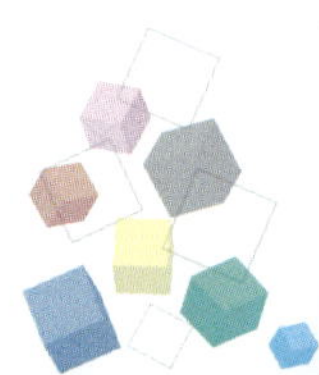

찾아보기

INDEX

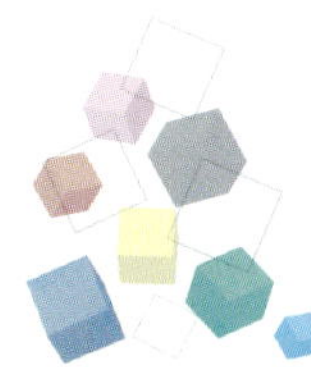

H

I

K

L

M

N

O

P

Q

R

S

T

V

W

X

집필진(가나다 순)

강보선(건양대학교) 김가중(극동대학교) 김정호(대전보건대학교) 노경석(前마산대학교) 박철수(한림성심대학교) 신정섭(선린대학교) 여화연(남부대학교) 이상훈(가야대학교) 이효영(동의대학교) 정상복(대전보건대학교) 주명식(송호대학교)

고성진(前부산가톨릭대학교) 김기홍(춘해보건대학교) 김창규(김천대학교) 류영환(동강대학교) 박철우(동의과학대학교) 안봉선(前대전보건대학교) 이규수(광주보건대학교) 이송재(전주비전대학교) 이후민(동남보건대학교) 조재환(안산대학교) 천권수(대구가톨릭대학교)

곽병준(호산대학교) 김상우(대원대학교) 김창수(부산가톨릭대학교) 류찬주(백석문화대학교) 백철하(강원대학교) 양현진(충북보건과학대학교) 이기백(충북보건과학대학교) 이재섭(광양보건대학교) 임재동(대원대학교) 조정근(전주대학교) 최관우(원광보건대학교)

권대철(신한대학교) 김정구(한서대학교) 나길주(목포과학대학교) 박명환(대구보건대학교) 서정민(부산가톨릭대학교) 여진동(신경주대학교) 이삼열(동서대학교) 이행기(수성대학교) 정동경(대구보건대학교) 조효성(연세대학교) 황철환(마산대학교)

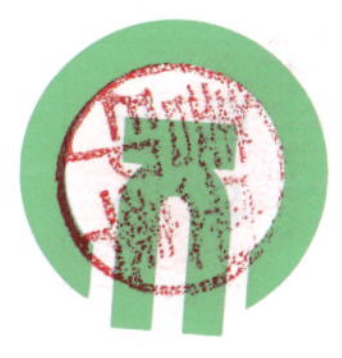

방사선계측학

1998년 3월 25일 초판발행
2001년 12월 30일 2판발행
2005년 2월 10일 3판발행
2010년 8월 10일 4판발행
2012년 4월 10일 5판발행
2014년 8월 30일 6판발행
2017년 3월 10일 7판발행
2019년 3월 10일 8판발행
2021년 3월 10일 9판발행
2022년 8월 30일 10판발행
2024년 8월 20일 11판발행

지은이 / 방사선계측학연구회
펴낸이 / 이상태
펴낸곳 / 청구문화사
주 소 / (03706) 서울특별시 서대문구 성산로11길 15
전 화 / 02) 332-0541(代) **팩 스** / 02) 337-9577
등 록 / 1990년 11월 2일 제9-247호

정가 45,000원

ISBN 978-89-5616-937-8 93510

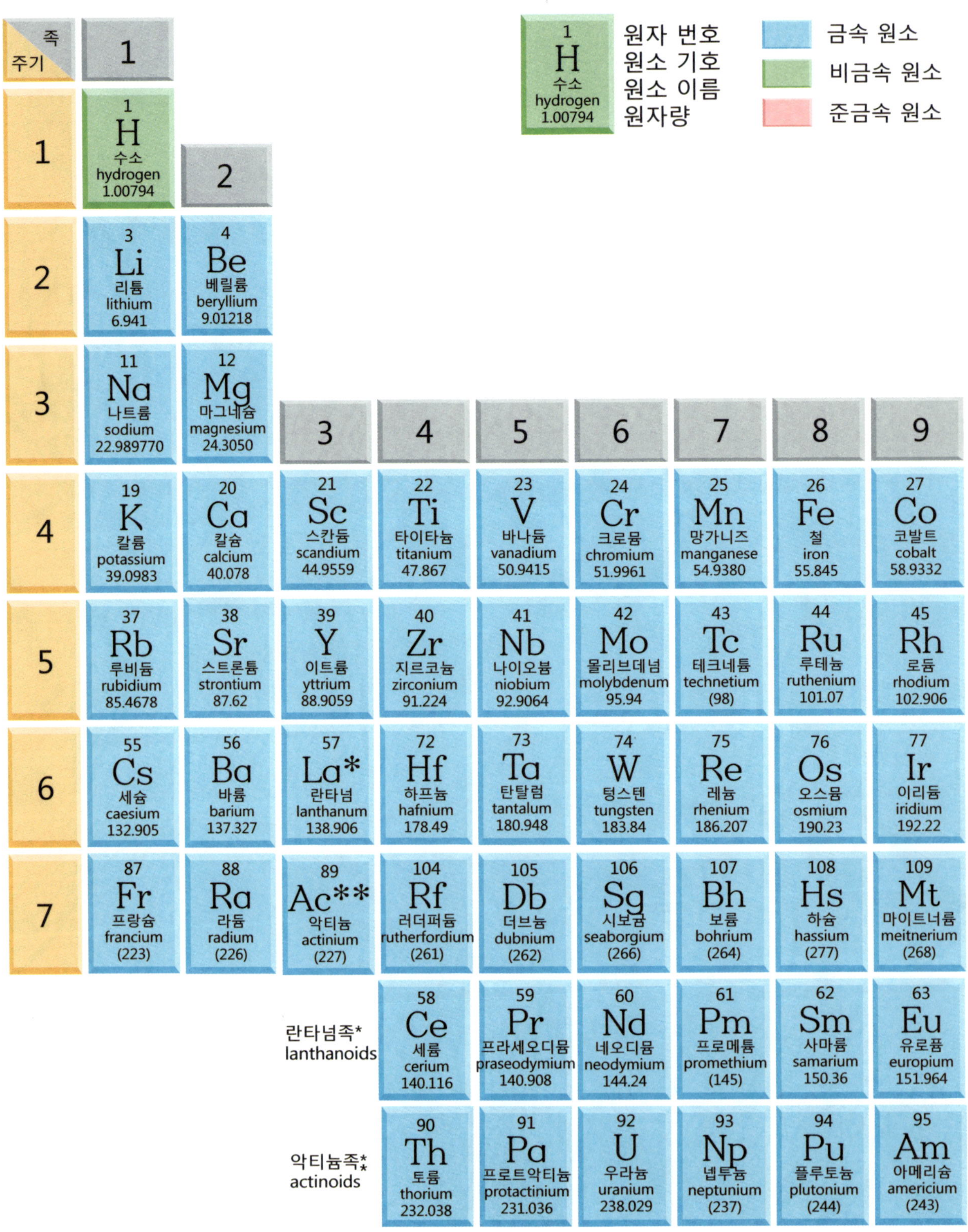

1 H 수소 hydrogen 1.00794
원자 번호
원소 기호
원소 이름
원자량
금속 원소
비금속 원소
준금속 원소
족
주기
1
2
3
4
5
6
7
8
9
1
2
3
4
5
6
7
1 H 수소 hydrogen 1.00794
3 Li 리튬 lithium 6.941
4 Be 베릴륨 beryllium 9.01218
11 Na 나트륨 sodium 22.989770
12 Mg 마그네슘 magnesium 24.3050
19 K 칼륨 potassium 39.0983
20 Ca 칼슘 calcium 40.078
21 Sc 스칸듐 scandium 44.9559
22 Ti 타이타늄 titanium 47.867
23 V 바나듐 vanadium 50.9415
24 Cr 크로뮴 chromium 51.9961
25 Mn 망가니즈 manganese 54.9380
26 Fe 철 iron 55.845
27 Co 코발트 cobalt 58.9332
37 Rb 루비듐 rubidium 85.4678
38 Sr 스트론튬 strontium 87.62
39 Y 이트륨 yttrium 88.9059
40 Zr 지르코늄 zirconium 91.224
41 Nb 나이오븀 niobium 92.9064
42 Mo 몰리브데넘 molybdenum 95.94
43 Tc 테크네튬 technetium (98)
44 Ru 루테늄 ruthenium 101.07
45 Rh 로듐 rhodium 102.906
55 Cs 세슘 caesium 132.905
56 Ba 바륨 barium 137.327
57 La* 란타넘 lanthanum 138.906
72 Hf 하프늄 hafnium 178.49
73 Ta 탄탈럼 tantalum 180.948
74 W 텅스텐 tungsten 183.84
75 Re 레늄 rhenium 186.207
76 Os 오스뮴 osmium 190.23
77 Ir 이리듐 iridium 192.22
87 Fr 프랑슘 francium (223)
88 Ra 라듐 radium (226)
89 Ac** 악티늄 actinium (227)
104 Rf 러더퍼듐 rutherfordium (261)
105 Db 더브늄 dubnium (262)
106 Sg 시보귬 seaborgium (266)
107 Bh 보륨 bohrium (264)
108 Hs 하슘 hassium (277)
109 Mt 마이트너륨 meitnerium (268)
란타넘족* lanthanoids
58 Ce 세륨 cerium 140.116
59 Pr 프라세오디뮴 praseodymium 140.908
60 Nd 네오디뮴 neodymium 144.24
61 Pm 프로메튬 promethium (145)
62 Sm 사마륨 samarium 150.36
63 Eu 유로퓸 europium 151.964
악티늄족** actinoids
90 Th 토륨 thorium 232.038
91 Pa 프로트악티늄 protactinium 231.036
92 U 우라늄 uranium 238.029
93 Np 넵투늄 neptunium (237)
94 Pu 플루토늄 plutonium (244)
95 Am 아메리슘 americium (243)

10	11	12	13	14	15	16	17	18	족 / 주기
								2 He 헬륨 helium 4.00260	1
			5 B 붕소 boron 10.811	6 C 탄소 carbon 12.011	7 N 질소 nitrogen 14.0067	8 O 산소 oxygen 15.9994	9 F 플루오린 fluorine 18.9984	10 Ne 네온 neon 20.1797	2
			13 Al 알루미늄 aluminium 26.9815	14 Si 규소 silicon 28.0855	15 P 인 phosphorus 30.9738	16 S 황 sulfur 32.066	17 Cl 염소 chlorine 35.453	18 Ar 아르곤 argon 39.948	3
28 Ni 니켈 nickel 58.6934	29 Cu 구리 copper 63.546	30 Zn 아연 zinc 65.409	31 Ga 갈륨 gallium 69.723	32 Ge 저마늄 germanium 72.64	33 As 비소 arsenic 74.9216	34 Se 셀레늄 selenium 78.96	35 Br 브로민 bromine 79.904	36 Kr 크립톤 krypton 83.798	4
46 Pd 팔라듐 palladium 106.42	47 Ag 은 silver 107.868	48 Cd 카드뮴 cadmium 112.411	49 In 인듐 indium 114.818	50 Sn 주석 tin 118.710	51 Sb 안티모니 antimony 121.760	52 Te 텔루륨 tellurium 127.60	53 I 아이오딘 iodine 126.904	54 Xe 제논 xenon 131.293	5
78 Pt 백금 platinum 195.078	79 Au 금 gold 196.967	80 Hg 수은 mercury 200.59	81 Tl 탈륨 thallium 204.383	82 Pb 납 lead 207.2	83 Bi 비스무트 bismuth 208.980	84 Po 폴로늄 polonium (209)	85 At 아스타틴 astatine (210)	86 Rn 라돈 radon (222)	6
110 Ds 다름슈타튬 darmstadtium (281)	111 Rg 뢴트게늄 roentgenium (272)								
64 Gd 가돌리늄 gadolinium 157.25	65 Tb 터븀 terbium 158.925	66 Dy 디스프로슘 dysprosium 162.50	67 Ho 홀뮴 holmium 164.930	68 Er 어븀 erbium 167.26	69 Tm 툴륨 thulium 168.934	70 Yb 이터븀 ytterbium 173.04	71 Lu 루테튬 lutetium 174.967		
96 Cm 퀴륨 curium (247)	97 Bk 버클륨 berkelium (247)	98 Cf 캘리포늄 californium (251)	99 Es 아인슈타이늄 einsteinium (252)	100 Fm 페르뮴 fermium (257)	101 Md 멘델레븀 mendelevium (258)	102 No 노벨륨 nobelium (259)	103 Lr 로렌슘 lawrencium (262)		